中西医结合眼表疾病学

主编◎彭清华 龙达

湖南科学技术出版社

《中西医结合眼表疾病学》编委会

主　编◎彭清华　龙　达

副主编◎姚小磊　喻　娟　彭　俊　曾志成
　　　　王　方　李建超　徐　剑　欧阳云

编　委◎（按姓氏笔画排序）

王　方　（贵州中医药大学第二附属医院）　　　陈向东　（湖南中医药大学第一附属医院）

王　英　（湖南中医药大学）　　　　　　　　　欧　晨　（湖南中医药大学）

王育良　（南京中医药大学附属医院）　　　　　欧阳云　（南京中医药大学附属盐城中医院）

邓　颖　（湖南中医药大学）　　　　　　　　　周亚莎　（湖南中医药大学中西医结合学院）

龙　达　（湖南中医药大学第一附属医院）　　　姚小磊　（湖南中医药大学第一附属医院）

付美林　（湖南中医药大学第一附属医院）　　　徐　剑　（同济大学附属上海东方医院）

皮　穗　（湖南中医药大学第一附属医院）　　　黄　雨　（湖南中医药大学）

刘　培　（湖南中医药大学）　　　　　　　　　梁　昊　（湖南中医药大学）

刘　静　（中国中医科学院望京医院）　　　　　逯　晶　（湖南中医药大学医学院）

刘晓清　（湖南中医药大学）　　　　　　　　　彭　扺　（湖南旺旺医院）

刘婷婷　（湖南中医药大学）　　　　　　　　　彭　俊　（湖南中医药大学第一附属医院）

李　洁　（湖南中医药大学）　　　　　　　　　彭清华　（湖南中医药大学）

李文杰　（中南大学湘雅三医院）　　　　　　　蒋鹏飞　（湖南中医药大学）

李文娟　（湖南中医药大学中西医结合学院）　　覃艮艳　（湖南中医药大学）

李书楠　（湖南中医药大学）　　　　　　　　　喻　娟　（湖南中医药大学第一附属医院）

李建超　（陕西中医药大学附属西安中医医院）　曾志成　（湖南中医药大学）

杨毅敬　（湖南中医药大学）　　　　　　　　　曾红艳　（暨南大学中医学院）

吴大力　（广西中医药大学第一附属医院）　　　谢立科　（中国中医科学院眼科医院）

吴权龙　（湖南中医药大学第一附属医院）　　　谢明霞　（湖南中医药大学）

沈志华　（深圳市中医医院）　　　　　　　　　谭涵宇　（湖南中医药大学）

陈　梅　（重庆爱尔眼科医院）　　　　　　　　黎冬冬　（湖南中医药大学）

陈立浩　（湖南中医药大学）　　　　　　　　　潘　坤　（湖南中医药大学）

主　审◎刘祖国　（厦门大学眼科研究所）

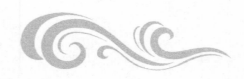

前　言

　　眼表疾病泛指损害角结膜眼表正常结构与功能的疾病，包括睑结膜和球结膜、角膜巩膜缘、角膜上皮和泪膜等眼表组织及其眼睑、睫毛、睑板腺和泪道系统等附件结构发生的病变。眼表健康的维持是通过为眼球表面提供稳定泪膜的外源性因素和眼表上皮下的基质微环境等内源性因素，共同调控上皮干细胞的功能来实现的，其中任何一个环节发生病变都将引起角、结膜表面或泪膜即眼表的异常，各种导致角、结膜改变和泪膜改变的影响因素都将导致眼表损伤。近 10 年来，随着对眼表疾病的发病机制、诊断及治疗等方面的研究不断深入，采用中西医结合方法诊治眼表疾病也取得了重要进展。有鉴于此，我们组织全国该领域的专家、学者编写了这本《中西医结合眼表疾病学》。

　　本书分为上篇"总论"、下篇"各论"和附录三部分。

　　上篇主要介绍眼表疾病的范畴、中西医结合治疗眼表疾病的发展简史和优势、眼表的解剖生理和微生态学、眼表的免疫学、眼表疾病的细胞和分子机制及研究进展、眼表疾病研究动物模型、眼表疾病检查法、眼与脏腑经络的关系、眼表疾病病因病机、眼表疾病辨证、眼表疾病的中西医结合治疗方法等内容。

　　下篇主要从中医病因病机、西医病因及发病机制、临床表现、诊断要点与鉴别诊断、治疗（辨证论治、西医治疗等）、研究进展、名老中医治疗经验、预防与调摄、预后与转归等方面全面介绍了眼睑相关疾病、泪腺相关疾病、泪道疾病、干眼、结膜病、角膜病、眼表损伤、眼表肿瘤等眼表疾病相关疾病。

　　附录包括眼科相关正常值、眼科解剖名称中西医对照、眼表疾病名称中西医对照等内容。

　　本书以湖南中医药大学为主编单位，由湖南中医药大学、中南大学、陕西中医药大学、贵州中医药大学、广西中医药大学、南京中医药大学、同济大学等高等院校附属医院和中国中医科学院眼科医院、重庆爱尔眼科医院等单位联合编写，并约请亚洲干眼学会主席、厦门大学眼科研究所刘祖国教授担任主审。本书编者都是我国从事眼表疾病的中医、西医或中西医结合诊疗的专家，在一定程度上反映了我国眼表疾病的中西医诊疗现状和学术水平。

　　本书力求权威性与可读性，编写工作历时 3 年多，虽经反复审改，但由于编者个人能力水平有限，不足之处甚或错漏之处在所难免，恳请海内外专家、教授和医生们批评指正，以便重印或再版时进一步补充、修改和完善。

湖南中医药大学

彭清华

目　　录

上篇　总　论

下篇　各　论

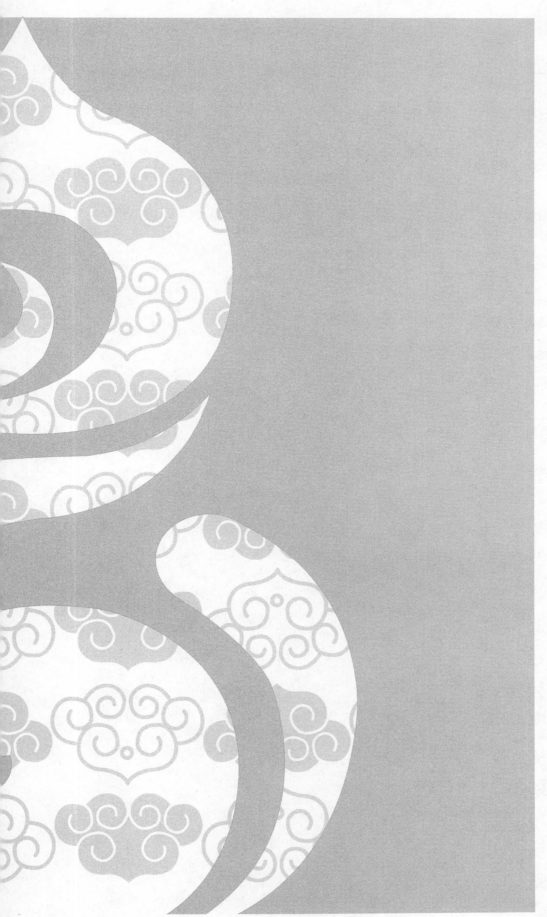

上篇 总 论

第一章 绪 论

眼表结构精细，它的正常功能依赖于多系统的生理完整性。而由于其特定的功能和解剖位置，眼表极易受到潜在的环境损伤。近年来随着发病人群的骤升以及研究的深入，眼表疾病学已成为眼科领域发展最为迅速的学科之一。

第一节 眼表疾病概论

眼表（ocular surface）是视觉的重要组成部分。解剖上包括睑结膜和球结膜、角膜巩膜缘、角膜上皮和泪膜。尽管这些结构代表了解剖上的眼表，但附件结构（包括眼睑、睫毛、睑板腺和泪道系统）对于适当地保护眼表及其功能也至关重要。

眼表的功能是保持角膜的光学清晰度，充当折射表面以使光线精确地投射通过眼介质，并为眼睛的结构提供保护，使其免受微生物、创伤和毒素的侵害。临床上炎症、外伤及免疫等因素导致角膜、结膜上皮表型改变，出现角膜上皮结膜化、角膜新生血管和干眼等一系列的病理变化并会损害患者的视功能。从轻度角膜擦伤到严重的干细胞丧失，都可以引起视力下降甚至进展严重导致失明。尽管所有眼表结构的健康和功能对于维持稳定的眼表环境都是必不可少的，但解剖学和功能性眼表表面稳定性最重要的仍然是角膜上皮干细胞。在过去的 30 年中，医学界对眼表疾病和干细胞生理学的理解已经发生了实质性的进展，在角膜上皮干细胞研究以及支持和修复眼表的医学和外科技术方面取得了显著进步。

一、眼睑

眼睑位于眼球前方。眼睑的主要结构由上睑、下睑、内眦、外眦、上泪点、下泪点、睑缘和睑裂等。眼睑的主要功能有保护眼球的作用。正常人上下睑闭合，上下睑线紧密结合，睁眼时上睑向上提起，上睑轻度下垂，双眼自然睁开向前平视时，上睑遮盖角膜上缘大约 2 mm，整个瞳孔区则完全暴露在外，光线可无阻挡地通过，保证了正常的视觉功能。睑缘部的睫毛排列整齐，向前向外伸出，不与角膜接触，能阻挡灰尘、汗水等侵入眼部，起着保护眼球的作用。任何可能造成眼睑组织缺血、位置异常和眼睑闭合功能的病变，都可影响眼睑的正常生理功能，以致失去保护眼球的作用。

眼睑的主动性和非随意性闭睑动作对眼球的保护非常重要，当外界刺激出现时，眼睑会发生主动性闭睑反射，可使角、结膜等眼表组织避免与外界损伤因素的接触。更为重要的是眼睑的非随意瞬目动作是形成稳定泪膜的重要条件之一，正常人一般每 5～10 秒发生一次，其作用在于将泪膜均匀地涂布于眼表，并且对眼表泪液的流量及蒸发速度进行相应调节，维持眼表泪膜的稳定性。眼睑的保护性反射一旦受损，会使眼表易于遭受到外界有害因素的侵袭，引起眼表及角膜损害。如严重的化学伤、热烧伤以及机械性外伤造成眼睑缺损时，不仅给患者美容上带来痛苦，还常由于眼球的暴露和瞬目功能的损害，导致泪液过度蒸发以及泪液流体动力分布障碍，加重了干眼严重程度和眼表上皮的损害，引起暴露性角膜溃疡，甚至角膜穿孔失明，因此进行其他眼表重建手术和角膜移植手术前必须先行眼睑重建。

二、泪液和泪膜

正常眼表面覆盖着一层泪膜，泪膜属于眼表最外层，结构可分 3 层：脂质层、水液层和黏蛋白层。其稳态基于以上各个组分的动态平衡。泪膜中的脂质由睑板腺分泌，由 95％非极性脂质和 5％双亲性脂质构成，具有抗蒸发、抗菌、降低水液层表面张力的作用。由结膜杯状细胞分泌的黏蛋白构筑了黏液层结构框架，具有水合作用。

在过去的 50 年中，有多种关于泪膜结构的设想被提出，但至今泪膜的具体结构仍有争议，但对泪膜的认识在不断加深和改变。其中，以 Wolff 提出的泪膜 3 层构造最为经典，即上皮表面的胶状黏液层（已被电镜扫描证实），中间较厚的包含蛋白及水溶性分子水液层，表面的脂质层。一般认为泪液总厚7 mm，黏液层 0.02～0.05 mm，中间水液层 4～7 mm，外层脂质层 0.01 mm。其实泪膜的三层并没有清晰的界线，它们都是呈渐变的。正常情况下，泪液的生成速率为 1.2 pL/min，折射指数为 1.336，结膜囊内泪液体积为（7±2）μL，角膜表面的体积为 7 μL，其中清蛋白占蛋白总量 60%，球蛋白和溶菌酶各占 20%。泪液中还含有 IgA、IgG、IgE 等免疫球蛋白，IgA 含量最多，由泪腺中浆细胞分泌。溶菌酶和 γ-球蛋白以及其他抗菌成分共同组成眼表的第一道防御屏障。泪液中 K^+、Na^+ 和 Cl^- 浓度高于血浆。泪液中还有少量葡萄糖（5 mg/dL）、尿素（0.04 mg/dL），其浓度随血液中葡萄糖和尿素水平变化发生相应改变。泪液 pH 范围 5.20～8.35，平均 7.35，正常情况下泪液为等渗性，渗透压 295～309 mOsm/L。

泪膜的主要功能：填补上皮间的不规则界面，保证角膜的光滑；湿润及保护角膜和结膜上皮；通过机械冲刷及内含的抗菌成分抑制微生物生长；为角膜提供氧气和所需的营养物质。还有一个重要作用就是改善眼睛的屈光系统。角膜是眼球屈光系统中最主要的部分之一，但没有泪膜的角膜是不光滑的，这时看东西就会变得模糊不清。角膜上有泪膜时，泪液可以填平角膜，使角膜变得光滑，视物时也就会更清楚。泪膜在眼球上的分布也不是均匀的，而是角膜处最厚，在接近睑缘时最薄，因此在角膜前就形成一理论上的"凹凸透镜"，改善眼睛的屈光性能。当上、下眼睑闭合时，泪膜慢慢增厚，上、下眼睑闭合到 2 mm 时，泪膜就形成一细长的"凹凸形的柱镜"，透过它看东西可以变得清楚一点。此外泪膜还向角膜提供必须的营养物质。

睑板腺位于眼睑，与睑缘垂直并开口于睑缘，分泌的脂质形成泪膜脂质层。脂质层由睑板腺分泌，睑板腺具有丰富的神经支配，主要是胆碱能神经纤维，此外睑板腺上既有雌激素受体又有雄激素受体，这些受体的存在提示性激素在睑板腺分泌方面具有调节功能。眼睑瞬目可促使睑板腺释放脂质。据估计，瞬目时为 50～70 g 的重力施于眼球上，眼球平均后退 1.5 mm，脂质被挤至角膜表面参与泪膜的形成。脂质层可减少泪液蒸发，保证闭睑时的水密状态。睑板腺功能障碍会引起泪膜不稳定。

泪膜中间层为水液层，由主、副泪腺分泌，富含盐类和蛋白质。角膜、结膜和鼻黏膜上分布有第Ⅴ对脑神经的刺激性受体，传出通路较为迂回，副交感神经在浅表的岩神经处与第Ⅶ对脑神经分开，行至蝶腭神经节，在那里泪腺分泌神经纤维与颧颞神经共行，在进入泪腺之前加入从三叉神经的眼支分出的泪腺神经（司感觉），交感神经传出通路也包含于其中。结膜和黏膜上的受体受外界刺激后会引起泪腺的反射性分泌。

黏蛋白层位于泪膜的最内侧，含多种糖蛋白，在眼表可被检测到的黏蛋白包括黏蛋白 1（Mucin1，MUC1）、黏蛋白 2（MUC2）、黏蛋白 4（MUC4）、黏蛋白 5AC（MUC5AC）等。它们是高度糖基化大分子蛋白，其糖萼结构能阻止细胞碎片和病原体在眼表结合，促上皮生长，还具有保护上皮免受瞬目时剪切力破坏的作用。泪膜中的蛋白种类丰富，包括乳铁蛋白、溶菌酶等，都承担着免疫防御功能。水、电解质、维生素、上皮细胞碎屑、代谢产物、微小异物等都是泪膜的组分，它们相互作用，维持着泪膜的动态平衡。此外泪道狭窄患者的泪道上皮黏蛋白表达减少，提示其可能还有促进泪液排出的作用。如果黏蛋白生成不足，如化学和炎症破坏眼表细胞，即使有足够的水样泪液产生，也可以发生角膜表面湿润不足和继发的上皮损伤。

三、角膜上皮及其干细胞

干细胞是一类未充分分化、具有自我复制能力的多潜能细胞，眼表上皮来源于各自的干细胞，其中角膜上皮来源于位于角膜缘的干细胞，由于干细胞不断的增殖、分化和迁移，因此角膜上皮是高度分化、可以迅速进行自我更新的组织。1983 年 Thoft 提出了维持角膜上皮动态平衡的"XYZ 理论"，认为 X＋Y＝Z，X 为基底细胞增殖，Y 为细胞的向心性迁移，Z 为最表面脱落到泪膜的上皮细胞。处于愈合状态的角膜上皮，鳞状细胞在不断脱落进入泪膜。据估计，所有的角膜上皮细胞层每 7～10 天更新一次。基底细胞分裂为两个子细胞翼状细胞，最终分化为鳞状上皮细胞。连续的增殖、向中央和表面迁移，脱落促进增殖，维持 50 μm 厚度上皮面的微妙平衡。眼睑平均每 7 秒眨眼一次，最表面的细胞在眨眼过程中脱落进泪膜。

1971 年 Davanger 首次提出角膜缘干细胞的概念，认为角膜缘部位存在干细胞，可发挥上皮细胞更新及阻止角膜上皮结膜化的作用，是维持角膜透明无血管的重要原因。角膜缘附近丰富的血管网滋养代谢旺盛的干细胞。但在病理环境下，这些血管也运送炎症细胞来对抗感染（如周边角膜溃疡），炎症细胞能释放金属蛋白酶导致角膜基质溶解。如果角膜缘干细胞缺乏，上皮创伤将不能愈合，出现持续性的上皮缺损或结膜上皮和新生血管向角膜内生长。随着对角膜缘干细胞功能的认识加深，临床上通常将各种原因导致的眼表疾病的终末阶段统称为角膜缘干细胞功能障碍（limbalstemcelldeficiency，LSCD），其主要表现是角膜上皮结膜化和角膜新生血管形成（图 1-1）。但近年来越来越多的研究表明，角膜上皮干细胞并非只存在于角膜缘部位。迄今为止发现的各种 LSCs 标记物并无绝对的特异性，提示角膜缘基底层是角膜上皮干细胞可能的储存部位，但不能排除角膜其他区域也存在角膜上皮干细胞的可能性。多个动物实验以及笔者制作 LSCD 模型的结果均显示，仅仅去除角膜缘上皮及基质层，并不能造成 LSCD 模型，只有连同角膜中央上皮及基质层去除的情况下，才能造成 LSCD 模型，提示角膜中央上皮也具有增殖修复能力，表明在中央区角膜上皮具有类似干细胞的自我修复更新、维持生理稳态的能力。此外，尚有利用结膜上皮细胞、口腔黏膜上皮细胞、羊膜上皮细胞等非角膜缘干细胞治疗 LSCD 成功的报道，表明角膜上皮干细胞不仅存在于角膜缘部位，在角膜缘之外可能有其他干细胞可以独立再生和维持上皮植片的能力，从而更新修复角膜上皮，重建角膜生理稳态。

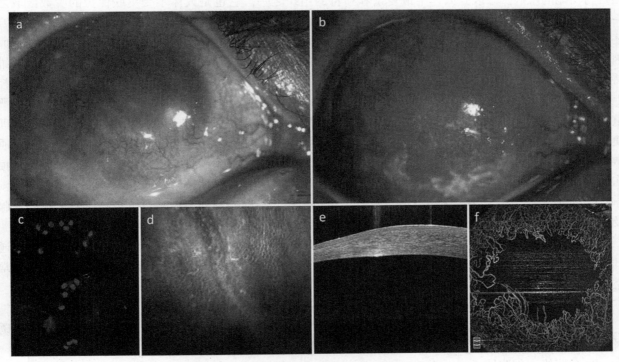

图 1-1　角膜缘上皮干细胞缺乏症的临床表现

LSCD 的临床特征是由于表面新生血管（a）、荧光素染色阳性（b）、结膜细胞角蛋白（CK）标记（c）、活体共焦显微镜上的上皮细胞形态改变和基底下纤维化而导致的角膜透明度丧失（d）、光学相干断层扫描（OCT）上用明亮和厚实的结膜表型替换低反射角膜上皮表型（e）、OCT 血管造影上失去正常的角膜缘血管构筑（f）。

四、结膜上皮

结膜上皮由多层鳞状非角化上皮组成，与其他鳞状上皮不同，在结膜上皮细胞之间散在分布着可分泌黏液的杯状细胞，这类细胞在维持眼表的完整性和泪膜的稳定性中起重要作用。结膜上皮干细胞与其他干细胞具有相同的性质，可以进行自我更新，处于相对静止状态，可被诱导增生，具有定向分化潜能，可以分化为结膜上皮细胞和杯状细胞。

在睑缘附近，结膜上皮移行为眼睑皮肤角化的复层鳞状上皮，而在角膜缘附近结膜上皮移行为角膜上皮。光滑的结膜可以使眼睑滑过角膜，提供保护，涂布泪膜，带走外源性物质。灵活的结膜皱褶和宽松的结膜囊对眼球运动和维持正常的睑球关系意义重大。在结膜瘢痕情况下（如眼类天疱疮）正常的穹隆结构被破坏，导致瘢痕性睑内翻、倒睫，引起继发性角膜损伤和瘢痕。外伤导致角膜及角膜缘完全破坏后，周围的结膜上皮前向移动，覆盖角膜表面。一些细胞会发生形态上的改变，它们不具备角膜缘干细胞的多能性，所以不能分化成角膜表型，也不具备成熟角膜上皮的生化学标记，因此造成角膜失去透明性，临床上称为角膜表型结膜化。

结膜上皮干细胞可以分化为结膜上皮细胞和杯状细胞，体外培养时仍可以维持其原有的干细胞特性，可作为种子细胞用于结膜上皮重建。组织工程结膜上皮对眼表缺损的修复，特别是对于双眼结膜上皮缺损患者的治疗优势在于，仅需少量自体健康结膜上皮组织，体外分离培养后，用来构建结膜上皮组织修复大面积结膜上皮组织缺损，并且不引起免疫排斥反应，这将为临床治疗提供新的途径。

第二节　眼表疾病的范畴

Nelson 在 1980 年提出眼表疾病（ocular surface disease，OSD）的概念，泛指损害角结膜眼表正常结构与功能的疾病。眼表是人体中最复杂和独特的组织之一。它也是人体不受皮肤保护的少数区域之一，这是人体针对干燥和感染的最有价值的防御措施。眼表必须保持稳定，不仅可以为眼睛提供保护，还可以保持眼睛的舒适度，形成屈光表面以提供优质的视觉效果。由于眼表是一整体概念，对于任何原因引起的眼表改变，均要从眼表构成系统考虑，才能使疾病的诊断及治疗获得理想效果。眼表健康的维持是通过为眼球表面提供稳定泪膜的外源性因素，和眼表上皮下的基质微环境等内源性因素，共同调控上皮干细胞的功能来实现。其中任何一个环节发生病变都将引起角、结膜表面或泪膜即眼表的异常。严重的泪膜不稳定可导致角、结膜上皮的病变和鳞状上皮化生，眼表上皮的病变也将引起泪膜的异常，即使是在泪液量正常的情况下，结膜杯状细胞缺乏时也将导致干眼。角、结膜上皮的健康有赖于其下基质微环境的健康和覆盖其表面的泪膜的稳定，各种导致角结膜改变和泪膜改变的影响因素都将导致眼表损伤。因而在功能上需将眼表疾病与泪液疾病综合起来，概括为眼表泪液疾病（ocular surface & tear disease）。一般来说，眼表泪液疾病包括所有的浅层角膜病、结膜病及外眼疾病，也包括影响泪膜的泪腺及泪道疾病。

随着对眼表细胞及功能的深入了解，可以从活体细胞水平对一些眼表功能异常性疾病作出诊断。通过印迹细胞学方法来检查上皮细胞的终末表型，可将角、结膜上皮病变划分为两种主要的眼表功能异常类型。

1. 鳞状上皮化生（squamous metaplasia）　表现为病理性的非角化上皮向角化型化生。

该病有明确的致病原因。泪膜稳定性下降或局部伴随的角结膜炎症是引起角膜上皮化生的主要诱因，同时它可导致结膜中的杯状细胞消失，从而加重泪膜的不稳定。

2. 角膜缘干细胞缺乏（limbal stem cells deficiency）　以原正常角膜上皮被结膜上皮侵占和替代为特征。

临床上分为两种情况：①损伤造成，如角膜缘多次手术或冷凝、角膜接触镜所致角膜病。②基质微环境异常，如神经麻痹性角膜炎、边缘性角膜炎或溃疡、翼状胬肉。

泪膜异常就是我们平时说的干眼，目前干眼的诊断分类标准仍没有统一。1995 年美国干眼研究小组提出的分类方法，主要将干眼分为泪液生成不足型（deficient aqueous production）和蒸发过强型（over evaporation）两种类型。前者是由于泪腺疾病或者功能不良导致的干眼，即为水样液缺乏性干眼（Aqueous tear deficiency，ATD），又可分为 Sjögren 综合征所致干眼（sjögren's syndrome，SS-ATD）及非 SS-ATD。后者主要指睑板腺功能障碍（Meibomain gland dysfunction，MGD）。

由于干眼的病因复杂，各种影响相互交织，因此有学者主张将干眼根据泪液缺乏成分分为以下 4 种类型：水样液缺乏性、黏蛋白缺乏性、脂质缺乏性、泪液动力学（分布）异常性。干眼的分类并不是相互完全独立的，实际上，它们的分类常常交叉，甚至同时存在，很少单独出现。

第三节 中西医结合治疗眼表疾病的发展简史和优势

对任何原因引起的眼表面结构破坏导致功能明显受损，应采用药物及手术方法以恢复眼表面正常结构。严重损伤眼表如化学伤及热烧伤常引起眼表结构异常，这些异常包括睑球粘连，眼睑缺损、畸形，角膜血管化及混浊、溃疡等，往往严重损害视功能，单纯药物治疗及传统的角膜移植很难奏效。20 世纪 80 年代以来，随着对眼表面上皮细胞分化及创伤愈合机制的深入研究，特别是角膜缘干细胞理论的形成，一种旨在恢复眼表完整性及其上皮细胞正常表型，促进患眼视力恢复的眼表重建术（ocular surface reconstruction）开始受到重视。

狭义的眼表重建仅指通过手术恢复眼表的上皮表型和稳定，但实际上维持眼表正常功能有 5 个不可分割的因素：正常表型的结膜上皮和角膜上皮；两种上皮的干细胞的解剖及功能必须正常；能产生及维持一层正常且稳定的泪膜；眼睑的解剖及生理功能正常，能保护眼表和维持泪膜正常流体动力学功能；相关的神经支配及反射功能必须正常。因此广义的眼表重建手术应包括以下方面：重建眼表的上皮或干细胞；重建泪液分泌或泪膜稳定性；重建眼睑的解剖和功能，保护或恢复眼表相关的神经支配。由此衍生出相应的治疗措施：眼睑成形术恢复眼睑正常的闭合功能；角膜缘干细胞移植术-恢复正常的角膜缘干细胞的功能；结膜囊成形术（包括羊膜移植、羊膜移植＋结膜移植及异体结膜移植）-形成正常的结膜囊。通过这些综合性措施恢复眼表的正常结构以后，复明性的角膜移植手术的成功率将大为提高。目前根据手术的目的可将眼表重建手术分为结膜眼表重建、角膜眼表重建、泪膜重建和眼睑重建四大类。

进行眼表重建手术时应正确掌握适应证，尽可能地保留健康的眼表上皮，特别是眼表干细胞的来源部位，避免医源性损伤；同时彻底切除坏死或炎症激烈的病变组织，为上皮细胞提供健康的生长环境。角、结膜重建的另一重要前提条件就是泪膜的大致正常。严重的干眼症和泪膜不稳定者，眼表上皮干燥脱落、鳞状上皮化、再生延迟，甚至角膜变薄，发生角膜基质溃烂。任何的角、结膜移植性重建手术都将面临失败的命运。所以，应先通过一定的治疗措施改善干眼症状，以便为后期的角、结膜重建做好准备。

总之，角膜、结膜和泪膜及其相应的影响要素在眼表重建的过程中应当视为一个整体性概念。在重建眼表时，应充分考虑角、结膜和泪膜之间的相互影响，眼表上皮的来源、移植床的微环境状况和泪膜稳定与否。任何的处理不当和延迟都可能影响眼表重建的成功。

眼表主要为上下睑缘所包括的眼表面组织，主要是结膜和角膜组织，眼睑、泪腺、泪道及泪膜也是维持眼表面健康的重要组成部分，因而也是眼表疾病学所包括的范围。它们居于人体上部及眼表，其结构、功能及病理有其自身特点，又与脏腑、经络、气血等整体有着不可分割的关系，故眼表疾病的治疗，必须内外兼治。正如《审视瑶函·点服之药各有不同问答论》所云："病有内外，治各不同。内病既发，非服药不除。止其流者，莫若塞其源，伐其枝者，莫若治其根，扬汤止沸，不如釜底抽薪，此皆治本之谓也。外若有翳，不点不去，物秽当洗，镜暗须磨，脂膏之釜，不经涤洗，焉能洁净。此皆治标之谓也。必须内外兼治，两尽其妙，庶病可愈矣。"但部分眼表疾病气血凝滞日久，变生有形之邪，内服药石、外用滴眼及针灸理疗等法不能祛其有形之邪，必须采用手术重建眼表，才能使病去正安。所以眼表疾病的治疗强调内治与外治相结合，必要性采取眼表重建手术，这也是中西医结合治疗眼表疾病的主要特色，在防盲治盲中发挥着重要作用。

第四节　眼表疾病的临床辨证和辨病

物理及化学性损伤、微生物感染可以引起眼表功能的异常，一些免疫性疾病包括全身及眼局部的疾病，药物的毒性及医源性损害等也可引起眼表上皮及泪膜功能的异常，导致眼的刺激症状及影响视功能。近年来随着基础及临床研究的进展和检测手段（如共焦显微镜、角膜地形图、印迹细胞学）的出现，对眼表细胞及功能的了解也愈来愈详细，因而可以从活体细胞水平对一些眼表功能异常性疾病作出诊断。通过印迹细胞学（impression cytology）方法来检查上皮细胞的终末表型，可将角、结膜上皮病变划分为两种主要的眼表面功能异常类型，鳞状上皮化生（squamousmetaplasia）及角膜缘干细胞缺乏（limbal stem cells deficiency）。

为了帮助临床上指导制订治疗方案，有学者建议对严重的眼表疾病进行分级。首先将角膜缘干细胞的缺乏程度进行分类。Ⅰ级为角膜缘干细胞少于角膜缘的1/2范围，Ⅱ级为缺乏范围大于角膜缘1/2范围。在Ⅰ级角膜缘干细胞缺乏中，疾病进程及临床通常表现眼表损害轻微，而Ⅱ级角膜缘干细胞缺乏则表现较重常出现持续性角膜上皮缺损、阻碍视力的角膜结膜化及角膜基质瘢痕形成。同时还需要对结膜状况进行评价。如果结膜表现正常，则评为"a"。如结膜由于以前发生的炎症或所受的外伤表现异常，而现在病情静止则评为"b"。如果结膜表现为炎症反应活跃，则评为"c"。角膜缘干细胞缺乏的评级可为治疗方案的制订及预后提供参考。

《素问·五脏生成》："诸脉者皆属于目，目得血而能视。"正脉者，经脉也，是气血运行的通道，内连五脉六腑，外通肢节皮毛，网络全身尤在眼部的分布致密，纵横交错，互相网络。人体十二经脉，奇经八脉中的任脉、督脉、阳维、阳跷、阴跷都直接或间接与眼沟通，把眼和脏腑密切地联系起来，从而保证了眼部的营养，使眼睛发挥正常的视觉功能。所以当脏腑精气不上注，或当气血不营养于眼的时候，就要发生眼病。为了探求眼与脏腑的关联性，古人创立了五轮学说，将眼的构造分为血轮、风轮、肉轮、气轮、水轮，归属于心、肝、脾、肺、肾五脏。并指出："脏有所病，必现于轮。""轮之有证，由脏之不平。"这里所谓"不平"，是指脏腑间不协调。同时脏腑与五轮之间相互又有着密切联系，所以使眼病变化错综复杂，而绝不是单独的和孤立的，认为某一脏腑有病，一定是某轮有证，一定是属于某一脏腑，而不牵及其他。临床就是运用四诊方法，通过五轮形态的演变，结合详细询问病史，观察整体情况，探求病因，而做根本的治疗。

五轮辨证，是将肉轮、血轮、气轮、风轮、水轮五轮部位所出现的病征，按照脏腑分属进行分析的一种辨证方法。由于中医眼科有传统的五轮学说，因此常将五轮辨证作为眼科独特的辨证方法。其实五轮辨证仍是以八纲、病因、脏腑等辨证方法作为基础，如胞睑为肉轮，内应于脾，当胞睑出现红肿热痛时，还须运用八纲、病因等辨证方法，才能明确疾病的本质。因此，临床运用五轮辨证时，应当与其他辨证方法参合运用。另外，各轮的病变也不必拘泥于轮与脏相应的关系，应从整体观念出发，才能得出正确的辨证结论。

干眼属中医学"白涩""干涩昏花""神水将枯"等范畴。明代傅仁宇《审视瑶函》："不肿不赤，爽快不得，沙涩昏朦，名曰白涩。"描述了干眼的主要表现为眼干涩、异物感以及视力障碍。《素问·宣明五气》："五脏化液……肝为泪。"隋代巢元方《诸病源候论·目涩候》："目，肝之外候也……上液之道……其液竭者，则目涩。"表明了干眼与肝的关系，肝在液为泪，泪有润泽目珠的作用，肝阴不足，泪液化生无源，则目珠干涩不爽。现代中医眼科专家庞赞襄主张"目病多郁论"，认为情志对机体的影响是目病的主要致病因素。肝主疏泄，喜条达而恶抑郁，若情志不畅，肝郁气滞，郁而化火，灼伤阴液，津液不能上达于目，则目珠干涩，发为干眼。《灵枢·五癃津液别》："五脏六腑之津液，尽上渗于目。"目前中医学者多从阴虚角度论治干眼，认为其病因病机主要为：风沙尘埃侵袭日久或久处干燥环境，化燥伤津，加之素有肺阴不足，内外合邪，燥热犯目所致；或平素情志不畅，郁火内生，津伤血壅，目失濡养；久病或年老体衰，或过用目力，导致气虚津亏，精血不足，目失滋养。亦有学者认为每个脏腑都是阴阳共存，其功能上阴阳互补、阴阳协调、阴阳相生、阴阳互根，且阴阳可以在一定条件下转化，从无任何一脏只有阴，一脏只有阳。阳虚可累及阴液而为阴阳两虚证，或与气虚共存，形成阳气亏虚证。故不可仅从阴虚论治干眼，还应注意阳虚导致干眼的情况。阳虚即阳气虚，因《黄帝内经》中常不出现"气"字，仅以阴阳代指，其实还是取阳气之义。卢崇汉认为，生理上阴平阳秘的状态是以阳气为主导的阴阳平衡，病变过程中矛盾的主要方面仍然在于阳气，是阳气为主导地位的阴阳二者关系遭到了破坏，从而引起脏腑功能失调，阴虚的本质仍然是阳气的不足，阳气化生阴液的功能受到影响，故在治疗上不仅阳虚用附桂，由阳虚导致的阴虚也用附桂。徐小圃赞同"圣人则扶阳抑阴""阳气为人身之大宝"之论，认为人体以阳气为本。故在临床应注重从阳虚角度出发论治干眼。还有研究表明，干眼的发生发展与雄激素水平降低相关，密蒙花黄酮拟雄激素作用对于去势所致干眼动物模型有较好的实验疗效，而阳虚与雄激素水平密切相关，补阳可以调节雄激素水平，从而达到治疗干眼的目的。

第五节 眼表疾病的中西医结合现代研究进展

大气污染、室内污染、光污染等都会不同程度的影响人体眼表的健康。大气污染物 NO_2、SO_2、O_3、PM_{10}。与非特异性结膜炎的发病有关，臭氧浓度增高和湿度降低可导致干眼，空气污染与眼表疾病的发生发展有关，但大气污染物导致眼表疾病的具体作用机制尚不明确。甲醛、丙烯醛和颗粒物质等室内污染物可诱导氧化应激和改变泪膜和眼表的细胞因子含量，可导致眼部不适、泪膜不稳定、眼部炎症和干眼。烟雾对眼表损伤的可能机制是烟雾中的有害物质增加了眼泪蒸发或减少泪膜稳定性及人眼表结膜杯状细胞的数量和黏蛋白的含量，导致泪膜的质或量的异常，从而减少泪液分泌，引起眼部干涩等不适。光污染主要为紫外线辐射，长期慢性紫外线辐射可导致结膜黄斑、气候性角膜疾病、角膜炎、翼状胬肉等眼表疾病发病率升高。

长期以来，眼科医师一直在进行结膜疾病及角膜疾病的研究，而结膜疾病及角膜疾病是眼表疾病中最常见及最重要的部分。为何要在近年来将这些疾病整合成一个学科——眼表疾病学，这是源于近年来在眼表面研究方面取得重大的突破，新的概念及理论不仅解析了原来不能解析的临床现象，同时对治疗也有很大的帮助。如对角膜缘上皮细胞功能的认识促进了这类疾病的正确诊断，也促进了角膜缘上皮细胞移植的出现，极大地提高了临床治疗效果。再如对泪膜的生理作用及在疾病中的意义，羊膜在眼表疾病治疗中的作用的认识等等。这些研究的进展使我们对以前一些熟悉的疾病有了新的认识，最为重要的一点是，我们已经理解到这些疾病的发生及发展是相互联系及相互影响的，必须从整体上来认识此类疾病才能使临床的诊断及治疗获得进一步提高，这些进展的综合作用促进了眼表疾病学学科的出现及发展。

近年来角膜缘干细胞体外培养技术的发展和完善为更好地研究角膜缘干细胞的生物学特性和临床应用提供了平台。角膜缘干细胞的消化液多选用 Dispase Ⅱ 或胰蛋白酶-EDTA，培养的方法有细胞悬液培养、组织块培养和细胞-组织混合培养等，研究者可根据实验室条件和各自研究经验加以选择。为了获得角膜缘干细胞的纯培养，还可以通过氟尿嘧啶毒性选择、Ⅳ型胶原差异贴附等方法将角膜上皮细胞和短暂扩充细胞等掺杂细胞去除。角膜缘干细胞在体外生长、分化需要营养成分和特殊条件，应根据研究目的来选择培养基，培养基中添加血清可以促进干细胞的增殖，但不明成分太多，不便于研究角膜缘干细胞的增殖和分化调节因素。近年来，多采用添加了胰岛素、霍乱毒素、转铁蛋白等辅助成分的无血清低钙培养基，或利用 3t3 细胞作为饲养细胞（放射线照射或丝裂霉素处理失活的 Swiss 鼠胚肺成纤维细胞）来进行干细胞的培养，研究其在体外的增殖和分化特性。此外，活体正常角膜上皮部分暴露在空气中，气液交换界面培养模拟了这一情况，可更好地对干细胞向上皮细胞的分化过程进行研究。

自体角膜缘上皮和口腔黏膜上皮移植是角膜缘干细胞缺乏症眼表重建的标准方法。作为双侧病例的一种选择，我们推荐使用自体结膜进行眼表重建。自体结膜上皮片移植治疗双侧角膜缘干细胞缺乏症有效，无睑球粘连或严重角化。此外，我们还建立了无饲养层和无血清的角膜缘上皮细胞培养体系。该系统可用于结膜上皮细胞的培养。自体培养结膜上皮移植是治疗双侧角膜缘干细胞缺乏症的一种可行方法。

角膜缘干细胞培养后进行临床移植，载体的选择是关键之一，目前研究中的载体有羊膜、卵壳膜、聚乳酸膜等，其中脱上皮细胞羊膜具有良好生物活性，适合干细胞的生长，是较理想的移植载体，为培养细胞的临床移植奠定了实验基础。体外培养的角膜上皮干细胞移植重建眼表的基础临床实验初获成功，但是培养后的角膜缘干细胞生理、生化以及移植后的生物学性状、治疗眼表疾病远期效果、免疫排斥反应的防治、更有效的载体等方面需要进一步的研究。

羊膜囊包围胎儿，由羊膜和绒毛膜组成，二者紧密相贴浸泡于羊水中。正常羊膜厚为 $0.02\sim0.05$ mm，光滑，半透明，既没有血管，也没有直接的血液供应。羊膜是目前较理想的角膜缘干细胞培养移植的选择载体，主要有以下方面：①羊膜基底膜与眼表上皮基底膜组织成分相似，可以促进上皮细胞的黏附移行，诱导上皮分化，因此羊膜是目前较理想的角膜缘干细胞培养移植的选择载体，而且还可作为球结膜的替代物参与眼表重建。作为遮盖物使用时还可保护新生上皮组织免受瞬目时眼睑的刮擦，同时减少炎症细胞和泪液蛋白与角膜基质的接触。②羊膜可分泌 bFGF、EGF、HGF、KGF 等生长因子促进上皮生长。此外羊膜含有的神经生长因子和 P 物质，对角膜神经有营养作用。③羊膜可以抑制白细胞介素的分泌、调整炎症趋化因子表达、诱导多核白细胞凋亡、降低角膜基质金属蛋白酶 1，2，9 的表达，从而减轻角膜炎症反应，抵抗角膜溶解。④通过抑制 B 转化生长因子的 mRNA 表达，来抑制成纤维细胞的活性，减少角膜瘢痕形成，减轻眼表瘢痕化，改善预后。⑤羊膜中所含的抗新生血管化蛋白，对新生血管有一定抑制作用。⑥羊膜未发现 HLA-A、B、C 以及 DR 抗原和 B2 微球蛋白的表达，因而抗原性很低，同种异体移植反应很小。羊膜的这些特性使之在眼表重建中有着广泛的应用前景。

随着组织工程技术的成熟和发展，羊膜在眼科治疗中的应用不再局限于新鲜羊膜移植，随着"羊膜滴眼液"、交联羊膜、药物羊膜和羊膜细胞培养载体等新型羊膜制品的出现，不仅方便了羊膜的使用和保存，而且将增强羊膜移植的治疗效果，在未来的临床治疗中展现较大潜力。但目前仍存在一定的问题影响这些新型羊膜制品的使用和推广。首先，不同的制备工艺会影响羊膜制品的有效性，缺乏大量对比研究来确定何种制备、保存工艺能获得最多、最稳定的羊膜活性成分。其次，关于这些新型羊膜制品有效性的评估实验大部分都还停留在体外实验或动物模型，缺乏大量的临床试验来确定这些产品的标准化、有效性和安全性。最后，目前这些新型羊膜制品并未获得相关监管部门的严格管控，缺乏统一化的生产标准。相信在未来随着生产标准化的实现，以及大量设计良好的临床试验的开展，越来越多的新型羊膜制品可能作为治疗眼表疾病的辅助手段，在临床工作中发挥重要作用。

翼状胬肉是我国常见的眼表疾病，患病率较高，翼状胬肉是一种纤维化疾病，病变侵入角膜并覆盖视觉轴，导致不规则的角膜散光，最终失明。研究认为其与紫外线辐射、免疫学机制及细胞凋亡与异常增生等有关，其中紫外线辐射是主要的致病因素。本病目前主要采取手术切除，但术后复发率高达88%。翼状胬肉组织中转化生长因子-β_1（transforming growth factor-β_1，TGF-β_1）及 I 型胶原蛋白的表达明显增多，该病与 TGF-β_1/Smads 通路功能紊乱密切相关，通过下调 TGF-β_1 的表达或补充 Smad4 可重建此信号转导通路。除此之外，Smad3 在翼状胬肉组织中高表达，抑制 Smad3 可能对治疗该病术后复发有效例。在药物治疗方面，迷迭香酸能够通过降低翼状胬肉上皮细胞的细胞活力、减少 I 型胶原蛋白的产生和下调 TGF-β_1/Smads 信号传导来改善翼状胬肉上皮细胞的纤维化。综上，靶向调控 TGF-β_1/Smads 通路可为治疗原发性及术后复发性翼状胬肉提供一种有效的方法。

胬肉切除联合自体角膜缘干细胞移植术后复发率低，干眼发生率较低，目前应用最为广泛；联合羊膜移植术不损害自身健康球结膜组织，为青光眼滤过手术创造条件；联合术中应用低浓度 MMC 可有效降低胬肉复发率，简单易操作，但存在远期并发症如巩膜溶解等风险；羊膜移植联合自体角膜缘干细胞移植能降低翼状胬肉和复发性翼状胬肉的复发率，对泪膜影响亦较小，可根据翼状胬肉患者实际情况个体化选择手术方式。

  绷带镜的主要功能在于保护角膜，并给给角膜供应足够的氧气，从而促进角膜的恢复。另外作为一种附着于眼球的治疗工具，其能够在将患处与外界进行机械隔绝，降低外界的刺激。采用绷带镜治疗眼表疾病，能够有效缓解患者眼部疼痛程度和异物感染刺激情况，能够有效促进患者角膜上皮的恢复和伤口的愈合，而且具有很高的安全性，是一种有效的眼科疾病治疗手段，具有很高的临床价值。

  仙方活命饮乃外科著名方剂，源于《女科万金方》，其组方构成以活血散瘀、排脓消痈为主，具有散瘀消肿、排脓止痛、疏表解毒之功，适用于一切疮疡初起或成脓期。近现代临床则普遍用于治疗疮疡肿毒初起，红肿热痛属于阳证者。基于古人的论述及历代医家对其应用的不断拓展，以该方灵活加减化裁，治疗眼科疾病，尤其是眼表相关疾病，如睑腺炎、睑板腺囊肿、结膜炎以及部分干眼，颇获效验。对于眼部疾病的病位高，药物不易到达的，可加一些引经药如蔓荆子、荆芥穗等助其他药物上达病所；阴证疮疡或寒象明显者，酌加肉桂、干姜等配伍应用，转清热解毒之剂为寒温并用之剂等。除了上述所举典型病例，仙方活命饮加减配伍还可以用来治疗表层巩膜炎、睑皮炎以及睑缘炎等。

参考文献

[1] 严丹，严晨曦，傅瑶. 泪膜稳态影响因素的研究进展 [J]. 国际眼科纵览，2019，43（5）：337-340.

[2] 严丹，严晨曦，傅瑶. 泪膜与眼表微环境的研究进展 [J]. 中华眼视光学与视觉科学杂志，2019，21（11）：877-880.

[3] 范军华. 角膜上皮干细胞的功能定位及其与眼表疾病的关系 [J]. 眼科学，2019，8（4）：127-133.

[4] 姚钦科. 结膜上皮干细胞研究进展 [J]. 中华实验眼科杂志，2015，33（9）：840-843.

[5] 吴安花，谭钢，邵毅，等. 环境污染与眼表疾病的关系研究进展 [J]. 山东医药，2017，57（7）：101-104.

[6] 卢崇汉. 扶阳讲记 [M]. 北京：中国中医药出版社，2006：187.

[7] 郭爱华. 试论《内经》之"阳气"与徐氏温阳法 [C]. 中华中医药学儿科分会，2013：2.

[8] 蒋鹏飞，彭俊，彭清华. 浅析从阳虚角度论治干眼 [J]. 湖南中医药大学学报，2018，38（4）：410-412.

[9] 陈立浩，蒋鹏飞，彭俊，等. 应用附子理中丸治疗干眼1例 [J]. 江西中医药，2020，51（1）：37-38.

[10] 彭清华，姚小磊，吴权龙，等. 密蒙花提取物滴眼剂对实验性干眼症大鼠泪腺组织雄激素受体数量的影响 [J]. 中国中西医结合杂志，2012，32（1）：72-75，114.

[11] 陈水龄，褚文丽，张丛青，等. 仙方活命饮在眼表疾病的应用 [J]. 辽宁中医杂志，2019，46（11）：2290-2293.

[12] Yamagami S, Yokoo S, Sakimoto T. Ocular Surface Reconstruction with theAutologous Conjunctival Epithelium and Establishment of a Feeder-Free andSerum-Free Culture System [J]. Cornea, 2018, 37 (Suppl 1): S39-S41.

[13] 李楠钰，张文佳，胡竹林. 羊膜在眼表疾病治疗的研究进展 [J]. 国际眼科纵览，2019，43（2）：94-99.

[14] Liu L, Wu J, Geng J, et al. Geographical prevalence and risk factors for pterygium: a systematic review and metaanalysis [J]. Bmj Open, 2013, 3 (11): e003787.

[15] Fernandes M, Sangwan V S, Bansal A K, et al. Outcome of pterygium surgery: analysis over 14 years [J]. Eye, 2005, 19 (11): 1182-1190.

[16] Hou A, Law K P, Tin M Q, et al. In vitro secretomics study of pterygium-derived fibroblasts by iTRAQ-based quan-titative proteomics strategy [J]. Exp Eye Res, 2016, (153): 14-22.

[17] Shayegan M R, Khakzad M R, Gharaee H, et al. Evaluation of transforming growth factor-beta l gene expression in pterygium tissue of atopic patients [J]. J Chin Assoc, 2016, 79 (10): 565-569.

[18] 黄燕，李梅，胡新远，等. TGF-β_1、Smad3、Snaill和FoxMl在翼状胬肉中的表达及意义 [J]. 江苏大学学报（医学版），2017，（6）：504-508.

[19] Chen Y Y, Ts ai C F, Tsai M C, et al. Anti-fibrotic effect off inhibition of pterygium epithelial cells [J]. Int J Ophthalmol, 2018, 11 (2): 189-195.

第二章　　眼表的解剖生理和微生态学

第一节　眼表解剖

一、角膜

（一）角膜解剖结构

1. 角膜形态　角膜（cornea）是一高度屈光和清晰透明的组织，从后面看，角膜为圆形，从前面看，角膜外形因为上下不透明的角巩膜缘而略呈椭圆形，略向前凸，角膜直径水平为 11.5～12 mm（平均 11.7 mm），垂直为 10.5～11 mm（平均 10.6 mm）。男性比女性略大约 0.1 mm，角膜面积约为 1.3 cm²，占全眼球的 1/14。角膜前表面水平方向曲率半径为 7.8 mm，垂直方向为 7.7 mm，其后表面有较小的球形曲率半径为 6.22～6.8 mm（平均 6.5 mm）。

2. 角膜成分　角膜成分中水占 78%，胶原占 15%，其他蛋白质占 5%，糖胺聚糖（GAGs）占 1%，盐占 1%。角膜上皮大约占角膜湿重的 10%。

（二）角膜组织结构

角膜由 5 层组成：上皮细胞层（epithelium）、前弹力层（bowman membrane）、基质层（stroma）、后弹力层（descemet membrane）及内皮细胞层（endothelium）（图 2-1）。角膜是无血管的组织，组成简单，但其排列却非常规则、精密，从而保证光线屈折依次通过晶体到达视网膜上。角膜的组织结构具体如下：

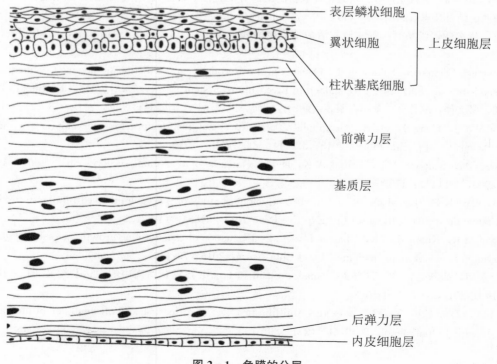

表层鳞状细胞
翼状细胞　　上皮细胞层
柱状基底细胞
前弹力层
基质层
后弹力层
内皮细胞层

图 2-1　角膜的分层

1. 上皮细胞层　来源于体表外胚叶，厚度为 $50\sim70~\mu m$，占整个角膜厚度的 10%。角膜中央由 3 类 $5\sim6$ 层细胞组成，角膜周边部上皮增厚，细胞增加到 $8\sim10$ 层。上皮细胞层为复层上皮，其特点为：角膜上皮厚度均一（因为上皮脱落后有序的更替过程），光滑湿润并规则，形成弯曲的表面成为眼表的主要屈光组成部分；提供了泪液一个衬底，电子显微镜下可见上皮的表面有微褶襞和微绒毛，增加了表面积，有利于泪膜的黏附，使泪膜稳定；任何表面的细微不规则由泪液来填充。角膜上皮层细胞分 3 种：2 层为表层鳞状细胞（squamous cells）、$2\sim3$ 层为翼状细胞（wing cells）和单层柱状基底细胞（basal cells）。外表面细胞为 2 层扁平的鳞状细胞，薄而重叠呈多角形，无角化；中间的翼状细胞为 $2\sim3$ 层多角形细胞，覆盖在基底层，呈"翼状"突进基底细胞间，两侧呈"翼状"与毗邻细胞相连接；内基底细胞位于最深层，为单层矮圆柱状细胞，栅状排列，半球形前表面，核卵圆形；另外基底层还有黑色素细胞（在周边角膜）、巨噬细胞、淋巴细胞。细胞的更新时间，即基底细胞分裂至移动到表面大约需要 7 天时间。基底膜（basement membrane）是上皮基底细胞和 Bowman 膜之间的介面，厚度为 $10\sim65~nm$。

2. 前弹力层　又称 Bowman 膜，是一层无细胞的组织，透明均质状，厚度为 $8\sim14~\mu m$（其厚度比后弹力层厚且终生不变）。周边 1/3 较厚并且在角巩缘附近变薄，终止于角膜缘。它主要由胶原纤维组成并且包含有一些基质，随机分布的胶原纤维厚度为 $24\sim27~nm$，比一条基质纤维小（$32\sim36~nm$），它们的密度也比基质纤维小。此膜与上皮层界限不清，由角膜基质浅层特殊分化而成，不易与基质层分开。前弹力层上有许多小孔，为角膜神经穿过所致。此膜不是真正的弹力膜，无再生修复能力，损伤愈合后只能由不透明的瘢痕填充，留下永久的瘢痕。但对于外来的机械性或细菌性的损伤，前弹力层还是具有相当的抵抗力。

3. 基质层　来源于中胚叶，角膜基质层与巩膜基质层相连续。此层在角膜中央厚度为 $0.5~mm$（约占角膜全厚度的 90%）。除少量弹力纤维外，几乎全部由胶原纤维组成（有 $200\sim250$ 个板层），各板层有规律地相互重叠，更换周期是 12 个月或更长。板层的厚度为 $2~\mu m$，宽度为 $9\sim260~\mu m$，长度最大为 $11.7~\mu m$。角膜板层由密集的纤维连接体按有序方式排列，它们由稳定的蛋白质的胶原纤维相互平行排列（也平行于角膜表面），其屈光指数相等，纤维越过整个角膜伸展。胶原纤维的规则、有序排列，对保持角膜透明性非常重要。近年来的研究表明，角膜各板层中的胶原纤维间隙中含有各种黏多糖类化合物，这些化合物与角膜的透明度极为相关。基质中含有 $2\%\sim3\%$ 的角膜成纤维细胞和大约 1% 的基础物质。角膜细胞分布在基质胶原板层各层之间，薄而扁平，直径为 $10~\mu m$，并且有长的细胞突起。这些突起联系其他的角膜细胞形成一个 2D 网路，并且发现联系各层角膜细胞间有 $5\sim50~\mu m$ 的距离。基质的亲水性高，有利于形成精确的纤维间隔和角膜的细水压。基质层内还偶见梭形的角膜细胞及少量的游走细胞、大吞噬细胞、淋巴细胞和多核白细胞。

4. 后弹力层　又称 Descemet 膜，无结构、稍微有弹性，是由角膜内皮细胞分泌而成的基底膜。内皮细胞通过很少的特殊结构和基底膜相连接，它的排列是规则的。后弹力层中央厚度为 $5\sim7~\mu m$，周边为 $8\sim10~\mu m$，呈均质状，前面与基质层界限清楚。Descemet 膜周期性增厚能突入前房，在前房角变成管状细条，移行到小梁组织中，然而它们被变薄的内皮覆盖。通常在颞侧或鼻侧用裂隙灯光学反射法检查时可见。

5. 内皮细胞层　来源于出生前发育早期的神经脊细胞。由 $40\sim50$ 万个多角形（主要是六角形）细胞单层排列而成，细胞厚约 $5~\mu m$，直径为 $19\sim20~\mu m$。内皮细胞核是扁平的，直径为 $7~\mu m$，核位于细胞中央并且在年轻时细胞大小均匀。内皮细胞无分裂能力，不能再生，细胞损伤以后，由邻近的细胞变薄和延伸来填补，增大、扩展覆盖受损区，这有利于保持内皮屏障功能来保持角膜透明。另外内皮细胞变性/缺失与年龄有关，由于内皮细胞不能再生，使得内皮厚度和密度减低，这些与年龄有关的变化使得细胞大小与形态明显变异，被称为多形性变。细胞器能进行主动运输活动（主动泵功能），该功能是控制水分和蛋白质合成所必须的。细胞内有许多线粒体，并且在细胞核附近。内皮能够用裂隙灯高倍放大下用镜面反光法观察（$25\sim40x$），可在接触式光学反射显微镜（可放大到 $200x$）下用高放大倍率观察和摄影，或用非接触式角膜内皮显微镜摄影，对其角膜内皮的健康情况进行定性和定量的检测。

综上所述，角膜是由5层结构构成；但从发生学来看，角膜是由3层组织向前延续构成：角膜上皮细胞层和前弹力膜层均与结膜毗连；角膜基质层与巩膜毗连；角膜后弹力膜层和内皮细胞层均与色素膜毗连。

从病理学角度来看，这种结构关系极为重要，因为结膜病可向角膜上皮层蔓延；巩膜病很容易连累到角膜实质；葡萄膜病可向后弹力膜层和内皮细胞层蔓延，反之角膜病变也可向毗连的组织扩展。

（三）角膜血管和神经

1. 周边角膜血管　正常角膜是透明的，没有血管深入，血管终止在角膜缘，形成血管网，营养成分由此扩散进入角膜。组成血管网的血管来自睫状前动脉，颈内动脉入眶后发出眼动脉，眼动脉的肌动脉肌支（供应眼外肌）发出睫状前动脉。睫状前动脉在肌腱止端处分出较小的巩膜上支，前行至角膜缘，组成角膜缘血管网，并发出小支至前部球结膜，为结膜前动脉。这些血管对角膜营养起次要作用。

2. 角膜神经　分布角膜是身体中感觉神经分布最丰富的部位之一。感觉敏锐，遇外伤或异物等可迅速感知，并引起反射性瞬目，以保护眼球。尤其在角膜中央直径为5 mm的圆形区域内敏感度最高，周边部相对较弱。角膜的神经主要来自三叉神经上颌支的眼支（第5对脑神经）。当角膜水肿时，可见到神经纤维。角膜上皮上没有形成解剖学上复杂的神经网路，如果有神经网路，可能会影响角膜的透明性。角膜如果失去神经支配，会使眼睛瞬目减少，角膜伤口愈合减慢，并会破坏角膜上皮细胞完整性。

角膜神经髓性变化大约有30支神经进入角膜，在角巩缘附近有轴索包裹。角膜神经在进入角膜后的第一分叉（通常是树枝样分叉）前失去它们的轴索包裹（髓磷脂鞘）。

（四）角巩缘

1. 角巩缘解剖结构　角巩缘（corneal limbus）又称角膜缘区，是指从透明的角膜到不透明的巩膜的过渡区，即角膜上皮和角膜、巩膜和结膜的连接组织间的移行区。其前界为角膜前弹力层止端，有1 mm的半透明区及外侧0.75 mm的白色巩膜区，是眼内外科手术切口的重要标志。角巩缘不是绕角膜的环状线，而是一条宽窄不同的环状带。从角膜缘到巩膜缘为1.5～2.0 mm，角膜缘连接部从Bowman膜终端开始。该环形条状组织的深度为1.0 mm，宽度颞鼻侧平均为1.5 mm（水平）、上下平均为2.0 mm（垂直）。角巩缘上皮在解剖上和球结膜是不同的，因为它没有杯状细胞。角巩缘上皮也不同于角膜上皮，因为它包含黑色素细胞，并且含有血管（表2-1）。

2. 角巩缘组织结构　角巩缘的上皮层为复层鳞状上皮，有乳头形成，有10～12层细胞。基底层有色素细胞及未分化的干细胞。干细胞对上皮的更新及修复起着非常重要的作用。上皮层下的纤维结缔组织中有丰富的血管网和淋巴管。基质层的后部分为巩膜实质层，前部分为角巩膜移行区，二者共同构成前房角的前外侧壁。

3. 角巩缘功能　经角巩缘血管给外周角膜提供有限的营养。房水引流系统包括Schlemm管所在地，该系统对眼内压的维护是重要的。

4. 角巩缘血管　从前睫状动脉发出的浅表睑缘动脉丛发出分支动脉。角巩缘血管有2个类型：从周边角膜血管弓来的终端动脉；绕过Vogt栅栏来源于周围血管弓的再通动脉，供应角巩缘外的结膜。这些血管中的血液经对应的静脉系统回流，静脉丛位于栅栏的下面（深层）。淋巴管也有相同的路径并且分成浅层（放射状）和深层（网路状）组。

5. 角巩缘神经分布　角巩缘神经从巩膜内和结膜神经分出，这些是从长睫状神经分出。神经进入小梁网和角膜中扩展。但深层角膜神经较少，角膜相邻Descemet膜处没有神经。

二、结膜

结膜（conjunctiva）是一层薄而透明的黏膜，柔软而光滑，包括疏松、有血管的结缔组织。当用裂隙灯观察时，它的透明性比角膜差。它连接角膜以外的眼球部分，上下穹窿部、上下眼睑的最内层、眼睑缘的皮肤、角巩缘的角膜上皮、泪点鼻侧黏膜，覆盖在眼睑内面和眼球前面，止于角膜缘。

结膜以上下睑缘为其外口，形成一囊，称为结膜囊（conjunctival sac）。

（一）结膜解剖结构

结膜可分为睑结膜、穹窿结膜、球结膜三部分（图2-2）。

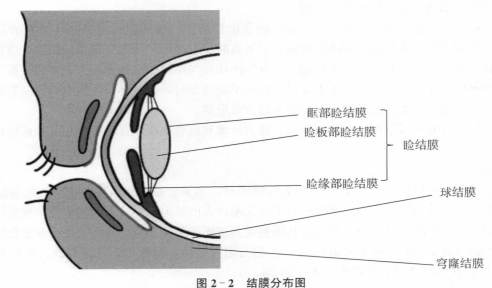

图2-2　结膜分布图

1. 睑结膜（palpebral conjunctiva）　紧密附着于眼睑后面，连接眼睑内面到眼睑缘，与睑板紧密连接，不能移动。表面光滑，上睑结膜近穹窿处有细小的乳头，下睑结膜无乳头。

2. 穹窿结膜（fornical conjunctiva）　是睑结膜和球结膜的移行部，为结膜最松弛的部分。由于其宽广而松弛，可以移动，使眼球能自由并且独立地转动。穹窿部结膜内含静脉丛和大量淋巴细胞，有时形成淋巴小结。

3. 球结膜（bulbar conjunctiva）　覆盖在眼球前部，巩膜外面。球结膜薄而透明，覆盖在眼球前部巩膜的外面。球结膜和巩膜之间有疏松结缔组织，故略可移动，但在角膜缘处与下面的巩膜紧密连接。由于球结膜薄而透明，所以从外面即可透见白色的巩膜。球结膜近内眦处有一淡红色的结膜折痕，呈半月形，称为半月皱襞（plica semilunaris），是部分覆盖泪阜的双凹面向角膜的新月状结膜组织，宽约2 mm。在泪湖内有一小隆起，叫泪阜，高约5 mm、宽约3 mm，呈黄红色。其表面为变态的皮肤，有细毛。

（二）结膜组织结构

由于解剖部位不同，其组织结构也不完全一致。

1. 结膜上皮层　角膜上皮的5层在角巩缘变成10～15层结膜上皮，这是由于翼状细胞的数目增加。表面细胞有微皱襞和微绒毛，表面光滑程度不及角膜。有一层基底膜，在基底细胞和翼状细胞中常可见黑色素。

（1）睑结膜：边缘部起于睑缘皮肤与结膜交界处，由皮肤的复层鳞状上皮移行为不角化的黏膜上皮，共约5层。结膜上皮下方为结膜固有层，是一薄层网状组织，其内含有神经、淋巴管及丰富的血管。由于血管的映衬，而使睑结膜呈红色或淡红色。因此在检查疑有贫血的患者时，常检查睑结膜的情况，以供参考。

（2）睑板部：上睑有上皮2层，基底细胞层，细胞扁平，核与表面平行；柱状细胞层，核与表面垂直。下睑有上皮细胞4～5层，基底细胞为立方形，其上为多边形细胞，表面为长楔形细胞。

（3）眶部：为3层，即基底细胞、多边形细胞和圆柱状细胞。多边形细胞位于基底细胞和圆柱状细胞之间，核为圆形，位于细胞中央。

（4）穹窿部结膜和球结膜的巩膜部分：均为3层，但在球结膜的角膜缘部则变为复层上皮，并有乳头形成。

2. 基质层 由粗胶原纤维松散地排列而成，胶原束大致平行于表面，它们随机和其他细胞、结构混合。结膜基质有无数的成纤维细胞（主要的细胞种类）和一些免疫细胞，如肥大细胞、巨噬细胞、多形核中性粒细胞、嗜酸性粒细胞和淋巴细胞。

（1）腺样层：在上皮层下的疏松结缔组织，内含淋巴细胞，睑结膜最多，而球结膜的腺样成分减少。睑结膜腺样层主要包含浆细胞和淋巴细胞，后者有时聚成类似"滤泡"的腺样组织，这在胚胎期并不存在，仅在出生后的几个月中逐渐发展起来，发展的快慢与结膜的受刺激程度有密切关系。在正常情况下，真正的淋巴性滤泡在人类结膜上不多见。但在结膜病变时，这种淋巴性滤泡可高度繁殖，成为许多结膜炎时的主要病变，如沙眼及滤泡性结膜炎时常可见到。

（2）纤维层：在腺样层下面，由胶原纤维、弹力纤维和血管构成。在巩膜部和眼球筋膜相混合，而在睑板部消失。

3. 结膜腺体

（1）杯状细胞（goblet cells）：位于结膜上皮细胞层，多见于球结膜区域，在角巩缘和睑缘部附近缺如。分泌黏液，为黏液性分泌物的来源，对于湿润眼球表面甚为重要。杯状细胞是单细胞黏液腺，在泪腺摘除后仍可起保护眼表的作用。但若杯状细胞受到破坏，无论泪液如何多，也会发生角结膜干燥。

（2）副泪腺（accessory lacrimal glands）：结构与泪腺相似，但较小，分泌泪液。在睑板上缘者称为 Wolfring 腺，在穹窿部结膜下者称为 Krause 腺。

（三）结膜血管

睑结膜血液供给来源于睑板前方的动脉弓，上睑由上睑周围动脉弓分支，穿过提上睑肌腱或睑板上缘到结膜面。上睑睑缘动脉弓分支则在睑缘上 2～3 mm 处穿过睑板到结膜面。在血管穿过处有一浅槽，称为睑板下沟（subtarsal sulcus）。下睑睑缘动脉弓在睑缘下方由前向后穿过睑板，分布在下睑结膜。穹窿部结膜血管由眼睑周围动脉弓分支向上分布于穹窿部，并在球结膜下面前行成为结膜后动脉。如下睑没有周围动脉弓，则由睑缘动脉弓或下直肌肌动脉分支供给。球结膜血管由结膜后动脉和睫状前动脉分出的结膜前动脉供给。前者分布在结膜面，后者分布在结膜下面。睫状前动脉来自眼动脉肌支，沿四直肌前行，分支到巩膜。在角膜缘附近穿过巩膜进入眼内。在穿入巩膜前分成前、后两支：前支分成细小分支环绕角膜，构成角膜周围血管网；后支即结膜前动脉，向后和结膜后动脉相吻合。结膜淋巴管丰富，有时可见球结膜上有类似串珠的透明物，是淋巴管潴留形成。

（四）结膜神经

结膜神经有感觉神经和交感神经两种。感觉神经来自三叉神经的第一、第二分支。从第一支（眼支）起源的有泪腺神经、眶上神经、滑车上、下神经，分别支配上睑、穹窿部、球结膜及泪阜、半月皱襞相应的结膜。靠近角膜缘的球结膜由睫状神经支配，也属三叉神经的第一支。从第二支（上颌神经）起源的眶下神经主要支配下睑结膜和下穹窿部结膜。交感神经纤维来自眼动脉的交感神经丛，是从海绵窦交感神经丛起源的。

三、巩膜

（一）巩膜解剖结构

巩膜（sclera）位于眼球外壁的后 5/6 部分，呈乳白色，近似球形。由致密的胶原纤维组织构成，相对没有血管，代谢活动相对低，坚韧有弹性，但是不能扩展。前面与角膜连接，后面与视神经交接处分内外两层。外 2/3 称为视神经鞘膜，内 1/3 构成筛板，有神经纤维束穿过。

1. 巩膜形态 它的直径为 22 mm，组成大于 80% 的眼睛外表面。曲率半径平均为 12.7 mm，其内侧的曲率半径较外侧小。厚度各部分差异很大，为 0.3～1.0 mm，在靠近眼球后极部的神经附近最厚，可达 1.0 mm；由后极部向前逐渐变薄，在眼球赤道部为 0.4～0.6 mm；在睫状直肌附着处最薄，仅达 0.3 mm，与睫状直肌的肌腱（0.3 mm）加在一起的总厚度为 0.6 mm；由此向前又逐渐增厚，在睫状直肌前是 0.6 mm，而在角巩缘处为 0.8 mm。

2. 巩膜成分　巩膜的含水量为 65%，已糖胺聚糖（GAG）含量较少。胶原占巩膜干重的 75%，GAG 占 1%，10% 由其他蛋白质组成。胶原的不规则分布使得巩膜不透明，有趣的是当含水量在 40%～80% 范围以外时，巩膜变得相当透明。巩膜因其内层含有与脉络膜相似的色素，呈棕色，所以透过白色的巩膜则呈蓝白色。

（二）巩膜组织结构

整个巩膜的结构比较一致，由外向内可分为 3 层：表层巩膜、巩膜实质层、棕黑层。

1. 表层巩膜　又称巩膜上层，为一层疏松的纤维结缔组织和弹力组织。含有许多的小血管（巩膜上血管网），还有丰富的感觉纤维，故巩膜表层炎症（即表层巩膜炎）时，患者能感到疼痛。

2. 巩膜实质层　由致密的胶原纤维束、纤维细胞及基质组成，几乎无血管。胶原纤维束有波纹，略有伸缩性，并有弹力纤维的辅助，所以巩膜能适应眼内压在正常范围的波动。当眼内压升高时，胶原纤维被拉直；眼内压下降时，胶原纤维又松弛而有波纹；但眼内压过高时，纤维束可发生断裂。巩膜的纤维束的走行是相互交错的，而在各部分都有所不同，在眼外肌肌腱附著于巩膜处，肌腱与巩膜完全融合，两者的纤维束彼此交织，不能分开。视神经周围有睫状神经穿入巩膜及涡状静脉穿出巩膜。

3. 棕黑层　由纤细的结缔组织与脉络膜和睫状体相连，弹力纤维较多。其中含有大量的多角形色素细胞，使得巩膜内面呈棕色。

四、泪器与泪膜

（一）泪器

泪器（lacrimal apparatus）分为泪液的分泌系统和排出系统。前者由泪腺和副泪腺组成，后者由泪小点、泪小管、泪囊和鼻泪管组成。

1. 泪液的分泌系统

（1）泪腺（lacrimal gland）：是分泌泪液的器官，由细管状腺和导管组成，位于额骨和眼球之间的泪腺窝凹陷中，眼眶缘上颞侧部，每侧各一个。泪腺被上睑提肌分上、下两部，上部为较大的眶部，有 2～5 条泪管，开口于上睑结膜；下部为较小的睑部，有 6～8 条泪管，开口于上睑结膜。

（2）副泪腺（accessory lacrimal glands）：

1）Krause 腺：位于结膜上、下穹窿部，约有 20 个在上眼睑，8 个在下眼睑，多数在侧面，主要功能是供给泪液中的水分。

2）Wolfring 腺：和泪腺在结构上相似，位于上睑板上缘中央部，主要功能是供给泪液中的水分。

3）Zeiss 腺：属于油脂腺，和睫毛囊相通，提供泪液的部分脂质层。

4）Meibomian 腺（睑板腺）：属于油脂腺，上眼睑有 25 个，下眼睑有 20 个，其中下眼睑的睑板腺较短。主要提供泪液的脂质层，且眼睑缘上的油脂会阻止泪液溢出。

5）Henle 腺窝：凹入上穹窿部的上周边睑结膜，有黏液腺窝。

6）杯状细胞：位于结膜上皮，提供泪液的黏液层。

2. 泪液的排出系统

（1）泪小点（lacrimal puncta）：为泪道的起始部，位于距内眦约 6.5 mm 的睑缘上。上下各一个，分别称上泪小点和下泪小点。泪点开口面向泪湖。

（2）泪小管（lacrimal canaliculi）：始于泪小点，开始时垂直于睑缘，为 1～2 mm，然后转水平向鼻侧进行，最后上下泪小管联合成泪总管再与泪囊相接（有时不会联合而直接与泪囊连接）。

（3）泪囊（lacrimal sac）：位于泪骨和上颌骨的额突形成的泪囊窝内，泪囊内侧为骨壁，前面与颞侧为内眦韧带和部分眼轮匝肌纤维覆盖。泪囊大部分位于内眦韧带水平以下。

（4）鼻泪管（naso-lacrimal duct）：与泪囊直接相连续，位于骨管之内，向下开口于下鼻道。

泪囊和鼻泪管为连续的膜性管，上宽，向下渐窄，二者无明显分界。

3. 泪器组织结构

（1）泪腺：为管状、葡萄状浆液腺，含多数小叶。每一腺泡内层为圆柱状的分泌细胞，外层为扁平的肌上皮细胞，位于基底膜上。

（2）泪小点和泪小管：泪小点由含有丰富的弹力纤维的结缔组织环绕。泪小管为复层上皮衬复，上皮下富有弹力组织，因此可用探针将泪小管扩大。

（3）泪囊与鼻泪管：二者构造相同，在基底膜上有两层上皮，浅层为柱状上皮，深层为扁平上皮，其间有杯状细胞。

（二）泪膜结构及成分

1. 泪膜结构　在角膜和结膜的表面，有一层相对不流动的泪液层，称为泪膜（tear film）。其功能与接触镜的配戴有很重要的关系。泪膜厚 7～10 μm，体积约 1 μL。泪膜居于眼表而不易被察觉，滴用 0.5% 荧光素钠溶液可使泪膜着染呈现鲜艳的绿色而易于观察。正常泪膜由外向内分为 3 层：①表层为脂质层（lipid layer），厚度为 0.1 μm，由睑板腺、Zeiss 腺和 Moll 腺分泌，主要功能是延缓水层的挥发，形成光滑、规则的角膜前光学面；②中层为水样层（aqueous layer），厚度为 6.5～7.5 μm，由泪腺和副泪液腺分泌，功能为保持角膜、结膜湿润，提供角膜上皮正常代谢的营养物质；③深层为黏液层（mucin layer），较薄，厚度为 0.04 μm，覆盖结膜和角膜上皮，由结膜杯状细胞分泌，极少部分来源于泪腺，功能为清除泪膜中颗粒物质，填补角膜上皮间的缝隙，减少散光，提高光学性能（图 2-3）。为维系泪膜结构的稳定从而发挥其生理功能，需要正常的泪液成分和流体动力学以及健康的眼表上皮和完整的神经反射径路。

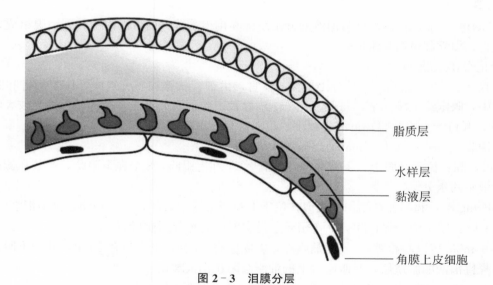

脂质层

水样层

黏液层

角膜上皮细胞

图 2-3　泪膜分层

2. 泪液成分　正常泪液中水分占 98.2%，固体占 1.8%。主要成分包括：

（1）蛋白质：泪液中总蛋白质含量为 6～20 mg/L，电泳研究发现泪液蛋白包括阳极白蛋白、阴极溶解酶和中段部分。

1）白蛋白：泪液白蛋白是一种独特的蛋白质，电泳研究表明其在白蛋白范围，但是与血清白蛋白不同，血清白蛋白抗血清，不对泪液蛋白起反应。

2）溶菌酶：主要由泪腺细胞局部分泌。溶菌酶为泪液重要抗感染蛋白质之一，在预防微生物对眼部侵袭中起重要作用。

3）乳铁蛋白：在电泳中是中段泪液蛋白中的主要蛋白质，主要由泪腺细胞合成。是外分泌液的非特异性天然保护因数，对一些细菌有直接杀伤作用。

4）β-溶菌素：具有抗葡萄球菌的作用。

5）免疫球蛋白：在正常泪液中 IgA、IgG、IgM 几乎都可以检测出，而 IgE、IgD 则罕见。

6）补体：正常泪液中含有 C3、C4 和因数 B 等 9 种补体成分。补体可以被免疫复合物所启动，并参与炎症反应的过程。

7）其他：除此之外，泪液的蛋白质成分中还包括血浆铜蓝蛋白、抗蛋白酶及微量的运铁蛋白。

（2）酶：泪液中的浓度比其他体液中的浓度高得多，为 $1 \sim 3$ mg/L，包括乳酸脱氢酶、溶酶体酶、淀粉酶、过氧化酶、胶原酶等。

（3）脂质：色层分析见碳化氢、腊脂、甘油三酯、甘油二酯、甘油一酯、磷脂、游离脂肪酸和胆固醇。

（4）代谢产物：

1）葡萄糖：含量甚少，约 0.2 mmol/L，仅约为血液的 1/20。

2）乳酸盐：含量为 $1 \sim 5$ mmol/L，高于血液 $2 \sim 6$ 倍。

3）其他：尿素、儿茶酚胺、组胺、前列腺素等。

（5）电解质：各离子浓度多数与血液离子浓度相关。

离子名称离子浓度：K^+，(19.1 ± 5.3) mmol/L；Na^+，(125.4 ± 17.1) mmol/L；Ca^{2+}，(0.76 ± 0.32) mmol/L；Mg^{2+}，(0.07 ± 0.28) mmol/L；Zn^{2+}，(31.98 ± 12.09) μmol/L；Cu^{2+}，(0.69 ± 0.27) μmol/L；Fe^{2+}，Fe^{3+}，(9.31 ± 5.02) μmol/L；Cl^-，(106 ± 130) mmol/L；HCO_3^-，(26 ± 30) mmol/L。

五、眼睑

眼睑（eyelids）为能活动的皮肤皱褶，有保护眼球的作用，使眼球避免受到外伤、异物的侵入和突然增加光线的刺激，也能帮助瞳孔调整进入眼内的光线。

瞬目有利于泪液排出，藉以清洁结膜囊内灰尘及细菌，并把泪液分布在角膜的表面，使角膜保持润泽。

（一）眼睑的形态特点

眼睑分上睑和下睑两部分，是保护眼球的屏障。它能使眼球免受外伤或强烈光线的刺激，也能帮助瞳孔调节照入视网膜的光线。上下睑于内外两端互相遇合，内侧遇合处称内眦，外侧遇合处称为外眦。上下睑缘之间的空隙称为睑裂。国人睑裂测量：睑裂长度即一眼内外眦间的距离，男性平均长度为 28.30 mm，女性平均长度为 27.14 mm，总平均长度为 27.88 mm。睑裂高度即当注视正前方时，上下睑缘中心点之间的距离，男性平均高度为 7.66 mm，女性平均高度为 7.42 mm，总平均高度为 7.54 mm。

上睑上界为眉，与额部分界，下界为上睑缘。下睑的上界为下睑缘，下界的边界不明确，它向下与面颊部皮肤组织相延续，通常以下眶缘的相应部位作为下睑下界。

上睑有两条横行的沟纹，位于上睑缘上方的即上睑沟，也就是生活中所谓的双重睑。

（二）眼睑的组织结构（图 2-4）

1. 皮肤　为全身皮肤最薄部位之一，厚度为 0.4~0.6 mm，它薄而纤细，表皮角化少。皮肤纹理环绕睑裂，手术时，如顺皮肤纹理作切口，则切口张力小，闭合好，所需的缝针数也少，术后手术切口处皮肤瘢痕细，色淡，不显。

2. 皮下结缔组织层　该层皮下组织非常疏松，大多不含脂肪组织，它借结缔组织索与下方的眼轮匝肌联系，但于内外眦部则与下方的内外眦韧带相连结。鉴于上述特点，眼睑皮肤能在眼轮匝肌表面自由滑动，便于眼睑轻巧灵活地活动。也正因为此层组织结构疏松，容易水肿，所以一些全身病所致的水肿，常常首先表现在眼睑。

3. 肌层　包括眼轮匝肌、上睑提肌和 Mülller 肌。

（1）眼轮匝肌：它是一薄层环形肌肉纤维，环绕睑裂作同心圆排列，眼轮匝肌覆盖全部眼睑、部分

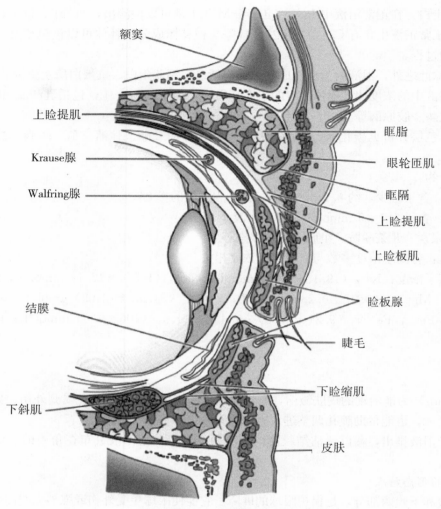

额窦

上睑提肌

Krause腺

Walfring腺

结膜

下斜肌

眶脂

眼轮匝肌

眶隔

上睑提肌

上睑板肌

睑板腺

睫毛

下睑缩肌

皮肤

图 2 - 4　眼睑解剖

额部和面部，上方达眉部，下方至鼻翼水平，颞侧至头侧方的前端，鼻侧不超过鼻骨基底部。

（2）上睑提肌：起自于眶尖部视神经上方的总腱环，向前走行于眶顶与上直肌之间，经睑板上缘，中央部纤维部分止于睑板下部和双重睑相应部位的皮肤组织。两侧的纤维呈肌腱分散附着于内眦韧带和外侧的颧结节。上睑提肌下面的部分肌腱筋膜与上直肌鞘膜互相融合，止于上穹窿部结膜。

（3）Muller 肌：上下睑各有一块，上睑的稍大，但都是很薄很短的平滑肌，受交感神经支配。上睑的 Müller 肌起自上睑提肌下面的肌纤维（横纹肌），向前下方走行，止于睑板上缘。上睑 Müller 肌与上睑提肌间仅有一较窄的间隙。

4. 肌下结缔组织层

（1）深层致密结缔组织：由纤维结缔组织构成，它联系眼轮匝肌和睑板、眶隔。

（2）眦韧带：

1）内眦韧带：实际上它是一束较宽的结缔组织条带，与上下睑板的鼻侧端连接，内眦韧带起于上颌骨额突。

2）外眦韧带：较内眦韧带单薄，起自上颌骨颧结节，止于上下睑板的外端，前面与眼轮匝肌、眶隔融合，外眦部出现眼睑外侧水平线。后面与外直肌节制韧带相连，上缘与上睑提肌外侧角联系，下缘和 Lockwood 悬韧带连接。

（3）眶隔：它是眼睑与眼眶间的隔障，是一层富有弹性的结缔组织膜，许多血管神经在此通过。眶隔周围与眶缘的骨膜相延续，上方与上睑提肌腱膜融合，内侧则附着于泪前嵴与内眦韧带的深部关系密切，外侧较浅与外眦韧带和眼轮匝肌相接。

5. 睑板　由致密结缔组织和丰富的弹性纤维、垂直并排的睑板腺构成，因此睑板部作手术切口时，应垂直睑缘，即切口尽量与睑板腺走行平行，否则必将破坏附近的大量睑板腺组织。上睑的睑板大，略呈半月形。下睑的睑板较小，呈长方形。睑板向前隆起，后面则呈凹面，与眼球的前表面弧度一致，长29 mm，厚 1 mm。睑板颞侧距 Whitnall 眶外结节 7 mm，鼻侧距泪前嵴 9 mm。上睑板中央部男性宽8～10 mm，占 82.5％，最宽的可达 11 mm。女性宽 6～8 mm，占 88.5％。睑板周围与眶隔延续，后面衬以睑结膜，前面覆盖眼轮匝肌，上睑板上缘有上睑提肌纤维和 Müller 肌附着。下睑板下缘也有睑板张肌附着，内外两端则与内外眦韧带连接。

睑板腺是一种皮脂腺，腺泡由皮脂腺上皮细胞组成，导管开口于睑缘灰线后，排列成一行。任何原因引起导管阻塞，睑板腺分泌物储留，脂肪酸分解，导致肉芽组织形成，临床上即睑板腺囊肿。

6. 睑结膜层　睑结膜是眼睑内面与眼球接触的部分，可分为睑缘部、睑板部和眶部三部分。睑缘部结膜起自睑缘后缘，向后 3 mm 左右为睑板下沟，为血管穿过睑板进入结膜的部分，此处易存留异物。睑板部结膜与睑板紧密结合，薄而透明，可以透见其下的黄白色睑板腺。眶部睑结膜位于睑板后缘与穹窿结膜之间，其下为疏松结缔组织与 Müller 肌相连。

7. 睑缘　眼睑的游离缘称睑缘，长为 25～30 mm，宽约 2 mm。睑缘前部为复层鳞状上皮，后部为复层柱状上皮，这个皮肤和黏膜的过渡区是肿瘤的好发部位。睫毛无立毛肌，毛囊附近有变态的皮脂腺 Zeiss 腺和变态的大汗腺 Moll 腺。这些腺体的急性化脓性炎症，即睑腺炎。由于睑缘部位感觉神经末梢非常丰富，因此在该部位做手术切口时患者常觉得很疼痛。

（三）眼睑的血管和淋巴

1. 眼睑的血管

（1）动脉：眼睑动脉来自两个系统：颈外动脉的面动脉，包括面动脉、颞浅动脉和眶下动脉；颈内动脉的眼动脉，包括鼻梁动脉、额动脉、眶上动脉和泪腺动脉。上述血管形成的血管网，营养眼睑浅层组织。深层组织，则由上下动脉弓供应。鼻梁动脉分出睑内侧上下动脉，前者营养泪囊及其附近的组织，后者与眶下动脉小分支一起营养鼻泪管。泪腺动脉分出睑外侧动脉。睑内外侧动脉共同形成眼睑动脉弓。眼睑动脉弓中上弓较小，位于睑板上缘，眼轮匝肌和上睑提肌之间，下弓较大，分布在睑缘下方3 mm 处，位于睑板与眼轮匝肌之间。眼睑上下动脉弓各自发出许多小分支在眼睑前面与后面，形成眼睑前动脉丛，供应睑板及其前面的各层组织；眼睑后动脉丛，则营养睑结膜。

（2）静脉：睑板前后也各有静脉丛，睑板上下也有两个静脉弓。鼻侧部分注入内眦静脉，颞侧回流于颈浅静脉和泪腺静脉。眼睑静脉按血流回流方向，也可分成两个系统，浅层部分位于睑板前，回流至面前静脉的最终汇入颈内静脉，回流至颈浅静脉的最终汇入颈外静脉。深层部分位于睑板后，回流入眼眶静脉的最终汇入海绵窦，回流入面深静脉的最终入翼丛后进入海绵窦。上述深浅两个系统在内眦静脉处相遇。眼睑的血供十分丰富，其临床意义很重要，由于血供好，所以眼睑组织生活力强，抗感染力强，各种损伤的恢复力也较好。

2. 眼睑的淋巴　眼睑淋巴可以分成两个系统：浅层位于睑板前，引流皮肤和眼轮匝肌的淋巴；深层位于睑板后，引流睑板和睑结膜的淋巴。眼睑的淋巴、鼻侧部分汇入颈下淋巴结，颞侧浅层部分，上睑外侧 3/4 和下睑外侧部分汇入耳前的腮腺浅淋巴结。颞侧深层部分，上睑结膜和下睑外 1/3 汇入腮腺深淋巴结，这两组淋巴结最终汇入颈深淋巴结。

（四）眼睑的神经

眼睑的神经有运动神经、感觉神经和交感神经 3 种。

1. 运动神经　包括面神经的分支和动眼神经的分支。

（1）面神经：起源于第四脑室底部脑干内的面神经核，通过面神经管，经茎乳孔出颅，到达面部，在腮腺组织内分成多数终末枝，走行于面肌浅筋膜的深面，其中颞支在眶外上角越过颧弓，与眶上缘平行走行，支配上部眼轮匝肌。颧支沿颧突下缘行进，支配下部眼轮匝肌。

（2）动眼神经：进入眼眶后，分为上下两支，上支中再分出细枝，支配上睑提肌。临床上单纯支配上睑提肌的动眼神经的小细分枝麻痹是十分罕见的。动眼神经麻痹不仅上睑下垂，还应伴有上直肌、内直肌、下直肌、下斜肌以及瞳孔括约肌的功能障碍。

2. 感觉神经　主要来自三叉神经第一支眼支和第二支即上颌支。上睑由眶上神经支配，下睑由眶下神经支配，内眦部上下睑由滑车上下神经支配，外眦部由泪腺神经支配。上述各种神经大多来自三叉神经眼支。仅眶下神经由三叉神经上颌支分出。它们的各种分支由眼睑深部，穿过眼轮匝肌，分布于眼睑皮肤，其回返支在睑板前形成神经丛，支配睑板和睑结膜。睑缘部感觉神经末梢十分丰富，分布于毛囊根部和睑板腺开口处。

3. 交感神经　眼睑交感神经纤维主要来自海绵窦的交感神经丛，随眼动脉的睑支主要布于眼睑血管和 Müller 肌。

第二节　眼表应用生理学

一、角膜

角膜透明、无色、无血管，是光线进入眼内的窗口。

（一）角膜的生理功能

1. 角膜与巩膜一起保护眼球、维持眼球的形状和眼压。

2. 角膜可屈折并透过光线，角膜的折光指数为 1.377。

3. 角膜具有屏障功能，可以隔离外界环境，阻挡有害物质进入眼内。

（二）角膜的化学成分

1. 水　角膜的含水量为 75%～80%。

2. 蛋白质　占角膜的 18%～20%，其中胶原蛋白占 15%，其他蛋白质占 5%。胶原蛋白占角膜干重的 75%。

3. 酶　角膜内含有多种酶，如淀粉酶、磷酸酯酶、三磷酸腺苷酶、胶原酶、胆碱酯酶等，这些酶在角膜上皮和内皮细胞中的含量比角膜基质内多，说明角膜上皮和内皮的代谢比角膜基质旺盛。

4. 黏多糖　角膜中的黏多糖由 50%硫酸角蛋白、25%软骨素和 25%硫酸软骨素 A 组成，存在于胶原纤维的间隙中起水合作用。黏多糖代谢紊乱时可引起角膜混浊。

5. 无机盐　角膜也含有少量无机盐，如钠、钾、钙、镁和锌等。同时也含有氯化物、磷酸盐、硫酸盐、乳酸盐和抗坏血酸等。

（三）角膜的营养与代谢

角膜缘毛细血管网、泪液和前房水是角膜营养物质的主要来源。其中前房水是最主要的来源。营养物质到达角膜之后，通过一系列的代谢过程维持角膜的透明性和脱水状态。葡萄糖和氧是参与角膜营养代谢的主要物质。角膜内葡萄糖的代谢有两种途径：一种是在氧充足条件下的有氧代谢，通过三羧酸循环释放出较多的 ATP（36～38 个 ATP 分子）；另一种是在无氧条件下的无氧代谢，通过糖酵解产生乳酸和丙酮酸，同时仅产生 2～4 个 ATP 分子。

角膜的葡萄糖代谢：角膜所需要的氧气 80%来自于外界空气，15%来自于角膜缘毛细血管网，5%来自于前房水。空气中的氧不能直接进入角膜参与角膜的代谢，氧溶于泪液中依靠泪液循环到达角膜上皮层，当泪液不足或泪液循环不好时会影响角膜的正常代谢。在闭眼时氧由睑结膜和角膜缘毛细血管弥散而来，其氧分压约为 55 mmHg。角膜基质深层和内皮所需的氧来自前房水。

二氧化碳（CO_2）的排泄主要通过角膜前表面向大气中直接扩散。与上皮相比，房水中含有较高 CO_2 浓度，在非离子状态下它是脂溶性的，很容易由内向外扩散。在闭眼时 CO_2 通过房水排出。角膜每消耗 5 $\mu L/(cm^2 \cdot h)$ 的氧气需要排出 215 $\mu L/(cm^2 \cdot h)$ 的 CO_2。

（四）角膜的透明性

正常角膜是透明的，这一特性对角膜是极其重要的，一旦受到破坏，必将影响物体在视网膜上成像的清晰度。角膜的透明性依赖多个条件：上皮和内皮细胞结构和功能的完整；角膜基质胶原纤维排列整齐和含水量的稳定；基质无新生血管。1957 年 Maurice 提出了格子理论（lattice theory）来阐明角膜的透明性。格子理论认为：角膜没有血管，基质内板层排列相互平行，挤得很紧，构成板层的胶原纤维直径相等、大小一致，而且排列成格子状；同时纤维与纤维的间隔距离小于一个光波长。这种纤维格子网对所有散射光线起衍射栅栏作用，产生破坏性干扰，使其互相抵消，而对那些与投射光同方向的光线则不进行干扰，反而互相加强，使组织显得透明。如果用人为的方法破坏纤维的正常排列，就会不同程度地影响角膜的透明度。角膜的透明性也受牵拉和压力的影响，强行牵拉扰乱纤维的正常排列引起角膜混浊，松开牵拉角膜即恢复透明。角膜透明性的维持除了要求有其特殊的结构之外，还要有完整的上皮和内皮，同时需要电解质与渗透压的平衡、正常的物质代谢、正常的眼内压以及正常的眼球表面水分蒸发。

（五）角膜的渗透性与运输功能

由于药物要通过具有不同特性的障碍层，因此理想的渗透性药物应该具有双相溶解性，既有水溶性，又有脂溶性。角膜的渗透性，不管从生理角度，还是从药物治疗角度都有其重要意义。由于角膜没有血管，其营养物质的供给，均有赖于从周围液体中扩散渗透而来。临床上局部用药，也大都借此特性使药物到达角膜的病变区或眼内。当然，除此之外，还有许多其他因素，如药物本身的性质和角膜各层的特性等也都在不同程度上影响了药物进入角膜和眼内的程度。角膜像其他生物膜一样，小分子质量的水溶性物质和离子容易透过角膜上皮渗透扩散进入眼内。大的分子对角膜的渗透性受化学结构、物理性质、药液浓度以及 pH 的影响。Potts 认为最适宜角膜上皮溶液的渗透压是 1.35％氯化钠溶液，因为它接近于泪液的张力。减少表面张力的物质能增加角膜的通透性，这种物质称为表面活性剂；通过扰乱上皮屏障使药物从上皮细胞间透过。增加药物的黏稠度或制成油膏，能使药物接触时间延长，亦有利于药物的透入。上皮和内皮细胞富含脂质，脂溶性和非极性物质易于通过，而基质层则较易被水溶性及极性物质通过。滴入结膜囊内的药物，无论何种制剂，在它们到达角膜上皮表面之前，首先要克服水溶性的泪液膜，而完全脂性物质是难以通过这层泪液膜的。上皮构成角膜的屏障，一旦除去上皮或上皮发生炎症时，将增加许多药物的渗透能力。在有炎症的角膜，即使上皮完整无缺，药物也能透过角膜进入前房。

（六）角膜的感觉

角膜含有丰富的感觉神经末梢，是人体最敏感的部位。角膜有三种感觉：冷热觉、痛觉和触觉（压觉）。司冷热觉的神经是从结膜进入角膜的，多分布在角膜的周边部。当应用局部麻醉药时，痛觉和触觉先消失，冷热觉则消失较慢。痛觉和触觉是由暴露的末梢神经纤维主管，最敏感的部位是角膜中央。角膜的感觉在早晨较低，晚上较高。其原因可能是经过一夜的眼睑闭合，或者是由于眼内压的变化，早晨角膜上皮常有非常轻度的水肿。角膜的感觉随年龄而下降，角膜的刺激阈值在儿童时期为 10～15 mg，60 岁时为 40～50 mg。女性比男性的角膜知觉稍敏感。当眼科手术在角膜缘做切口时，术后6～9 个月，神经末梢可以再生。但在穿透性角膜移植术后，角膜移植片的感觉常常不能完全恢复。

（七）角膜的厚度

角膜生理的基础是角膜上皮、内皮屏障和代谢泵功能。任何一层存在故障，角膜的厚度会增加，变得水肿，透明性下降。角膜的厚度因个体差异而不同，闭眼时角膜水肿为 3％～4％，睁眼后泪液蒸发和泪液渗透压的增加，角膜水肿消退。上皮擦伤 24 小时后，角膜会在 0.5 mm 厚的基础上膨胀0.2 mm。而内皮损伤后，角膜厚度甚至会增加 2 倍多。原因是因为上皮、内皮受损后，屏障或代谢功能丧失，角膜基质会因为基质内含有胶原、盐、蛋白多糖而产生高张性膨胀。眼内压高于正常眼压15 mmHg 会导致角膜内皮屏障受损，前房水渗进基质，基质吸水而变厚，同时基质内蛋白多糖有部分丢失。例如，在角膜移植术前，如果保存的角膜内皮和上皮完整，在保存液中存放 15 天会有很少量的蛋白多糖丢失；如果角膜上皮或内皮被去掉，在保存液中会丢失更多的蛋白多糖。这种结果提示：如有角膜厚度增加，必将存在基质蛋白多糖的丢失；如使水肿消退，必须重建上皮和内皮功能，恢复主动转运功能，才能消除水肿。

（八）角膜的水合作用

角膜基质层比身体其他结缔组织有较高的亲水性。这种对水的亲和力使角膜基质处于高渗状态，基质的亲水渗透压在正常角膜厚度时为 40～50 mmHg。当角膜水肿，厚度增加 1 倍时，渗透压大约下降至原来的 1/3。如果角膜为脱水状态，吸水膨胀的倾向大幅度上升，因此可保持正常的水合状态。睁眼时，角膜表面水分持续蒸发，因而泪液膜呈高渗状态，引起泪液膜对角膜的高渗梯度，使水从角膜吸出。正常角膜白天可轻度变薄，午后眨眼少时更明显。许多轻度或中度上皮水肿的患者，醒后视力很差，但视力很快改善。这是因为白天睁眼时角膜内水分不断蒸发而使角膜透明，视力提高。当上皮"衰弱"时，水肿比较重。上皮和内皮具有屏障功能，阻止水分迅速渗入基质层内。上皮对抗液体渗入的能力比基质大 2000 倍，比内皮大 200 倍。这种功能有利于在基质内保留一定水分，且有主动的泵功能从基质中排出水分。因此上皮是一种最好的半透膜，其损伤可严重影响水合作用和视力。内皮可以阻挡前房的液体进入角膜基质。角膜基质层约占 95% 的角膜厚度，所以测定角膜厚度能显示临床前期的角膜水肿。如角膜中央厚度超过 0.70 mm 以上，则可认为已出现上皮水肿。角膜水肿与内皮细胞的功能密切相关，内皮情况与炎症、外伤、手术、年龄及是否有营养不良等因素有关。这些情况下，细胞的生理储备低，易诱发明显的上皮水肿。各种离子的浓度和渗透压的变化也会影响角膜的水合作用。上皮的主要作用是限制盐和水分从泪液进入角膜基质，而排除实质层水分的功能主要在内皮。正常泪液膜和房水的渗透压略高于角膜基质，使基质层水分不断外移，有助于基质层保持脱水状态。上皮和内皮的屏障功能和泵功能可对抗角膜水肿压。角膜内水分的蒸发起很少的作用。较低温度下，内皮泵功能下降，基质则易吸收水分肿胀。放于 10 ℃以下湿房内的眼球，角膜代谢减低，厚度增加，呈水肿状态。复温后，角膜水肿减轻，可恢复正常厚度。这种复温后产生的温度逆转现象，在于内皮功能的恢复，若内皮功能已严重损伤，则温度逆转障碍。

（九）与年龄相关的角膜功能性变化

随著年龄的增加角膜缘血管的渗透性增加使低密度脂蛋白漏入角膜。由于内皮细胞的丢失和密度的降低，内皮泵功能下降。角膜新陈代谢活动降低。由于角膜水分的变化，角膜的折射率增加。角膜神经的可显现性增加。

（十）角膜各层的生理功能和损伤修复

角膜在解剖结构上可分为上皮层、前弹力层、基质层、后弹力层和内皮层，其生理功能也各不相同。

1. 角膜上皮（epithelium）

（1）角膜上皮的功能：角膜上皮具有屏障和屈光的双重功能。角膜上皮通过与泪膜的相互作用，形成光滑的屈光表面。因而角膜上皮干燥、水肿和缺损都可导致严重的视力下降。角膜上皮可阻止水溶性物质、细菌和真菌入侵（对病毒无阻挡作用），起屏障作用。在外界环境和角膜基质之间形成屏障称为上皮屏障，上皮屏障可以阻止泪液向基质层渗透，保护角膜和内眼免受外来因素的侵袭。

（2）角膜上皮的更新和损伤后的修复：角膜上皮由 5～6 层细胞组成，最表层为扁平形无角化，大部分表层上皮细胞表面的微绒毛由多糖蛋白质复合物覆盖，其与泪膜中的黏蛋白层相互作用，使角膜表面光滑，增加湿润，从而获得清晰视力。角膜上皮是复层鳞状上皮，大约每天凋亡总数的 1/7 可以通过基底细胞的有丝分裂来补充。子细胞从基底层向上移动，逐渐分化成翼状细胞，最后分化成表面细胞。这些细胞之间通过桥粒连接，并且通过缝隙连接与较高的细胞交流，尤其在翼状细胞层缝隙连接较多见。角膜上皮由有丝分裂和角膜缘的基底细胞向角膜迁移而成。这些细胞向心移动速度约为每周 120 μm。环境变化、疾病、外伤等都可打乱角膜上皮细胞的平衡，使角膜上皮的屏障、屈光和透光功能被破坏。细胞迁移是角膜上皮愈合的主要过程，角膜上皮受伤后，附近的细胞随之变形，开始以阿米巴运动向创面移动，横过暴露的基底膜，形成新的单层上皮，覆盖缺损区。损伤后创缘附近的上皮细胞的分裂机能暂时受到抑制，上皮缺损处及其附近由于上皮移动而变薄，数周至数月后变薄的区域可因细胞分裂而被填平增厚，恢复到5～6层上皮细胞层的正常状态。小的上皮缺损，可在24小时内修复；面积较大时，所需时间较长。当整个角膜表面的上皮细胞被刮除时，其愈合过程是角膜缘的结膜细胞通过有丝分裂和阿米巴运动来修复和覆盖角膜上皮的缺损处。基底细胞迁移发生在损伤后5小时，以60～80 μm/h的速度迁移到伤口周围，直到伤口愈合。在伤口愈合过程中，角膜上皮细胞的迁移包含了许多重排和合成过程。细胞迁移需要能量，伤口愈合边缘糖原合成酶减少。迁移过程需要钙，并且发现迁移受钙调节蛋白抑制。完成细胞迁移这一过程通过细胞信号识别，此时基底细胞桥粒连接消失，而纽带蛋白，110 ku细胞质蛋白增加，集中位于伤口处细胞膜的粘着斑上，这样迁移的细胞可以在无桥粒连接存在的情况下仍黏附于基底膜。上皮修复的初期，细胞排列不整齐，细胞间的结合不紧密。上皮细胞基底膜、半桥粒也未完善，细胞与基底膜的连接还不牢固，很容易剥脱或被水肿所托起。一般在数周之后，上皮细胞才与基底膜牢固结合。由于上皮可以再生，单纯上皮损伤不留下瘢痕。糖酵解是细胞迁移的主要能量来源。迁移过程中，肌动蛋白是必须的。钙调节蛋白参与许多与钙离子有关的细胞活动，其具体作用机制尚不清楚。上皮再生时蛋白质合成明显增加（包括糖蛋白），蛋白质存在形式发生变化。在细胞迁移过程中发现70 kD蛋白，可能与迁移有关。通常角膜上皮擦伤的愈合过程是很迅速且不均一的，然而也会发生持久的和复发的上皮侵蚀，这导致了对促进伤口愈合因素的研究。在上皮生长、粘着、分化过程中发现了各种因素，这些因素包括营养生长因素、纤维结合素、类维生素A等，但这些因素在人类疾病中的治疗作用尚未得到证实。

（3）角膜上皮的电生理和离子交换：哺乳动物的角膜上皮有25～35 mV的电压与角膜上皮细胞的低导电性和细胞周边通路紧密连接的高抵抗性有关。大约50%的角膜上皮短回路电流由氯离子完成。氯离子从表层细胞膜到泪液中由主动转运进入角膜并转运钠离子进入前房，这一电流由Na^+-Cl^-交换而成。Na^+离子通过哇巴因敏感的Na^+-K^+-ATP酶从细胞内泵入基质，Na^+-K^+-ATP酶位于细胞的基底膜上，维持一种内流的Na^+电势。Na^+-Cl^-共同载体也位于基底膜上，Na^+离子的流动伴有Cl^-离子流动。Cl^-离子通过表层膜通道扩散。当Na^+-K^+-ATP酶被哇巴因抑制时可以停止Cl^-离子的流动。这表明Na^+的转运伴有Cl^-离子流。此外，角膜上皮细胞还含有Na^+-H^+交换和乳酸-H^+的同向转运。这些转运通过乳酸和Cl^-离子的排出来调节细胞内pH。上皮离子交换受交感神经的影响和调节。角膜上皮细胞有β肾上腺素受体，受启动的腺甘酸环化酶和升高的AMP的刺激，增加表层氯化物通道的导电性。已证明cAMP可以调节角膜上皮缝隙连接的通透性，降低大分子的通透。肾上腺素能受体的激动可以调节肌醇和磷酸盐的交换。通过转运Na^+和Cl^-离子进入泪液产生的渗透压阶梯使水分被动排出角膜，向外的水流比水分漏入角膜的少。因此，上皮和基质本身不能控制角膜的水分。

2. 角膜前弹力层（lamina elastica anterior）　前弹力层又称Bowman膜，由疏松排列的胶原纤维和基质组成，无细胞成分，胶原类型尚不清楚，但至少存在Ⅰ型胶原。前弹力层的前表面光滑与上皮基底膜相毗邻，后表面与基质层相融合。前弹力层无再生能力，若受外伤或缺损时，由成纤维细胞所充填，所以其创口愈合之后，多少要留下一些永久性的角膜瘢痕。

3. 角膜基质（stroma）

（1）角膜基质的功能：角膜基质的健康完整维持着角膜的厚度，保持角膜的透明性和屈光作用，维持眼球的形状。

（2）角膜基质层损伤后的修复：在基质层外伤时，创口处立刻水肿、隆起，创缘周围出现中性粒细胞和巨噬细胞，这些细胞来自泪液和角膜缘毛细血管网。与此同时，创缘角膜细胞失去突起，出现核小体，酶活性亢进，原来稳定的纤维细胞变成成纤维细胞，伤口处出现不规则的前胶原和胶原纤维。由于角膜上皮细胞分裂较快，迅速填满创口，这时可以给人一个假像，似乎创口已经愈合，但是由于上皮细胞不能产生胶原组织和给予创口很强的张力，此时如不注意，创口很容易裂开。随后，炎症反应下降，创口进入重建阶段，纤维组织逐渐填满缺损，新的胶原纤维排列很不规则，在临床上留下不同程度的瘢痕。新形成的瘢痕其抗张力需不断加强，一般需要在数月之后，其抗张力才逐渐接近于正常。

4. 角膜后弹力层（lamina elastica posterior, Descemet membrane） 后弹力层由内皮细胞分泌的胶原形成，主要是Ⅳ型胶原。胶原特点是羟脯氨酸含量高，螺旋形多肽区数目多，碳水化合物含量高，电子显微镜下无定形。后弹力层坚固有一定的弹性，对化学物质和病理损害的抵抗力强，当角膜基质化脓破溃时后弹力层仍可以保持完好，这样就出现了后弹力层膨出的现象。后弹力层可以再生，当损伤撕裂时可由内皮细胞分泌胶原修复。后弹力膜破裂损伤后，其创缘常常卷曲，附近角膜内皮开始变大、移行，遮盖内皮缺损区。新的内皮细胞开始分泌，1～6个月后重新形成一层新的后弹力膜，卷曲的后弹力膜可以残留终生。

5. 角膜内皮（endothelium）

（1）角膜内皮的功能：角膜内皮是由位于角膜最内层的单层细胞组成，具有分泌、屏障和泵样功能。在胚胎期可分泌透明质酸，有利于角膜的水化作用，还可分泌硫酸角质素和硫酸软骨素等。基质中的蛋白多糖成分也可以分泌胶原形成后弹力层。其"泵"的作用可对抗水肿压，将基质中的水分排出，保持基质的脱水状态，维持角膜透明。内皮细胞还可转运碳酸氢盐。

1）角膜内皮屏障：角膜内皮细胞可以限制水或溶剂向高渗性的基质运动。角膜内皮屏障归属为通透屏障，而角膜上皮则是紧密屏障。角膜内皮每平方厘米有45～60 Ω的跨膜电阻，而角膜上皮每平方厘米有6～10 kΩ的跨膜电阻。因此，水和溶液更容易通过内皮。在正常角膜中，房水以低而恒定的速率通过角膜内皮进入基质，为基质提供糖、氨基酸和其他营养物质。角膜内皮屏障的通透作用来自细胞间连接的低抵抗性。细胞间连接包括紧密连接和缝隙连接。紧密连接仅出现在细胞膜的特定区域，因此房水可以通过未连接处进入细胞周间隙。缝隙连接的生理结构和功能与细胞之间的间隙是完全不同的，细胞间隙宽为25～40 μm，而缝隙连接仅宽3 μm，辣根过氧化物酶不能通过。但在实验中辣根过氧化物酶能透过内皮的事实证明，缝隙连接不能形成包绕内皮细胞的一个完整的封闭带，因此可提供连接细胞浆的通道，小分子物质可以通过。内皮屏障的功能依赖钙离子的存在。用类似房水成分的组织培养液灌注时，角膜能长时间保持正常厚度。用无钙离子的溶液浸泡内皮表面，可导致内皮连接复合体的破坏，角膜迅速水肿。若在灌注液中再加入钙离子，则连接复合体可以重新形成，内皮屏障功能和角膜水肿相继恢复。实验测定，维持内皮功能的钙离子浓度最低为0.3 mmol。

2）内皮泵-泵机制：由于液体可以不断进入基质，保持角膜厚度和透明就依赖于进入基质的物质能够主动泵出。当进入基质的液体流和通过内皮泵出的液体相等时，角膜厚度能够保持稳定。内皮依靠内皮泵泵出水分。当细胞外液体的渗透压发生变异时，维持平衡主要靠水分移动。水在细胞内外的移动取决于细胞内外渗透压的大小。决定细胞外液渗透压的电解质主要是钾盐。在细胞膜内外钾离子和钠离子分布的差异，是由于细胞能主动地把钠排出细胞外，而同时将钾吸入细胞内。这种主动转移，称为钠泵。内皮上的钠泵称为内皮泵。内皮泵把钠离子和碳酸氢盐泵到前房中。内皮泵在角膜水肿恢复中起一定的作用（大约20%），每个内皮细胞每5分钟泵出其自身体积的液体。内皮泵有主动运输功能，大多数的泵主动转移盐分，使水分被动移出角膜。

3）Na^+-K^+-ATP酶：Na^+-K^+-ATP酶是内皮细胞膜上重要的膜蛋白，已证明该酶是内皮泵的重要成分。哇巴因可抑制此酶，在兔与人角膜上皮中用哇巴因实验，发现可导致角膜水肿。另一实验表明，Na^+-K^+-ATP酶为内皮细胞的主动运输提供能量。由于哇巴因是Na^+-K^+-ATP酶的独特抑制剂，Na^+-K^+-ATP酶可以用角膜内皮结合的哇巴因来检测。在兔角膜内皮上的实验表明，Na^+-K^+-ATP酶的升高与角膜透明度成正比。

（2）角膜内皮的更新和损伤后修复：角膜内皮细胞不能再生，修复过程较上皮修复过程稍慢，约在伤后3日才能靠细胞移行增大将创口覆盖。大面积的内皮细胞受损则造成永久性损害。兔角膜全层冻伤实验发现，角膜内皮功能的恢复分为3个阶段：

1）第一阶段：角膜中心在伤后第2日最厚，内皮钠泵密度下降到最低，3日后伤口被多形性细胞覆盖，建立通透性较大的屏障。

2）第二阶段：单层细胞变平，内皮细胞的通透性恢复正常，钠泵密度也恢复正常。

3）第三阶段：细胞形态变为正常。这表明，钠泵密度的恢复与内皮功能的恢复是一致的。

（十一）角膜缘干细胞

根据一些实验证据证实角膜干细胞位于角膜缘。如角膜缘基底细胞是所有角膜上皮细胞中唯一不表达角质蛋白 K3 的细胞，表示该细胞处于未分化状态；角膜缘上皮细胞的增生能力明显高于角膜中央上皮细胞；角膜基底细胞的损伤导致角膜上皮的完整性破坏，创伤愈合障碍等；角膜缘上皮细胞移植可以修复角膜上皮细胞缺损等等。角膜缘的微环境对维持角膜干细胞的生物特性具有重要意义，作为阻止结膜上皮进入角膜的屏障，角膜缘损伤将导致各种干细胞功能障碍。如果干细胞功能低下甚至细胞缺失，将使角膜上皮增生能力丧失。角膜缘屏障功能下降，可导致结膜上皮长入，角膜上皮增厚，表面不规则，细胞不稳定，新生血管长入，炎性细胞浸润和角膜上皮基底膜破坏。

二、泪液与泪膜

（一）泪液

1. 功能 泪液对眼表具有清洁、润滑、营养和抗感染的作用。泪膜具有黏弹性，可以减轻瞬目时眼睑对球形眼表形成的压力，保护上皮不受损害。泪液的功能包括：①冲洗润湿结膜及角膜；②泪液膜可提高角膜的光滑度和屈光性能；③泪液中的溶菌酶有抗菌能力；④有助于空气中的氧气通过泪膜被角膜吸收；⑤泪液中的营养成分如葡萄糖等可供角膜代谢利用。

2. 特性 眼球表面由 Kraus 副泪腺（67%）和 Wolfring 副泪腺（33%）分泌的泪液来湿润。周期性的瞬目使泪液分布在眼球表面，并对泪液引流系统起到泵的作用。正常结膜囊内容纳 $3\sim7\ \mu L$ 的泪液，超过 $25\ \mu L$ 时发生泪溢，流泪速度是每分钟 $1\ \mu L$。泪液略碱性，pH 为 7.6，渗透压相当于 0.9% 的生理盐水，泪液中的葡萄糖浓度低，电解质含量与血液相似，蛋白质含量较高，平均 $7\ \mu g/\ mL$，蛋白质浓度随年龄的增长而下降。泪液蛋白是泪液系统的缓冲物。泪液中还有免疫球蛋白、溶菌酶、补体系统和抗炎因数等。泪液中的免疫球蛋白是 IgA，其次是 IgG。IgA 使病毒失活，抑制细菌，附着于结膜表面。IgG 诱导吞噬作用和补体介导的溶菌作用。炎症时在泪液中 IgA、IgG 增加，过敏时 IgE 增加。泪新月位于上下睑缘后缘，分别称为上睑缘泪新月与下睑缘泪新月。泪新月与泪膜的形成密切相关，其中下泪新月的容量最为重要，其宽度为 $0.2\sim0.4\ mm$，小于 0.2 mm 则应考虑泪液分泌功能低下，患干眼时泪新月变窄、残缺或消失。

（二）泪膜

在角膜和结膜的表面，有一层相对不流动的泪液层，称为泪膜（tear film）。泪膜液位于眼表层，泪膜的存在使得目光炯炯有神，晶莹、清澈、明亮。在裂隙灯显微镜检查时人们对它的存在往往视而不见。若点 1 滴荧光素钠液，泪膜的形态在钴蓝光的映照下格外醒目。通过镜面映照法可以观察到泪膜表层的晶莹反光即脂质层。泪膜-空气介面对眼的屈光系统也很重要，因此泪膜的产生与更新对维持眼表健康至关重要。

1. 功能 泪膜的功能可概括为 6 个方面：①使角膜表面光滑，成为理想的光学介面；②湿润角膜；③冲刷异物、细胞碎屑及细菌；④构成角膜与空气进行气体交换的媒介；⑤泪液含有葡萄糖，营养角膜上皮；⑥含有溶菌酶，保持角膜表面相对无菌状态。

2. 脂质层 泪膜的脂质层可以延缓水层的蒸发，形成光滑、规则的角膜前光学面。活体上油脂总是呈液体状态。因为睑板腺将油脂分泌至腺管口，它不参与泪液流。当眨眼时它受到推挤，靠眼睑迅速开启扩散于泪液膜表面。油脂的覆盖可以减少液体层的蒸发，并预防泪液溢出。由于油脂扩散于浆液层整个表面，它就拖着浆液与它一起，增厚了泪膜，称为 Marangoni 效应。水液层含有无机盐、葡萄糖、尿素、蛋白质和糖蛋白等成分，功能是保持角膜、结膜的湿润，提供上皮正常代谢的营养物质。黏液层居泪膜的最深层，成分为黏蛋白。黏液层亲水，附着在上皮细胞表面，并对抗油脂的玷污使上皮保持湿润，黏液层还靠其表面活性作用稳定泪膜，这是因为充裕的黏液溶解在泪膜的水液层中，降低其表面张力，因此使它成为一较好的湿润剂。黏液层填补角膜上皮之间的缝隙，减少散光，提高角膜的光学性能。泪膜中还含有一重要成分为溶菌酶，它是泪腺分泌的。溶菌酶破坏细菌细胞壁的完整性，保持角膜表面的无菌状态。免疫球蛋白补体通路也存在于泪膜中。

3. 泪液动力学　包括以下 4 个过程：

(1) 泪液的生成：泪液质和量的异常可导致泪膜异常而发生干眼，泪膜中 3 种不同成分的异常均可发生干眼。

(2) 泪液的分布：

1) 泪液均匀分布的机制：①正常和自主性眼睑活动，每次瞬目在角膜表面重新分布泪膜，把水分布在角膜和结膜上，而脂质层分布在水层表面，增加了泪膜厚度和稳定性，瞬目动作有赖于瞬目反射弧的完整，包括正常的角膜知觉、眼睑解剖结构和第Ⅴ、第Ⅶ脑神经的支配；②正常和自主性的眼球运动。泪液在睑缘处形成一层"泪河"并且在内眦处形成"泪湖"。

2) 泪液来源于：毛细管作用、重力、瞬目。泪液量的分布：角膜前 1 μL、泪新月 3 μL、下穹窿 4 μL。

(3) 泪液的蒸发：黏蛋白层随眼睑运动展开，上皮的湿润由更新的黏蛋白层而增加；蒸发作用使得泪液变薄，油脂和黏液混合，该处上皮不湿润出现泪膜破裂，即干燥斑（图 2-5）。脂质层的作用为延缓和防止泪液的蒸发。泪膜破裂时间（break-up time，BUT）是指正常眼一次瞬目与最早出现泪膜干燥斑所需时间。通常此时间比两次连续瞬目间隔时间长些，常人 BUT 为 15～40 秒，而瞬目动作间隔约 5 秒，10～12 次/min，所以泪膜一般能保证完整而很少出现破裂现象即不出现干燥斑，这对发挥泪膜的生理功能和成功配戴接触镜是十分必须的。临床上 BUT 大于 10 秒被视为正常。

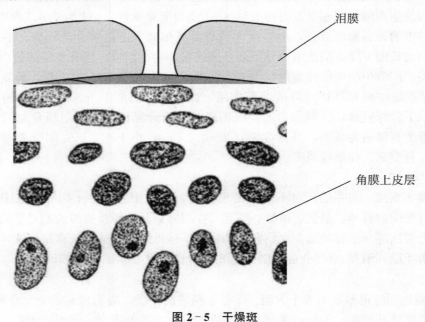

泪膜

角膜上皮层

图 2-5　干燥斑

(4) 泪液的清除：眼睑闭合运动时泪液向内眦方向流动，眼轮匝肌收缩时眼睑向鼻侧运动，眼睑闭合时向内眦部推进泪液。

1) 泪泵作用：眼睑闭合时泪囊的上部分由眼轮匝肌收缩而扩张，引起负压吸附泪液进入排水系统，而在眼睛睁开时则相反。毛细管作用和重力在泪液排出中也起到一定的作用。泪液的更新率大约是每分钟 16%。

2) 泪液的清除过程：①泪液由在泪突上的上下泪点进入上下泪管。②上下泪管结合后进入泪囊。③泪液通过鼻泪管，最后进入鼻腔。④鼻泪管的开口由 Hasner 阀门控制。⑤Hasner 阀门可防止鼻泪管或泪囊中内容物的逆流。⑥眼睑的正常活动还启动 Hasner 阀门，眼睑闭合后关闭 Hasner 阀门。即泪液→上下泪点→下泪管→泪囊→鼻泪管→鼻（Hasner 阀）。

三、结膜

（一）结膜的功能

结膜（conjunctiva）表面光滑，质地透明，覆盖于眼睑内表面及眼球表面。结构完整的结膜对眼球具有保护和屏障的作用，可防止病原微生物的侵袭，清除和处理结膜囊内的异物；结膜腺体的分泌物对结膜和角膜具有湿润和保护作用；结膜具有较强的免疫防御功能；松弛的穹窿部结膜在眼球运动中起着重要的作用。由于结膜与外界相通，所以各种各样的微生物、外来异物和尘埃、紫外线等均可以引起结膜的疾病。

（二）结膜的创伤修复

结膜的修复简单地分为 3 个阶段：炎性期、增生期和重塑期。

1. 炎性期　主要特点是炎症反应，伴随有中性粒细胞、单核细胞浸润和组织瘀血。

2. 增生期　主要是结膜的再上皮化和成纤维细胞活性提高，数量增加，伴随着新生血管的形成和肉芽组织增生。最多在创伤后 4 天内，由血浆纤维素原产生的纤维素在伤口形成连接"桥"，随之新的基质和肉芽组织沉积，新生血管长入。正常情况下，结膜下结缔组织中存在的成纤维细胞是处于静止状态的未分化中胚层细胞——成纤维细胞，在局部纤维细胞受刺激启动增生后，产生瘢痕反应。

3. 重塑期　是成纤维细胞起主要作用，参与伤口的收缩、新基质沉积与合成，参与创伤修复后的修饰。成纤维细胞产生具有蛋白质分解活性的酶促作用，保障移动进入临时性的胶原基质中，这些酶称为基质金属蛋白酶，可以分解细胞外基质，参与伤口的收缩。

四、眼睑

（一）眼睑的功能

1. 保护眼组织免受外界刺激的伤害。各种各样的微生物、外来异物或尘埃、紫外线等都可能引起眼球的损坏，眼睑起到了保护作用。

2. 睡眠时闭眼，减少外界对神经系统的刺激，防止泪液蒸发。

3. 分泌脂质构成泪膜的表层。

4. 分布泪液，使之形成均匀一致的泪膜覆盖于角膜和结膜的表层。

（二）眼睑的运动

眼睑的运动有闭眼运动、睁眼运动、瞬目和眨眼。

1. 闭眼运动　眼睑闭合由眼轮匝肌收缩伴随提上睑肌抑制来完成。

2. 睁眼运动　由上睑上举和眼轮匝肌松弛来完成。上睑上举是提上睑肌收缩的结果，额肌起辅助作用。提上睑肌和上直肌密切相关，向上注视时提上睑和眼球向上转动同时发生。

3. 瞬目　是双侧眼睑不随意的同等闭合和睁开运动。瞬目运动过程是提上睑肌抑制伴随眼轮匝肌收缩、眼睑闭合、眼球上转，而后提上睑肌收缩，眼睑睁开。完成一次瞬目运动需 0.3～0.4 秒。瞬目可以分为自发性瞬目和反射性瞬目。瞬目的功能为：避免眼球表面干燥；防止灰尘损伤；避免连续光线刺激；扩展分布泪膜并保持泪膜。自发性瞬目是正常人觉醒时无明显外界刺激而产生的一种周期性眼睑运动，正常成年人平均瞬目率为 15～20 次/min。反射性瞬目是由某些外界刺激引起的眼睑运动。

4. 眨眼　是眼睑的随意运动，可以单眼和/或双眼进行，速度和程度都可以随意控制。

第三节　眼表微生态

一、眼表微生态的概念

微生态学（microecology）是近年来发展迅速的一门边缘学科，通过研究机体微生态结构、微生态平衡与失调和微生态防治的理论与实践，为相关疾病诊治及研究提供新的途径。眼表正常菌群（normal flora）是由自然界和寄居于人体结膜囊的微生物物组成，这些微生物种群构成眼表微生态（microbiota）。微生物依据其特点与宿主眼表上细胞共存并相互适应，形成稳定的群落，定植于眼表微环境中，具有提高宿主抗感染的能力。同时正常菌群的代谢产物对进眼表的致病菌具有明显的抑制作用，若眼表微生态平衡破坏，致病菌和条件致病菌在眼表的繁殖变得相对容易。正常菌群处于不断运动和演变之中，其种类和数量总是随着个人、环境因素的变化而变化，一旦这种平衡被破坏，正常细菌也可能导致眼部感染。因此，维持眼表微生态种群的类别、数量及所占的比例对眼表疾病的预防至关重要。

二、正常眼表微生态的组成

结膜囊作为半开放的腔隙，长期暴露于自然界，从出生开始贯穿一生都寄生有微生物群，并处于动态变化之中，微生态学称这一并未引起不正常或致病的微生物群为结膜囊正常微生物群。经过长期的进化过程，正常微生物群与其栖息的微环境和整体环境（宿主）之间相互依赖，相互联系，共生共长，保持着机体的微生态平衡，构成了结膜囊微生态系。其在维持宿主眼表健康方面发挥着重要作用，当结膜囊微生物群失去相互制约或微生物与宿主失去平衡时，就会转变为生态失调，即正常微生物群生态紊乱，从而引起疾病。研究表明，正常情况下结膜囊菌群不会致病，其存在可能对致病菌的过多生长有抑制作用。对结膜囊微生态系的深入认识有重要意义，可能会为诸多眼表感染性疾病，尤其是慢性感染的发生及防治方面提供新的思路。例如，我们可否通过生态调整措施，减弱致病微生物侵袭力，增强宿主防御能力，调整失态的平衡，重建有利于结膜囊健康的微生态环境，维系眼表健康，以及合理应用抗菌药物，通过调整失衡的微生物菌群来达到治疗目的等。

结膜囊正常菌群是指共生于结膜囊，并与其保持动态平衡的多种需氧菌群和厌氧菌群。金黄色葡萄球菌和白喉棒状杆菌是正常结膜囊最常见的菌群。5 岁以下儿童肺炎链球菌和甲型溶血性链球菌最常见。随着年龄增长，白喉棒状杆菌的比例明显增加。传统培养方法的微生物学研究中报道的眼表共生菌主要是革兰氏阳性的葡萄球菌、棒状杆菌、丙酸杆菌和链球菌。随着宏基因的发展，通过 PCR、16S 核糖体 DNA 扩增和测序技术研究发现：正常结膜囊的微生态主要由变形杆菌（64%）、放线菌（19.6%）及厚壁菌（3.9%）组成，占所有序列的 87.5%，成为眼部微生物门级水平的正常组分；在属级水平，假单胞菌属、慢性根瘤菌、丙酸杆菌、不动杆菌和棒状杆菌占所有检测到的序列读数的一般以上，如果再加上其他四个属：短波单胞菌、鞘氨醇单胞菌、葡萄球菌和链球菌，这些普遍存在的细菌占分类序列读数的 96%。正常结膜囊也可分离出少见寄居于眼表的细菌，包括红串红球菌、克雷伯菌和欧文氏菌。

三、年龄对眼表微生态的影响

年龄对眼表微生态的影响主要表现在年龄与结膜囊细菌培养阳性率有显著性关联。人生的不同阶段，结膜囊菌群显示特征性也不同。厌氧球菌检出率随宿主年龄增加而增加，而丙酸杆菌检出率降低。成人眼表菌群种类明显多于儿童，丙酸杆菌成人多于儿童，链球菌则为儿童多于成人。高龄患者在棒状杆菌、金黄色葡萄球菌、链球菌（除外肺炎链球菌）、革兰氏阴性球菌、革兰氏阴性杆菌（除外嗜血杆菌）等菌种检出率明显增高。这种差异与不同年龄免疫力、泪液成分、泪液动力学、暴露环境、抗生素使用情况、皮肤和上呼吸道菌落的不同以及老年人泪道阻塞等外眼病发生率有关系。

四、眼表微生态与干眼

干眼的发生可能与眼表微生态失衡有关，眼表微生态可以影响眼表微环境。反过来，泪腺、结膜杯状细胞和结膜上皮细胞均可分泌产生具有抗菌功能的蛋白质，包括乳铁蛋白、溶菌酶、IgA 等，进而调节眼表微生态的平衡，从而使干眼的发展形成一个相互制约、相互调节的闭环系统。眼表微生物能够促进树突状细胞及调节性 T 细胞的产生，并通过自然杀伤 T 细胞来调节炎性细胞因子的释放，从而发挥其免疫调控的作用。另外，干眼患者眼表菌群的种类、数量和代谢发生了一定程度的改变。干眼患者中结膜囊可以发现较健康人群结膜囊中少见的痤疮丙酸杆菌、肺炎克雷伯菌、产酸克雷伯菌和红球菌，且这些细菌的计数随着干眼的程度加重而增加。干燥综合征患者结膜囊中的拟杆菌属、准拟杆菌属、肠球菌、普氏菌的相对减少，而假丁酸弧菌属、埃希氏杆菌属、布劳特氏菌属、链球菌属的相对增加。因此，维持干眼患者眼表微生态平衡是预防继发感染的基础。正确评估干眼患者的眼表微生态是临床干眼病因诊断、药物合理选择的重要依据。

五、角膜接触镜对眼表微生态影响

长期配戴角膜接触镜的眼表微生态发生一点变化，表现在睑缘、结膜囊、泪液的细菌种类及数量变化：长期配戴角膜接触镜者的睑缘及泪液中检出细菌数量显著增高，而结膜囊细菌种类变化未见本质影响，但戴镜者细菌总量多于有屈光不正而未配戴接触镜者。

六、糖尿病患者的眼表微生态

糖尿病患者的眼表微生态改变表现为糖尿病患者结膜囊细菌培养阳性率明显高于正常人，其中凝固酶阴性葡萄球菌最常见，培养结果与糖尿病性视网膜病变程度呈正相关，而与糖尿病病程及血糖水平无关，其结膜囊细菌培养情况类似于免疫缺陷患者结膜囊细菌培养情况；增殖性糖尿病视网膜病变人群出现细菌合并生长情况尤为明显。糖尿病患者眼表微生态的变化和糖尿病患者年龄相对较大，长期处于高血糖环境，全身营养情况不良，免疫功能低下且常合并有微血管和周围神经病变等并发症，使机体防疫功能明显低下而容易合并各种感染有关。并且，糖尿病患者的结膜囊微循环改变，泪液量及泪液中抗体、补体及酶功能降低，其机械冲刷及抑制微生物生长的能力下降，也是细菌容易生长繁殖的很重要原因。

参考文献

[1] 李凤鸣，谢立信. 中华眼科学 [M]. 3 版. 北京：人民卫生出版社，2004.

[2] 刘祖国. 眼科学基础 [M]. 北京：人民卫生出版社，2011.

[3] 李美玉，王宁利. 眼解剖与临床 [M]. 北京：北京大学医学出版社，2003.

[4] 朱志忠. 实用眼表病学 [M]. 北京：北京科学技术出版社，2004.

[5] Bron A J, de Paiva C S, Chauhan S K, et al. TFOS DEWS Ⅱ pathophysiology report [J]. Ocul Surf, 2017, 15 (3)：438 - 510.

[6] Michael E Z, Russell N. Consideration in understanding the ocular surface microbiome [J]. Am J Ophthalmol, 2014, 158 (3)：420 - 422.

[7] Chisari G, Greco C, Chisari E M, et al. Microbiological characteristics of the ocular surface in the patients with discoid lupus erythematosus [J]. Acta Medica Mediterranea, 2015, 31：1057 - 1062.

[8] Perkins R E, Kundsin R B, Pratt M V, et al. Bacteriology of normal and infected conjunctiva [J]. J Clin Microbiol, 1975, 1 (2)：147 - 149.

[9] Willcox M D. Characterization of the normal microbiota of the ocular surface [J]. Exp Eye Res, 2013, 117 (12)：99 - 105.

[10] Venugopal R，Satpathy G，Sangwan S，et al. Conjunctival microbial flora in ocular Stevens-Johnson syndrome sequelae patients at a tertiary eye care center [J]. Cornea，2016，35（8）：1117.

[11] Zhang S D，He J N，Niu T T，et al. Bacteriological profile of ocular surface flora in meibomian gland dysfunction [J]. Ocul Surf，2017，15（2）：242－247.

[12] Watters G A，Tumbull P R，Swift S，et al. Ocular surface microbiome in meibomian gland dysfunction [J]. Clin Exp Ophthalmol，2017，45（2）：105－111.

[13] Dong Q，Brulc J M，Iovieno A，et al. Diversity of bacteria at healthy human conjunctiva [J]. Invest Ophthalmol Vis sci，2011，52（8）：5408－5413.

[14] Fierer N，Lauber C L，Ramirez K S，et al. Comparative metagenomics，phylogenetic and physiological analyses of soil microbial communities across nitrogen gradients [J]. ISME J，2012，6（5）：1007－1017.

[15] Chisari G，Chisari E M，Francaviglia A，et al. The mixture of bifidobacterium associated with fructo-oligosaccharides reduces the damage of the ocular surface [J]. Clin Ter，2017，168（3）：e181－e185.

[16] Kugadas A，Wright Q，Geddes-McAlister J，et al. Role of microbiota in strengthening mucosal barrier function through secretory IgA [J]. Invest Ophthalmol Vis Sci，2017，58（11）：4593－4600.

[17] Zhou L，Huang L Q，Beuerman R W，et al. Proteomic analysis of human tears：defensin expression after ocular surface surgery [J]. J Proteome Res，2004，3（3）：410－416.

第三章 眼表的免疫学

眼表由结膜、角膜、角膜缘、泪腺、睑板腺及覆盖在眼表的泪膜组成。眼表是介于内眼组织和外界环境之间的特殊体表界面，这种特殊的体表界面能形成眼表光滑的表面，维持眼表的健康，从而为有效的阻止外界的有害物质和病原微生物对内眼组织的入侵提供物理和生物学屏障。眼表的特殊功能依赖于眼表独特的解剖结构和免疫特征，特别是在不同眼表组织间居留的免疫细胞所组成的天然（先天）免疫和特异性（获得性）免疫。天然免疫是眼表防御的第一道屏障，它可以直接清除眼表的外界刺激。特异性免疫则是眼表针对外来的病原微生物或其他有害物质产生的保护性生理反应，属于第二道防线。同时，天然免疫可以激活与调控特异性免疫来维持眼表的健康。了解眼表组织的免疫特性，对眼表相关的科学研究、临床疾病的诊治具有重要意义。

第一节 眼表的整体免疫概况

一、眼表组织居留的免疫细胞

在眼表组织中居留的的免疫细胞主要包括先天淋巴样细胞（innate lymphoid cells，ILCs）、单核细胞、巨噬细胞、朗格汉斯细胞（Langerhans cells，LCs）、树突状细胞（dendritic cells，DCs）、肥大细胞、中性粒细胞和 γδT 细胞等，这些细胞既维持着眼表局部的内稳态功能，又协调着针对外来各种应激因素的防御，是维持眼表微环境平衡和稳定的基础。

先天淋巴样细胞（ILCs）是一组非 T 和非 B 细胞，缺乏抗原特异性受体，针对外来病原体入侵和创伤能迅速做出反应的异质性淋巴细胞样群体。ILCs 细胞群分为 1 型（ILC1s）、2 型（ILC2s）和 3 型（ILC3s）三型；又可分为具有含细胞毒性的自然杀伤（natural killer，NK）细胞和无毒性细胞两大类，其中 NK 细胞主要存在于正常结膜上皮，ILC2s 被发现存在于小鼠角结膜组织中。

单核细胞和巨噬细胞主要分布于角结膜组织中，其中巨噬细胞主要有 G1（$F4/80^+CD11b^{low}$）和 G2（$F4/80^{low}CD11b^+$）两种细胞群，单核细胞主要是 G3（$CD11b^+Ly6C^{low}$）细胞群。单核细胞可以分化成两类巨噬细胞，M1 型巨噬细胞（与炎症反应有关）和 M2 型巨噬细胞（是调节细胞）。

朗格汉斯细胞（LCs）是一种主要存在于眼表上皮组织的基底细胞层的巨噬细胞，其稳态的维持依赖于由上皮细胞旁分泌和 LCs 自分泌的转化生长因子-β（transforming growth factor-β，TGF-β），表达主要组织相容性复合体 Ⅱ 类（major histocompatibility complex class Ⅱ，MHC Ⅱ）分子，并刺激 T 细胞发生混合淋巴反应。在眼表微环境失衡和/或炎症下，LCs 迁移到引流区淋巴结，进而触发未成熟 T 细胞的免疫耐受；在感染和抗原刺激状态下，LCs 减弱 T 细胞的免疫应答，达到免疫抑制的作用。

树突状细胞（DCs）在结膜中的密度最高，自角膜缘到角膜中央的密度逐渐降低。稳定状态的 DCs 在非淋巴组织中发现，并从局部微环境中持续采集过程抗原，从而在触发特异性免疫中发挥重要作用。$DC-SIGN^+DCs$ 存在于结膜和外周角膜浅层基质中，$CD11b^+DCs$ 存在于结膜和角膜深层基质中。幼稚 DCs 分布在角膜浅层基质，这些细胞随着炎症反应 MHC Ⅱ 类和共刺激分子 CD80、CD86 和 CD40 的表达增强而成熟。

肥大细胞主要分布于结膜和角膜缘，特别是血管和神经周围，与眼表的过敏反应和过敏性疾病关系密切，过敏状态下肥大细胞脱颗粒，细胞内预先形成的炎性分子释放，如组胺，并通过诱导血管扩张和血管内皮细胞黏附分子- 1（vascular cell adhesion molecule-1，VCAM-1）促进炎症反应的发生。同时，肥大细胞还能通过分泌抗菌肽和吞噬作用促进病原体的清除、降解内源性毒性多肽和蛇毒素、正性和负性调节免疫的作用。

γδT 细胞存在于眼表组织的上皮层，在维持上皮的自稳态和创伤修复过程中发挥重要的角色，并在眼表过敏性炎性反应、角膜移植和真菌性角膜炎的发病过程中起着重要作用。

二、眼表的天然免疫和获得性免疫

眼表的免疫分为天然（先天性）免疫（innate immunity）和获得性（特异性）免疫（adaptive immunity）。天然免疫应答快速，是非特异性的应答反应；获得性免疫随时间推移而进展，是一种特异性免疫，并会产生记忆。两者免疫反应在眼表可单独发生，也可同时发生，或在不同组织间交叉反应。

天然免疫的关键在于在眼睛和外部环境之间提供物理屏障。参与先天性炎症反应的免疫细胞主要包括中性粒细胞、ILCs 中的自然杀伤细胞和单核吞噬细胞系统，还包括 γδT 细胞和补体系统。天然免疫的防御系统包括模式识别受体（pattern recognition receptors，PRRs）的激活，如 Toll 样受体（toll-like receptors，TLRs）和 NOD 样受体（NOD-like receptor，NLR），它们通过介导胞质炎性体发生炎性反应，它们的激活与白介素- 1（interlukin-1，IL-1）、肿瘤坏死因子- α（tumor necrosis factor-α，TNF-α）和 IL-6 的上调相关。

三、眼表免疫平衡状态的维持与调控

眼表的免疫调控主要涉及免疫耐受和免疫抑制。眼表的免疫抑制控制中心在颈部淋巴结，主要通过抑制特异性 T 淋巴细胞和 B 淋巴细胞的增殖与分化来发挥作用。眼表在健康状态下存在自身抗原的表达，也存在自身反应性免疫细胞，但在正常眼表微环境中并不会造成病理性损害。因此，在眼表存在着精细而又复杂的免疫调控网络，生理状态下，该网络可以维持着眼表自身免疫的静息状态，维持眼表微环境的平衡。

（一）眼表的抗炎因子

正常眼表存在一系列的抗炎因子，如 TGF-β、IL-1、TNF-α。TGF-β 能抑制树突状细胞的成熟与自身反应性 T 细胞的增殖分化；IL-1 受体拮抗药（interlukin-1 receptor antagonist，IL-1RA）可拮抗前炎症因子 IL-1 的作用；血管活性肠肽（vasoactive intestinal peptide，VIP）是由眼表感觉神经末梢分泌，可刺激 TGF-β 和 IL-10 的分泌，也可抑制前炎症因子 IL-1β、TNF-α、干扰素-γ（interferon-γ，IFN-γ）等分泌。角膜上皮细胞可表达血管内皮生长因子受体- 1（vascular endothelium growth factor receptor-1，VEGFR-1）和 VEGFR-3 来中和 VEGF-A 和 VEGF-C 的作用从而抑制新生血管的形成。还有一些细胞因子可以抑制效应性 T 细胞（T-effectory cells，Teffs）的功能，如程序性死亡配体- 1（programmed death ligand-1，PDL-1），PDL-1 可抑制干眼和角膜移植中效应性 T 细胞介导的眼表损害。

（二）调节性 T 细胞

眼表的多种调节性 T 细胞（T-regulatory cells，Tregs）可以在眼表和颈部淋巴结调节免疫反应。Tregs 主要包括 CD4$^+$CD25$^+$Foxp3$^+$ T 细胞、CD8$^+$ T 细胞、γδT 细胞和 NKT 细胞，其中很多为上皮内淋巴细胞。Tregs 主要来源于胸腺，分为自然发生型 T 细胞和特异性抗原诱导型 T 细胞。眼表上皮内淋巴细胞如 CD8$^+$ T 细胞、γδT 细胞和 NKT 细胞主要为自然发生型 T 细胞，其可能与其他黏膜组织的同类细胞功能相似，主要对免疫反应起抑制作用。这些自然发生型调节性 T 细胞在炎症早期主要起抗感染与抑制效应性 T 细胞的分化有关，晚期可能通过分泌细胞因子 TGF-β 和 IL-10 等起作用。CD4$^+$CD25$^+$Foxp3$^+$ 调节性 T 细胞主要为诱导型 T 细胞，对免疫性炎症起抑制作用。目前，对于 CD4$^+$CD25$^+$Foxp3$^+$ 调节性 T 细胞抑制眼表免疫反应的机制已经有了较为广泛的研究。其主要机制有：①通过分泌可溶性细胞因子 TGF-β、IL-10 等起作用；②通过细胞与细胞间的直接作用使效应性 T 细胞和抗

原提呈细胞（antigenpresentingcell，APC）失活；③通过中和可溶性 IL-2 抑制效应性 T 细胞的增殖。

四、眼表自身免疫性疾病的病因病理与调控

当外界环境刺激引起了眼表自身免疫的失衡就会导致自身免疫性疾病，如干眼、过敏性结膜炎、Steven-Jonson 综合征、移植物抗宿主疾病等。眼表自身免疫疾病可以始发于眼表，如干眼、Mooren 溃疡等，也可以继发于全身系统性疾病，如风湿性关节炎、Sjögren 综合征（Sjögren's syndrome，SS）、系统性红斑狼疮等。眼表的自身免疫性疾病的确切病因目前尚不明确，但普遍认为是眼表自身抗原的异常表达，免疫调控的失衡导致了疾病的发生。外界环境刺激与激素失衡等也可诱发并加重上述疾病。

（一）眼表免疫性疾病的病因病理

1. 眼表免疫性疾病病因 眼表免疫静息状态依赖于天然免疫与特异性免疫的共同作用。当天然免疫系统遭到过度的外界环境刺激或免疫调控系统功能出现异常就会激活特异性免疫反应系统，引起自身免疫性疾病。眼表免疫性疾病的病因目前总体来说尚不明了，研究证实其主要与以下因素有关：遗传（HLA 基因变异与多态性）、环境因素（如干燥环境、泪液高渗）、微生物感染、神经内分泌调控失衡等。

HLA 基因变异可损害免疫调控系统，可使患者易患自身免疫性疾病。目前，已有研究证实 SS 患者中存在 HLA-DA 与 DQ 的多态性，这些基因变异与 IL-10、IL-6、IL-1 受体拮抗药、IFN-γ、TGF-β1 的异常表达相关。在 Stevens-Johnson 综合症的患者中也检测出 IL-4 与 IL-13 基因的多态性。

环境刺激也与眼表免疫性疾病的发病密切相关。外界环境刺激可激活天然免疫系统并继而激活特异性免疫系统。干燥环境、泪液高渗等外界环境压力可激活 MAPK 信号通路并影响细胞的增殖、分化、凋亡以及炎性介质的释放。干燥环境、泪液高渗和紫外线可直接导致眼表上皮细胞释放前炎症因子。

研究表明，一些病毒或病毒产物与眼表自身抗原具有相似性，可引起眼表自身免疫性疾病。某些病毒或病毒产物可直接激活 Toll 样受体引起前炎症因子的释放，前炎症因子可进一步造成眼表上皮损伤并导致自身抗原的异常暴露，进而引起免疫反应。微生物产物也可与 TLRs 结合并将信号传递给上皮细胞、单核细胞、DCs 和 T 细胞，这些细胞均具有抗原提呈功能并可激活特异性免疫系统。

多种激素与自身免疫性疾病相关，尤其是性激素。性激素可作用于泪腺、睑板腺、角膜和结膜。流行病学调查显示，眼表自身免疫性疾病多发于女性。雄激素与免疫性炎症密切相关，雄激素可调控泪腺与眼表上皮细胞分泌 TGF-β 并抑制炎症反应[4]。

自身抗原在自身免疫性疾病的发生发展中起着重要的作用。临床与动物实验均表明，SS 患者血清中抗乙酰胆碱受体-3 抗体（autoantibodies to the type 3 muscarinic acetylcholine receptor，anti-M3R Ab）与泪腺炎症密切相关。病毒感染所致的细胞凋亡可导致核抗原，如 Ro52、Ro60、La48 的过度释放，也可造成 SS。最近研究证实，激肽释放酶-13（kallikre-13，Klk-13）是一种眼表自身抗原。Klk-13 通常连接在表皮生长因子（epidermal growth factor，EGF）上而不发生作用，当泪液中 EGF 减少，Klk-13 就会暴露并引发免疫性炎症。

2. 眼表免疫病理改变的过程

（1）前炎症反应：前炎症因子与基质金属蛋白酶（matrix metalloproteinase，MMPs）的高分泌是眼表自身免疫性疾病的一个重要标志。大量研究表明，前炎症因子 IL-1α，IL-1β，TNF-α 与 IL-6 在干眼与 Stevens-Johnson 综合征眼表中分泌均显著增加。IL-1α，IL-1β 与 TNF-α 可通过激活 APCs 来诱发并放大免疫反应。在前炎症因子作用下，干眼患者眼表 DCs 可出现 CD80、CD86 和 MHC-II 类抗原的高表达。激活的 DCs 可分泌 IL-6、IL-12 与 B 细胞活化因子（B-cell activating factor，BAFF）来促进免疫反应。IL-6 与 IL-12 可分别调控 TH-17 与 TH-1 反应，BAFF 可导致 B 细胞的激活。MMPs，尤其是 MMP-3 和 MMP-9 在眼表免疫性疾病上皮屏障功能损害中具有重要的作用。这些炎症因子可以激活巨噬细胞、抗原提呈细胞（APCs）和自身反应 T 细胞。

（2）放大炎症反应：眼表组织产生炎性细胞是眼表自身免疫性疾病发生的关键所在，接下来的放大

炎症反应则是免疫炎症反应重要的步骤，是产生将天然免疫细胞（如 NK 细胞）和获得性免疫细胞（如 IFN-γ、IL-6、IL-17、IL-23）募集到炎症部位的信号，这些信号可以是可溶信号或者是细胞膜结合信号，包括细胞因子和黏附因子。这一募集过程需要通过激活补体 C3a/C5a 和 C3b/C5b，形成膜攻击复合物（membrane attack complex，MAC）来实现。在炎症反应期间，眼表产生的趋化因子（如 CCL3、CCL4、CCL5、CXCL9、CXCL10、CX3CL1）可以与巨噬细胞、树突状细胞、中性粒细胞、激活的 T 细胞相结合，在这些细胞内，相应的趋化因子的受体表达均上调。

内皮细胞黏附分子（intercellular adhesion molecule，ICAM）主要由角膜和结膜的上皮细胞表达，也可由干眼患者的血管内皮细胞表达。ICAM 的表达在放大炎症反应步骤起着重要的作用，如 ICAM-1 是将上述炎症细胞进行募集的另一关键步骤，ICAM-1 可以表达配基、整合素白细胞功能相关抗原-1（leukocyte function associated antigen-1，LFA-1）的炎症细胞结合分子，造成该分子在炎症部位和淋巴器官内滚动、转移和活化，因此这类分子还是潜在的治疗靶点。

（3）抗原提呈细胞的激活启动获得性免疫：APCs 可被多种刺激因子（如促炎因子、趋化因子）激活，并提呈自身抗原给自身反应性淋巴细胞。APCs 可分为专职（DCs、巨噬细胞、B 细胞等）和非专职（某些成纤维细胞等）两种。在正常角膜中央也存在着一定数量的 DCs，但其并不表达共刺激分子 CD80、CD86 和 MHC-Ⅱ类抗原。在前炎症因子作用下，DCs 可迅速激活并表达 CD80、CD86 和 MHC-Ⅱ类抗原。干眼患者结膜组织中 MHC-Ⅱ类抗原 HLA-DR、HLA-DQ 表达显著增加，但各亚类 APCs 的具体表达情况与作用，目前尚不明确。已有研究表明，B 淋巴细胞在自身免疫性疾病如系统性红斑狼疮、1 型糖尿病、风湿性关节炎中均具有抗原提呈功能。在眼表中在存在着大量的 B 细胞，据推测 B 细胞在眼表免疫性疾病中也可起到抗原提呈的作用，但尚待研究证实。

获得性免疫应答的启动要求炎症部位的抗原由专职的 APCs 处理和呈递，随后迁移到区域淋巴组织进一步激活和扩增抗原特异性效应 T 细胞。眼表的某些免疫相关性疾病如 Sjögren 综合征和干眼，自体抗原被认为是其炎性上皮病变的关键诱因，也被认为是产生 3 型毒胆碱乙酰胆碱受体（抗 M3R 抗体）自身抗体、Kallikerein 蛋白家族（包括 Klk-1 和 Llk-13）和产生自身反应性 T 细胞的基础。眼表的抗原提呈是获得性免疫应答的启动步骤，因此，在眼表缺乏巨噬细胞和 APCs 的动物模型中，成熟 CD11c APCs 的蓄积、干燥应激期间引流淋巴结内抗原特异性 CD4$^+$T 细胞的激活及浸润减少。由于炎症状态的眼表组织以 MHC Ⅱ 和其他刺激信号表达上调为特征，因此将招募到如干眼患者的角结膜的循环致敏 T 细胞激活，这可能是局部获得性免疫应答反应中抗原提呈的另一种途径。

（4）自身反应性 T 淋巴细胞的活化和分化：由眼表释放的不同的细胞因子和/或趋化因子激活的 APCs，经由 VEGF-C 和 VEGF-D 诱导新形成的淋巴管迁移至引流淋巴结内并辅助引流淋巴结（draining lymph nods，DLNs）内的幼稚 T 细胞，促使幼稚 T 细胞激活并扩增为不同的 T 细胞亚群，如：T 细胞辅助因子-1（Thelpertype 1，Th1）产生 IFN-γ 和 IL-18，Th2 细胞产生 IL-4、IL-5 和 IL-13；Th17 细胞产生 IL-17 和 IL-21，调节性 T 淋巴细胞（Treg）。在慢性干眼的眼表，是由 CD4$^+$T 细胞介导的慢性免疫炎症，CD4$^+$T 细胞可分化为上述四种表型。眼表的过敏反应则多与 Th2 有关。Th17 与眼表慢性炎症性疾病有关，可分化为自身反应性 T 细胞。Tregs 细胞的特点是表达 CD4$^+$CD25^{+hi}Foxp3$^+$标记物，它在维持外周免疫耐受中发挥作用，抑制眼表的免疫炎性反应相较其他的 Tregs，Foxp3$^+$Treg 能更有效地降低泪液中的细胞因子水平和结膜的炎性细胞浸润，同时对非眼部疾病中针对异体和自体抗原所发生的免疫反应十分重要。

眼表 T 细胞的增殖、分化与迁移是一个复杂的调控网络，并可以互为因果。IL-12 与 IFN-γ 的共同作用可刺激 TH-1 细胞的增殖分化；IL-6、IL-23 与 TGF-β 的共同作用可刺激 TH-17 的增殖分化。TH-1 与 TH-17 细胞可分泌细胞因子，如 IFN-γ、IL-17 等损害眼表上皮。研究证实，ICAM-1 在干眼患者眼表表达显著增加，其可与激活的 CD4$^+$T 细胞表面的淋巴细胞功能相关抗原-1（lymphocyte function-associated antigen-1，LFA-1）结合而促进 T 细胞的迁移。在自身免疫性眼表疾病患者，眼表上皮转移趋化因子及其受体的表达也明显增加。有大量研究表明，阻断眼表转移趋化因子受体可明显缓解自身免疫性疾病的发生与发展。

（5）自身反应性 B 淋巴细胞的活化和分化：自身反应性 B 淋巴细胞在眼表自身免疫中具有重要的作用，它可依赖 Th2 因子（IL-4、IL-13 等）的作用激活，也可通过 T 细胞非依赖型通路激活。自身反应性 B 细胞主要通过分泌自身抗体起作用，但也可起到 APCs 的作用或通过分泌细胞因子调节免疫反应。在 T 细胞非依赖型激活通路中，B 细胞可直接接受 TLR 的信号激活并分泌自身抗体。B 细胞活化因子（B cell-activating factor，BAF）在 B 细胞相关性免疫疾病中起着重要的作用，BAF 在多种眼表自身免疫性疾病中均出现了高表达。B 细胞分泌的抗体可通过调理作用，与 DCs 等细胞结合并使其分泌细胞因子调节免疫反应，与补体介导的抗体依赖型杀伤细胞作用造成眼表上皮损伤。

B 细胞的过度活跃是 Sjögren 综合征的主要作用机制，高 γ 球蛋白血症、冷球蛋白血症和多种自身抗体的产生，可直接作用于 α-胞衬蛋白，M3 毒胆碱性受体和 Ro60（抗-Ro/SSA）和 La（抗-La/SSB），La（抗-La/SSB）能导致腺体淋巴细胞浸润，从而导致免疫耐受的丧失。

第二节 眼表各组织的免疫特性

眼表是由眼表各组织（结膜、角膜、泪腺、睑板腺、泪膜和它们之间的神经连接）共同作用为眼表提供物理屏障的独特的体表结构，是天然免疫的基础。角膜和结膜上皮发挥"守门员"的作用，泪腺、睑板腺和结膜杯状细胞提供泪膜中的黏蛋白、一系列抗菌防御蛋白（包括乳铁蛋白、脂质运载蛋白、溶菌酶、三叶肽）、糖被、表皮分子（如防御素 α 和 β），这些都是防御系统的基本条件。最重要的是眼表各组织含有多种不同的调节性免疫因子，使各组织在天然免疫和特异性免疫中发挥不同的角色（表 3-1）。

表 3-1 与眼表免疫相关的调节性免疫因子

免疫因子	免疫分子	功　　能
炎性因子	IL-1 IL-6 TNF-α IL-17A，F IFN-γ	IL-1、IL-6 和 TNF-α 是前炎性因子，而 IL-17A、17F 和 IFN-γ 则更多的是趋向于参与特异性免疫，参与由 T 细胞介导的眼表疾病。
调节性细胞因子	TGF-β IL-1Ra	TGF-β 是多功能因子，能抑制 T 细胞的增殖，诱导 Foxp3$^+$ 产生 Tregs，但在 IL-6 存在的情况下能诱导致病性 IL-17 产生 Th17 细胞，TGF-β 还在眼表组织的纤维化中起着关键的作用。当眼表炎症时，IL-1Ra 上调，能阻断 IL-1 的激活并抑制白细胞/APC 的活性。
抑制因子	PD-L1 FasL TRAIL TSP-1	PD-L1、FasL 和 TRAIL 促进活化免疫细胞凋亡，抑制 T 细胞的增殖和炎症细胞因子的产生。TSP-1 激活免疫调节细胞因子 TGF-β。
神经肽	SP α-MSH CGRP VIP	SP 能刺激巨噬细胞和中性粒细胞的募集，抑制 DCs 产生 IL-10，促进 Th17 的产生，但同时也促进 Tregs 的产生。α-MSH、CGRP 和 VIP 能抑制炎性细胞的募集，抑制 T 细胞的增殖，抑制炎性细胞因子的删除。α-MSH 还能促进 Treg 的功能。
趋化因子	CCL2、5、20 CXCL9、10、11 其他趋化因子	上调眼表炎症，这些趋化因子的配体通过趋化梯度引导白细胞归巢。

续表

免疫因子	免疫分子	功　　能
血管生成因子和淋巴管生成因子	sVEGFR-1 sVEGFR-2 VEGFR-3 PEDF	血管生成和淋巴管生成受 VEGF 诱饵受体的组成性表达的限制，VEGF在眼表发现炎性反应时上调。PEDF 能抑制 VEDF 的表达，并在眼表炎症状态下表达降低。

[注] TRAIL：肿瘤坏死因子相关凋亡诱导配体（tumor necrosis factor-related apoptosis-inducing ligand）；TSP-1：血小板反应蛋白（thrombospondin-1）；SP：P 物质（substance P）；α-MSH：α-促黑素细胞激素（α-melanocyte-stimulating hormone）；CGRP：降钙素基因相关肽（calcitonin gene-related peptide）；VIP：血管活性肠肽（vasoactive intestinal polypeptide）；PEDF：色素上皮衍生因子（pigment epithelium-derived factor）。

一、结膜的免疫特性

结膜是一层具有疏松结缔组织固有层的黏膜，其中含有淋巴细胞、中性粒细胞、免疫球蛋白、肥大细胞、浆细胞等免疫成分，这些成分共同作用，通过选择性地摄取抗原起到免疫保护，从而使结膜具有眼表的屏障功能（图 3-1）。结膜的主要细胞群是 T 细胞（CD3$^+$），在结膜上皮中主要是记忆或激活 T 细胞（CD45Ro$^+$）、CD8$^+$T 细胞、CD4$^+$T 细胞，其中 CD8$^+$T 细胞比 CD4$^+$T 细胞更常见，而在结膜基质中数量大体相近。第二种常见的存在于上皮和基质的免疫细胞是巨噬细胞（CD68$^+$），是人类相关白细胞抗原 D 受体（human associated leukocyte antigen receptor，HLA-DR）表达细胞。结膜中 T 细胞多于 B 细胞，在浆细胞中产生 Ig A 的细胞量远大于产生 Ig M 的细胞量。中性粒细胞均存在于睑结膜和球结膜的上皮中，结膜基质中存在少量的浆细胞、NK 细胞和肥大细胞（表 3-2）。

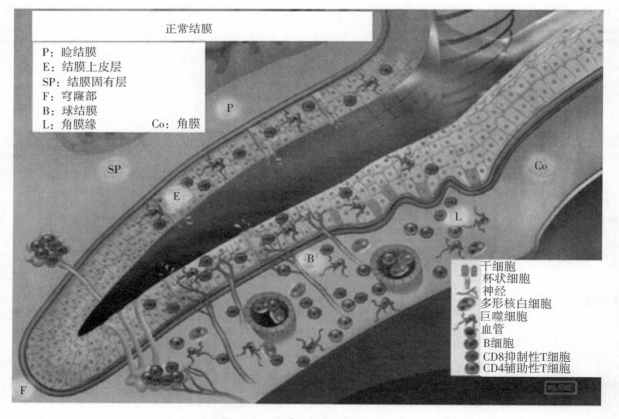

图 3-1　结膜结构及其免疫细胞

表 3-2　　　　　　　　　　　　　正常人结膜组织中的固有免疫细胞

结膜组织	T 细胞	巨噬细胞	朗格汉斯细胞	中性粒细胞	B 细胞	浆细胞	NK 细胞	肥大细胞
上皮层	++++	+++	+	+	±			
	其中 $CD8^+ > CD4^+$，$CD8^+/CD4^+ = 3.3$							
基质层	++++	+++			±	+	+	+
	其中 $CD8^+ \cong CD4^+$，$CD4^+/CD8^+ = 1.3$							

生理状态下，结膜组织中不含嗜酸性粒细胞及嗜碱性粒细胞，但在过敏性结膜炎等疾病中会出现。因结膜大部分均暴露在外界，常容易受到外界细菌、病毒等因素的影响，从而导致结膜的病理性改变，结膜所含有的免疫及抗菌物质能够帮助眼球抵御外界损害。结膜的异常可能会导致眼球运动受限、泪膜的缺乏、防御能力下降。此外，结膜的疾病还可能累及角膜，导致角膜的病变。

二、角膜和角膜缘的免疫特性

角膜是透明、有弹性、不含血管和淋巴管的含有五层结构的组织。周边角膜和中央角膜的上皮层和基质层中含有多种免疫细胞（表 3-3）。同时，角膜上皮层具有多种功能来维持免疫稳态，角膜的免疫反应受到角膜上皮细胞表达的多种分子［如 Fas 配体（FasL）］、程序性死亡配体-1（PDL-1）、分泌的各类分子（如 VEGF、sVEGFR-1、VEGFR-3）和色素上皮衍生因子（pigment epithelium-derived factor，PEDF）的影响。上皮细胞识别病原体的分子模式，是通过 Toll 样受体（TLRs）产生多种抗菌肽，如人 β-防御素-1（humanβ-defensin，hBD-1），hBD-3 和组织蛋白酶（HCAP-18/LL-37），它们对细菌、真菌和病毒具有广谱作用。角膜上皮暴露于眼表外环境中大量的 TLR 配体中，但角膜上皮能抑制随之而来的免疫反应，目前有多种理论来说明这种现象：①角膜上皮细胞对脂多糖（lipopolysaccharide，LPS）和 TLR4 配体无反应；②LPS-TLR4 信号转导中的重要成分髓样分化-2（myeloid differentiation-2，MD-2）缺乏表达；③角膜上皮表达丰富的 TLR2-和 TLR4-特异性 mRNA，但在细胞表面和细胞内并没有相应的表达蛋白。

表 3-3　　　　　　　　　　　　　正常人角膜组织中的固有免疫细胞

角膜组织	细胞类型（表型）	角膜周边部	角膜中央
上皮层	朗格汉斯细胞（$CD45^+ CD11c^+ CD11b^{lo} MHCⅡ^+ Langerin^+$）	++++	++
基质层	骨髓源性巨噬细胞（$CD45^+ CD11c^+ CD11b^+ CD8\alpha^- MHCⅡ^{+/-} CD80/86^{+/-}$）	++++	++
	非朗格汉斯细胞巨噬细胞（$CD11c^+ Langerin^+ CD11b^+ CD103^{lo}$）	+++	++
	巨噬细胞（$CD45^+ CD11b^+ CD11c^+$）	+++	++
	单核细胞前体细胞（$CD14^+ MHCⅡ^- B7^- CD40^- GR1^- CD3^-$）	+++	+++
	组织多形核细胞（$CD45^+ Ly6G^+$）	+	—

角膜属于免疫反应较低的组织，处于"免疫赦免"状态，角膜免疫赦免是多因素作用调节的结果，主要表现在：①角膜无血管，血液中的免疫细胞及分子无法到达正常的角膜组织；②角膜无淋巴管，免疫分子无法到达局部淋巴结使免疫系统识别异体抗原；③角膜组织低表达 MHC；④免疫调节分子 FasL 存在角膜上皮和内皮，使入侵角膜组织的炎症细胞发生凋亡；⑤前房也是经典的免疫赦免部位。因此，在全身组织器官移植中，角膜移植是免疫排斥反应发生率最低的移植手术。

角膜缘是连接角膜和结膜处的组织（图 3-2）。角膜缘存在血管网，血供丰富，角膜周边部和中央部的免疫活性细胞和活性因子的分布存在显著差异，周边部和角膜缘的淋巴细胞及补体成分含量高于中央部。而且，角膜的周边和角膜缘含有 APCs（如树突状细胞、郎格汉斯细胞等），用于快速响应眼表抗原，角膜上皮亦可响应各种抗原，合成并分泌大量在先天和后天免疫应答中重要的蛋白质。同时，血管黏附分子和细胞因子可以把血管内的白细胞吸引到角膜缘处。因此，角膜周边部或角膜缘易发生免疫性角膜病变，而中央部角膜易发生感染性角膜病变。当角膜有新生血管长入，不但会使角膜失去透明性，而且会引起局部炎症反应和免疫反应，增加角膜移植排斥反应的风险。

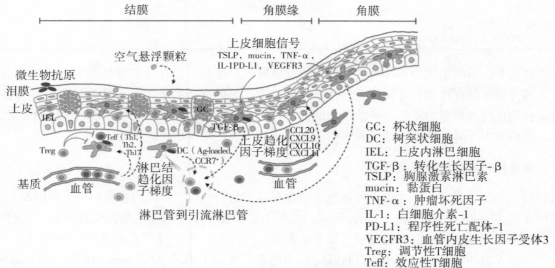

图 3 - 2　角膜缘及眼表的免疫细胞

三、泪腺的免疫特性

泪腺的间质内含有丰富的免疫细胞，包括 B 和 T 细胞，巨噬细胞、浆细胞、树突状细胞、肥大细胞和骨髓源性单核细胞（表 3 - 4）。其中浆细胞占主要，包括多种免疫球蛋白（immune globulin，Ig）如 IgA＋、IgG＋、IgD＋、IgM＋。T 细胞是泪腺中第二常见的细胞，分散于浆细胞的间质、囊泡和聚集体中，偶尔发现于腺泡细胞间，以 T 抑制/细胞毒性细胞（T8）和 T 辅助细胞（T4）为主。B 细胞主要存在于滤泡和聚集体的中心，周围通常有 T 辅助细胞和少量抑制细胞/细胞毒性的孤立次级滤泡中，囊泡和聚集体的 B 细胞和树突状细胞表达人类相关白细胞抗原 D（HLA-DR）。

表 3 - 4　　　　　　　　　　　　　　正常人泪腺组织中的固有免疫细胞

泪腺组织	浆细胞	T 细胞	T 细胞表型	B 细胞	巨噬细胞	树突状细胞	浆细胞样树突状细胞
腺泡	53.9%	40.3%	一般情况下，主要是抑制性/细胞毒性 T 细胞	5.7%	0.01%	5.6%	＋
导管							＋
间质	＋＋＋＋						
毛囊和聚集物		周围导管	一般情况下，主要是辅助细胞	＋＋			
备注	主要是 Ig A＋，还含有 Ig G、Ig M、Ig D		活化的 T 细胞约 0.01%				

多种全身的免疫相关性疾病如干燥综合征（Sjögren 综合征）、移植物抗宿主病（GVHD）等，其泪液的缺失是泪腺炎性细胞浸润的结果，CD4＋T 细胞和 CD8＋T 细胞均有参与，以 CD4＋T 细胞为主，这种机制与衰老导致的泪腺的炎性改变一致。而 Stevens-Johnson 综合征则以 CD8＋T 细胞为主。泪腺的免疫炎性应答主要由辅助性 T 细胞（T helper，Th），包括 Th1、Th2、Th17 参与，Th1 细胞产生

IFN-γ、IL-18，其中 IFN-γ 的升高导致细胞的凋亡；Th2 产生 IL-4、IL-5、IL-13；Th17 产生 IL-17 和 IL-21。由单纯干燥环境（intelligently controlled environmental system，ICES）诱导的干眼小鼠中，泪腺中促炎因子 IL-17、IL-23、IL-6、IL-1β、TNF-α、IFN-γ 和 TGF-β2 表达增加，CD4、CD8、CD11b、CD103、CD45 细胞大量浸润。

四、睑板腺的免疫特性

睑板腺是经改良的全浆分泌皮脂腺。睑板腺除了与 Toll 样受体信号有关，将人睑板腺上皮细胞暴露于细菌毒素，即脂多糖（lipopolysaccharide，LPS）中，不会诱导促炎基因的表达，但当 LPS 刺激人角、结膜上皮细胞后，可显著上调相关基因，而这些基因与防御、细胞因子和趋化因子产生趋化性、Toll 样受体信号转导通路、炎症反应和免疫应答有关。因此，目前的研究认为，睑板腺可能存在先天抗炎因子。例如，人睑板腺表达最多的基因编码白细胞相关免疫球蛋白样受体-1（leukocyte associated immunoglobulin like receptor-1，LAIR-1）能使睑板腺对免疫炎性反应产生抑制作用，因此 LAIR-1 是一种抑制免疫细胞激活、减少促炎因子产生的抑制性受体，在睑板腺上皮细胞分化期间，LAIR-1 基因表达上调，此外，子宫球蛋白（抑制炎症、杀死革兰氏阳性菌的磷脂酶 A2）、CCL28（均能抗革兰氏阳性和阴性菌微生物活性）的表达也上调。人睑板腺体内的一些蛋白转录也增多，包括 S100 钙结合蛋白 A8、A9，S100A8/9 是一种被称作钙防卫蛋白的异二聚体，在高浓度状态下，能表现出抗炎功能和抗微生物功能，使上皮细胞对细菌侵入更具抵抗力。来源于皮肤的弹力素（肽酶抑制剂 3）能抑制细菌感染；S100A7（牛皮癣素）也是一种抗菌肽。因此，睑板腺可能不发生免疫炎性反应。

五、泪膜的免疫特性

泪膜是覆盖在暴露的角膜和结膜上的水膜，泪膜的稳定是眼表健康的重要标志。泪膜是由表面的脂质层、中间的水液层以及紧贴角膜的黏蛋白层 3 层结构组成。泪膜的主要成分包括水、脂质、黏蛋白、无机盐等。脂质层主要由睑板腺分泌，水液层主要由泪腺分泌，黏蛋白主要由结膜杯状细胞分泌（图 3-3）。泪膜的水液黏液层除了氧气、代谢物和电解质外，还含有抗微生物肽、蛋白质和可溶性免疫球蛋白，采用蛋白组学技术可检测出 1500 种以上的蛋白质和 200 多种肽。泪膜中的主要抗体是分泌型 IgA（sIgA），由黏膜的相关淋巴组织产生，能中和侵袭眼表的毒素、病毒和细菌，并能促进巨噬细胞的成熟，但不参与眼部的特异性免疫反应。泪膜可通过增强角结膜上皮对 NFκB 和活性蛋白-1（active-protein，AP-1）转录因子提高对细菌入侵的抵抗力。而由高分子糖基化相关黏蛋白组成的角结膜上皮

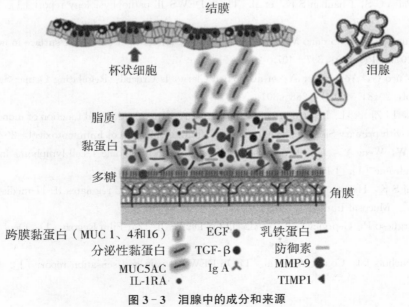

图 3-3 泪膜中的成分和来源

中的糖萼促进泪膜的稳定性。

病理状态下，泪膜稳定性的破坏常见于干眼状态下的泪液高渗环境，可通过激活 MAPK 信号通路，激活 NFκB 和 AP-1 转录因子，产生 IL-1 和 TNF-α，随后上调 MMP-9，这些因子相互影响，并进一步通过下游调控作用产生级联反应，激活一系列促炎反应的其他介质和信号通路，其中 MMP-9 由角膜上皮细胞产生，与角膜上皮细胞屏障的破坏有关。

六、眼表免疫的神经调节

由角膜神经元分泌和释放的神经肽在维持眼表的免疫平衡中起着重要作用，眼表的神经肽包括 P 物质（substance P，SP）、降钙素基因相关肽（calcitoningene-relatedpeptide，CGRP）、神经肽 Y（neuropeptide Y，NPY）、血管活性肠肽（vasoactiveintestinalpolypeptide，VIP）。这些神经肽可以参与眼表的天然免疫和特异性免疫。

SP 对免疫和眼表上皮有促炎作用，SP 可以募集单核细胞和中性粒细胞，促进肥大细胞脱颗粒，调节树突状细胞和 Th17 的成熟，因此，当将角膜神经切断后 SP 增多，能抑制 Treg 的功能，导致角膜移植术后排斥反应率增加。与 SP 相反，CGRP 抑制巨噬细胞产生炎性细胞因子、DCs 的成熟和 IL-2 的产生和增殖。因此，当角膜手术后患者泪液中的 CGRP 表达水平升高，可能是一种代偿性的免疫调节机制。对感染性角膜中的中性粒细胞的募集是通过被 CGRP 和 SP 共同促进升高的 IL-8 实现的。NPY 能调节细胞因子分泌、运输，促进辅助性 T 细胞的分化、NK 细胞的活性和活性氧的生成，同时 NPY 还能通过抑制巨噬细胞的功能来促进眼部的免疫赦免。VIP 在眼表的免疫调节中发挥多重作用，主要通过下调 TLRs、抑制趋化因子的表达、诱导耐受性的树突状细胞和限制促炎因子的释放来实现。

参考文献

［1］　李志杰，刘俊．重视眼表居留免疫细胞群的复杂性［J］．中华实验眼科杂志，2015，33（10）：865-869．

［2］　刘祖国．干眼［M］．北京：人民卫生出版社，2017：43-44．

［3］　Keino H，Horie S，Sugita S．Immune Privilege and Eye-Derived T-Regulatory Cells［J］．J Immunol Res．2018，2018：1679197．

［4］　Sullivan D A，Rocha E M，Aragona P，et al．TFOS DEWS Ⅱ Sex，Gender，and Hormones Report［J］．Ocul Surf，2017，15（3）：284-333．

［5］　Bron A J，de Paiva C S，Chauhan S K，et al．TFOS DEWS Ⅱ pathophysiology report［J］．Ocul Surf，2017，15（3）：438-510．

［6］　Galletti J G，Guzmán M，Giordano M N．Mucosal immune tolerance at the ocular surface in health and disease［J］．Immunology，2017，150（4）：397-407．

［7］　Foulsham W，Coco G，Amouzegar A，et al．When Clarity Is Crucial：Regulating Ocular Surface Immunity［J］．Trends Immunol，2018，39（4）：288-301．

［8］　Wang J，She C，Li Z，et al．In vitro impact of bisphenol A on maturation and function of monocyte-derived dendritic cells in patients with primary Sjögren's syndrome［J］．Immunopharmacol Immunotoxicol，2020，42（1）：28-36．

［9］　Liu X C，Jia Z W，Weng Y，et al．Ileocecal junction perforation by colonic T-cell lymphoma in a patient with primary Sjögren's syndrome［J］．J Int Med Res，2019：300060519894434．

［10］　Ji Y W，Mittal S K，Hwang H S，et al．Lacrimal gland-derived IL-22 regulates IL-17-mediated ocular mucosal inflammation［J］．Mucosal Immunol．2017．10（5）：1202-1210．

［11］　Willcox M，Argüeso P，Georgiev G A，et al．TFOS DEWS Ⅱ Tear Film Report［J］．Ocul Surf，2017，15（3）：366-403．

［12］　Belmonte C，Nichols J J，Cox S M，et al．TFOS DEWS Ⅱ pain and sensation report［J］．Ocul Surf，2017，15（3）：404-437．

第四章　眼表疾病相关机制的研究进展

　　眼表疾病是指损害角结膜眼表正常结构与功能的疾病。随着国内外对眼表疾病病理生理学的理解深入，眼表功能障碍的发生发展机制也有了较大进展。角膜、结膜和角膜缘构成眼表的组织被复层、鳞状、非角化上皮和稳定的泪膜所覆盖。眼表上皮与泪膜的密切关系是保证眼表健康的重要因素。因此，眼表疾病的发病机制主要归于两类：第一种是鳞状化生，杯状细胞和黏蛋白表达缺失。这与不稳定的泪膜一致，这是各种干眼症的特征。第二种类型的眼表功能障碍特点是在角膜缘干细胞缺乏的过程中，正常角膜上皮细胞被替换。建立准确的诊断对于正确处理复杂的眼表疾病至关重要。

第一节　眼表损伤的愈合机制

　　角膜和巩膜一起构成眼球最外层的纤维膜。角膜同时作为重要的屈光间质，为透明结构，其间无血管和淋巴管，是外界光线进入眼内在视网膜成像的必经之路。

一、角膜缘上皮干细胞的屏障作用

　　角膜缘上皮干细胞（LESC）位于无血管角膜和有血管结膜之间（图4-1），参与组织边界的维护，防止角膜上皮结膜化以及血管和淋巴管的侵入。LESC通过支持角膜上皮组织的修复和再生，在成人角膜的维护和修复中起着重要作用。角膜缘上皮干细胞的缺陷与角膜新生血管形成有关，包括淋巴管生

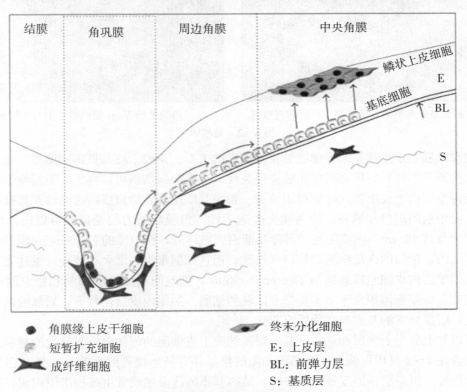

图4-1　角膜缘上皮干细胞位置示意图

成、慢性炎症、结缔组织增生、上皮异常（包括杯状细胞的存在）、Bowman 膜破裂、持续性上皮缺陷和溃疡、眼表鳞状上皮瘤变、脂质角化病等（如翼状胬肉就是局灶性角膜缘缺损导致一系列眼表病理损害的示例）。角膜由 5~6 层总厚度为 40~50 μm 的复层非角化上皮细胞组成，从前到后依次为上皮层、前弹力层、基质层、后弹力层和内皮层。最浅的上皮细胞有微绒毛和微皱襞，它们连接到泪膜的黏液层。细胞间紧密连接形成抵御病原体和液体的屏障。能够进行有丝分裂的基底上皮细胞形成最内层细胞。上皮干细胞存在于角膜缘基底上皮，角膜缘是分离角膜、结膜和下巩膜的过渡区（图 4-2a）。边缘的内折，大大增加了角膜缘的表面积，被称为 Vogt 栅栏。这些栅栏被包围在血管丛中，为从房水和泪膜中获得的营养提供额外的营养（图 4-2b）。角膜缘干细胞的一个典型特征是，它们在有丝分裂中不活跃，但同时具有高增殖潜能，这一点在瞬时扩增阶段表现出来。基底边缘上皮细胞循环较慢，这表现在标记物氚化胸腺嘧啶核苷（BrdU）长时间的追逐期内。在角膜缘基底细胞群中，假定的 LESC 的形状为长方体，与中央和周围角膜的基底细胞相比体积较小。它们具有高的细胞核比和富含异染色质的细胞核，没有明确的核仁。对来自小隔室的细胞进行的克隆分析证实，与源自中央或周边角膜区域的细胞相比，它们具有更高的增殖能力。另一方面，基质隐窝结构被认为促进了邻近血管网络，防止细胞外基质和其他细胞类型与角膜缘基底细胞的串扰。根据最近的报道，角膜缘的基底细胞含有黑色素，可以防止紫外线的伤害，而紧邻的黑色素细胞在保持干燥方面起着支持作用。

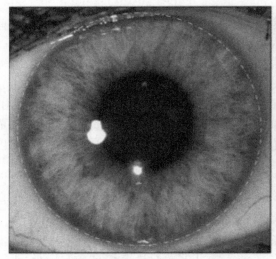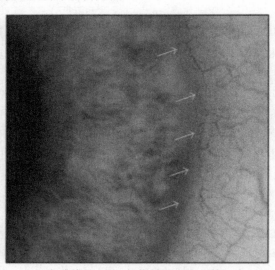

a. 角膜缘是分离角膜、结膜和下巩膜的过渡区　　b. 角膜缘的 Vogt 栅栏被包围在血管丛中

图 4-2　角膜缘

　　角膜上皮和结膜上皮是维系眼表健康的相互依存的关系。角膜上皮是抵御病原微生物侵袭角膜的第一道屏障，上皮遭受损伤后，极容易发生感染性炎症。上皮层损伤后可以再生，不留瘢痕。角膜前弹力层受损后不能再生，由上皮细胞或瘢痕组织填充。角膜基质层对维持角膜的透明性及抵抗眼内压有重要作用，损伤后由瘢痕组织修复填补，使角膜失去透明性。角膜后弹力层受损后可以由内皮细胞分泌再生，修复速度为每月 10 μm。内皮细胞的屏障功能遭到破坏后，伤口缘的 Descement 膜收缩并向基质层卷曲，数小时之内，毗邻的内皮细胞向伤口区迁徙，通过细胞重组、增大和迁徙，重建完整的内皮单层结构。当完整的单层内皮细胞重新覆盖 Descement 膜时，细胞间形成接触抑制和稳定的细胞连接。此时，参与创伤修复的细胞体积大于未参与修复区域的细胞。如果内皮损伤较重，局部的内皮细胞会形成复层及纤维化，引起异常的基底膜样物质沉积。

　　结膜在组织学上分为上皮层和黏膜下基质层。结膜上皮细胞的创伤愈合与其他的黏膜细胞相似，上皮细胞损伤通常在 1~2 日内可修复。而结膜基质的修复伴有新生血管的生长，修复过程受血管生成数量、炎症反应程度、组织更新速度等因素影响。结膜基质的浅表层通常由疏松组织构成，在损伤后不能恢复为与原先完全相同的组织，深层的组织（纤维组织层）损伤修复后，成纤维细胞增生，分泌胶原，使结膜组织黏附于巩膜，这也是内眼手术后结膜瘢痕形成的原因。

二、角膜间充质/基质干细胞

间充质/基质干细胞（Mesenchymal stem/stromal cells，MSC）属于多种非造血性成纤维细胞样细胞，这些细胞具有可塑性贴壁，并且表型为 $CD90^+$，$CD105^+$，$CD73^+$，$CD29^+$，$CD34^-$，$CD45^-$。这些细胞主要来源于成年组织，因此与诱导全能干细胞（iPSC）和胚胎干细胞相比，它们具有特殊且出色的遗传稳定性和较少的伦理问题。它们可以通过直接分化或者是营养因子的分泌来修复损伤的组织。MSCs 可以很容易地从不同来源分离出来，包括骨髓（BM-MSCs），牙髓（DPSCs），脂肪组织（ADSCs）和脐带（UC-MSCs）。并且由于它们的可塑性，可以在体外培养。MSC 通过炎性细胞因子和生长因子诱导免疫应答和组织修复。

Sachin Shukla 等专家团队已经鉴定出 MSC 并成功地将它们从角膜基质和角膜缘分离出来。据报道，与角膜缘基底膜相邻的具有间质特征（如全能分化，克隆生长和 MSC 特异性标记的表达）的不同细胞群支持角膜缘上皮干细胞的活力和潜能。它们最初在流式细胞术中被鉴定为"侧群"，并在 2005 年被称为角膜基质干细胞（CSSCs）。这些角膜缘 MSCs 也被认为存在于角膜的前外周（肢体）基质中，因此被称为外周和角膜缘基质细胞（PLCSCs）。国际细胞治疗学会（ISCT）对骨髓间充质干细胞的所有标准为：可塑性贴壁，$CD105^+$，$CD73^+$，$CD90^+$，$CD45^-$，$CD34^-$，$CD14^-$，$CD11b^-$，$CD79\alpha^-$ 和 $HLA-DR^-$，在体外分化为成骨细胞，脂肪细胞和软骨母细胞。满足这个标准，且产生具有 MSC 样特征的祖细胞，表明其在角膜损伤愈合中的潜在作用。2014 年年底，有专家将这些细胞从角膜缘基质中分离出来，并称为角膜缘源性基质/间充质干细胞（LMSCs）。

这些 LMSCs 具有以下潜能：①分化为包括角膜细胞在内的各种细胞类型；②分泌正常的角膜细胞外基质（ECM）成分，如胶原 I、lumican 和 kerato 可呈规则的层状结构；③重塑病变的角膜基质；④抑制炎症和血管生成；⑤恢复正常的角膜透明度。

三、肌成纤维细胞

组织愈合是现代医学等奥秘之一。愈合涉及复杂的过程和包括许多细胞类型，除 MCS 外，肌成纤维细胞也起到重要作用。在眼中，可从角膜到视网膜中发现肌成纤维细胞。其来源广泛，可用于修复组织损伤。角膜基质的成纤维细胞被激活后形成瘢痕，使基质层韧性增加，内皮细胞不能再生，但通过细胞肥大，扩大自体面积，移行填充内皮缺失部位，并分泌生成新的后弹力层，角膜伤口从而得到完全的修复。

第二节　角膜新生血管的形成机制

角膜是眼部重要的屈光间质，正常角膜处于透明状态，而无血管是角膜维持透明性的一个重要因素。角膜缘有丰富的血管网，严重的化学烧伤、炎症、感染、缺血等均可导致角膜缘毛细血管侵入透明角膜，形成角膜新生血管（Corneal Neovascularization）。角膜新生血管不是一种独立的角膜病，而是一种病理改变。由于维持角膜无血管的平衡因素被破坏，角膜缘的毛细血管侵入角膜周边部 1～2 mm，即可视为角膜新生血管形成。角膜新生血管的发生机制是一个极其复杂的病理过程。一般认为角膜新生血管的形成发生与角膜缘解剖及功能异常、促血管生成因子增加、抑制血管生成因子减少、免疫炎症反应、角膜水肿及缺氧等因素有关。新生血管刺激因子的过度表达与抑制因子的不足是其发生的基础。血管内皮生长因子（VEGF）、碱性成纤维细胞生长因子（bFGF）、基质金属蛋白酶（MMP）、一氧化氮合酶-Ⅱ（NOS-Ⅱ）、血小性生长因子、转化生长因子-β、肿瘤坏死因子-α 等均与新生血管明显有关。许多眼部免疫炎症性、感染性、变性性、外伤性、医源性疾病均可诱发角膜新生血管。

引起角膜新生血管形成的相关因素及其发生机制如下：

1. 角膜上皮干细胞缺乏症和角膜新生血管形成　角膜缘上皮干细胞对于上皮细胞更新和伤口缺损的闭合很重要。其寿命为 7～10 日，如果角膜屏障存在缺陷，则可以通过在缺陷边界处健康细胞的迁移和扩散来感知非有丝分裂伤口的愈合，然后进行有丝分裂细胞更新以重建组织稳态。LESC 的功能障碍或衰竭，以及干细胞环境的破坏，可能导致角膜缘干细胞缺乏症（LSCD）。导致 LSCD 的疾病可能是先天性的（如虹膜疾病），或诸如化学性灼伤和热灼伤，炎性眼病（例如，眼瘢痕性天疱疮或 Stevens-Johnson 综合征）以及与隐形眼镜相关的缺氧等。在 LSCD 中，由于 LESC 的缺少或由于促血管生成因子和抗血管生成因子之间的不平衡引起的持续性组织炎症，破坏了角膜表面的结构完整性，从而发生复发性上皮缺陷，角膜瘢痕形成，角膜结膜形成和角膜新血管形成。

2. 角膜水肿　角膜水肿是出现新生血管的必要条件但并不是唯一条件。角膜水肿时角膜疏松，组织结构内压力减少，使血管易于侵入。

3. 促血管生成因子增加　在角膜水肿条件下，各种浸润细胞所释放的各种血管生成因子可以与蛋白酶等共同发挥作用，从而导致角膜新生血管。相关研究认为，正常情况下透明角膜中存在低水平的促血管生成因子以及高水平的抑制血管生成因子。在特殊的病理情况下，促血管生成因子和抗血管生成因子之间的平衡被打破，并倾向于促血管生成因子一方，角膜的无血管状态便会发生改变，从角膜缘血管网处长出新生血管。

4. 抑制血管生成因子减少　在正常状态下血管不能长入角膜，是因为在角膜内有抑制新生血管的因子。当角膜受到损伤时，这种限制血管增生的抑制遭到破坏，新生血管得以侵入角膜。

5. 炎性反应　可以引起各种酶性介质的释放及各种炎性介质和细胞因子的释放，从而加速血管形成。角膜水肿时也可引起一系列炎症反应的发生。

6. 缺氧　缺氧可以相对地刺激血管生长。

7. 角膜神经　新生血管可沿基质神经纤维长入，因为此处血管长入时遇到的阻力最小。

第三节　眼表疾病相关分子生物学研究进展

一、眼部淋巴管与眼表疾病相关的分子生物学研究进展

淋巴管通过促进间质液的吸收以及运输抗原至淋巴结来维持组织稳态，而新生淋巴管常常会导致病理状态。更好地了解眼部淋巴管及其生成，将为防治眼部疾病提供新方案。

慢性炎症可加速眼表疾病的发生发展。在干眼诱导的眼表炎症后，VEGFR-2 或 LYVE-1 条件性基因敲除小鼠的眼表及皮肤中淋巴管和淋巴管特异性标记物明显减少，TNF-α、IL-8 和 IFH-γ 的 mRNA 水平降低，提示阻断 VEGFR-2 或 LYVE-1 能有效抑制角膜淋巴管生成，从而控制眼表炎症及神经变性，保留眼表神经元。

角膜移植成功率也与角膜淋巴管血管形成有关，其中主要是淋巴管介导了角膜移植后的免疫反应。有研究表明：在无淋巴管的血管化受体床中，移植的角膜存活率与在无血管的受体床中相同；但若受体床内存在淋巴管，则移植物存活率明显降低，提示淋巴管生成对移植物排斥反应更为重要。

二、间充质干细胞源性外泌体在治疗眼表疾病中的治疗潜力

由于间充质干细胞（MSCs）的免疫调节特性和促血管生成特性，它们被广泛用作基于细胞的葡萄膜炎、青光眼、视网膜和眼表疾病的新型治疗剂。

近期有学者发现外泌体在 MSC 的生物学功能中起着重要作用。MSC 衍生的外泌体在限制眼损伤和炎症程度方面与移植的 MSC 一样有效。注射后，由于纳米尺寸，MSC 衍生的外泌体立即迅速扩散，并显著减轻视网膜损伤和眼表的相关炎症反应。MSC 衍生的外泌体可有效抑制炎症细胞的迁移，减弱有害的 Th1 和 Th17 细胞驱动的免疫反应。MSC 衍生的外泌体能够与角膜细胞内的溶酶体融合，能够递

送 MSC 衍生的活性 β-葡糖醛酸糖苷酶并随后对累积的糖胺聚糖进行分解代谢,表明它们在治疗黏多糖贮积症Ⅶ(Sly 综合征)中具有治疗潜力。重要的是,仅在接受了 MSC 来源的外来体的动物中发现了有益作用。

三、泪腺细胞为基础治疗干眼的相关研究进展

稳定的泪膜覆盖着健康的眼表,泪膜是保护眼表免受外部环境影响的屏障。泪膜保持眼表的湿润,保护眼表上皮免于暴露和物理损伤,并保持上皮稳态。主要的泪腺(LG)分泌了眼泪的大部分水性成分。LG 还负责基底和反射性撕裂,这是由于眼表感觉刺激而引起的。但是,辅助 LG 对眼表泪液分泌的贡献程度尚不清楚。

要使眼表干细胞保持在适当位置,必须要有眼泪。因此,健康的 LG 可预防角膜和结膜上皮干细胞缺乏。泪液的流失会导致角膜上皮损伤,这与严重的炎症有关。这可以刺激角膜干细胞作为转运扩增细胞(TAC)增殖。TAC 分化为终末分化细胞,可以恢复受损的角膜上皮。连续性角膜上皮损伤促进异常细胞周期,可能导致角膜上皮干细胞不足。而且,泪水的完全丧失可能引起角膜上皮干细胞缺乏,以及眼表上皮角质化和/或角质形成细胞从皮肤侵入。因此,稳定的泪膜保证稳定的眼表微环境。

四、LG 损伤后 LG 的功能恢复和干细胞的贡献

干细胞/祖细胞已被分离并扩增用于细胞注射治疗。据相关研究报告,这种细胞注射疗法可有效恢复小鼠和人类的腺体功能。近年来一项研究表明,从未受伤成年小鼠的 LG 中分离并鉴定了上皮细胞祖细胞(EPCP)。在健康的器官中,干/祖细胞处于静止状态以维持其体内稳态。因此,这些细胞很难用特异性标记物鉴定和追踪。单层培养上皮细胞后,它们开始失去其特定特性。为了维持祖细胞的特性,在存在生长因子的情况下,它们需要复杂的细胞-细胞和细胞-基质相互作用。当以 3D 集落形式而不是单层培养 EPCP 时,孤立的 EPCP 成功形成了腺泡和导管(即在重新聚集的 3D 培养物中生长)。此外,当从成年野生型小鼠 LG 中分离出的 EPCP 被移植到 TSP-1-/-的 LG 中时。水性泪液缺乏小鼠 LG 的结构和功能得以恢复。该研究提供了第一个证据,证明正常成人 EPCP 的细胞移植可以修复动物模型中的 LG 功能障碍。

五、再生医学修复泪功能的可能性

LG 表现出复杂而美丽的上皮腺泡结构,连接导管分支结构以及来自眼表的血管和神经元网络,它们共同作用以产生和分泌眼泪。眼泪由泪液功能单位分泌,泪液功能单位由眼表,主要和附属 LG,泪点和连接它们的神经网络组成。值得注意的是,该功能单元非常复杂。LG 复合系统可维持眼表组织的健康,并反射性调节眼泪水的动态平衡。

六、CRISPR/Cas9 系统在眼表疾病研究中的应用

随着技术的不断进展,从斑马鱼与哺乳动物眼睛的发育模型和疾病模型的修饰,到纠正患者干细胞中的致病突变,CRISPR/Cas9 系统已成功应用于视觉科学和眼表疾病的研究中。配对盒基因 6(paired box gene 6,PAX6)是高度保守的转录因子,可控制前脑、胰腺以及包括角膜上皮、虹膜、晶状体和视网膜在内的眼组织的发育。作为眼形成的必需转录因子,PAX6 改变可导致各种眼部畸形,先天性虹膜缺损就是其中一种研究得较深入的类型。有研究团队进一步论证了 PAX6 在眼睛发育中的重要性,他们利用 CRISPR/Cas 系统构建了 PAX6 突变的小鼠胚胎模型,发现眼睛畸形程度取决于所产生的突变类型,最严重的畸形与 null PAX6 突变体有关。然而,此研究对于 PAX6 基因是如何调节人类角膜上皮细胞(cornea epithelial cells,CECs)的作用机制尚不清楚。

Davis 及其专家团队通过微阵列分析和定量 PCR,观察 PA 舶转基因型(PAX6 Tg)小鼠的角膜的基因表达变化,并与年龄匹配的野生型(wT)小鼠的角膜进行比较。结果发现 PAX6 在角膜中的过度

表达导致角膜异常：包括上皮细胞数量和形态的改变，新生血管的形成，免疫细胞的浸润，屏障的受损以及角膜特异性角蛋白 12（keratin 12，KRT12）的减少。这表明 PAX6 直接有助于正常角膜功能的维持。近年来，有专家团队使用 CRISPR-Cas9 系统在体外敲除 CEC 中的 PAX6 基因。通过微阵列分析和定量 PCR 方法，发现与对照组相比，缺乏 PAX6 基因的人类 CEC 中角膜上皮特异性基因（KRT3、KRT12）下调，表皮相关基因（KRTIO、IVL）上调。研究者基于研究结果得出结论——PAx6 通过抑制表皮相关基因而调节与角膜正常分化相关的基因，以保持 CEC 的细胞特性。这不仅进一步验证 CRISPR-Cas9 系统可应用于体外人类基因组的编辑，也有助进一步理解上皮细胞形成与维持的基因调控机制。

　　虽然 CRISPR/cas9 基因编辑系统的诞生时间晚，但是它的发展却非常迅速。作为最具有基础研究和临床应用前景的基因治疗技术之一，CRISPR/cas9 已成为基因组编辑领域的研究热点，并为人类眼表疾病，乃至眼科疾病的研究和治疗带来希望。一方面研究者可应用 CRISPR/cas9 技术靶向插入、替换或敲除治病基因，构建疾病的动物模型从而深入研究眼科疾病的发病机制；另一方面，CRISPR/Cas9 技术对患者的基因组进行靶向编辑的能力也进一步证明了其作为一种眼科疾病治疗策略的潜力。

　　展望未来，我们有理由相信，随着技术的不断突破，在眼表疾病的相关分子生物学领域会取得更多显著的研究成果。

参考文献

[1] Dogru M，Kojima T，Simsek C，et al. Potential Role of Oxidative Stress in Ocular Surface Inflammation and Dry Eye Disease [J]. Invest Ophthalmol，Vis. Sci，2018，59 (14)：DES163 - DES168.

[2] Li X，Kang B，Woo I H，et al. Effects of Topical Mucolytic Agents on the Tears and Ocular Surface：A Plausible Animal Model of Mucin-Deficient Dry Eye [J]. Invest. Ophthalmol，Vis. Sci，2018，59 (7)：3104 - 3114.

[3] Daniels J T，Dart J K G，Tuft S J，et al. Corneal stem cells in review [J]. Wound Repair and Regeneration，2001，9 (6)：483 - 494.

[4] Shukla S，Shanbhag S S，Tavakkoli F，et al. Limbal Epithelial and Mesenchymal Stem Cell Therapy for Corneal Regeneration [J]. Current EyeResearch，2020，45 (3)：265 - 277.

[5] Kawakita T. Regeneration of Lacrimal Gland Function to Maintain the Health of theOcularSurface [J]. Invest Ophthalmol VisSci，2018，59 (14)：169 - 173.

[6] Chen Z，de Paiva C S，Luo L，et al. Characterization of putative stem cell pheno-type in human limbal epithelia [J]. Stem Cells，2004，22 (3)：355 - 366.

[7] Ksander B R，Kolovou P E，Wilson B J et al. ABCB5 is a limbal stem cell gene required for corneal development and repair [J]. Nature，2014，511 (7509)：353 - 357.

[8] Daniels J T，Dart J K G，Tuft S J，et al. Corneal stem cells in review [J]. Wound Repair and Regeneration，2001，9 (6)：483 - 494.

[9] Dziasko M A Daniels J T. Anatomical features and cell-cell interactions in the human limbal epithelial stem cell niche [J]. The Ocular Surface，2016，14，(3)：322 - 330.

[10] Sun T T，Tseng S C，Lavker R M. Location of corneal epithelial stem cells [J]. Nature，2010，463 (7284)：10 - 11.

[11] Jawaheer L，Anijeet D，Ramaesh K. Diagnostic criteria for limbal stem cell deficiency-a systematic literature review [J]. Survey of Ophthalmology，2017，62 (4)：522 - 532.

[12] Ljubimov A V Saghizadeh M. Progress in corneal wound healing [J]. Progress in Retinal and Eye Research，2015，49 (1)：17 - 45.

[13] van Setten G B. Vascular endothelial growth factor (VEGF) in normal human corneal epithelium：detection and physio-logical importance [J]. Acta Ophthalmologica Scandinavica，1997，75 (6)：649 - 652.

第五章　眼表疾病研究动物模型

　　动物模型是研究人眼的重要工具，进行医学研究时，我们不能将安全性以及治疗机制没有完全探明的治疗方法直接施加于人身上，因此在此之前，不可避免地要使用到动物模型，另外，当眼部疾病，尤其是慢性疾病的组织标本取之不易时，动物模型更加会显得重要。

　　理想的动物模型应该尽量符合以下条件：

　　1. 通过比较解剖学能够证明该种动物的疾病组织结构与人类最接近。

　　2. 动物种属接近人类，主要指标在进化过程中得以保留。

　　3. 动物模型制作过程具有可操作性，尽量不能太复杂，最好能够适用于推广。

　　4. 动物对造模方法应较敏感，造模后，动物模型能够及时并正确反映的病理过程，能与诊断标准相一致。

　　5. 实验动物本身可以具有一定的个体差异，但成为模型之后，动物模型要求稳定，各项指标测量值波动性小，能够持续整个实验过程，且个体差异不能太大。

　　6. 造模方法要求对动物损伤小，以免因为外伤因素影响实验结果。

　　7. 动物对造模方法耐受性较好，造模后死亡率不能太高。

　　8. 如果一次造模不满意，动物模型还能够提供进一步修正的机会。

　　9. 实验动物有近交系与远交系的区别，能够反应一定的遗传差异。

　　现将眼表疾病研究中，中医治疗有一定优势的病种的动物模型简述如下。

第一节　干眼动物模型

　　干眼发病机制没有完全研究清楚，给制作动物模型带来了难度。常用于制作干眼模型的动物主要有兔、狗及鼠等，此外也有猫、恒河猴、貂及马等制作干眼模型的报道。兔为目前干眼最常用的动物模型，狗也是常用干眼动物之一，但狗比较凶猛，饲养及检查不如兔和鼠方便，价格亦较兔和鼠昂贵，因而较少应用，狗干眼模型的最大优势在于正常狗的泪腺中即存在自身免疫性炎症反应，因而它们本身即存在一定程度的干眼，这种干眼模型很适合观察抗炎药物的疗效。如果摘除狗的泪腺及第三眼睑，其干眼模型较兔更加容易成功。鼠价格便宜，抗鼠的单克隆抗体定购十分容易，因此，在干眼研究中，鼠也是常用的实验动物。由于鼠的眼球较小，有关泪液学的检查不如兔方便，而且一些模型需要特殊的技术才能得到。

　　干眼可以分为泪液缺乏型、蒸发过强型、黏蛋白缺乏型、混合型等类型，动物模型相应的也有泪液缺乏型干眼模型、蒸发过强型干眼模型以及其他干眼模型。建立泪液分泌不足型干眼动物模型的常用方法有手术摘除泪腺、使用副交感神经抑制药物、摘除性腺或者实验造成泪腺的炎症等方法改变泪腺的神经调控信息。泪液蒸发过强型动物模型可通过睑板腺烧灼改变泪膜的脂质构成，或者眼部使用低浓度防腐剂引起眼表炎症和破坏泪膜稳定性。此外，基因工程和局部干燥环境精准控制也用于建立干眼动物模型。尽管干眼动物模型模拟患者干眼的某些病理特征，但没有一种动物模型可准确重现人类干眼的全部症状和体征，特别是病理变化的多样性和疾病的慢性进展性特征。所以，准确认识每种动物模型的特征和应用范围是干眼研究和药物开发中非常重要的环节。

一、手术干预干眼模型

（一）摘除泪腺

泪腺是分泌泪液的主要腺体，手术摘除泪腺可导致基础泪液分泌减少，也可在基础泪液分泌试验（Schirmer I test，SIt）中体现其作用。然而，通过手术将犬、猫、兔及鼠的主泪腺摘除后并不能引起明显的眼表干眼症状和体征，这可能与泪腺不能干净摘除和泪液的代偿性产生有关。由于兔性情温顺，眼球大小接近人类，所以干眼模型多以兔为研究对象。Gilbard 等专家通过术中烧灼结扎兔泪腺的外分泌管，同时摘除哈德腺和第三眼睑，建立了干眼模型；术后角膜表面泪液渗透压增加，术后 2 周结膜杯状细胞密度降低。该研究团队随后使用该模型对早期开发的人工泪液进行了疗效评估。后续有研究团队在上述手术去除分泌腺体的基础上，加用了三氯乙酸灼伤球结膜，但灼伤球结膜程度难以标准化，也与自然发生的干眼病理不同。除了兔外，鼠也因其成本和维持费用相对较低成为干眼研究的常用动物。

（二）阻断神经

三叉神经眼支属于感觉神经，接受来自泪腺的感觉。去除三叉神经分支可以间接控制泪腺分泌，造成角膜上皮病理变化、泪膜的稳定性下降以及泪液分泌减少。该手术精细且复杂，一般采用兔作为模型。Toshida 等专家采用该方法切除兔的 5 mm 岩大浅神经进行造模，该模型可持续 7 日；术后第 1 日，SIt 检查提示模型兔眼泪液分泌减少，虎红染色阳性，病理检查显示结膜杯状细胞减少。也可建立相关的鼠模型，定向电解破坏小鼠三叉神经眼支后，出现瞬目减少，角膜退化、变薄；术后 7 日，所有小鼠角膜层细胞凋亡增加，基底上皮细胞增生减少。

（三）破坏睑板腺功能

采用烧灼封闭家兔睑板腺开口，导致睑板腺口堵塞，脂质不能正常排出，引起泪膜脂质层异常，从而形成干眼症。在实验中，用烧灼器逐个烧灼模型组上下睑缘处所有睑板腺开口，每个开口烧灼时间约 2 秒；烧灼后，摘除兔的第三眼睑，使泪液蒸发过强，泪膜不稳定，无法对眼表起到保护作用。这种方法对眼表的损害较大，可能造成睑板腺功能的不可逆性的破坏，而影响治疗睑板腺功能障碍药物疗效的观察。以上 2 种方法虽然制作过程简单，但是可能因为烧灼的温度和面积的大小，而对眼表组织产生不同程度的损害，影响泪膜的稳定性，不利于观察药物对睑板腺的治疗作用。后续又有研究团队改进了烧灼兔睑板腺开口制作干眼模型的方法，术后第 4 周开始角结膜染色评分稳定，说明模型的干眼程度稳定；术后第 6 周开始用质量分数 0.1% 强力霉素滴眼液进行治疗；至术后第 11 周荧光素染色及虎红染色评分比干眼模型轻，结膜炎性细胞浸润数量明显少于干眼模型。

以上几类手术各有特点，通过手术摘除泪腺及神经阻滞引起的干眼持续时间较短，而且兔的泪腺范围较大，将泪腺摘除干净需要操作者具备丰富的经验和高超的手术技巧。另外，此类方法引起的干眼症状较轻，适用于人工泪液等基本药物的筛选，但不会引起免疫炎症及眼表组织损害，故不适合模拟人类干眼慢性病程的长期状态。去势手术可以建立以泪液分泌减少为主，免疫炎症反应共同参与的干眼模型，且病程持续时间较长，常用于药物治疗干眼的疗效观察，也较适合模拟老龄人群因激素水平变化而引起的干眼，但该手术会对动物产生较大的不可逆创伤。睑板腺烧灼造模法较为简便、实用，可进一步加以改良和应用。

二、氧化应激因素干眼模型

活性氧（ROS）是在氧的线粒体呼吸过程中产生的副产物，可能破坏组织。氧化应激是细胞中发现的抗氧化剂系统和促氧化剂系统之间平衡失衡的结果。已经接受的是，由于许多急性和慢性疾病，甚至在正常衰老中，都可以在眼表中诱导 ROS 的过度表达。近期研究表明，氧化应激会损害眼表，并在干眼的发病机制中起重要作用。

衰老是干眼重要的危险因素之一，流行病学调查研究表明，干眼的患病率随年龄增长而增加，而氧化应激是年龄相关性干眼的重要危险因素之一，同时又与炎症途径的激活有关。

眼泪液含有多种抗氧化剂，可保护眼表免受某些自由基的侵害，例如抗坏血酸、乳铁蛋白、尿酸和半胱氨酸。长时间暴露于大气中的氧气以及泪膜的不稳定性，可能会在眼表引起 ROS 的过度表达。

ROS 是干眼良好的监测指标，可以反映干眼的病程和治疗效果。监测过程中可以发现 ROS 水平随年龄升高而增加，并伴随氧化酶和抗氧化酶水平的降低。也可通过降低 ROS 水平而不必着重纠正干眼周期的其他问题来治疗干眼。

（一）SOD 酶敲除小鼠实验

SOD 酶在干眼的发病机制中具有重要作用。泪膜和眼表 LG 单元中有足够水平的 SOD，谷胱甘肽过氧化物酶、过氧化氢酶、乳铁蛋白和钙抑制自由基。超氧化物歧化酶（superoxide dismutase，SOD）家族是最有效的抗氧化剂体系中的一个，它包括 3 个同工酶：SOD1、SOD2、SOD3。SOD1 占总 SOD 活性的 90%，并且它以高浓度存在于所有组织中。在对 SOD1 基因（Cu、Zn 超氧化物歧化酶 1）敲除（KO）小鼠进行的各种研究中，在多个眼组织中均显示出与氧化应激相关的损伤。

有日本学者通过 SOD1 进行了一项关于缺陷小鼠的研究，并研究了泪腺的形态变化和分泌功能。他们的研究显示由于腺泡单位萎缩和纤维化，导致泪腺功能丧失。CD4$^+$升高，T 细胞、中性粒细胞和单核细胞浸润，脂质和 DNA 损伤增加，这些均与与氧化应激有关。此外，在同一研究中，在电子显微镜下观察到，在衰老的 SOD1 小鼠泪腺中存在凋亡细胞；上皮-间质细胞化生，以及线粒体肿胀和变性。另外还观察到了睑板腺功能障碍（meibomian gland dysfunction，MGD），MGD 是加剧干眼的主要原因，造成腺体减少导致泪膜脂质减少，泪液水分蒸发增加，泪膜渗透压增加进而形成眼表面的变化，如泪膜不稳定和睑缘炎。

这些改变导致泪液数量减少，腺泡上皮细胞中分泌性囊泡的沉积以及泪腺蛋白排泄的减少。而同时，人类泪腺活检样品中的 80HdG，4-HNE 和 CD45 的免疫组织化学结果证实，氧化应激会随着年龄的增长而增加。

（二）眨眼抑制干眼模型

构建此模型时，在实验中分别用两个铁夹夹住实验兔双眼上眼睑正中近睑缘处毛发，并用丝线相互固定以此控制其瞬目运动。按固定时间（由实验前 1 小时瞬目次数的 1/3 计算）人为的使各兔瞬目 1 次，双眼操作相同，每日 8 小时（8:00～12:00，14:00～18:00），其余时间待其休息进食，持续 14 日，室内温度保持在 20 ℃～23 ℃，相对湿度保持在 40%±10%，室内无明显噪声及气流干扰。14 日后，比较实验 A 组与对照 C 组，28 日后观察实验 B 组，发现实验 A 组 7 日和实验 B 组 3 日泪流量明显减少，从第 3 日起，实验 A、B 组有大量的角膜荧光染色，BUT 时间缩短。该模型主要通过减少瞬目频率，使泪液蒸发过多，泪液中黏蛋白缺乏，眼表组织继而干燥失活，角膜上皮细胞坏死缺损，由此引起角膜上皮屏障功能的损害从而引起干眼的表现。

同时也可构建小鼠模型，同时构建眨眼抑制和慢跑小鼠模型。在眨眼受抑制的干眼小鼠模型中，浅表点状角膜病与氧化应激标志物（包括 80HdG，MOA 和 4-HNE）以及抗氧化剂相关基因［包括金属蛋白酶 9（MMP-9）和 TNF-α］的升高有关。根据这些发现，在慢跑干眼小鼠模型中，氧化应激的沉积与角膜上皮变化之间存在明显的关系。根据这项研究，可发现由于眨眼的减少和暴露于干燥压力下的角膜上皮的分化能力不一致，干眼中氧化应激的积累与角膜上皮变化之间存在很强的相关性。所以，在眨眼抑制的干眼小鼠模型中，ROS 产生的增加克服了角膜上皮的抗氧化能力。

（三）糖尿病干眼小鼠模型

涉及糖尿病诱导干眼的小鼠研究也支持氧化应激与干眼之间的联系。SIRT1 是一个与延长寿命，DNA 损伤，代谢应激，炎症和癌症相关的关键调节因子，并且与 ROS 生成有关，是一种依赖烟酰胺腺嘌呤二核苷酸（nicotinamide adenine dinucleotide，NAD）的脱乙酰基酶。而 ROS 的释放和氧化应激的产生被认为是糖尿病发病机制的关键因素。实验表明糖尿病的诱导产生与 SIRT1 和另一种抗氧化 SOD 的表达增加有关。这个过程会持续 4 周，并在随后 8 周内表达降低。实验将干眼组中的每只小鼠每日 3 次注射氢溴酸东莨菪碱，并结合低湿度环境以建立干眼模型，结果显示泪液生成明显减少，角膜荧光素染色增加，且与抗氧化功能的时间变化有关。随着疾病的进展，所有实验组均显示 HE 染色明显的病理改变。这些实验结果有力地说明了干眼确实与氧化改变有关。

（四）缺乏黏蛋白的干眼动物模型

动物模型提供了理想的工具，可以了解眼表和干眼眼泪膜功能的基本机制。为了模拟不同病因，已经出现并构建了干眼的动物模型，如智能控制环境——放置在干燥的环境或者人为的控制环境湿度、温度等；通过药物注射构建动物模型——局部给药，注射苯扎溴铵或阿托品；手术干预干眼模型构建——摘除泪腺或者睑板腺烧灼从而使睑板腺功能受损；应用毒蕈碱受体拮抗药，等等。这些模型似乎并没有直接控制黏蛋白的表达和/或精确地模拟眼表疾病的黏蛋白缺陷形式。

N-乙酰半胱氨酸（NAC）是一种黏液溶解剂和还原剂，通常被认为能够通过破坏黏蛋白二硫键而转变为低分子量黏蛋白分子。先前有研究报告显示，用 0.1M 或 10％NAC（溶于盐水）多次或长期局部滴注 1 天会导致兔眼结膜黏液层或黏蛋白样物质流失。然而，NAC 局部给药的眼表影响，仍不清楚。因此，对黏蛋白相关的泪膜动力学的清晰了解对于成功治疗伴有黏蛋白缺乏症的疾病至关重要。

通过雄性 Sprague-Dawley 大鼠每日 4 次局部施用 10％ NAC，连续 5 日，建立 NAC 治疗模型。与对照组相比，NAC 组的泪液分泌、角膜湿润能力和结膜杯状细胞数均明显减少（均 $P<0.01$）。此外，与对照组相比，NAC 组的角膜荧光素评分和孟加拉玫瑰评分显著增加（$P<0.05$ 和 $P<0.01$）。苏木精和 H&E 染色，电子显微镜下可清楚地显示出 NAC 组的上皮细胞层和微绒毛受损。同时，尽管 MUC16 基因表达并没有显著差异，但 NAC 组与对照组相比，泪膜和眼表组织的 MUC16 浓度显著增加。

三、营养缺乏型干眼动物模型（维生素 A 缺乏）

维生素 A 在杯状细胞发育和糖萼黏蛋白表达中发挥着重要作用，维生素 A 缺乏会导致泪膜的稳定性下降，泪膜破裂时间缩短。维生素 A 缺乏可能还会引起泪腺腺泡的损伤，部分患者出现水样液缺乏型干眼。部分研究表明，维生素 A 缺乏可导致角膜组织上皮细胞 Fas、FasL、Bax 表达增加及 bcl-2 表达减少，从而促进细胞凋亡。维生素 A 缺乏可引起角膜上皮不能正常生长与分化，鳞状角化细胞比例增加、周密性下降，角膜基底层发生角化，细胞分化终止，角膜上皮出现衰老和死亡。可用维生素 A 完全缺乏饲料喂养新西兰兔成功建立干眼动物模型。

四、智能环境控制系统型干眼动物模型

可通过创建智能环境控制系统，有效调控环境温度、湿度和气体流量，建立单纯环境因素诱导的干眼动物模型。该模型能够较好的模拟相对湿度低、气流量大的环境（空调房、电脑房、机舱等）引起的干眼。研究表明，上述模型中，第 14 日实验组小鼠即出现干眼表现，泪液分泌量、角膜荧光染色、杯状细胞密度、角结膜上皮细胞形态等随着饲养时间延长而加重；第 42 日，小鼠角结膜上皮出现大量细胞凋亡。

五、性激素相关动物模型

干眼在女性中的患病率高于男性，这种性别相关的干眼患病率差异在很大程度上归因于性激素，而性激素水平会对泪液分泌产生影响。随着年龄的增长，雄激素在男女人群中均可出现进行性衰减。另外，女性雄激素水平降低还与雌激素水平改变有关。围绝经期妇女卵巢萎缩，卵巢合成雌激素和雄激素减少，由于下丘脑-腺垂体-卵巢的负反馈调节作用，促卵泡激素（follicle-stimulating hormone，FSH）分泌增多，因此，组织中较多的 FSH 与 FSH 受体结合后，激活芳香化酶，睾酮和雄烯二酮被大量转化为雌二醇和雌酮，最终导致内源性雄激素减少。

有研究对雄性小鼠、大鼠、兔实施手术，使性激素分泌水平显著降低，从而导致睑板腺与泪腺上皮

细胞萎缩，分泌功能受损。模型的症状出现时间与动物种类有关，多数在术后 1 周至 2 个月，维持时间可长达 3~5 个月，主要症状表现为泪液分泌量降低、泪膜破裂时间（tear break-up time，TBUT）缩短、角膜荧光素染色评分增加；另外，透射电子显微镜下可见模型的角膜上皮细胞微绒毛数量减少、变短和肿胀，细胞间桥粒连接分离；检测角膜、结膜及泪腺相关基因蛋白的表达则发现，与促进细胞凋亡有关的 bax 蛋白表达增加，抑制细胞凋亡的 bcl-2 蛋白则表达减少，炎性因子核转录因子 κB（nuclear factor-κB，NF-κB）阳性呈中重度表达。对雌兔进行手术，研究雄激素是否有稳定泪膜的作用，结果显示雄激素可以在一定程度上缓解干眼。

在智能控制环境条件下，也可控制药物因素。将小鼠饲养于相对湿度≤30% 的环境中，皮下注射氢溴酸东莨菪碱，每日 4 次，建立混合型干眼模型。通过结膜注射肉毒杆菌毒素 B 至泪腺，同时加以环境湿度 20%~35%、风速 400 ft/min、温度 70 ℃~75 ℃调控可造模成功。

干眼模型的建立以泪液动力学的四个过程（泪液的生成、分布、蒸发、清除）为基础，任何环节发生异常均可导致患者眼表的改变，进而引起干眼。不同病因可诱导不同类型的干眼，干眼动物模型多种多样，但尚无一种模型能准确模拟干眼频繁发生、逐渐恶化、机制复杂的特点。在临床实践中应不断改善原有动物模型，并探索新的适合、准确的动物模型。

第二节　角膜疾病动物模型

动物使用最多的是兔，主要优点是：眼球大，便于制模操作和观察；双眼观察可避免个体差异的影响；与人类角膜在大体形态学上具有相似性；医学工作者对兔角膜模型总体上较熟悉。角膜病种类很多，主要有感染性与非感染性两大类，感染性和外伤性（在后文中详述）角膜病动物模型建立相对而言较为简单，而非感染性，如免疫性角膜病的动物模型复制就较困难。

一、细菌性角膜炎模型

角膜层间接种法：将含 280 个活金黄色葡萄球菌的 20 μL 菌液以 22 号针头注入健康兔角膜实质层内，6 小时即出现早期角膜炎症状，24 小时出现典型症状。角膜无血管，体内的非特异性抗菌物质难以到达角膜实质层，注入的细菌大量繁殖，该模型操作简便，细菌计数可定量，科研应用价值高。

二、单纯疱疹性角膜炎模型

（一）划痕法

用针头在兔角膜中央划痕，将一定滴度的病毒悬液滴入结膜囊，用眼睑摩擦角膜表面 30 秒，3 日后即可形成 HSK。该模型制作简便，成模率高。

（二）滴入法

将一定滴度的病毒悬液滴入结膜囊后，仅用眼睑摩擦角膜表面 30 秒，亦可形成 HSK。

三、真菌性角膜炎模型

（一）滴入法

将一定滴度的真菌悬液滴入结膜囊后，仅用眼睑摩擦角膜表面 30 秒，可形成真菌性角膜炎。

（二）划痕法

用针头在兔角膜中央划痕，将一定滴度的真菌悬液滴入结膜囊，用眼睑摩擦角膜表面 30 秒，可形成真菌性角膜炎。

（三）注射法

用 22 号针头将一定滴度的真菌悬液注入角膜基质层，可形成真菌性角膜炎。

（四）去除角膜中央上皮法

在兔结膜下注射氟羟氢化泼尼松，1 日后去除角膜中央上皮，将标准菌株接种于角膜上皮缺损面，戴角膜接触镜，睑裂缝合 24 小时后取下接触镜，打开眼睑。

真菌性角膜炎自然病程长，动物模型建立的时间亦较长，无论使用何种方法，建立的模型均易自愈。

四、棘阿米巴角膜炎模型

注射法：激素点眼或在兔结膜下注射后，将棘阿米巴原虫悬液注入兔角膜基质内，建立了棘阿米巴角膜炎模型，并诱发角膜炎症反应及角膜坏死。激素可降低局部免疫细胞的抑制作用，有利于棘阿米巴角膜炎的形成。

五、损伤型细菌性角膜炎动物模型

角膜环钻法：表面麻醉后家兔眼局部轻度麻醉表现，用环钻压迫角膜无反应，先后用 7 mm 和 4 mm 直径角膜环钻轻轻按压角膜顺时针旋转，造成环行刨伤。拉开眼睑成杯形，1 mL 注射器吸取 2×10^9/mL 菌液滴于兔眼 0.1 mL/眼，感染单眼。此方法操作简单，成模率高。

六、角膜新生血管（CNV）模型

（一）烧烙法

用烙铁片直接作用于角膜而形成。这种造模方法破坏较大，易导致角膜穿孔，且实验动物安全性以及造模成功率无法保证，故目前已很少有人应用。

（二）角膜缝线法

动物选择兔，冲洗结膜囊，眼表面麻醉 3 次，开睑器开睑，采用三角针（3/8）穿 1-0 丝线，于上方角膜作 3 针缝线，缝线上端距角膜缘约 2.5 mm，缝线埋入角膜基质层的长度约 3.0 mm，在角膜表面留线头长约 1.0 mm。术后第 3 日可见新生血管生长，第 18 日新生血管生长旺盛。该模型新生血管生长特点是新生血管沿缝线两侧呈局限性生长，其主要机制是缝线反应，角膜缝线损伤后 2 小时，IL-1α 和 IL-β 表达显著增多，在 24 小时达到顶峰，IL-1α 比 IL-1β 有更强的促血管增殖作用，可见，IL-1 充当了角膜新生血管形成早期的重要介质。优点在于操作简便，有利于观察和比较新生血管生长情况，可排除化学方法的化学药物对防治药物的影响，对角膜损伤小，防止术后感染较其他方法容易。有关大鼠缝线诱导角膜新生血管文献报道不多，这可能与在大鼠角膜基质层缝线稍深容易穿孔、稍浅容易脱线，并易受虹膜血管干扰有关，所以实验动物一般使用兔。

（三）角膜碱烧伤法

实验动物选择兔，不宜选用过重白兔，因为体重超过 4.5 kg 不易诱生出角膜新生血管，全身麻醉后点眼局部麻醉，用棉签拭去过多水分，直径 7 mm 滤纸片浸泡在浓度 1 mol/L 氢氧化钠溶液中 10～20 秒，然后置于角膜中央共 2 分钟，第 1 分钟后，加用 4 mol/L 氢氧化钠溶液 25 μL 点在滤纸中央，再留置 1 分钟，然后用 15 mL 平衡盐液冲洗 60 秒。无须点抗生素。碱烧伤所用试剂除氢氧化钠之外，还有硝酸银、硝酸钾等。模型形成过程可分为三期潜伏期（伤后 2 小时以内）、血管形成期（27 小时角膜缘血管网就有血管芽生长并朝烧灼区方向延伸并且不断吻合分枝，72 小时长入角膜，7 日到达烧灼区）、血管退行期（化学烧伤 1 周 CNV 开始，1 个月时仅有少数大血管存在，角膜基本恢复透明，仅有血管本身造成的混浊）。模型机制为导致多形中性粒细胞（PMNL）等炎性细胞与新生血管形成相关因子浸润角膜基质，然后新生血管增殖。该模型非常逼真地再现了角膜碱烧伤的病理状态，是研究炎症性新生血管发生机制和治疗的重要手段。其缺点是很难定量性分析，此外，烧灼使角膜易患细菌性角膜炎和角膜溃疡。

（四）角膜囊袋鉴定法

整体过程分为两步：缓释内毒素聚合物药丸的制备、角膜囊袋制作。

1. 缓释内毒素聚合物药丸的制备

（1）内毒素：缓释内毒素聚合物药丸的制备：用乙烯-醋酸-乙烯脂聚合物（Elvax）珠采用高纯的己醛清洗至分光光度纯，在室温下将聚合物溶于二氯甲烷至 10%（W/V）最终浓度，将一定比例 E.Coli 内毒素与 10%Elvax 混合并强力搅拌至均匀悬液。内毒素药丸的计算公式：所需内毒素百分比 $=\dfrac{X}{0.1+X}$，$X=\dfrac{内毒素质量（mg）}{10\%Elvax 溶液体积（mL）}$。根据具体需要的浓度，制备不同浓度的内毒素聚合物药丸。例如，需要制备内毒素浓度 20% 的药丸，代入公式为 $20\%=\dfrac{X}{0.1+X}$，算出 $X=0.025$，即用 2.5 mg 内毒素溶解于 100 mL 10%ELvax 溶液即可配制。

（2）bFGF：bFGF 缓释药丸由缓释剂聚甲基丙烯酸-2-羟乙酯（Hydron）和一定量的诱导剂 bFGF 混合而成，在 bFGF-Hydron 缓释药丸中加入一定量的硫糖铝（sucralfate），制成 Hydron 包裹的 bFGF-sucralfate 缓释药丸，可有效地稳定 bFGF 的生物活性，减缓 bFGF 的释放。

2. 角膜囊袋制作　所有手术步骤均在无菌条件下进行，兔麻醉后点眼表面麻醉，在角膜中央作 1.5 mm、1/2 角膜厚度切口，向 6 点位潜行分离 1/2 厚角膜囊袋，至距角膜缘 2.0 mm 处，采用玻璃套管植入制备好的缓释药丸，将囊袋切口重新复位，以便愈合。

兔角膜囊袋鉴定法是研究新生血管最常采用的方式之一。常采用的诱导剂有内毒素、bFGF、VEGF、二氧化硅等。CNV 与局部内毒素呈剂效依赖关系。用浓度为 15% 内毒素聚合物能获得显著的角膜新生血管生长，仅伴有轻微的角膜水肿，能诱生适宜的 CNV 动物模型，内毒素浓度过高则引起显著的角膜炎症，基质混浊而且新生血管生长易融合，影响新生血管测量和计算的准确性，浓度太低则诱导力度过小，不适合模型的要求。内毒素诱生的 CNV 继发于炎症反应，并且炎症刺激反应与新生血管的诱生呈正相关，内毒素诱生新生血管过程可能受巨噬细胞分泌的 bFGF 因子调控，并且被巨噬细胞分泌的其他因子如肿瘤坏死因子-α 和转化生长因子-β 放大。当然，炎性反应并不是新生血管诱生的先决条件，像 bFGF、VEGF 等缓释聚合物诱生的则是非炎症性 CNV。该模型与角膜基质肿瘤植入术、热烙术、物理化学灼伤诱生的 CNV 模型相比较，其最大的优点是新生血管定向成束生长，重复稳定，测定和定量分析的准确性明显提高，并且可采用计算机图像分析系统进行每日连续动态定量测定，方便与对照组比较。而 bFGF 诱导 CNV 模型的优点在于 bFGF 作为新生血管的直接刺激因子，可排除炎症等间接新生血管刺激因素，这对于特定的新生血管抑制剂的疗效评价有重要意义，便于定量分析，稳定性和重复性俱佳且经济实用。

第三节　结膜炎动物模型

结膜炎可分为感染性与非感染性结膜炎，感染性结膜炎临床治疗效果较好，研究比较充分，因此，建立模型的意义并不大，且可参照感染性角膜动物模型的建立方法。非感染性结膜炎中的变应性结膜炎是眼科常见病，患者的症状主要是眼部瘙痒及烧灼感，常伴有结膜水肿、充血及眼睑水肿等体征，虽然临床已选用血管收缩剂、局部肥大细胞稳定剂、抗组胺药、糖皮质激素及非糖皮质激素消炎药等多种药物治疗变应性结膜炎，但目前还没有一种药物令人完全满意。因此，如果需要评估新药的疗效及研究变应性结膜炎的病理生理，建立动物变应性结膜炎模型的意义就显得非常重要。

一、感染性结膜炎模型

可参照感染性角膜炎模型建立方法，主要采用滴入法与注射法，在此不再赘述。

二、变应性结膜炎模型

变态反应虽然有四大类变态反应，但眼部变态反应主要是肥大细胞介导的Ⅰ型变态反应。枯草热性结膜炎、春季角膜结膜炎、特应性角膜结膜炎、巨乳头状角膜结膜炎均主要参与Ⅰ型变态反应。用于诱发Ⅰ型变态反应的方法较多，常用的动物有大鼠、豚鼠及小鼠。

（一）卵白蛋白诱发的主动变应法

给大鼠或豚鼠腹腔注射卵白蛋白磷酸缓冲液（PBS）1 mL（含卵白蛋白100 pg，硫酸铝钾10～20 mg，pH 7.4）免疫。14日后，各眼滴1 mol/LDL-二硫基苏糖醇（DDT）10～20 μL，以消除结膜黏液屏障，提高攻击效果。15分钟后，对于判断血管通透性变化的动物，静脉注入0.125%伊文思蓝（1.25 mg/100 g）溶液1 mL，并立即用5%卵白蛋白PBS液10 μL滴眼攻击；对于判断临床及组织学改变的动物，仅用5%卵白蛋白PBS液10 μL滴眼攻击，不注射伊文思蓝。将卵白蛋白给大鼠腹腔注射，使其产生IgE抗体，IgE与结膜组织中肥大细胞的Fc受体结合而主动致敏。当用抗原进行局部攻击时，引起激活的肥大细胞脱颗粒释放过敏介质，从而使局部血管的通透性增加，并伴有局部嗜酸细胞浸润。注入伊文思蓝，可渗出于眼组织内，引起组织水肿，根据结膜水肿程度、嗜酸细胞浸润及肥大细胞脱颗粒程度、以及结膜组织提取液的光密度，判定血管通透性变化，以反映结膜变态反应的程度。DDT是黏液溶解剂，可破坏结膜黏液屏障功能，使卵白蛋白这种大分子物质可以穿透人结膜，与组织内的IgE抗体结合，增强眼部变态反应。本法是抗Ⅰ型变态反应药物常用的筛选方法，方法客观、简便、快速（攻击后10分钟即出现明显的结膜炎症状，30分钟达高峰，1小时后消失）并可定量，筛选的结果与临床效果基本吻合。给药途径与给药时间由受试药物的药效学与药动学特点决定。

（二）卵白蛋白诱发的被动变应法

将由卵白蛋白致敏的豚鼠或大鼠的血清10 μL注射于正常豚鼠或大鼠结膜下使其被动结膜致敏，24小时后进行抗原攻击。对于判断血管通透性变化的动物，静脉注射1 mL 0.1%伊文思蓝溶液，内含卵白蛋白100 μg；对于判断临床改变及组织学改变的动物，仅静脉注射1%卵白蛋白PBS液10 μL攻击，不注射伊文思蓝。

将致敏豚鼠或大鼠的血清（内含丰富IgE抗体）给正常豚鼠或大鼠结膜下注射，IgE与结膜的肥大细胞的Fc受体结合，使之被动致敏。当抗原攻击时，引起肥大细胞释放过敏物质，从而导致局部血管通透性增强及结膜嗜酸细胞浸润，通过测定伊文思蓝渗入眼睑及结膜的量及嗜酸细胞计数，可反映结膜变态反应的程度。本法是抗Ⅰ型变态反应药物常用的筛选方法。

（三）由空气携带抗原诱发法

取雌性hatley豚鼠或SWR/J雌性小鼠，用10 μL微量移液管，将豚草粉（ambrosiaartemisiaefolia）1.25 mg喷入动物鼻孔和结膜下穹窿部，每日1次，连续5日，豚鼠在第8～第12日再加强1次。在第15日对豚鼠或第8日对小鼠进行抗原攻击，将豚草粉125 mg喷于结膜下穹窿部。根据结膜充血的程度及嗜酸细胞浸润及肥大细胞脱颗粒程度判定结膜变态反应程度。用豚草粉反复接触正常豚鼠或小鼠的鼻黏膜及结膜，刺激结膜组织产生特异性IgE抗体，附着于结膜的肥大细胞Fc体使之主动过敏。当抗原攻击时，抗原-抗体结合，引起局部肥大细胞脱颗粒释放过敏物质，从而使局部血管的通透性增加，引起结膜充血及水肿，并伴有局部嗜酸细胞浸润。本法是抗枯草热性结膜炎药物及其他抗过敏药物的筛选方法，在动物免疫之前用药，用药日数与喷豚草粉的天数相同，每日滴药次数由受试药物的药效学及药动学特点决定。本方法应用hatley豚鼠和SWE/J小鼠所显示的临床和组织学过敏反应最明显。

（四）组胺诱导法

对豚鼠静脉注射伊文思蓝溶液1 mL（1 mg/mL），40分钟后对实验动物眼局部滴20 μL受试药物。局部用药后30分钟，麻醉豚鼠，用织胺300 ng/10 μL结膜下注射攻击，或组胺溶液25 μL（7.5～10 g/mL）滴眼攻击，对反应定量。组胺为过敏介质，是引起变应性结膜炎的主要成分，组胺结膜下注射后可直接引起结膜血管通透性增强导致组织水肿。

（五）5-羟色胺（5-HT）诱导法

对大鼠静脉注射伊文思蓝 1 mL（2.5 mg/mL）。20 分钟后对实验动物眼局部滴受试药物 20 μL。30 分钟后，麻醉动物，用 5-HT100ng/10 μL 结膜下攻击治疗眼，对反应定量。5-HT 为过敏介质，5-HT 结膜下注射后可直接引起结膜血管通透性增强导致组织水肿。

第四节　眼表损伤动物模型

一、角膜外伤模型

（一）碱烧伤法

以直径 5 mm 环钻在定性滤纸上打孔，用电子天平称量，取干重 0.15 mg 的滤纸片，放在培养皿内用塑料袋密封，环氧乙烷消毒备用。Wistar 大鼠，体重 200～250 g，雌雄兼有，裂隙灯显微镜下检查双眼附属器和眼球前段排除眼部病变，实验前 3 天双眼滴 0.3% 妥布霉素。全身麻醉后表面麻醉，用小棉棒吸去表面泪液。用镊子夹住已制备好的滤纸片，微量加样器吸取 15 μL 1 mol/L 的 NaOH 溶液滴于其上，将直径 5 mm 的圆形滤纸贴于角膜中央，烧灼 30 秒，移去滤纸后，立即用生理盐水 60 mL 而冲洗结膜囊，以 0.5% 新霉素眼液滴眼。此类灼伤的临床表现是通过炎症细胞的浸润和基质成纤维细胞的活化而加剧的先天免疫应答而产生的。可产生广泛的角膜缘干细胞缺乏及新生血管生成，适用于再生医学对眼表修复研究。

（二）液态芥子气损伤法

全身麻醉动物，并表面麻醉眼表，将一内径 8 mm、长 20 mm 的玻璃管（两端开口）垂直置于兔眼角膜（水平位）中央，稍加压，然后将 0.2 mL 99.6% 液态芥子气或同体积的生理盐水分别注于左右眼玻璃管内，使液体浸没角膜前极 1 mm 上，开始计时，3 分钟后将管内溶液吸尽，并立即用自来水连续冲洗 5 分钟。液态芥子气早期可损伤整个角膜上皮和前弹力层，继而由于角膜失去上皮的保护和炎性反应而逐渐形成溃疡，最终导致角膜穿孔和眼球萎缩。由于芥子气为高浓度液态、脂溶性毒剂，而角膜上皮细胞正是亲脂性的，因此坏死后的角膜上皮细胞带着残余的芥子气随着泪液和分泌物侵犯到结膜和眼睑，仍可引起一定程度的结膜充血水肿和眼睑肿胀，甚至导致眼睑皮肤损伤并出现脱毛，这些情况可能会影响观察。且此方法最终殃及的是整个眼球，无论结局上是眼球萎缩还是角膜葡萄肿，视功能都已丧失殆尽，即使损伤再轻一些，角膜未发生穿孔，眼球形态完整而只留下角膜白斑，由于大量新生血管的存在，角膜移植最终也多会因排斥而失败。因此，使用时要严格把握实验目的。

二、眼球穿通伤模型

气枪射击法：兔全身麻醉后，用自制气枪自兔耳根后缘与眼球正中连线的角膜缘内 1 mm 沿角膜平面射击，气枪子弹从面鼻根部射出，形成前段眼球破裂伤模型。本方法制作时采用自后向前射击的方法，可以避免了对兔其他器官及组织（如大脑、心脏等）损伤。成功的动物模型的标准是：气枪弹击伤后造成角巩膜伤口，伤口直径大于 8 mm（参照人眼球破裂伤的伤口大小标准，约为人眼的平均角膜直径 11 mm），房水溢出，虹膜脱出或晶状体脱出，随即 15～60 秒发生眼球内出血自伤口处溢出。本方法避免了重复击打眼球，一般都能一次成功将眼球打破，而又能保留眼球壁的完整性，与人的创伤性眼球破裂情况基本一致，同时模型制做简单、重复性好，便于对比研究。

参考文献

[1] 林启，吴康瑞，邵毅. 氧化应激因素在干眼中的实验研究 [J]. 国际眼科杂志，2019，19（12）：2053-2055.
[2] 王未琢. 干眼动物模型与干眼药物研发 [J]. 中华实验眼科杂志，2018，36（12）：956-961.

［3］ 胡锦东，刘新泉. 干眼动物模型研究进展［J］. 山东大学耳鼻喉眼学报，2017，31（4）：109－113.

［4］ Sahu A，Foulsham W，Amouzegar A，et al. The therapeutic application of mesenchymal stem cells at the ocular surface［J］. Ocul Surf，2019，17（2）：198－207.

［5］ Dogru M，Kojima T，Simsek C，et al. Potential Role of Oxidative Stress in Ocular Surface Inflammation and Dry Eye Disease［J］. Invest Ophthalmol Vis Sci，2018，59（14）：163－168.

［6］ 董子奕，马伊. 睑板腺功能障碍动物模型的研究进展［J］. 中国城乡企业卫生，2020，35（5）：64－66.

［7］ Navas A，Magaña-Guerrero FS，Domínguez-López A，et al. Anti-Inflammatory and Anti-Fibrotic Effects of Human Amniotic Membrane Mesenchymal Stem Cells and Their Potential in Corneal Repair［J］. Stem Cells Transl Med，2018，7（12）：906－917.

［8］ 刘保松，白明，彭孟凡，等. 基于中西医临床病症特点的干眼动物模型分析［J］. 湖南中医药大学学报，2020，40（1）：114－116.

［9］ Li X，Kang B，Woo I H，et al. Effects of Topical Mucolytic Agents on the Tears and Ocular Surface：A Plausible Animal Model of Mucin－Deficient Dry Eye［J］. Invest Ophthalmol Vis Sci，2018，59（7）：3104－3114.

［10］ Honkanen R，Huang W，Huang L，et al. A New Rabbit Model of Chronic Dry Eye Disease Induced by Complete Surgical Dacryoadenectomy［J］. Curr Eye Res，2019，44（8）：863－872.

［11］ 张艳艳，刘红玲，张红，等. 人羊膜上皮细胞混悬液治疗兔急性角膜碱烧伤的实验研究［J］. 国际眼科杂志，2017，17（10）：1823－1829.

［12］ 晏聃，赵壮红，马林昆，等. 单纯疱疹病毒性角膜炎动物模型制备［J］. 国际眼科纵览，2017，41（3）：204－209.

［13］ 蔡新雨，邱明磊，杨炜. 常见角膜疾病家兔动物模型的建立［J］. 陕西医学杂志，2007，36（7）：893－894.

［14］ Kethiri AR，Raju E，Bokara KK，et al. Inflammation，vascularization and goblet cell differences in LSCD：Validating animal models of corneal alkali burns［J］. Exp Eye Res，2019，185：107665.

［15］ 刘馨甜，石妍. 单眼感染性角膜炎患者健眼的病理生理变化［J］. 中华实验眼科杂志，2020，38（3）：220－223.

［16］ 顾顺，武志峰. 动物眼部新生血管模型的研究进展［J］. 国际眼科纵览，2013，37（1）：43－47.

［17］ 魏欣，王琳，邓应平. 家兔常见角膜新生血管模型的建立［J］. 国际眼科杂志，2012，12（3）：444－446.

［18］ Kethiri A R，Raju E，Bokara K K，et al. Inflammation，vascularization and goblet cell differences in LSCD：Validating animal models of corneal alkali burns［J］. Exp Eye Res，2019，185：107665.

［19］ Kang Y，Li S，Liu C，et al. A rabbit model for assessing symblepharon after alkali burn of the superior conjunctival sac［J］. Sci Rep. 2019，9（1）：13857.

［20］ 颜华，李凤玲，陈松，等. 眼外伤动物模型的实验研究［Z］. 天津医科大学总医院，2009.

［21］ 韩金栋，颜华. 外伤性玻璃体积血动物模型的建立及其自然转归的研究［J］. 眼外伤职业眼病杂志，2008，30（11）：833－835.

第六章　　眼表疾病检查法

在检查诊断眼表疾病时，其步骤是：首先为临床检查（Schirmer 试验，泪膜破裂时间 BUT 及荧光素钠染色等），之后为实验室检查（泪渗透压及蛋白电泳），最后为组织学检查（活检及印迹细胞学检查）。

第一节　角膜知觉检查

角膜是机体神经末梢分布密度最高的人体组织之一，因此角膜的感觉非常敏感，是结膜的 100 倍，所以角膜感觉是人体最敏感的防御反射之一，它与眼及全身许多生理及病理改变均有密切的联系。怀疑角膜知觉改变时可做此检查，对于准确的诊断眼部及全身许多疾病并判断其发生、发展及转归均有重要意义。

操作方法

（一）棉絮检查法

此法为临床上应用最广泛的一种检查法，将消毒棉签头端的棉花捻成一条细长的棉絮，并折弯使之与棉签呈 45°，在安静环境下，以棉丝纤维从受检者侧面接近并轻轻触及患眼角膜，以检查角膜知觉的有无。角膜知觉正常者，可立即出现反射性瞬目（闭睑动作）；若瞬目反射迟钝或低于对侧眼为角膜知觉减退；若不发生瞬目反射，为角膜知觉消失。此法只能定性即感觉有无，不能定量。

（二）角膜知觉测定器检查法

角膜知觉测定器检查法包括毛发式角膜感觉仪、弹簧式角膜感觉仪、Cochet-Bonnet 角膜感觉仪、Shimmor 角膜感觉仪、光电磁式角膜感觉仪、气流式非接触性角膜感觉仪等。

根据检查的需要，可以多次、重复测试，记录结果。检查过程中，避免患者头部眼部的摆动，防止刺激物对角膜上皮的损伤，检查前，应避免点眼药，因为某些眼液会改变角膜感觉阈值，检查后局部滴用抗生素滴眼液预防感染。

第二节　裂隙灯检查

一、常用检查方法

（一）弥散照明法

照明裂隙完全打开并弥散，是裂隙灯常用的检查方法，照明光源斜向投射，投射观察角 45°（30°～50°），并充分开大裂隙，使眼表处于一种弥散照明状态（图 6-1）。用高亮度、低倍显微镜进行观察。

（二）直接照射法

本法又称裂隙灯显微镜检查法之基础。其基本特点是裂隙灯和显微镜的焦点重合。光源从左侧或右侧呈 40°～65°投射到角膜组织上，将显微镜的焦点投射到被检查组织上从而对组织进行细微地观察。

1. 宽间隙　如将裂隙放宽至 1 mm（图 6-2），以便检查以前用弥散光线照射法用低倍镜所见的病变，或发现以前所未见到的病变。

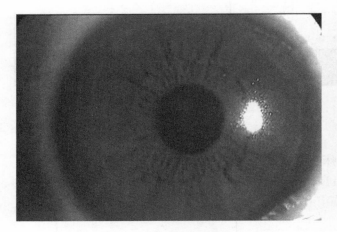

图 6‑1　裂隙灯弥散照明法

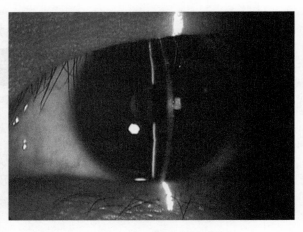

图 6‑2　宽间隙检查眼前节

2. 窄间隙　如将裂隙缩小，即为窄光照射，当缩小至 0.5 mm 以下时，即可成光学切面（图 6‑3）。

3. 圆锥光线　由此小圆孔发出圆锥形光线。当次圆锥形光线照射到前房中时，房水混浊可以被检查出来（图 6‑4）。

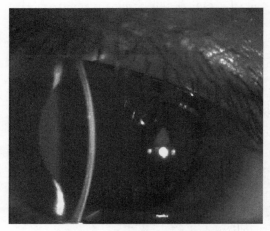

图 6‑3　窄间隙观察角膜切面

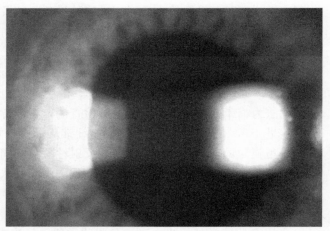

图 6‑4　圆锥形光观察前房

（三）后部反光照明法

借后部反射回来的光线检查透明的、半透明的、正常的和病理的组织，检查时将裂隙灯的焦点照射于目标后方的不透明组织上或反光面上（图 6‑5），而显微镜的焦点调整到被观察的组织上，一般用于

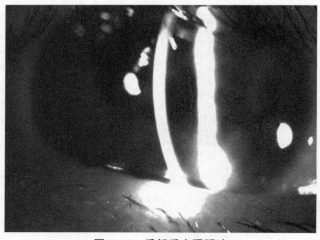

图 6‑5　后部反光照明法

检查角膜浸润、角膜褶皱等。

（四）镜面反光照射法

镜面反光照射法利用照射光线在角膜或晶状体表面形成的表面反光区，与直接焦点照射法的光学相重合，利用此光区，检查此处的组织（图6-6）。

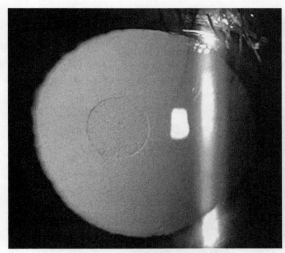

图6-6　镜面反光照射法

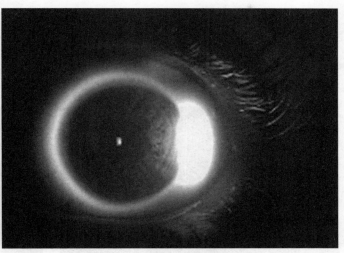

图6-7　角膜缘分光照射法

（五）角膜缘分光照射法

角膜缘分光照射法常用于检查角膜浸润、角膜沉淀物、角膜血管、角膜水肿和角膜瘢痕等病变（图6-7）。

（六）间接照射法

间接照射法是角巩膜缘分光照明法与后方反光照射法的联合应用。

二、眼表观察内容

睑缘：睑缘肥厚、腺体开口处肿胀、睑板腺口凸出等，倒睫和双行睫在内的睫毛异常、炎症、溃疡、睑缘不规则、泪小点异常、睑外翻、睑内翻等。

结膜：炎症、分泌物、形态改变（如滤泡、乳头、瘢痕、角化、膜形成、假膜、溃疡、既往手术）、缺血、异物、滤过泡等。

巩膜：炎症（如感染性还是自身免疫性），溃疡，瘢痕，变薄，结节，缺血等。

角膜：上皮，有无缺损和点状角膜病变、水肿等；基质，包括有无溃疡、变薄、穿孔、浸润［浸润部位（中央、周边、旁中央）、密度、大小、形状、数量（卫星灶）、深度、浸润边缘的特点（化脓、坏死、伪足、软性、结晶、颜色］和水肿等；内皮层；异物；角膜营养不良；既往的角膜炎症（变薄、瘢痕和新生血管）；既往屈光手术；角膜荧光染色（见角膜染色章节）等。

前房：深度、包括细胞和闪光在内的炎症征象、前房积脓、纤维渗出和前房出血等。

前部玻璃体：是否存在炎症等。

第三节　泪功能检查

一、裂隙灯检查

详见第二节。

二、泪河高度检查

泪河高度检查指荧光素钠染色后，裂隙灯显微镜下投射在角结膜表面的光带和下睑缘光带交界处的泪液液平（图6-8）。正常泪河切面为凸形，高度为0.3～0.5 mm。

三、水样泪液的生成（Schirmer试验）

Schirmer试验（Schirmer's test）分为Schirmer Ⅰ和Schirmer Ⅱ试验，Schirmer试验应在安静和暗光环境下进行，检查最好在室温16 ℃～20 ℃，相对温度60%～70%。滤纸条5 mm×35 mm，检测的是泪液分泌分泌情况（图6-9）。

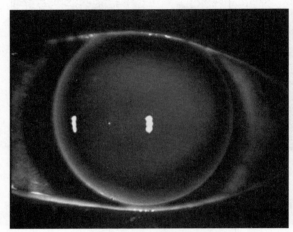

图6-8　泪河高度检查

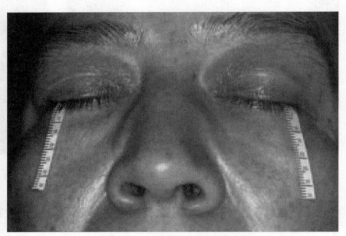

图6-9　Schirmer试验

（一）Schirmer Ⅰ试验

测量泪液分泌总量实验，将泪液分泌试纸置入被测眼下方结膜囊的中外1/3交界处，嘱患者向下看或轻轻闭眼，5分钟取出滤纸，测量湿长。无表面麻醉的Schirmer Ⅰ试验正常＞10 mm/5min。使用表面麻醉药时检测的则是基础泪液分泌情况，使用表面麻醉药的Schimer Ⅰ试验正常＞5 mm/5min。如果应用表面麻醉药，在置入滤纸条之前应该先轻轻的清除结膜囊内多余的液体。

（二）Schirmer Ⅱ试验

检查反射性分泌有无缺陷，使用表面麻醉药，将试纸置入被测眼下方结膜囊的中外1/3交界处，嘱患者向下看或轻轻闭眼，用棉棒刺激鼻黏膜，5分钟后取出滤纸，测量滤纸湿长。滤纸湿润长度＞10 mm，反射性泪液分泌正常。Schimer Ⅱ试验可帮助鉴别Sjögren综合征患者，其因鼻黏膜刺激引起的反射性泪液分泌显著减少。尽管单次测量结果异常的意义不大，但是连续的一致的不正常的结果高度提示泪液的不足。

四、泪膜破裂时间（tear breakup time，BUT）

泪膜的稳定性的检测，下睑结膜滴入0.125%荧光素溶液1滴（约0.01 mL），裂隙灯显微镜下观察，用钴蓝光观察角膜泪液膜，嘱患者眨眼3～4次，自最后1次瞬目后自然平视眼至角膜出现第1个黑斑的时间，计算为泪膜破裂时间（图6-10）。正常人泪膜破裂时间为15～45秒，＜10秒为泪膜不稳定，当瞬目后泪液膜不能完整遮满角膜，BUT值零。荧光素泪膜破裂时间的测定应当在滴用任何滴眼液和以任何方法操作眼睑之前进行。如果泪膜破裂反复出现在同一部位，则提示该部位局部前基底膜异常。

五、荧光素清除试验/泪液功能指数

眼表泪液的清除和更新可以通过许多种检查来评价，包括荧光素清除试验和泪液功能指数。这些试

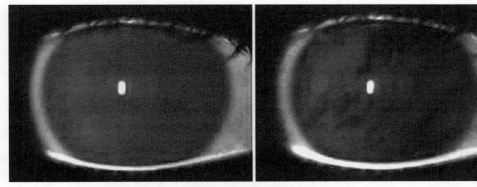

图 6 - 10　泪膜破裂时间试验

验的施行是将一定量的荧光素染料滴入眼表，然后将 Schirmer 滤纸条置于眼表，观察下方泪河残留染料的颜色，并与标准的颜色梯度进行比较。这项试验可以评估泪液产生、泪液容量和泪液的排除。

六、泪液渗透压测定

泪液渗透压测定在干眼的诊断和严重程度分级中是一种更为敏感的方法。泪液的渗透压与泪流成反比，长时间闭眼，泪液蒸发减少，渗透压下降，干眼时泪渗透压增高。泪液实验室渗透压系统（图6-11），是一种在芯片上实验室测定方法，只需要 50 nL 的泪液就可以测量。正常人的渗透压为（304±104）mOsm/L（Giraldi 1978）。

七、泪液乳铁蛋白（lactoferrin，LF）含量测定

泪液乳铁蛋白反映泪液分泌功能。泪液乳铁蛋白含量下降是诊断干眼一个敏感、客观的指标。乳铁蛋白是泪液中含量最多的蛋白质，是由泪腺分泌的。据报告，在 Sjögren 综合征和其他原因引起的泪腺功能障碍的患者中，泪液乳铁蛋白的含量降低。

八、泪液蕨样变（羊齿状物）试验（tear ferning test，TFT）（图 6 - 12）

TFT 可了解泪液电解质和糖蛋白含量的比例。

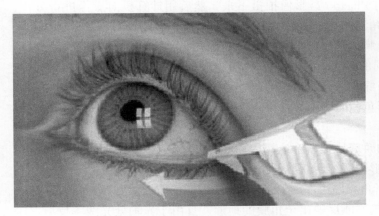

图 6 - 11　泪液实验室渗透压系统检测

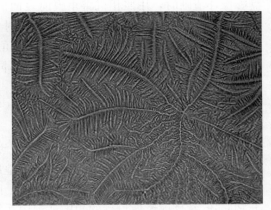

图 6 - 12　泪液蕨样变试验

第四节　角膜地形图检查

角膜表面形态的细小变化将直接影响眼的屈光状态，影响眼的视功能。了解角膜的形态不仅对理解角膜正常的生理功能有意义，而且对角膜病理状态的诊断有较大的帮助，对角膜病变（如圆锥角膜）的

早期诊断、治疗等方面发挥作用。角膜地形图（corneal topography）测量的精确度不受角膜病变的影响，对患有角膜上皮缺损、角膜溃疡和角膜瘢痕的角膜进行检查，仍能得到具有参考价值的数据。角膜地形图检查对于角膜屈光手术术前患者的筛查及术后疗效评估均具有重要意义。利用角膜地形图可以全方位的了解角膜形态特点，包括角膜曲率图、角膜前后表面高度图、角膜厚度图等。

一、角膜地形图的原理和组成

角膜地形图是利用计算机辅助的眼前节分析系统对全角膜表面形态进行精确测量，并以彩色形态图的形式对测量结果加以记录分析，包括角膜前后表面高度图、角膜前后表面曲率图、全角膜厚度图等。可根据临床角膜病变特点，选取所需角膜数据信息。由于测量原理的差异，不同型号眼前节分析系统的测量值略有差异。

用于检查角膜地形的方法有多种，常用的定性方法有 Placido 盘检查法，定量方法有角膜曲率计检查，而计算机辅助的角膜镜摄影是至今最详细及能定量反映全角膜形态的检查方法，这些方法的应用及发展，使临床更快及更准确了解角膜的真正形态。

（一）Placido 盘投射系统

系统可根据需要将许多同心圆环投射到角膜，并将每一圆环分割成多点，最多时可使之达到 14000 个点，使角膜表面形态得到精确的分析。Placido 盘检查法为角膜表面形态的定性检查法，根据 Placido 盘映像可以估计角膜形态的改变，影像呈同心圆为正常角膜，影像呈规则椭圆形表明角膜有散光，影像呈梨形则表明角膜为圆锥角膜，影像呈不规则形则表明角膜呈不规则散光。

（二）角膜曲率计检查法

角膜曲率计检查法是对角膜表面进行定量检查的方法，此方法通过计算距角膜中央 1.5 mm，相距 90°的四个点的距离来定量测量角膜曲率，目前在临床应用十分广泛，它具有设计简单及容易操作的优点。但从其设计原理可以看出，角膜曲率计仅检查角膜中央 3 mm 区域前表面的屈光状态，而且由于其最大曲率与最小曲率的轴互相垂直，因而它不能详细正确的反映角膜表面的形态。

（三）基于 Placido 盘设计的角膜地形图系统

基于 Placido 盘设计的角膜地形图系统是基于拍摄 Placido 盘在角膜反射影像而计算出角膜前表面地形的角膜地形图系统，其方法为在角膜前旋转一 Placido 盘，当调整焦距至反射于角膜表面的 Placido 盘影像环清晰时，用照相机将角膜前表面的 Placido 盘影像拍摄下来，然后用计算机对影像进行分析，它测量的是 Placido 盘环在角膜反射的反射角。一般它可提供角膜表面 5000～8000 个数据共分析。为了使临床应用方便，目前已将颜色应用引入角膜地形图分析（即彩色色码图），通过颜色可以直观的显示出角膜表面的屈光情况。不同的颜色在不同的等级有其相对应的屈光度，热颜色（如红色、橙色、黄色）表示角膜屈光力高，冷颜色（如蓝色、绿色）表示角膜的屈光力较低，正常角膜彩色色码图从中央到角膜缘颜色由热色逐渐变化到冷色。在彩色色码图中，常用两个颜色等级来描述角膜的形态：绝对等级和相对等级。

（四）非基于 Placido 盘反射影像设计的角膜地形图系统

基于 Placido 盘反射影像设计的角膜地形图系统所获取的角膜地形的方法存在以下缺点：

1. 由于投射与反射的光学原理，对位于角膜周边部的 Plasido 影像可能不能反射到照相机，因而基于 Placido 盘反射影像设计的角膜地形图系统不能反映出全角膜的地形，且由于光轴处光线不反射，也不能形成反射影像。

2. 角膜地形是通过角膜各点对 Placido 盘的反射状态而确立的，角膜某点对光线的反射状态只与此点的屈光状态有关，而屈光力与此点的角膜曲率半径有关，与角膜地形参考平面的高度无特定关系，因而基于 Placido 盘反射影像所获取的角膜地形只是角膜表面的屈光力角膜地形，不是真正的角膜地形。在角膜屈光性手术中，角膜真正的地形对手术效果有较大的影响，因为它直接关系到角膜屈光手术的手术质量。为了获取角膜真正的角膜地形，目前非基于 Placido 盘反射影像所设计的角膜地形图系统已设计出来，并已投放市场，它们主要是 PAR 角膜地形图系统及 Orbscan 角膜地形图系统。

（五）图像监视系统

对投射到角膜上的圆环图像进行实时观察、监测和调整，当角膜图像处于最佳状态时，才将图像储存起来，以供分析。

（六）计算机图像处理系统

将储存的角膜图像先数字化后，再进行分析。采用计算机彩色编码技术将角膜不同曲率和屈光力总值用各种不同颜色表示。冷色（深蓝色、浅蓝色）代表平坦的角膜部分（弱屈光力），以暖色（红色、橙色、黄色）代表陡峭的角膜部分（强屈光力），中间色为绿色。上述色彩又被分为 15 个级阶，每个级阶代表一定的屈光度，从暖色到冷色，每个相邻级阶的屈光度差值是相等的。这些颜色相当于地形图中的分层设色法，有定量分析和定性诊断的功能（图 6 - 13）。

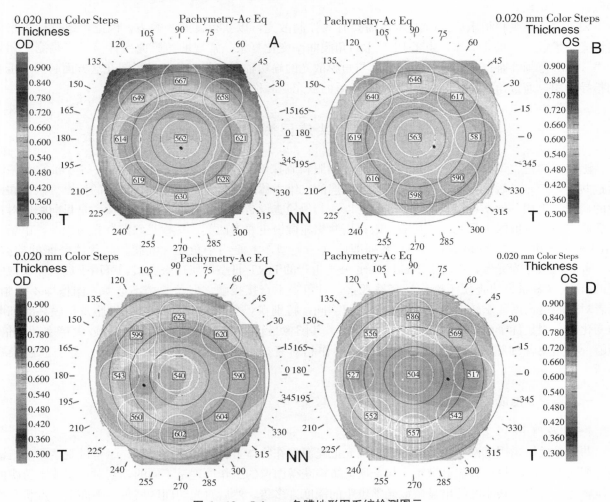

图 6 - 13　Orbscan 角膜地形图系统检测图示

二、角膜地形图在眼表疾病中的应用

1. 正常角膜地形图 Placido 映象环为同心圆，边缘光滑、完整、无畸变，映像环之间的距离大致相等，角膜中央区位于视轴中心偏颞上方，由中央区向旁中央区屈率逐渐变小，呈圆形、蝴蝶结等形态图形。角膜光学中心因人而异。

2. 角膜地形图检查对于角膜屈光手术术前患者的筛查及术后疗效评估均具有重要意义。利用角膜地形图可以全方位的了解角膜形态特点，包括角膜曲率图、角膜前后表面高度图、角膜厚度图等。

（1）通过角膜曲率图可以测量到最大和最小角膜屈光力及其所在子午线、角膜表面规则性指数、角膜表面非对称性指数等。亚临床圆锥角膜筛选标准为角膜中央最大屈光力＞46.5 D，利用（I-S）值可以筛查可疑圆锥角膜病例（异常 I-S 值＞1.4～1.7），利用角膜地形图形态特点也可进行相应筛查。

（2）通过角膜前后表面高度图可以初步判断角膜弯曲状态，以中央 5 mm 区角膜高度值为主，其中前表面高度正常值＜＋12 μm，＋12～＋15 μm 为可疑圆锥角膜，＞＋17 μm 则高度提示圆锥角膜；后表面高度正常值＜＋17 μm，＋17～＋22 μm 为可疑圆锥角膜，＞＋22 μm 则高度提示圆锥角膜。

（3）通过角膜厚度图可以测量各点角膜厚度变化情况，尤其是观察最薄点角膜厚度变化，对于圆锥角膜筛查具有重要价值。另外，根据检查目的不同也可以进行其他角膜图形的选择，如角膜后表面曲率图、角膜净屈光力图等。

（4）边缘角膜变性：地形图的典型表现为局部屈光力增大，局部角膜明显变薄，可呈现角膜变性区局限性凸起现象。

（5）穿透角膜移植术后：PKP 术后需要有效控制散光，以获得良好的视力，因此，通过拆线来调整散光是术后一个重要措施。由于 PKP 术后角膜曲率变化复杂，常规的角膜曲率计检查只是测量角膜中央 3 mm 范围，难以确定缝线的松紧度与角膜散光的确切轴向变化，角膜地形图在这方面起到了重要的指导作用，通过角膜地形图可发现 PKP 术后的散光是对称性还是非对称性散光。

第五节　共焦显微镜检查

随着眼科检查设备的不断更新，近年开发的眼科临床型共焦显微镜（confocal microscope）是一项通过共聚焦激光显微镜技术，能观察到角膜各层的三维立体图形，且无明显创伤风险的检查方法。在角膜的病理、生理、创伤愈合及疾病诊断中有以往其他检查设备无可比拟的优势，被认为是目前临床对角膜病研究最有价值的工具之一。目前，眼科用共焦显微镜主要有两类，一种是以卤灯光为光源，市场上 NIDEK 公司生产的 Confoscan（CS）系列即属这一类型，主要用于角膜、虹膜、晶状体表面的检查；另一种是以激光为光源，市场上 Heidelberg 公司生产的 HRT Ⅲ 型即属这一类型，可用于玻璃体及视网膜的检查。CS 系列检查便于操作，容易观察，对角膜不直接接触，但角膜稍不透明，图像即不清晰，后者对角膜透明度要求较前者低，且由于光源不同，特别在观察角膜缘 Langhans 细胞及结膜杯状细胞的变化时，明显优于卤灯光源的共聚焦显微镜，其图像最佳分辨率精度高达 1 μm，放大倍率 800 倍，能够分析角膜各细胞层形态。但后者较前者操作相对复杂，探头需与角膜直接接触，易引起感染和不适。

一、原理和组成

（一）原理

共焦显微镜采用了两个光系统，一组聚光把光源聚在物体上做光学切面，另一组镜做观察，两组镜头有相同的焦距，故称共焦显微镜。与普通显微镜获得图像的工作原理是不同的，它对透明或半透明的物体做光学切面，其厚度超出显微镜光学焦距的深度许多倍，然后对光切面区域每一平面上以点状和裂隙状的连续共焦扫描，从而获得一个极好的图像对比。

共聚焦显微镜从基础学的研究到目前的临床上的应用，经历了 30 多年的时间。

（二）组成

共焦显微镜由以下三大部分组成：

1. 主机　由一个一维的扫描裂隙装置和一个与图像光路相一致的物体聚集盘，在一维的光切面上做三维的点状分层扫描。

2. 光学传输系统　敏感的光学图像与装置，把连续、同步的光扫描信号传到计算机屏幕上显示并记录在电脑的硬盘内。

3. 计算机分析系统　通过系统自带的分析软件，可对记录在电脑里的图像进行分析。一般来说，不同厂商生产的共聚焦显微镜带有厂商自主研发的分析软件，彼此之间不能互相通用和兼容。

二、共焦显微镜在眼表疾病中的应用

（一）观察泪液膜

在共焦显微镜下，正常泪膜为一弧形的反射亮带，但不能分辨泪膜的层次，其厚度的测量结果和用另一些设备或化学方法所得的结果不一致，目前这方面的研究不多。

（二）观察正常角膜各层细胞组织结构、神经的创伤愈合

1. 正常角膜在临床共聚焦显微镜下的主要表现（图6-14）

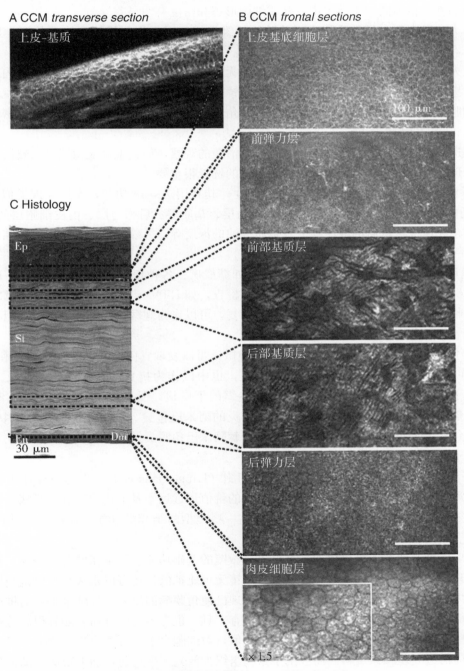

图6-14　角膜共聚焦显微镜下角膜各层结构

（1）正常人的角膜上皮的3层细胞均清晰可见。角膜的表层上皮在组织学上为复层扁平上皮，在临床共聚焦显微镜下表现为大的胞体，丰富的胞质，细胞核大而明显可见，细胞边界清楚，为透光区，但形态不规则。中间为规则的柱状上皮细胞层，与基底细胞联结。上皮基底细胞因细胞密度大、形态规则，排列整齐以及有很明显发亮的细胞边界，且上皮基底细胞下有细小珠状的神经丛，在前弹力层处呈一白线状。所以图像上很容易被识别。

（2）前弹力层是由胶原纤维构成，无细胞结构，所以在共聚焦显微镜下不显示。

（3）基质区的主要细胞成分为角膜基质细胞，角膜的基质细胞在正常条件下仅能见细胞核，但在暗背景光下，能见到角膜基质细胞的内部联结情况。浅基质和深基质层内的角膜基质细胞密度有差异，越接近上皮细胞，角膜基质细胞的密度越高，而近内皮细胞时，密度下降。故浅基质层内细胞密度明显高于深基质层内细胞。在不同的年龄组中，基质细胞形态和密度有明显差异。

（4）后弹力层是由与角膜基质相类似的胶原纤维组成，因无细胞结构，故在共聚焦显微镜下未见图像。

（5）正常人角膜内皮细胞的形态与内皮显微镜无明显差别，但共聚焦显微镜检测到内皮细胞形态清晰并具有立体感。角膜内皮细胞在临床共聚焦显微镜下观察，是由一层扁平的、有规则镶嵌的六边形细胞构成，在细胞与细胞之间有紧密的连接。正常人角膜内皮细胞密度、细胞形态与年龄密切相关，内皮细胞的密度随年龄的增长而下降。

当角膜的透明性较差时，角膜内皮显微镜不能清楚的观察，但共聚焦显微镜可以较清楚的观察到角膜内皮细胞的形态和密度，这在临床中对手术方式的选择很重要。

2. 观察并能准确测出活体角膜各个部分的厚度　其利用 Z-scan 功能，作用原理类似 A 型超声波。利用 Z-scan 功能，可以得出自角膜上皮层、前弹力层、基质层、后弹力层、内皮细胞层的反射波图形，可据此测量出角膜厚度、基质的混浊程度及基质混浊的深度等。另外，共焦显微镜可以准确显示任一图像的深度，这一功能具有重要的科研和临床价值。

3. 观察角膜各层是否有组织的病理学改变　如糖尿病、各种角膜变性和角膜营养不良等对角膜神经的损害及神经的创伤愈合。但还要结合临床其他检查，如 RTVue OCT、裂隙灯显微镜的检查等。角膜创伤愈合的临床研究，对创伤修复以及神经的恢复，可以作为观察评价的辅助手段，但科学价值目前是有限的。

4. 对感染性角膜病有辅助诊断价值　共聚焦显微镜可以发现真菌性角膜的真菌菌丝和孢子（图 6-15），阳性率在 95% 以上，在临床诊断中极具价值，也中以作为抗真菌治疗的评价手段。当治疗有效时，菌丝和孢子的数量会减少，并且形态上也是萎缩的干燥状，但是共聚焦显微镜不能鉴定真菌的菌种；临床共聚焦显微镜也可以观察到棘阿米巴角膜炎的阿米巴包囊，能活体观察到角膜中存在的菌丝、孢子、阿米巴包囊等，对快速诊断真菌性角膜炎和棘阿米巴角膜炎及评价疗效有重要意义；还可以用来判断角膜移植术后是否有真菌的复发。

5. 对某些免疫性角膜病，可以发现朗格汉斯细胞（Langerhans cell），作为免疫性角膜病或角膜移植术后免疫排斥反应的辅助诊断，但在临床诊断中的价值还远远不及上述感染性角膜病诊断价值重要。

6. 共焦显微镜作为一种非侵入性工具，来评估一些类型的结膜炎（如特应性的、SLK 上方边缘性角结膜炎）是有用的。

总之，临床医师及研究人员可以通过共聚焦显微镜的基础功能进行临床的各种研究，其对活体角膜解剖、生理病理学及角膜病方面的研究是其他显微镜无可比拟的，还可以永久性的保留受检者的资料在计算机数据库内，以备随时查询。共焦显微镜的出现已使角膜病的研究和诊断水平向前推进了一大步。

但共焦显微镜只是比裂隙灯显微镜更高级的检查工具，也有不足的方面。如有很多检查结果不是特异性的，对某些感染性角膜病的诊断有重要参考价值，对细胞水平的观察尚需要改进和发展，对临床疾病诊断方面也尚需进一步积累资料。而且由于角膜组织为低光水平反射，加上眼球运动，限制图像的获得，常可导致低信号噪声比。有些患者还有强光刺激造成的眼部不适感，这些均有待于共焦显微镜的完

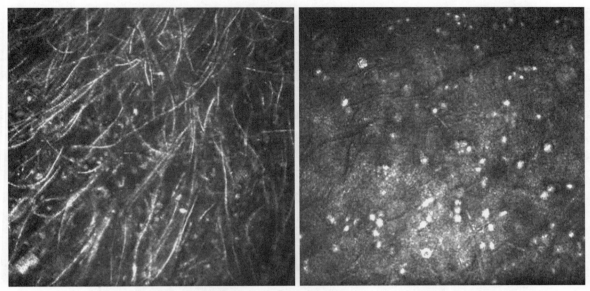

图 6-15　角膜共聚焦显微镜显示角膜组织中菌丝（左）及孢子（右）浸润

善，更多的应用及发现，有待使用者的不断研究和开发。

第六节　角膜内皮显微镜检查

1919 年，Vogt 最早描述在裂隙灯下，用高倍镜看到镜面反射的活体角膜内皮细胞，但未被眼科医师们在临床上充分利用。1968 年，Maurice 设计、改装、试制成功，并命名为镜面反射显微镜。此后，又经 Bourne、Laing 等加以改进、完善，终于能对活体角膜放大到 100 倍以上的内皮细胞进行形态观察、密度计算、图像拍照、录像，而获得重要资料。因此，角膜内皮显微镜又译为临床镜面反射显微镜（clinical specular mecroscope，CSM）。但其主要功能就是对角膜内皮细胞的形态学变化进行临床观察（图 6-16），故翻译为角膜内皮显微镜。

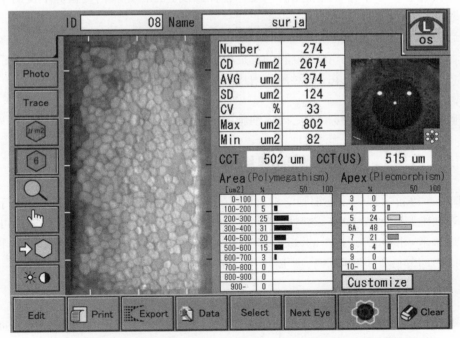

图 6-16　非接触式 TOMEY EM 3000 内皮显微镜的角膜内皮显微图像

一、原理和检查方法

（一）原理

当一束光横贯一个非同质性介质时，多数光线能被输送过去，但有一定比例的少量光束会在界面处被反射回来，即镜面反射原理。如光线由空气中射入眼内时，遇到第一个非同质界面是角膜上皮层，再经角膜进入前房水时，所遇第二个非同质界面是角膜内皮层。因此，在这两个界面处可以出现镜面反射现象。在检查角膜内皮细胞层时，照明的角度一定要避开反光的上皮细胞层，而将焦点稍向后移至内皮细胞层。

（二）检查方法

受检者头部放置在托架上，角膜内皮镜自动取像，根据所拍摄的照片分析角膜内皮细胞的形态、大小；点击细胞数目分析角膜内皮的细胞密度，也可以应用计算机直接分析角膜内皮的细胞密度及大小。

（三）结果分析

1. 定性分析　正常的角膜内皮细胞呈六角形，镶嵌连接成蜂巢状，且边长一致，直径 18～20 μm。进行角膜内皮镜检查时，要注意观察细胞大小是否一致、细胞形态是否一致、细胞内或细胞间有无异常结构和黑区出现等。

2. 定量分析　细胞密度即每平方毫米含有的角膜内皮细胞个数。角膜内皮细胞密度随年龄增加均值有差异。成年人正常角膜内皮细胞密度为（2600～3000 个/mm^2，儿童角膜内皮细胞密度>3000 个/mm^2。此外，还可以用平均细胞面积、细胞面积变异系数、六角形细胞百分比等作为指标进行分析。

二、角膜内皮显微镜在眼表疾病中的应用

（一）内眼手术术前对角膜内皮细胞的筛查评估

由于内眼手术中很多因素都可直接对角膜内皮细胞造成损伤，导致术后角膜内皮细胞的丢失，因此改进手术技巧、保护角膜内皮细胞，在减少内皮细胞的丢失率，是临床上评价内眼手术（尤其是白内障手术）重要的手段。

（二）诊断某些眼病

对后部多形性角膜营养不良、虹膜角膜内皮综合征以及 Fuchs 角膜内皮营养不良的早期诊断有重要的辅助价值。

（三）评估某些疾病对角膜的侵害

如虹膜睫状体炎或青光眼时，由于虹膜的炎症或眼内压升高，可对角膜内皮细胞造成一定程度的损伤，应用角膜内皮镜检查可了解并评估对角膜内皮细胞损伤的程度。

（四）其他

对穿透角膜移植和角膜内皮移植术后内皮细胞的变化进行随访。

第七节　角膜结膜印迹细胞学检查

1977 年 Egbert 等首次报告印迹细胞学检查（impression cytology），是一种简单易行、无创伤、可重复进行的眼表面细胞学检查方法。这项技术，时常代替组织活检，具有简单、快速、可重复、无痛无损伤等特点。近年来，随着实验技术的改进，这种方法被越来越多的应用于角结膜微生物感染的诊断、角结膜细胞分泌物的分析等多种眼病病理生物学研究。

一、原理

Egbert 等在研究干眼患者的结膜杯状细胞改变时，发现一种有微孔的滤膜在眼表面黏附片刻后，能够得到杯状细胞分泌的黏蛋白的印迹，通过染色显示黏蛋白的分布，可以间接反映杯状细胞的分布和

数量。因此，印迹细胞学技术是用醋酸纤维素滤纸或生物孔膜粘取角、结膜上皮细胞层，经固定染色或免疫组织化学染色等方法，通过研究细胞形态结构、细胞间的连接及其他成分（如炎性细胞），鳞状上皮化生的程度以及杯状细胞的情况（图6-17）。

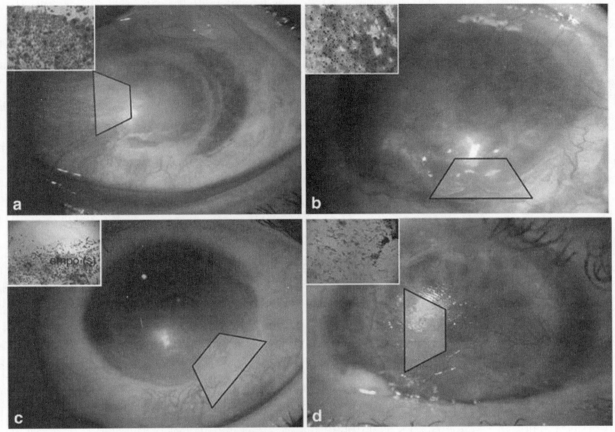

图 6-17　不同类型的角膜缘干细胞缺乏症的角膜结膜印迹细胞试验

二、操作方法

　　患者结膜囊内滴表面麻醉药，充分开睑，用棉拭子吸干泪液，将醋酸纤维素膜用无齿镊取出黏附在要检查的结膜及角膜上（图6-18），用玻璃棒稍加压使其贴附于检查区表面约10秒取下，并置于10%甲醛液或快速固定液固定。标本一般采用PAS加苏木素染色以突出显示杯状细胞所含的黏蛋白和细胞的细胞核。也可以根据需要采用苏木素-伊红染色等其他方法。阳性结果，细胞核为深蓝色，杯状细胞的胞质为红色，上皮细胞的胞质为淡蓝色。看不到胞质红染的杯状细胞为阴性结果。

三、临床意义

　　1. 干眼在临床活跃期，结膜上皮表现为鳞状上皮化生，由正常无角质化、分层的分泌上皮细胞持续

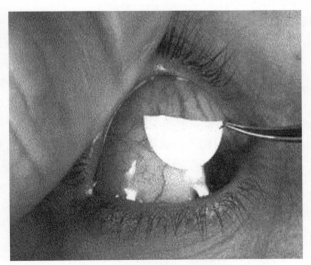

图 6-18　角膜结膜印迹细胞试验操作方法

可逆的转变为无分泌性角质化上皮。眼表上皮的鳞状化生程度与病变的严重程度相平行，为一种早期判

断眼表角质化的重要方法。

2. 结膜化程度　杯状细胞是反映眼表健康的重要指标，标本中杯状细胞的密度、上皮细胞核形态、核/质比（N/C）值及胞质颜色等指标可以综合判定。一般认为，当球结膜杯状细胞密度小于一定量时，提示眼表异常，而角膜表面一旦发现有杯状细胞存在，则表示角膜结膜化开始，杯状细胞数量可间接反映结膜化的程度。

3. 检测病毒抗原　单纯疱疹性角膜炎在活动期可以检测到 HSV-1 抗原，帮助临床对不典型单纯疱疹性角膜炎病例或混合感染明确诊断。用 HSV-1 抗体的药盒，采用免疫组化的方法，可检测病毒抗原的存在。采用不同的抗体，也能对支原体的感染进行特异性的诊断。

4. 检测 CD4 和 CD8 淋巴细胞　通过免疫组化的检测，用抗 CD4 和 CD8 的单克隆抗体标记来完成检测。在眼表免疫性疾病或同种异体组织细胞眼表重建术后，对临床判断免疫排斥反应有应用价值。由于免疫细胞组化染色技术需要对细胞标本反复处理，而免疫细胞组化染色技术所需的细胞标本数量较大，目前用改良印痕细胞学技术（或用多聚磺醚滤纸）可获取。

第八节　角膜相干光断层成像技术检查

1991 年，Huang 等于首先报道光学相干断层成像技术（optical coherence tomography，OCT），OCT 作为一种新型的眼科影像诊断技术，它具有快速、高效、非侵入性、非接触性的特点。眼前节 OCT 具有裂隙灯显微镜，超声生物显微镜及共聚焦显微镜等眼科检查所起不到的独特作用，临床医师及研究人员可以通过 OCT 这些基础功能进行临床的各种研究。

一、OCT 的原理

OCT 的成像原理和 B 型超声影像类似，但后者使用的是声波，而 OCT 使用的是光波测量，是利用光波对眼内组织进行断层扫描，可观察活体眼前节及眼后节细微的形态结构，能为我们提供类似低倍光学显微镜下组织病理切片的二维横切面图像或者三维立体图像。通过测量光线反向散射或反向反射的回声时间延迟和振幅来测量距离。OCT 利用低相干干涉仪，在低相干干涉仪里，反射光和参考光发生了共振和干涉（类似在池塘投下两枚石子，产生的波相互干扰一样），形成低相干的光信号，即 OCT 的信号被计算机采集获得。与 B 型超声的成像原理极为相似，可达到每秒 25000 次轴向扫描图像，使敏感度和图像获取速度大大提高。

二、眼前节 OCT 的临床应用

1. 角膜厚度的测量　OCT 可以测量整个角膜在不同部位的厚度数值，与 A 型超声角膜测厚不同，特别是角膜透明性较差时，可以用 Visante 眼前节 OCT 进行影像学的形象表达（图 6-19）。

2. 角膜病变的部位、浸润深度、形态观察　各种感染性角膜病病变、角膜肿瘤、角膜变性与角膜营养不良如圆锥角膜等，便于术前评估及手术设计。

3. 翼状胬肉下角膜形态、角膜厚度的测量，作为选择手术方式的重要依据。

4. 角膜外伤　板层或者全层裂伤观察，角膜异物的部位深度；角膜化学伤（酸、碱烧伤）及角膜热烧伤的形态观察及厚度的测量。

5. 角膜移植、角膜屈光手术　术前评价，术后观察角膜植片与植床的对合情况，测量植片与植床厚度；术前评价，术后角膜瓣愈合情况的观察及测量角膜瓣厚度。

三、发展前景

目前，可应用于观察角膜的 OCT 有 Visante 眼前节 OCT 和 Optovue 前后节一体的 RTvue OCT。

1. Visante 眼前节 OCT　是应用 1300 nm 波长的低干涉光，其扫描深度为 3～6 mm，扫描宽度为

16 mm，轴向分辨率是 16 μm，横向分辨率是 60 μm。Visante 眼前节 OCT 除了检查角膜整体形态外，主要用于检查虹膜和角膜的解剖关系，以及前房内的各种变化，使检查者可以获得较为完整的动态信息，但对角膜局部病变的观察远不及 RTvue OCT。

　　2. RTvue OCT　　是应用 820 nm 波长的低干涉光，其扫描深度为 3 mm，扫描宽度为 3 mm，轴向分辨率是 5 μm，横向分辨率是 10 μm。RTvue OCT 比 Visante 眼前节 OCT 分辨率更高，因此，它的角膜成像层次更清晰，RTvue OCT 主要用于观察角膜局部病变的深度、范围大小以及疗效评估等，如浅层病变可以行准分子激光治疗性角膜浅层切（phototherapeutic keratectomy，PTK）治疗，深层病变可以考虑行板层角膜移植术，全层病变可以行穿透性角移植术等。

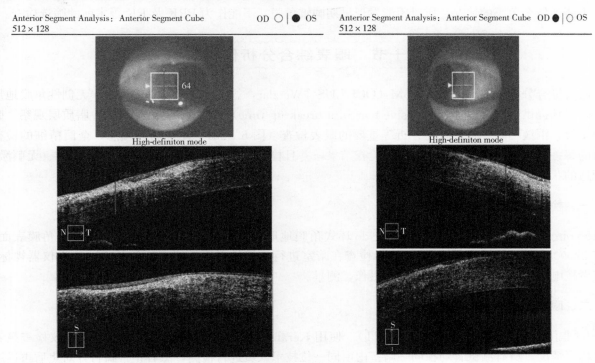

图 6‑19　角膜 OCT 影像

第九节　角膜曲率计检查

　　所谓角膜曲率半径指自角膜屈光面任意一点到角膜圆心的距离。根据 Purkinje 现象，1856 年 Helmholts 首先设计出角膜曲率计，角膜曲率计用来测量角膜前表面的曲率半径，具有简便、快速、无创、价廉等优点。近年来，随着角膜屈光手术在临床开展，角膜曲率检查已成为不可缺少的检查项目之一。

一、角膜曲率计原理

　　现在临床主要使用的有 Bausch and Lombqe 角膜曲率计和 Javal schiots 角膜曲率计。

　　1. Javal schiots 角膜曲率计　　又称角膜散光计（keratometer），可测量角膜各子午线上的弯曲度，从而判断角膜有无散光及程度。为双像距离固定而改变光标大小的角膜曲率计（固定双像法角膜计）。

　　2. Bausch and Lombqe 角膜曲率计　　为临床常用，其测试光标固定而改变双像距离（可变双像法角膜计），是双像系统可变的一种角膜曲率计。其两个独立的可调节的棱镜，放在一个特殊的光圈托上，使光标双像成在相互垂直的子午线上。

二、角膜曲率计的临床应用

1. 屈光不正的辅助检查　通过测量角膜散光的量和方向，可以判定散光的性质。

2. 对角膜屈光手术、圆锥角膜及球形角膜的诊断、角膜接触镜配戴前检查可提供重要依据；指导各种角膜屈光手术的设计，并对效果分析提供参考。

3. 测算植入人工晶体度数的必要参数。

4. 局限在由于不规则角膜映像变形，测量结果往往不准确。对于屈光力大于 50 D 的角膜，曲率计检查失去其准确性。因为所测的角膜面积较小，仅限于角膜中央约 3 mm 范围，仅以角膜曲率计检查的结果不能评估全角膜的情况，所以不能发现早期圆锥角膜，不能作为 PRK 及 RK 等术前的筛选检查。

第十节　眼表综合分析仪检查

眼表综合分析仪 Keratograph 5M（OCULUS，Wetzlar，德国）是最新一代可用于无创性角膜地形图仪，能够提供 NI-BUT（noninvasive tear film break-up time）、非侵入工泪河高度、脂质层观察、睑板腺拍摄、泪液动态观察、眼红分析等重要的眼表检查（图 6 - 20），用全新的理念，全面精细的检查眼表的每一部分，提供客观量化的全套检查结果，并且检查过程突破传统方法，不需要药物、无刺激，在舒适的状态下快速完成所有检查。

一、检查方法

Keratograph 是目前最高精度的 Placido 环式角膜地形图仪，它将 22 个圆环均匀投射到角膜表面，拥有 22000 个测量分析点。Keratograph 检查在暗室进行，受检者下颌置于下颌托上，注视仪器视标，检查者按电脑屏幕提示对焦完成后进行摄像、测量。

二、眼表指标测定

1. 非侵入性泪膜破裂时间（NITBUT）　使用 Keratograph 5M 非侵入性眼表综合分析仪检查患者泪膜稳定情况。所有测试者均在同一暗室内由同一位技术人员进行检测，患者正常瞬目并对焦后再连续瞬目 2 次，然后嘱其坚持不瞬目直到 Placido 环投射到角膜上的圆环破裂时，记录持续时间，即为TBUT，取首次测量的结果。

2. 结膜充血程度分析　使用 Keratograph 5M 非侵入性眼表综合分析仪检查患者结膜的充血程度。将检测仪调焦至结膜血管最清晰的位置，然后嘱患者正常瞬目后充分暴露球结膜，同时采集数据。所采集的数据经 Keratograph 5M 分析系统分析后即可自动显示出相应化的结膜充血评分数值。可将患者的结膜充血（球结膜充血与睫状充血）程度进行量化分级，从而为进一步研究结膜充血程度与眼表疾病之间的关系及临床用药后观察患者眼表的变化提供了可能。

3. 睑板腺状况评价　先后翻转上、下眼睑，应用 Keratograph 5M 系统，通过红外摄像系统对睑板结膜面进行睑板腺的拍摄。拍摄的图片自动经过系统 Meibo-Scan 增强对比模式处理，睑板腺表现为白色纹路，而其余部分为深灰色背景。

另外还可以进行泪液动态观察以及入工泪河高度的测量。

三、优点与缺点

Keratograph 作为最新的 Placido 环式角膜地形图，在测量泪膜破裂时间上具有较好的重复性，与传统的荧光素染色法相比，检测更为灵敏、客观、可靠。对眼表功能的评估更加完善，能够评估睑板腺功能，观察脂质层，使其在干眼诊治和角膜屈光性手术等领域有很好的应用前景。能够在不使用荧光素的情况下测量非侵入式泪膜破裂时间（noninvasivetear film break-up time，NI-BUT），并通过颜色标识的泪膜图动态定位泪膜破裂区域。相比传统的检查方法，Keratograph 的检查更为舒适，检查结果更为客观，受检者的依从性更好。

在 Keratograph 的检查过程中，由于受检者处于自然眨眼的状态，我们要求受检者在检查过程中保持尽量长的睁眼状态，因此延迟闭眼导致的反射性流泪可能会对泪膜破裂时间和 Schirmer 试验结果产生影响。由于 Keratograph 在检查过程中需要受检者固视，因此有眼球震颤、不能固视者难以完成检查。

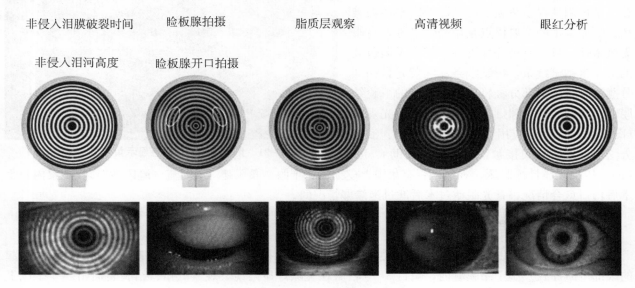

非侵入泪膜破裂时间　　睑板腺拍摄　　　　脂质层观察　　　　高清视频　　　　眼红分析

非侵入泪河高度　　　睑板腺开口拍摄

图 6-20　Keratograph 眼表综合分析

第十一节　眼前节分析仪检查

自 19 世纪 50 年代 Scheimpflug 原理应用于眼科领域以来，研究者相继发明了多种眼前节分析系统。Scheimpflug 成像原理是利用聚集较深且成像变形较小的优点而用于眼前节的观察，可以获得从人眼角膜前表面到晶状体后表面的生物结构参数。

一、Pentacam 眼前节分析系统

目前应用最广泛的是 Pentacam 眼前节分析系统（德国 Oculus 公司）。大量研究表明，Pentacam 系统测量的绝大多数参数均具有很好的重复性。

二、新型眼前节分析系统 Sirius

新型眼前节分析系统 Sirius（意大利 CSO 公司）基于 Scheimpflug 原理，应用于临床检查，它将单 Scheimpflug 成像与 Placido 盘相结合，可测量角膜前后表面、前房、晶状体及虹膜，并在此基础上衍生了视觉质量分析及角膜接触镜的配适分析。

第十二节　角膜染色检查

角膜染色检查是利用免疫荧光染色的方法，是最常用的检查角膜损害的方法之一，其目的是检查角膜上皮是否有缺损，有助于观察角膜炎症浸润或角膜损伤的程度，以指导临床用药和疗效观察。常用的染色剂包括荧光素钠、孟加拉红、丽丝胺绿 B 等。

一、荧光素钠染色法

荧光素钠（fiuoresciensodium）自 1882 年发现并用于角膜染色已有一百多年的历史。荧光素钠对健康角膜上皮细胞不染色，染色损伤的角膜是通过受损细胞间隙弥散渗入基质中所致。染色阳性提示角膜上皮细胞的完整性被破坏。荧光素钠的主要优点是耐受性良好，对眼无刺激性，且具有极好水溶性。使用无菌包装的荧光素钠试纸条，将试纸条浸润荧光素钠部分蘸湿，将蘸湿部分轻轻接触受试者的下睑结膜面，瞬目后于裂隙灯显微镜下用钴蓝光观察（图 6 - 21）。临床应用于评估泪膜状态、泪液分泌量，评估角膜接触镜符合性，辅助 Gold-

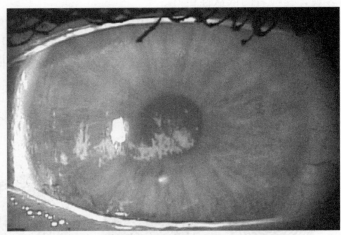

图 6 - 21　角膜荧光素钠染色显示角膜上皮着色

mann 压平眼压计测眼压，观察是否有角膜上皮损伤、干眼、角膜瘘（"溪流试验阳性"），观察内眼手术后伤口愈合情况、青光眼滤过术后滤过泡渗漏情况等。

二、孟加拉红染色法

孟加拉红染色可以采用盐水浸润的试纸，或将 1％孟加拉红溶液（应告知患者这种滴眼液可能引起的眼部刺激症状）滴于结膜囊内，瞬目 3～5 秒后在裂隙灯显微镜下观察。角、结膜表面出现 4 个以上红点为阳性。检查完毕后后使用生理盐水或者抗菌药物滴眼液冲洗结膜囊。

孟加拉红染色主要着染已死亡、失去活性、变性的细胞和表面缺乏黏蛋白覆盖的细胞，是诊断干眼的一种重要方法。各种疾病导致结膜杯状细胞功能下降，角膜表面黏蛋白缺乏，均可使孟加拉红着染为玫瑰红色。

其缺点是：①具有刺激性，患者常有刺痛感；②对细胞具有潜在毒性作用；③虎红染色呈红色，对于眼部炎症发红，不易分辨染色情况。

三、丽丝氨绿 B 染色法

丽丝胺绿 B（1issamine green B）是人工合成的具有两个氨基苯的有机化合物，因其无毒性和无致癌性，美国食品药品监督管理局（FDA）已批准其作为药品、化妆品、食品的颜色添加剂。丽丝氨绿 B 不染色健康的角膜上皮细胞，只染细胞膜损伤的细胞，并不抑制病毒再生，对人体组织无毒性和较好的耐受性，使得其在诊断眼表疾病中比孟加拉红更有优势。

第十三节　角结膜病灶刮片和活检

培养是确定病原体的重要方法，也是确定药物敏感性的唯一方法。在开始进行抗微生物治疗之前，对于威胁视力或怀疑是微生物感染的严重角膜炎，一定要进行微生物培养。因此，角结膜膜病灶刮片已被临床广泛，取材直接、廉价、便利、快速，具有高敏感性和高特异性的特点。但若取材不当，则会降低阳性率。

一、角膜病灶刮片方法

患眼表面麻醉后，在手术显微镜下，先擦去角膜溃疡表面的坏死组织，暴露角膜病变处，用高温灭菌的眼科显微手术刀、刀片、宝石镊或其他类似的消毒的器具从角结膜感染区域的进展边缘刮片获得。

避免使用含有防腐剂的麻醉药可以提高细菌培养的成功率。只取脓性物质作为培养材料会导致不恰当的结果。用刮取病变明显处角膜可提高阳性率，避免在同一病变处反复刮取，以免造成角膜穿孔。如果微生物培养阴性，眼科医师可以考虑停止抗生素治疗12～24小时，然后再次进行培养。

二、临床意义

1. 诊断细菌性角膜炎　将刮取的病变角膜组织，涂于载玻片上，进行细菌革兰氏染色检查。革兰氏染色镜检联合细菌培养对细菌性角膜炎的诊断有一定的价值。其他标本接种于灭菌后的增菌肉汤管中进行细菌培养。用于培养的角膜刮取物应该直接接种到适当的培养基中，以尽可能多的提高培养结果。

2. 诊断真菌性角膜炎　将刮取的病变角膜组织，放在清洁的载玻片上，用10％氢氧化钾可溶解角膜或分泌中的非真菌杂质，而显示真菌菌丝。在显微镜下观察，找到真菌的菌丝或真菌的孢子即可诊断。角膜刮片后应立即镜检，因为时间过长，氢氧化钾易出现小的结晶，影响观察结果。

3. 诊断棘阿米巴角膜炎　将刮取的病变角膜组织，行生理盐水或10％氢氧化钾涂片，显微镜下查见棘阿米巴包囊和/或滋养体，可以诊断棘阿米巴角膜炎。

4. 诊断沙眼　结膜刮片行Giemsa染色，发现有沙眼包涵体可以明确诊断。

5. 诊断新生儿感染性结膜炎　所有怀疑为新生儿感染性结膜炎的病例都是进行结膜细菌培养的指征。包括病毒诊断性试验、衣原体诊断性试验、涂片/细胞学检查。当怀疑为感染性新生儿结膜炎、慢性复发性结膜炎和所有的年龄段中怀疑为淋球菌性结膜炎时，应当取分泌物进行涂片，做细胞学检查和特殊染色（如革兰氏染色、吉姆萨染色）。

三、角结膜活检

1. 结膜活检　对于治疗无效的结膜炎患者，进行结膜活检可能是有帮助的。由于这些眼可能会患有肿瘤，直接活检可以挽救视力和生命。结膜活检和免疫荧光染色诊断性试验有助于确定疾病的诊断。在考虑进行活检时，应当在术前咨询病理医师，以便确定标本能得到恰当的处理和染色。

2. 角膜活检和深部角膜基质的培养技术　如果患者对治疗无反应，或者一次以上的培养结果为阴性，而临床特征仍然明显提示是感染的病程时，就有指征进行角膜活检。手术中切取病变角膜组织，可作为确定手术方式和术后用药的依据。

参考文献

[1] 肖光礼，吴亮. 活体染色在眼表疾病的临床应用 [J]. 国际眼科纵览，2008，32（5）：325-329.

[2] 陈松. 现代眼科检查方法与进展 [M]. 北京：中国协和医科大学出版社，2000.

[3] 谢立信，史伟云. 角膜病学 [M]. 北京：人民卫生出版社，2007.

[4] 李莹译，谢立信. 角膜理论基础与临床实践 [M]. 天津：天津科技翻译出版公司，2007.

[5] Kumar D A，Agarwal A，Packialakshmi S，et al. In vivo analysis of glued intraocular lens position with ultrasound biomicroscopy [J]. J Cataract Refract Surg，2013，39（7）：1017-1022.

[6] Soliman W，Fathalla A M，El-Sebaity D M，et al. Spectral domain anterior segment optical，ultrasound，and optical coherence tomography pachymetry [J]. Ophthalmology，2013，120（3）：457-463.

[7] Kanavi M R，Javadi M，Yazdani S，et al. Sensitivity and specificity of confocal scan in the diagnosis of infectious keratitis [J]. Cornea，2007，26（7）：782-786.

[8] Benets B A，Diaconu E，Bowlin S J，et al. Comparison of corneal endothelial image analysis by Konan SP8000 noncontact and Bio-Optics Bambi system [J]. Cornea，1999，18（1）：67-72.

[9] Niederer R L，McGhee C N. Clinical in vivo confocal microscopy of human cornea in health and disease [J]. Prog Retin Eye，2010，29：30-58.

[10] 谢立信. 角膜病图谱 [M]. 北京：人民卫生出版社，2011.

[11] 谢立信. 临床角膜病学 [M]. 北京：人民卫生出版社，2014.

[12] Hashemi H，Mehravuran S. Central corneal thickness measurement with Pentacam，Orbscan Ⅱ，and ultrasound devices before and after laser refractive surgery for myopia [J]. J Cataract Re-fract Surg，2007，33（10）：1701 - 1707.

[13] 祁媛媛，赵少贞，黄悦，等. 新型非侵入性眼表综合分析仪在干眼评估中的应用价值 [J]. 中华实验眼科杂志，2015，2（33）：165 - 169.

第七章　　眼与脏腑经络的关系

眼为五官之一，主司视觉。眼虽属局部器官，但与整体，特别是与脏腑经络有着密切的内在联系。眼禀先天之精所成，受后天之精所养。《灵枢·大惑论》："五脏六腑之精气，皆上注于目而为之精。"揭示了眼的发育构成是五脏六腑精气作用的结果，脏腑精气上注于目主要依靠经络的沟通作用。

第一节　眼与脏腑的关系

眼能视万物、察秋毫、辨形状、别颜色，是凭借五脏六腑精气的充养。精气是人体生命活动，包括视觉产生的物质基础。故《审视瑶函·内外二障论》指出："眼乃五脏六腑之精华，上注于目而为明。"若脏腑功能失调，既不能化生精气，亦不能输送精气至目，致使目失精气的充养而影响视觉功能。《太平圣惠方·眼论》："明孔遍通五脏，脏气若乱，目患即生；诸脏既安，何辄有损。"明确地提出了眼与脏腑，尤其是与五脏的密切关系。由于目与脏腑的密切相关性，产生了以脏腑之精为基础的五轮学说。

一、眼与五脏的生理关系

（一）眼与肝的生理关系

1. 肝开窍于目，目为肝之外候　《素问·金匮真言论》在论述五脏应四时、同气相求、各有所归时说："东方青色，入通于肝，开窍于目，藏精于肝。"其意是深藏于体内的肝脏通向体外的窍道为目。《灵枢·五阅五使》："五官者，五脏之阅也。"其中"目者，肝之官也"。即言五官为五脏的外候，而肝外候于目。据此可为眼科诊治疾病，特别是为从肝治目奠定了理论依据，亦可为其他临床各科提供极为重要的望诊内容。

2. 肝气通于目，肝和则能辨色视物　目为肝窍，肝气可直接通达于目，故肝气的调和与否直接影响到眼的视觉功能。一是肝可调畅气机，使气机升降出入有序，有利于气血津液上输至目，目得所养而能辨色视物。故《灵枢·脉度》："肝气通于目，肝和则目能辨五色矣。"二是肝气能条达情志，肝和则条达有度，七情平和，气血均衡，眼才能明视不衰。故《灵枢·本神》说："和喜怒而安居处……如是则僻邪不至，长生久视。"说明保持情志舒畅是眼目保健、防止眼病发生的重要举措。

3. 肝主藏血，肝受血而目能视　肝藏血有助于目视之需。虽然五脏六腑之精气血皆上注于目，但由于肝与目有窍道相通，故以肝藏之血对视觉功能的影响最大，因而《素问·五脏生成》有"肝受血而能视"之论。肝藏之血含有眼目所需的各种精微物质，故特称之为"真血"。《审视瑶函·目为至宝论》："真血者，即肝中升运于目，轻清之血，乃滋目经络之血也。"现代医学研究发现，肝脏有根据视觉需要而调节血量和血质之功，虽然中医学所言之肝与现代解剖之肝有异，但提示了肝血可直接影响到眼的功能状态。

4. 肝主泪液，润泽目珠　五脏化生五液，肝化液为泪。故《素问·宣明五气》："五脏化液……肝为泪。"泪液有润泽目珠的作用，《灵枢·口问》："液者，所以灌精濡空窍者也。"泪液的生成和排泄与肝的功能有关，泪液运行有序而不外溢，正是肝气的制约作用使然。

5. 肝之经脉，上连目系　《灵枢·经脉》：足厥阴肝脉"连目系"。通观十二经脉，唯有肝脉是本经直接上连目系的。肝脉在眼与肝之间起着沟通表里，联系眼与肝脏，为之运行气血的作用，从而保证了眼与肝在物质上和功能上的密切联系。

（二）眼与心的生理关系

1. 心主血液，血养目珠　《审视瑶函·开导之后宜补论》："夫目之有血，为养目之源，充和则有发生长养之功，而目不病。少有亏滞，目病生焉。"可见血液充盈及运行有序是目视睛明的重要条件。循环至目的血液均始发于心，又归集于心。《素问·五脏生成》："诸血者，皆属于心。"与此同时，眼中神水源于目之血液，神水透明而又富含营养，以濡养神膏、晶珠等，从而保证眼产生正常的视觉功能。正如《审视瑶函·目为至宝论》："血养水，水养膏，膏护瞳神。"

2. 心合血脉，诸脉属目　《素问·调经论》："五脏之道，皆出于经隧，以行气血。"血从心上达于目，亦须以经脉为通道。而"心主身之血脉"（《素问·痿论》），即言全身的血脉均与心相连而沟通。遍布全身各组织器官的经脉以分布于眼的脉络最为丰富，故《素问·五脏生成》："诸脉者，皆属于目。"脉络在目的广泛分布，保证了气血充养于目有足够的通道。

3. 心舍神明，目为心使　《素问·灵兰秘典论》："心者，君主之官，神明出焉。"指人的精神、意识、思维乃至人的整个生命活动均由心主宰。《灵枢·本神》："所以任物者谓之心。"说明接受外来事物或刺激并作出相应反应是由心来完成的，包括眼接受光线刺激而产生的视觉。故《灵枢·大惑论》："目者，心之使也；心者，神之舍也。"由于心主神明，为五脏六腑之大主，目赖脏腑精气所养，又受心神支配。因此，人体脏腑精气的盛衰以及精神活动状态均可反映于目，故目又为心之外窍。有鉴于此，望目察神亦是中医诊断学中望诊的重要内容。

（三）眼与脾的生理关系

1. 脾主运化，输精于目　脾主运化水谷精微，为后天之本。脾运健旺，气血生化有源，目得精气营血之养则目光锐敏。若脾失健运，精微化生不足，目失所养则视物不明。《兰室秘藏·眼耳鼻门》："夫五脏六腑之精气皆禀受于脾，上贯于目……故脾虚则五脏之精气皆失所司，不能归明于目矣。"这就突出了脾之精气对视觉功能的重要性。

2. 脾主肌肉，司睑开合　《素问·痿论》："脾主身之肌肉。"《素问集注·五脏生成》："脾主运化水谷之精，以生养肌肉，故合肉。"脾运化水谷之精有滋养肌肉的作用，眼睑肌肉及眼带（眼外肌）得脾之精气充养，则眼睑开合自如，眼珠转动灵活。

3. 脾升清阳，通至目窍　目为清阳之窍，位于人体上部，脉道细微，惟清阳之气易达之。《素问·阴阳应象大论》："清阳出上窍。"《脾胃论·五脏之气交变论》："耳、目、口、鼻为清气所奉于天。"说明清阳之气上达目窍是眼维持辨色视物之功能不可缺少的要素。只有脾气上升，清阳之气方可升运于目，目得清阳之气温煦才能窍通目明。

4. 脾气统血，循行目络　《兰室秘藏·眼耳鼻门》："脾者，诸阴之首也；目者，血脉之宗也。"血属阴，脉为血府，血液能在目络中运行而不外溢，有赖于脾气的统摄。《难经·四十二难》：脾"主裹血"。由于目为宗脉所聚之处，若脾气虚弱，失去统摄之力，则可导致眼部发生出血病症。

（四）眼与肺的生理关系

1. 肺为气本，气和目明　《素问·六节脏象论》："肺者，气之本"；"肺主气，气调则营卫脏腑无所不治。"肺主气，司呼吸，不但与大自然之气进行交换，并与体内水谷之气相结合而敷布全身，温煦充养各组织器官。肺气旺盛，全身气机调畅，五脏六腑精阳之气顺达于目，目得其养则明视万物；若肺气不足，脏腑之气不充，目失所养则视物昏暗，正如《灵枢·决气》："气脱者，目不明。"

2. 肺主宣降，眼络通畅　宣即宣布散发，指肺能布散气血津液至全身；降即清肃下降，指肺能通调水道，维持正常的水液代谢。宣发与肃降相互制约，互济协调，使全身血脉通利，眼络通畅。一方面使目得到气血津液的濡养；另一方面避免多余体液留存于目。此外，肺主表，肺宣降有序，可将卫气与津液输布到体表，使体表及眼周的脉络得其温煦濡养，卫外有权，以阻止外邪对眼的伤害。

（五）眼与肾的生理关系

1. 肾主藏精，精充目明　《灵枢·大惑论》："目者，五脏六腑之精也。"寓含眼的形成有赖于精；眼之能视，凭借于精。而肾主藏精，《素问·上古天真论》："肾者主水，受五脏六腑之精而藏之。"肾既藏先天之精，亦藏后天之精。肾精的盛衰直接影响到眼的视觉功能，正如《素问·脉要精微论》所言："夫精明者，所以视万物、别白黑、审短长；以长为短、以白为黑，如是则精衰矣。"

2. 肾生脑髓，目系属脑　肾主骨生髓，《素问·阴阳应象大论》："肾生骨髓。"诸髓属脑，"脑为髓之海"（《灵枢·海论》）。由于脑与髓均为肾精所化生，肾精充足，髓海丰满，则目视睛明；若肾精不足，髓海空虚，则头晕目眩，视物昏花。故《灵枢·海论》明言："髓海不足，则脑转耳鸣……目无所见。"王清任结合当时所认识到的解剖知识，进一步阐述了肾-脑-眼密切的内在联系，明确地将眼的视觉归结于肾精所生之脑，在《医林改错·脑髓说》中指出："精汁之清者，化而为髓，由脊骨上行入脑，名曰脑髓……两目即脑汁所生，两目系如线，长于脑，所见之物归于脑。"

3. 肾主津液，润养目珠　《素问·逆调论》："肾者水脏，主津液。"说明肾脏对体内水液的代谢与分布起着重要作用。《灵枢·五癃津液别》："五脏六腑之津液，尽上渗于目。"津液在肾的调节下，不断输送至目，为目外润泽之水及充养目内之液提供了物质保障。目内充满津液，除具有养目之功外，还可维持眼圆润如珠的形状。

4. 肾寓阴阳，涵养瞳神　肾寓真阴真阳，为水火之脏，水为真阴所化，火为真阳所生，为全身阴阳之根本。五脏之阳由此升发，五脏之阴靠此滋养。肾之精华化生以供养瞳神，《审视瑶函·目为至宝论》："肾之精腾，结而为水轮。"水轮位在瞳神，而神光藏于瞳神。《证治准绳·杂病·七窍门》认为瞳神"乃先天之气所生，后天之气所成，阴阳之妙用，水火之精华"。说明瞳神内含阴阳是产生视觉的基础，肾精的滋养、命门之火的温煦是视觉产生的条件。

二、眼与六腑的关系

关于眼与六腑的关系，其基础主要为五脏与六腑具有相互依赖、相互协调的内在联系。六腑除三焦为孤腑外，其他的与五脏互为表里。在生理上，脏行气于腑，腑输精于脏，故眼不仅与五脏有密切关系，与六腑亦有不可分割的联系。此外，六腑的功能是主受纳、司腐熟、分清浊、传糟粕，将消化吸收的精微物质传送到周身，以供养全身包括眼在内的组织器官。《灵枢·本脏》："六腑者，所以化水谷而行津液者也。"《素问·六节脏象论》："脾、胃、大肠、小肠、三焦、膀胱者，仓廪之本，营之居也，名曰器，能化糟粕，转味而入出者也。"六腑的功能正常，目得所养，才能维持正常的视功能。在眼与六腑的关系中，尤与胆和胃的关系较为密切。

在眼与五脏的关系中，肝排在首位。肝与胆脏腑相合，肝之余气溢入于胆，聚而成精，乃为胆汁。胆汁的分泌与排泄均受到肝疏泄功能的影响。胆汁有助于脾胃消化水谷、化生气血以营养于目之功，所以胆汁的分泌与排泄关系到视力状况，故《灵枢·天年》说："五十岁，肝气始衰，肝叶始薄，胆汁始灭，目始不明。"《证治准绳·杂病·七窍门》在前人有关胆汁与眼关系论述的基础上指出："神膏者，目内包涵膏液……此膏由胆中渗润精汁积而成者，能涵养瞳神，衰则有损。"指出胆汁在神膏的生成及养护瞳神方面起着重要作用。

胃为水谷之海，食物中的精微物质经过脾的运化以供养全身。脾胃密切配合，完成气血的生化，故合称为"后天之本"。其中对眼有温煦濡养作用的清阳之气主要源于胃气。《内外伤辨惑论·辨阴证阳证》："夫元气、谷气、荣气、清气、卫气、生发诸阳上升之气，此六者，皆饮食入胃，谷气上行，胃气之异名，其实一也。"李东垣进一步指出了胃气对眼的重要性，并在《脾胃论·脾胃虚实传变论》中说："九窍者，五脏主之，五脏皆得胃气乃能通利。"若"胃气一虚，耳、目、口、鼻俱为之病"。脾胃居于中焦，既是清阳之气生发之所，又是清阳之气升降之枢，脾胃功能正常与否直接关系到眼的功能状态。

其次，小肠上端与胃的下口幽门相接，下端与大肠相连。饮食水谷由胃腐熟后传入小肠，并经小肠进一步消化，分清别浊，其清者由脾输布到全身，从而使目得到滋养。大肠主司传导之责，是食物消化、吸收、排泄的最后阶段，为从食物中摄取目的营养物质发挥着重要作用。膀胱在脏腑中居于最下层，为水液汇聚之处，在肾中命门真火的蒸化作用下，将其中清澈者气化升腾为津液，以濡润包括目窍在内的脏腑官窍。三焦为孤腑，主通行元气、运化水谷和疏理水道。《难经·三十一难》："三焦者，水谷之道路，气之所终始也。"脏腑的精气、津液均须通过三焦而上行灌注，使目得到滋养。

总之，眼之所以能辨色视物，有赖于脏腑化生和收藏的精、气、血、津液的濡养及神的整合。《灵枢·本脏》："人之血气精神者，所以奉生而周于性命者也。"然而，由于古代医家所处的时代不同及临证经验与水平的差异，对眼与脏腑的关系有不同看法。隋代巢元方认为眼病多与肝有关，在其所著的《诸病源候论》中，列举目病 56 候，其中 27 候论及于肝。宋代杨士瀛注重眼与肝、肾、心的关系，并在《仁斋直指方·眼目》中指出："目者，肝之外候也。肝取木，肾取水，水能生木，子母相合，故肝肾之气充，则精彩光明；肝肾之气乏，则昏蒙晕眩。""心者，神之舍，又所以为肝肾之副焉。"其后李东垣认为眼与脾胃及心的关系最为密切，并在《兰室秘藏·眼耳鼻门》中强调医者治疗目病"不理脾胃及养血安神，治标不治本，是不明正理也"。明代楼英《医学纲目·目疾门》："脏腑主目有二，一曰肝……二曰心……至东垣又推之而及于脾。"可见其比较重视眼与肝、心、脾的关系。而赵献可则偏重于眼与肾的关系，并在《医贯·眼目论》中指出："五脏六腑之精气皆上注于目而为之精，肾藏精，故治目者，以肾为主。"

综上所述，每个脏腑的各种功能对眼均起着重要的生理作用，但在眼与五脏六腑的关系中各有侧重，正如《审视瑶函·目为至宝论》："大抵目窍于肝，生于肾，用于心，润于肺，藏于脾。"人体是一个有机整体，无论脏与脏，脏与腑，还是腑与腑之间均有经络相互联系，它们在生理上相互协调，相互依存。因此，临床上诊察眼病时，应以整体观为基点，从实际出发，具体病症具体分析，制订出治疗疾病的最佳方案。

第二节　眼与经络的关系

经络运行气血，沟通表里，贯穿上下，把人体脏腑组织器官连接成一个有机的整体。《灵枢·口问》："目者，宗脉之所聚也。"《灵枢·邪气脏腑病形》："十二经脉，三百六十五络，其血气皆上于面而走空窍，其精阳气上走于目而为睛。"可见眼与脏腑之间的有机联系主要依靠经络为之连接贯通，使眼不断得到经络输送的气、血、津、液的濡养，才能维持正常的视觉功能。因此，眼与经络的关系极为密切。

一、眼与十二经脉的关系

十二经脉中三阴三阳经表里相合，正经首尾相贯，旁支别络纵横交错，布于周身，始于手太阴，终于足厥阴，周而复始，如环无端，运行不息。《灵枢·逆顺肥瘦》："手之三阳，从手走头；足之三阳，从头走足。"可见，手、足三阳经脉的循行部位与眼都有密切联系；手、足三阴经虽不上行头面，但亦直接或间接与眼发生联系。现将与眼发生联系的经脉按其循行于眼的部位分述如下：

（一）起止、交接及循行于眼内眦的经脉（图 7-1）

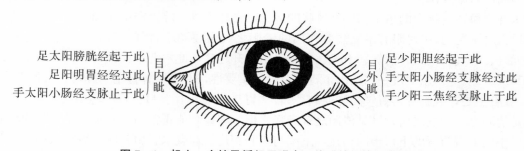

足太阳膀胱经起于此　目内眦　目外眦　足少阳胆经起于此
足阳明胃经经过此　　　　　　　　　手太阳小肠经支脉经过此
手太阳小肠经支脉止于此　　　　　　手少阳三焦经支脉止于此

图 7-1　起止、交接及循行于眼内、外眦的经脉示意图

1. 足太阳膀胱经　《灵枢·经脉》："膀胱足太阳之脉，起于目内眦，上额交巅。"即足太阳膀胱经受手太阳之交，起于目内眦之睛明穴，上额循攒竹，过神庭、通天，斜行交督脉于巅顶百会穴。

2. 足阳明胃经　《灵枢·经脉》："胃足阳明之脉，起于鼻之交頞中……至额颅。"即足阳明胃经起于鼻旁迎香穴，经过目内眦睛明穴，与足太阳膀胱经交会。

　　3. 手太阳小肠经　《灵枢·经脉》："小肠手太阳之脉……其支者别颊上䪼，抵鼻，至目内眦。"即手太阳小肠经一支脉从颊部别出，上走眼眶之下，抵于鼻旁，至目内眦睛明穴，与足太阳膀胱经相接。

　　（二）起止、交接及循行于眼外眦的经脉（图7-1）

　　1. 足少阳胆经　《灵枢·经脉》："胆足少阳之脉，起于目锐眦，上抵头角，下耳后……其支者，从耳后入耳中，出走耳前，至目锐眦后。其支者，别锐眦，下大迎，合于手少阳……"即足少阳胆经起于目锐眦之瞳子髎，由听会过上关，上抵额角之额厌，下行耳后，经风池至颈。其一支脉从耳后入耳中，出耳前，再行至目锐眦之瞳子髎后。另一支脉又从瞳子髎下走大迎，会合手少阳经，到达眼眶下。此外，由本经别出之正经（足少阳之正）亦上行头面，系目系，并与足少阳经会合于目锐眦。

　　2. 手少阳三焦经　《灵枢·经脉》："三焦手少阳之脉……其支者，从膻中上出缺盆，上项，系耳后，直上出耳上角，以屈下颊至䪼。其支者，从耳后入耳中，出走耳前，过客主人前交颊，至目锐眦。"即手少阳三焦经有一支脉从胸上项，沿耳后翳风上行，出耳上角，至角孙，过阳白、禾髎，再屈曲下行至面颊，直达眼眶之下。另一耳部支脉入耳中，走耳前，与前一条支脉交会于面颊部，到达目锐眦，与足少阳胆经相接。由此可知，手少阳三焦经通过两条支脉与目外眦发生联系。

　　3. 手太阳小肠经　《灵枢·经脉》："小肠手太阳之脉……其支者，从缺盆循颈上颊，至目锐眦，却入耳中。"即手太阳小肠经有一支脉循颈上颊，抵颧髎，上至目锐眦，过瞳子髎，后转入耳中。

　　（三）与目系有联系的经脉（图7-2）

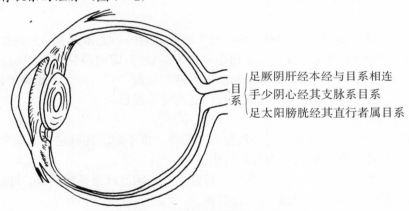

图7-2　与目系有联系的经脉示意图

目系{
足厥阴肝经本经与目系相连
手少阴心经其支脉系目系
足太阳膀胱经其直行者属目系

　　1. 足厥阴肝经　《灵枢·经脉》："肝足厥阴之脉……循喉咙之后，上入颃颡，连目系，上出额，与督脉会于巅。其支者，从目系下颊里，环唇内。"即足厥阴肝经之主脉沿喉咙之后，上入颃颡，行大迎、地仓、四白、阳白之外直接与目系相连。

　　2. 手少阴心经　《灵枢·经脉》："心手少阴之脉……其支者，从心系，上挟咽，系目系。"即手少阴心经的支脉系目系。

　　3. 足太阳膀胱经　《灵枢·寒热病》："足太阳有通项入于脑者，正属目本，名曰眼系。"足太阳膀胱经有通过项部的玉枕穴入脑直属目本的，称眼系。玉枕穴正处于现代针刺治疗视力低下及皮质盲等疾病常用的视区内。《灵枢·经脉》："膀胱足太阳之脉，……其直者，从巅入络脑，还出别下项。"可见，足太阳膀胱经之直行者，入脑连属目系。

　　综上所述，足三阳经之本经均起于眼或眼周围，而手三阳经均有1～2条支脉止于眼或眼附近。与目系有联系者有足厥阴肝经、手少阴心经及足太阳膀胱经。其中足厥阴肝经为主脉与目系相连。正是这种密切的经脉联络，确保精血津液上养于目而明视万物。

　　二、眼与奇经八脉的关系

　　奇经八脉是指十二经脉之外的八条经脉，与脏腑无直接络属关系，然而它们交叉贯穿于十二经脉之间，具有加强经脉之间的联系以调节正经气血的作用。奇经八脉中起、止及循行路径与眼直接有关的主要有督脉、任脉、阳跷脉、阴跷脉及阳维脉。

（一）眼与督脉的关系

督脉为"阳脉之海"，总督一身之阳经。《素问·骨空论》："督脉者，起于少腹以下骨中央……与太阳起于目内眦，上额交巅上，入络脑……其少腹直上者，贯脐中央，上贯心入喉，上颐环唇，上系两目之下中央。"即督脉起于少腹下毛际间耻骨内之中央，有一分支绕臀而上，与足太阳膀胱经交会于目内眦，上行到前额，交会于巅顶，入络于脑；另一分支从小腹内直上贯通脐窝，向上贯心，到达咽喉部与任脉和冲脉会合，向上到下颌部，环绕口唇，至目下中央。

（二）眼与任脉的关系

任脉为"阴脉之海"，总督一身之阴经。《素问·骨空论》："任脉者，起于中极之下，以上毛际，循腹里，上关元，至咽喉，上颐循面入目。"即任脉起始于中极下的会阴部，向上到阴毛处，沿腹里，上出关元穴，向上到咽喉部，再上行到下颌，环口分左右两支沿面部至目眶下之承泣穴。

（三）眼与阳跷脉的关系

《灵枢·寒热病》："足太阳有通项入于脑者，正属目本，名曰眼系……在项中两筋间入脑，乃别阴跷、阳跷，阴阳相交……交于目锐（应为内）眦。"即足太阳经通过项部入于脑内……在后项正中两筋间入脑，分为阴跷、阳跷二脉，阴跷、阳跷相互交会于目内眦。《奇经八脉考》："阳跷者……至目内眦与手足太阳、足阳明、阴五脉会于睛明穴。"

（四）眼与阴跷脉的关系

《灵枢·脉度》："（阴）跷脉者，少阴之别，起于然谷之后……上循胸里，入缺盆，上出人迎之前，入頄，属目内眦，合于太阳阳跷而上行，气并相还，则为濡目。"即阴跷脉是足少阴肾经的支脉，起于然谷之后的照海穴……上入胸内，入于缺盆，向上出人迎的前面，到达鼻旁，连属于目内眦，与足太阳经、阳跷脉会合而上行，阴跷与阳跷脉的脉气并行回还而濡养眼目。

（五）眼与阳维脉的关系

阳维脉维系诸阳经。《十四经发挥·奇经八脉》："阳维，维于阳。其脉起于诸阳之会……其在头也，与足少阳会于阳白。"即阳维脉经阳白穴而与眼发生关联。

此外，阴维脉、冲脉、带脉虽然与眼未发生直接联系，但阴维脉维系诸阴经，冲脉为血海，带脉约束联系纵行躯干部的各条足经，故均与眼有间接联系。

三、眼与经别及经筋的关系

（一）眼与经别的关系

十二经别是十二正经离、入、出、合的别行部分，是正经别行深入体腔的支脉，多从四肢肘、膝以上的正经离别，再深入胸腹。阳经经别在进入胸腹后都与其经脉所属络的脏腑联系，然后均在头项部浅出体表，阳经经别合于阳经经脉，阴经经别合于相表里的阳经经脉。通过经别离、入、出、合的循行分布，加强了脏腑之间的联系，使十二经脉与人体各部分的联系更趋密切，如阴经经别在头项部合于其相表里的阳经经脉，就加强了阴经经脉同头面部的联系，其中与眼发生直接联系的经别有以下几条。

1. 与眼内眦部有关的经别 《灵枢·经别》："手太阳之正……入腋，走心，系小肠也。手少阴之正……属于心，上走喉咙，出于面，合目内眦。"指手太阳、手少阴之经别在目内眦会合。

2. 与眼外眦部有关的经别 《灵枢·经别》："足少阳之正，绕髀，入毛际，合于厥阴；别者入季胁之间，循胸里属胆散之，上肝，贯心……散于面，系目系，合少阳于外眦也。"指足少阳与足厥阴之别相连于目系，与足少阳本经会合于目外眦。

3. 与目系相联系的经别及络脉

（1）足阳明之正：《灵枢·经别》"足阳明之正……上頞颛，还系目系，合于阳明也。"指足阳明经脉别出而行的经别上行至鼻梁及眼眶上方，联系目系，与足阳明本经相合。

（2）足少阳之正：《灵枢·经别》"足少阳之正……别者……系目系。"

（3）手少阴之别：《灵枢·经脉》"手少阴之别，名曰通里……系舌本，属目系。"此之"别"指络脉，指手少阴心经的别行络脉，穴名通里，距腕一寸，别而上行，沿着手少阴本经入于心中，系于舌根，会属于目系。

（二）眼与经筋的关系

经筋的作用是约束骨骼，活动关节，维络周身，主司人体正常活动功能。十二经筋隶属于十二经脉，十二经筋中手、足三阳经筋与眼有关。

1. 足太阳之筋　《灵枢·经筋》："足太阳之筋……其支者，为目上网，下结于頄……其支者，出缺盆，邪（斜）上出于頄。"指足太阳的经筋有一条支筋像网络一样围绕眼上胞，然后向下结聚于颧骨处，再有分支从缺盆出来，斜上结于鼻旁部。

2. 足阳明之筋　《灵枢·经筋》："足阳明之筋……其支者……上合于太阳，太阳为目上网，阳明为目下网。"指足阳明之经筋有一条直行的支筋，从鼻旁上行与太阳经筋相合，太阳经的经筋网维于眼上胞，阳明经的经筋网维于眼下睑，二筋协同作用，统管胞睑开合运动。

3. 足少阳之筋　《灵枢·经筋》："足少阳之筋……支者结于目眦为外维。"指足少阳的经脉有一条支筋结聚于眼外眦，为眼的外维。外维为维系目外眦之筋，此筋收缩即可左右盼视。正如《类经》："此支者，从颧上斜趋结于目外眦，而为目之外维，凡人能左右盼视者，正以此筋为之伸缩也。"

4. 手太阳之筋　《灵枢·经筋》："手太阳之筋……直者出耳上，下结于颔，上属目外眦。"指手太阳一条直行的经筋出耳上，前行而下结于下颔，又上行联属眼外眦。

5. 手少阳之筋　《灵枢·经筋》："手少阳之筋……其支者，上曲牙，循耳前，属目外眦，上乘颔，结于角。"指手少阳之支筋循耳前联属目外眦。

6. 手阳明之筋　《灵枢·经筋》："手阳明之筋……其支者，上颊，结于頄；直者，上出手太阳之前，上左角，络头，下右颔。"指手阳明的支筋走向面颊，结于鼻旁頄部；直上行走手太阳经筋前方，上左侧额角，络于头部，向下至右侧颔部。而右侧之筋则上右额角，下至左侧颔部。

综上所述，足三阳之筋都到达眼周围，手三阳之筋经过头面部到达额角部位。手足三阳之筋网维结聚于眼及其周围，共同作用支配胞睑的开合、目珠的转动。

第三节　五轮学说概要

一、五轮学说的概念

五轮学说起源于《黄帝内经》。《灵枢·大惑论》："五脏六腑之精气，皆上注于目而为之精，精之窠为眼，骨之精为瞳子，筋之精为黑眼，血之精为络，其窠气之精为白眼，肌肉之精为约束，裹撷筋骨血气之精而与脉并为系，上属于脑，后出于项中。"为五轮学说的形成奠定了基础。该学说在我国现存医籍中以《太平圣惠方·眼论》记载为最早。五轮中的"轮"是比喻眼珠形圆而转动灵活如车轮之意。《审视瑶函》："五轮者，皆五脏之精华所发，名之曰轮，其像如车轮圆转，运动之意也。"五轮学说是根据眼与脏腑密切相关的理论，将眼局部由外至内分为眼睑、两眦、白睛、黑睛和瞳神五个部分，分属于五脏，分别命名为肉轮、血轮、气轮、风轮、水轮（图 7 - 3），借以说明眼的解剖、生理、病理及其与脏腑的关系，并用于指导临床辨证的一种学说。

二、五轮的解剖部位及脏腑分属

（一）肉轮

肉轮位于胞睑，包括眼睑皮肤、皮下组织、肌肉、睑板和睑结膜。眼睑分上、下两部分，司眼之开

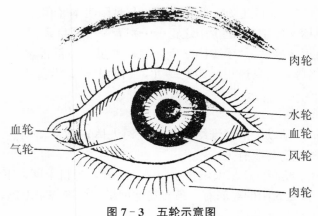

图 7 - 3　五轮示意图

合，有保护眼珠的作用。胞睑在脏属脾，脾主肌肉，故称肉轮。脾与胃相表里，所以胞睑病变常与脾、胃有关。

（二）血轮

血轮位于内、外两眦，包括内、外眦部的皮肤、结膜、血管及内眦的泪阜、半月皱襞和上下泪点、泪器。两眦在脏属心，心主血，故称血轮。心与小肠相表里，所以两眦病变常与心、小肠有关。

（三）气轮

气轮位于白睛，包括球结膜、球筋膜和前部巩膜，是主要的眼表组织。其表层无色，薄而透明；里层色白，质地坚韧，具有保护眼珠内部组织的作用。白睛在脏属肺，肺主气，故称气轮。肺与大肠相表里，所以白睛疾病常与肺、大肠有关。

（四）风轮

风轮位于黑睛，即角膜，是眼表组织的重要组成部分；位于眼珠前部的正中央，质地坚韧而清澈透明，是光线进入眼内的必经之路，有保护眼内组织的作用。黑睛在脏属肝，肝主风，故称风轮。肝与胆相表里，所以黑睛疾病常与肝、胆有关。

（五）水轮

水轮位于瞳神，狭义概念指瞳子，即瞳孔；广义概念包括黄仁、神水、晶珠、神膏、视衣、目系等，即眼球壁的中层与内层，以及眼球内容物。水轮是眼能明视万物的主要部分。瞳神在脏属肾，肾主水，故称水轮。因肾与膀胱相表里，所以水轮病变常与肾、膀胱有关。但由于瞳神包括多种不同组织，且结构复杂，故除与肾、膀胱有关外，与其他脏腑也密切相关。

五轮的解剖部位及脏腑分属见表 7 - 1。

表 7 - 1　　　　　　　　　　　　五轮的解剖部位及脏腑分属表

五　轮	部　位	现代解剖内容	脏腑分属	
肉轮	胞睑	眼睑	脾	胃
血轮	两眦	内外眦、泪器	心	小肠
气轮	白睛	球结膜、球筋膜、前部巩膜	肺	大肠
风轮	黑睛	角膜	肝	胆
水轮	瞳神	瞳孔、眼球中内层及内容物	肾	膀胱

此外，眼外肌相当于约束，为肉轮所属；黄仁位居黑睛之后，而瞳神又位于黄仁中央，瞳神的功能直接与黄仁有关，因此黄仁与风轮、水轮皆有关系。而黄仁色黄，五色之中，黄色为脾所主，故黄仁病变常与肝、脾、肾相关。

第四节　中医学对眼表及其相关组织的认识

根据古代中医眼科医籍的记载，描述眼的解剖与生理较为粗略，且不完善，早期各家有异，后渐有共识。眼为视觉器官，又称"目"，由眼珠、胞睑、泪泉、眼带、眼眶等组成。眼为五脏六腑之精华，百骸九窍之至宝，能洞观万物，朗视四方，又能"别黑白，审长短"，可见其主要功能是明视万物、分辨颜色。

一、眼珠

在《外台秘要·卷二十一》中对眼珠外观描述十分明确指出："轻膜裹水，圆满精微，皎洁明净，状如宝珠，称曰眼珠。"又称睛珠、目珠、目睛等。解剖结构包括黑睛、白睛、黄仁、瞳神、神水、晶珠、神膏、视衣及目系等。相当于西医学的眼球。

（一）黑睛

黑睛又称黑眼、乌睛、乌轮、乌珠、青睛、黑珠，在五轮中称风轮。相当于西医学的角膜。

黑睛位于眼珠前端中央，周围是白睛，即《审视瑶函·目为至宝论》："风轮者，白睛内之青睛是也。"其组织晶莹透明，如有触犯，便会混浊生翳。对此古人早有告诫，即《外台秘要·卷二十一》："黑睛水膜止有一重，不可轻触。"

通过黑睛能透视其后组织，在《目经大成·卷一》中认为黑睛"至清至脆，不可磨涅，晶莹如小儿之目为正"。黑睛是眼珠视物的重要组成部分之一。

（二）白睛

白睛又称白眼、白仁、白珠等，在五轮中称气轮。包括西医学的球结膜、球筋膜和前部巩膜。

白睛与黑睛紧密连接，质地坚韧，与黑睛共同组成眼珠的外壳。关于其组织结构，在《证治准绳·七窍门》中就认识到白睛质地坚韧，有保护眼珠内组织的作用（"白珠独坚于四轮"）。《外台秘要·卷二十一》："人白睛重数有三，设小小犯触，无过损伤。"《张氏医通·七窍门》在记载金针开内障时指出："针尖划损白珠外膜之络而见血。"可以证明白睛外膜有脉络，相当于西医学的球结膜的血管。

（三）黄仁

黄仁又称眼帘、虹彩等。相当于西医学的虹膜。中医眼科学中对其论述甚少，黄仁在黑睛之后，状似圆盘，中有圆孔为瞳仁。如《银海精微·辘轳展开》："瞳人之大小随黄仁之展缩，黄仁展则瞳人小，黄仁缩则瞳人大。"古人因其色深褐应衬而误将透明无色的角膜称为黑睛。

（四）神水

中医学多认为神水相当于西医学的房水。实际早期所言之神水还包括了泪液，《证治准绳·杂病·七窍门》："神水者，由三焦而发源，先天真一之气所化，在目之内……血养水，水养膏，膏护瞳神。"同时又指出："在目之外，则目上润泽之水是也。"这不仅说明神水包括今之房水和泪液，还阐明了与眼中某些组织之间的关系及神水具有营养部分眼组织的作用。

（五）瞳神

瞳神又称瞳子、瞳人、瞳仁、金井等，在五轮中称水轮。瞳神含义有二，其一仅指黄仁中央圆孔，相当于西医学的瞳孔；其二泛指瞳神以及瞳神内各部组织，即包括晶珠、神膏、视衣、目系、神光、真血等有形无形之物。

（六）神光

神光即视功能。神光之强弱与脏腑功能，尤其与命门及心火之盛衰密切相关。如《审视瑶函·目为至宝论》："神光者，谓目中自然能视之精华也。夫神光源于命门，通于胆，发于心，皆火之用事。神之在人也大矣……在目能见。"《审视瑶函·内外二障论》："在五脏之中，惟肾水神光，深居瞳神之中，最灵最贵，辨析万物，明察秋毫。"

（七）玄府

玄府又称元府。《素问》中的玄府系指汗孔而言。刘河间认为玄府无物不有，即眼有玄府。《素问玄机原病式》："玄府者，无物不有。人之脏腑、皮毛肌肉……尽皆有之，乃气出入升降之道路门户也……人之眼耳鼻舌意识，能为用者，皆由升降出入之通利也。有所闭塞者，不能为用也，若目无所见……"可见目中玄府是精津气血升降出入之通道。

（八）真精、真气、真血

即精、气、血，均为滋目之源液，因目中脉道幽深细微，非轻清精微之性，难以升腾上达，故曰真。《审视瑶函·目为至宝论》："真血者，即肝中升运于目轻清之血，乃滋目经络之血也。此血非比肌肉间混浊易行之血，因其轻清上升于高而难得，故谓之真血。真气者，即目经络中往来生用之气，乃先天真一发生之元阳也，大宜和畅，少有郁滞，诸病生焉。真精者，乃先后二天元气所化之精汁，先起于肾，次施于胆，而后及乎瞳神也。凡此数者，一有所损，目病生矣。"

二、胞睑

胞睑又称目胞、眼胞、眼睑，在五轮中称肉轮。在较多的医籍中仅粗略地将胞睑分为上胞、下睑，并将其中的组织分别命名，如睑弦、睫毛等。胞睑相当于西医学的眼睑，睑弦相当于西医学的睑缘。

胞睑位于眼珠最外部，具有保护其内部组织的作用。对于这一功能，在《医宗金鉴·刺灸心法要诀》中也有记载："目胞者，一名目窠，一名目裹，即上下两目外卫之胞也。"

三、两眦

两眦又称目眦、眦、眦头，分内眦及外眦，在五轮中称血轮。关于内眦、外眦的定位，《灵枢·癫狂》说"在内近鼻侧者，为内眦"，《医宗金鉴·刺灸心法要诀》说"目外眦者，乃近鬓前之眼角也"。内眦又称大眦，外眦又称小眦、锐眦等。内眦及外眦与西医学解剖名称相同。

四、泪泉、泪窍

泪泉一名来源于《眼科临症笔记》，主要功能是分泌泪液。泪泉相当于西医学的泪腺。

泪窍又称泪堂，《银海精微·充风泪出》："大眦有窍，名曰泪堂。"同时也指出了泪窍的解剖位置之所在。

五、眼带

眼带是从病名的叙述中见到这一解剖名词，即《太平圣惠方·坠睛》中说坠睛是风寒之邪"攻于眼带"，还有《银海精微·辘轳展开》中说辘轳展开是"风充入脑，眼带吊起"。从上述两病叙述推知，眼带相当于西医学的眼外肌。

六、目眶

目眶一名见于《医宗金鉴·刺灸心法要诀》，又称眼眶（《证治要诀》）。对其解剖部位描述简明且较准确的当是《医宗金鉴·刺灸心法要诀》"目眶者，目窠四围之骨也，上曰眉棱骨，下即颓骨，颓骨之外即颧骨"。可见，目眶即西医学的眼眶。

从上可知，古代医籍在眼的解剖、生理方面的认识比较粗略，还需结合现代知识，以利于充实和发展中医眼科基础理论。

第八章 眼表疾病病因病机

病因是指导致疾病发生的原因，又称致病因素。病机是指疾病发生、发展及变化的机理。眼位于头部的前方，外与周围环境直接接触，内与脏腑、经络、气血密切相关，故易受人体内、外各种因素的影响而发病。由于眼表疾病（属中医学"外障眼病"范畴）的证候是致病因素作用于机体而产生的反应，而不同的病因所致眼表部位表现又各具特点，出现不同的症状和体征。因此，临床对眼表疾病的治疗宜辨证求因、审因论治。

第一节 病 因

引起眼病的原因十分复杂，历代医家多有阐述，唐代孙思邈在《千金要方》中就列出"生食五辛，接热饮食，热餐面食，饮酒不已，房事无节，极目远视，数看日月，夜视星火，夜读细书，月下看书，抄写多年，雕镂细作，博弈不休，久处烟火，泣泪过多，刺头出血过多"等眼病病因，宋代陈无择则归纳为内因、外因及不内外因3个方面。致病因素多种多样，而引起眼病的常见病因有外感六淫、疠气、内伤七情、饮食失宜、劳倦、眼外伤、先天与衰老及其他因素。这些因素既可单独为患，又可相合为患或相互影响。

一、六淫

六淫，即风、寒、暑、湿、燥、火（热）6种外感病邪的统称。《银海指南·六气总论》："《素问·天元纪大论》曰'天有五行，御五位，以生寒、暑、燥、湿、风、火'是为六气，当其位则正，过则淫，人有犯其邪者，皆能为目患。风则流泪赤肿，寒则血凝紫胀，暑则红赤昏花，湿则沿烂成癣，燥则紧涩眵结，火则红肿壅痛……"《医宗金鉴·眼科心法要诀》进一步指出："外障皆因六淫生，暑寒燥湿火与风，内热召邪乘隙入，随经循系上头中。"说明六淫为害可致多种目病，尤以外障眼病（特别是眼表疾病）为多。

（一）风

凡致病具有善动不居、轻扬开泄等特性的外邪，称为风邪。

1. 风邪致病特点

（1）风为阳邪，其性开泄：风邪具有升发、向上、向外的特性，《素问·太阴阳明论》："伤于风者，上先受之。"眼位居高，易受风邪；再者，肝为风木之脏，开窍于目，同气相求，故许多眼病尤其是外障眼病的发生都与风邪有关。

（2）风性善行数变：风性善动不居，游移不定，致病变幻无常。发病迅速，风邪引起的眼病也有发病迅速、变化较快特点。

（3）易与他邪相合：《素问·风论》"风者，百病之长也"。风作为六淫之首，每先侵袭体表（尤其是眼表）、皮毛或流于肌肉、腠理之间，易与寒、热、暑、湿、燥诸邪相合为患。

2. 风邪致病的常见眼部症状 目痒，目涩，羞明，流泪，目𤷒，黑睛生翳等症。

（二）火（热）

凡致病具有炎热升腾等特性的外邪，称为火热之邪。火热同性，火为热之极，热为火之渐，故常火热并称。

1. 火（热）邪致病特点

（1）火性炎上：火为阳邪，其性升腾上炎，最易上冲头目，引起眼疾。热为火之渐，火为热之极，二者难截然分开。《素问玄机原病式》："目眜不明，目赤肿痛，翳膜眦疡皆为热。"《儒门事亲》："目不因火则不病。"虽有偏颇但反映出火邪容易引发眼病。

（2）火热生眵：《景岳全书》"眼眵多结者必因有火，盖凡有火之候，目必多液，液干而凝，所以为眵"。说明眼眵这一眼病特有症状与火热有关。

（3）易伤津液：滋眼之液有泪液、神水、神膏、真血等，热邪易伤津液，故易致各种眼部疾病。

（4）灼伤脉络或迫血妄行：易致眼部相关组织出血，或白睛溢血、或血灌瞳神。

2. 火邪致病的常见眼部症状　眼干，红赤焮痛，灼热刺痒，磣涩羞明，眵多黄稠，热泪频流，生疮溃脓，血脉怒张甚则紫赤、出血，黄液上冲，血灌瞳神等症。

（三）湿

凡致病具有重浊黏滞、趋下特性的外邪，称为湿邪。

1. 湿邪致病的特点

（1）湿邪重浊黏滞：湿邪犯目，眼症多黏滞而不爽，缠绵难愈。

（2）内外湿邪相互影响：外湿入里，脾阳受困，运化失司，可致内湿；内湿不化，又可招致外湿，上泛于目而为病。

（3）湿为阴邪，易阻遏气机：可致眼部气机升降失调，经脉不畅。

2. 湿邪致病的常见眼部症状　胞睑湿烂，眵泪胶黏，白睛黄浊，黑睛生翳、灰白混浊，眼表组织水肿等。

（四）寒

凡致病具有寒冷、凝结、收引特性的外邪，称为寒邪。

1. 寒邪致病特点

（1）寒为阴邪，易伤阳气：阳气受损则目失温养。

（2）寒性凝滞：常致经脉气血阻塞不通，不通则痛，引起眼痛且常头目相引。

（3）寒性收引：寒邪伤及头面，可致经脉拘急。

2. 寒邪致病的常见眼部症状　头目疼痛，目昏冷泪，胞睑紫暗硬胀，紧涩不舒，白睛血脉紫滞或淡红，黑睛生翳等。

（五）暑

凡夏至之后，立秋之前，致病具有炎热、升散、兼湿特性的外邪，称为暑邪。

1. 暑邪致病的特点

（1）暑为阳邪：暑为夏令之主气，乃火热所化，眼部多出现阳热症状。

（2）暑多夹湿，相合为患：夏季多雨，且多饮冷纳凉，湿邪内停，故暑热易兼感湿邪。

2. 暑邪致病的眼部症状　目赤视昏，眵泪，胞睑、白睛肿胀等。

（六）燥

凡致病具有干燥、收敛等特性的外邪，称为燥邪。

1. 燥邪致病的特点　"燥胜则干"，伤津耗液，燥邪为患常导致与干燥有关的眼病。

2. 燥邪致病的常见眼部症状　胞睑皮肤干燥，白睛红赤失泽，干涩不适，眼眵干结，黑睛失泽等。

二、疠气

疠气是指具有强烈传染性和流行性的致病邪气，又称"疫疠""时气""天行""戾气"等。疠气致病来势急猛，临床症状与风火所致的眼症相似，一年四季都可发生，但以夏天气候炎热时为多，如天行赤眼、天行赤眼暴翳等。

三、七情内伤

七情内伤是引起脏腑精气功能紊乱而致疾病发生或诱发的一种致病因素，是指喜、怒、忧、思、悲、恐、惊七种情志的过度变化，超过了机体的适应范围，从而导致气机紊乱，经络阻滞，脏腑功能失调。怒则气上，恐则气下，思则气结，喜则气缓，悲则气消，惊则气乱，导致气机紊乱，血行瘀滞，清窍闭塞，目病丛生，如绿风内障等，也是眼表疾病如干眼的重要致病因素；或致脏腑功能失调，五脏六腑之精气不能上承于目，目失濡养而发眼病，如眼部干涩、视物模糊等。

四、饮食失宜

饥饱不节、饮食不洁或饮食偏嗜均可导致眼病。摄食不足，气血生化乏源，气血不能上荣于目，可出现眼部虚证；饮食过饱则肠胃积滞，郁而化热，可出现眼表实证。饮食不洁，肠道染虫可致眼部寄生虫病、疳积上目等病。饮食偏嗜，多食生冷，寒湿内生，可致虚寒性眼表疾病；偏食辛辣燥热，脾胃积热，可致实热性眼表疾病。

五、劳倦

除劳神、劳力、房劳过度外，过用目力也易引起眼病。《千金要方》认为"夜读细书""博弈不休""雕镂细作"等原因均可导致眼之痼疾。劳倦内伤可导致阴血亏损、气血耗伤、肝肾不足、心肾不交等脏腑功能紊乱，从而引发目倦、视物模糊等眼病。

六、眼外伤

眼居高位，暴露于外，易受外伤。造成眼表外伤性疾病的外来因素包括沙尘、金属等异物入目，钝力伤目所致的撞击伤目，锐器、爆炸造成的真睛破损，以及化学物品、射线、有害气体烧烫伤等。轻者可致眼部不适，重者能引起视力严重损害，甚至失明。

七、先天与衰老

先天因素是指先天禀赋不足，孕期将息不当致邪气内结胎中，或先代遗传造成与生俱来的眼病，如先天性黑睛畸形、混浊等。衰老是由于指年迈体弱，脏腑功能不足而引发的眼表疾病，如上胞下垂、眼干涩不适、黑睛变性等。

八、其他因素

其他因素主要是指可引起眼表疾患的全身疾病，如糖尿病、高血压、肾炎、血液病等；以及用药不当、药物副作用等引起的多种眼病，如糖尿病可引起眼表干涩、肾炎可引起眼表水肿、高血压和血液病可引起眼表出血，过用含防腐剂的滴眼液可引起干眼等。

第二节　病　　机

眼病的发生发展与变化取决于正邪双方斗争的结果。若人体正气旺盛，则邪气不易入侵，此即"正气存内，邪不可干"；若正气不足，邪气入侵，则可引起机体阴阳失去平衡，脏腑经络、气血津液功能紊乱而发生眼病。眼病的病机主要体现为脏腑功能失调、气血津液失调、经络失调及玄府不利等。

一、脏腑功能失调

（一）肝和胆

肝开窍于目，肝脉连目系，肝气通于目，肝和则目能辨五色，肝藏血，肝受血而目能视，泪为肝之液，可见眼与肝的关系最为密切。由于肝与胆相表里，故肝胆有病除可引起黑睛病变外，还可引起瞳神疾病。

1. 肝经风热　肝之经脉上行至目，外感风热可循肝经上犯于目，可致目赤流泪、黑睛生翳、瞳神紧小等病症。

2. 肝郁气滞　肝主疏泄，性喜条达，若情志不舒或郁怒伤肝，肝郁气滞，可致眼部干涩、目珠胀痛、绿风内障、青风内障、视瞻昏渺等病症。

3. 肝火上炎　肝郁气滞，日久化火；五志过极，引动肝火；暴怒伤肝，气火上冲，可致眼部出血、黑睛生翳、绿风内障、瞳神紧小等病症。

4. 肝阳上亢　多为肾阴亏虚，阴不制阳，浮阳外越，可致眼部出血、青风内障、绿风内障、络阻暴盲、络瘀暴盲等病症。

5. 肝风内动　肝主风，风主动。凡眼部之筋肉跳动、目睛动等，均与肝有关。肝风内动，火动痰生，阻滞脉络，可致目偏视、口眼㖞斜等病症。

6. 肝血不足　血之生化不足，或阴血亏损，目失濡养，可导致疳积上目、眼干涩不适、不耐久视、视物昏花、入夜盲无所见等病症。

7. 肝胆湿热　湿邪内壅肝胆，日久化热，湿热上蒸，可致聚星障、凝脂翳、混睛障等病症。

（二）心和小肠

心主血脉，诸脉属目，目得血而能视；心主神明，目为心之使，内属于心，故心有病影响到眼，主要表现为视觉的变化或引起眼中血脉及两眦病变。又因心与小肠相表里，心有热可移热于小肠，小肠有热亦可上扰于心。

1. 心火内盛　多由五志化火、五气化火所致。火邪上炎于目，可致两眦红赤、胬肉肥厚、漏睛生疮，眦帷赤烂。火灼目络，迫血外溢，可致白睛出血、眼底出血、视力骤降。

2. 心阴亏虚　多由阴液亏损、虚热内扰或失血过多、殚视竭虑、阴血暗耗所致。阴不制阳，虚火上扰，可致两眦微微疼痛、白睛溢血、神光自现等症。

3. 心气不足　多由思虑劳心或久病体弱所致。心气不足，心阳不振，可致脉道瘀阻，或神光涣散、不耐久视、能近怯远等病症。

4. 小肠实热　多由心热下移小肠所致，可出现口舌生疮、小便黄赤、视力下降、眦部赤肿等症。

（三）脾和胃

脾与胃相表里，为后天之本，气血生化之源。《兰室秘藏·眼耳鼻门》："五脏六腑之精气皆禀受于脾，上贯于目。"若饮食有节，胃纳脾输正常，则目得所养；否则可由脾胃运化失司、功能失调而致眼病。

1. 脾虚气弱　多由饮食失调、忧思劳倦所致，或由其他疾病伤及脾胃引起。脾虚气弱，脏腑精气不能上养目窍，可致上胞垂缓不用、目珠干涩不润、不耐久视、视物昏朦、夜盲等病症。

2. 脾不统血　脾气虚弱，统摄无权，可致目中血不循经而溢于络外，出现眼部出血、视物昏朦、血灌瞳神等病症。

3. 胃热炽盛　多由热邪犯胃或过食辛辣炙煿之品引起。火邪循经上犯头目，常致目赤肿痛；若火毒壅滞胞睑，气血阻滞，经络不畅，可致胞睑肿硬，或发疮疡、针眼；胃热炽盛，复感风邪，内外合邪，结于睑弦，可致睑弦赤烂、刺痒等病症。

4. 脾胃湿热　多由外感湿热或饮食不节、脾失健运所致。湿热内壅，上犯胞睑，可致胞睑湿烂、痒痛，甚则生疮溃脓。湿热熏蒸，浊气上泛，可致黑睛混浊、水肿。脾湿生痰，痰湿上壅，可致胞生痰核等病症。

（四）肺和大肠

肺主气又主宣降，肺气调和则气和目明。肺与大肠相表里，大肠通利有助于肺气肃降，肺气通利则大肠传导无碍，目中气血津液运行正常；若不能各司其职，则生目病。

1. **肺经燥热**　外感燥邪，循肺经上犯于目；或肺宣肃失职，肺火偏盛，上攻于目，可致眼干涩、白睛赤脉显露、白睛出现玉粒样小泡等症。

2. **肺气亏虚**　久病亏耗，伤及肺气，气虚不固，可致视物昏花，眼前白光闪烁等病症。

3. **肺气不宣**　多由外邪犯肺，肺失治节引起。肺被邪伤，失于宣降，导致气血津液敷布失常，可致白睛溢血、浮肿，甚至红赤肿胀等症。

4. **肺阴不足**　多由燥热之邪伤肺引起。肺阴不足常致白睛干涩，赤丝隐隐难退，白睛溢血，或金疳等病症。

5. **肺热壅盛**　多由外感热邪或风寒之邪郁而化热所致。肺热上壅可致白睛红赤，眵多胶黏；热入血络可致白睛溢血；血热相搏，滞结于白睛深层，可见白睛里层呈紫红色结节隆起；肺金凌木可致黑睛生翳等病症。

6. **热结肠腑**　大肠有热，肺气不宣，可见白睛红赤壅肿等症。

（五）肾和膀胱

肾藏精，主骨生髓，肾精充足则视物精明；肾为水脏，主津液；肾与膀胱相表里，膀胱司气化。若肾与膀胱功能失常，可致眼病发生。

1. **肾阴亏虚**　多为年老体衰、劳倦内伤或热病伤阴所致，肾阴不足则目外少润泽之水，内缺充养之液。常致头晕目眩、眼睛干涩、视瞻昏渺、瞳神干缺等病症。

2. **肾阳虚衰**　多由先天禀赋不足，房劳伤肾，或久病体虚，阴损及阳。眼之神光发于命门，皆火之用事，肾阳不足，命门火衰，可致眼部干涩、近视；阳虚水泛，可致胞睑、白睛水肿等病症。

3. **肾精不足**　多由劳伤竭视，久病伤肾，年老精亏或先天禀赋不足所致。目失濡养则可致视物昏朦、眼内干涩，甚则目无所见等病症。

眼病的发生、发展和变化，虽可由一脏一腑功能失调所致，也可多个脏腑同时发生病变，故临床须认真分析，全面了解。

二、气血功能失调

气和血是人体生命活动的物质基础，又由脏腑功能活动产生。脏腑功能紊乱可引起气血功能失调，而气血功能失调也可导致眼病的发生。

（一）气

气与眼的关系密切，其正常与否常反映于眼部。《太平圣惠方》："眼通五脏，气贯五轮。"一般可按虚实归纳为气虚气陷、气滞气逆两大类。

1. **气虚气陷**　多由劳倦伤气，久病失养，先天不足或年老体衰所致。气机衰微，不能敷布精微以充养五脏，目失濡养，可出现上胞下垂，冷泪常流，不耐久视，黑睛翳陷久不平复。

2. **气滞气逆**　多由情志郁结或痰湿停聚、食滞不化、外伤跌仆等引起。气行不畅，血脉瘀阻，滞塞不通，可致头目疼痛、白睛局限性疼痛；气逆于上，升降失度，血随气逆，可致血溢络外、白睛出血等。

（二）血

《审视瑶函·开导之后宜补论》："夫目之有血，为养目之源，充和则有发生长养之功而目不病；少有亏滞，目病生矣。"《古今医统·眼科》进一步指出："目得血而能视，故血为目之主，血病则目病，血凝则目胀，血少则目涩，血热则目肿。"血之功能失调可致眼病。

1. **血热**　多因外感邪热或脏腑郁热不解，入于营血，或因阴虚内热、虚火上炎所致。邪热侵入血分，血受热迫而妄行；虚火入于血分，灼伤脉络，血溢络外，均可引起白睛溢血等出血性病变。一般实热所致出血较急，量多色鲜红；虚热所致出血相对较缓，量少且易复发。

2. **血虚**　多因失血过多或生化不足，以及久病失养，竭思瞻视，阴血耗伤所致。血虚不能上荣于目，可致头晕眼花、白睛干涩、黑睛不润等；血虚生风，上扰于目，可见胞轮振跳、目不适。

3. 血瘀　多由外伤、出血、久病、气虚、寒凝、气滞、热盛灼津所致。常与气滞并见，或与痰浊互结。瘀于胞睑，可见胞睑青紫；瘀于白睛，可见赤脉粗大、虬蟠旋曲；瘀于黑睛，可见赤膜下垂，甚至血翳包睛。

三、津液代谢失调

津液由水谷精微所化生，经脾气运化传输，肺气宣降通调，以及肾气的气化蒸腾、升清降浊，以三焦为通道，随气的升降出入和运行上输于目。其在目外为润泽之水，如泪和其他腺液；其在目内则为充养之液，如神水、神膏。津液代谢失调在眼部主要表现为津液亏损与水湿停聚两方面。

（一）津液亏损

津液亏损多因燥热之邪耗伤津液，或大汗、失血、吐泻不止造成津液亏损，目窍失养。在目外常见泪液减少，可致干涩羞明，白睛表面不润，枯涩疼痛，黑睛暗淡失泽，甚至呈灰白混浊，以及眼珠转动滞涩不灵等；目内充养之液不足，可致视物昏朦或目无所见等。

（二）水湿停聚

水湿停聚多因肺、脾、肾三脏功能失调，三焦气化不利，膀胱开阖失司所致。若肺失宣降，气机升降失司，可致水液敷布失常；若脾不健运，可致水湿停聚；肾气亏损，气化无力可致水液潴留。在胞睑可为浮肿；在白睛可见浮壅高起，甚则肿起如鱼胞等。

痰由湿聚，既是病理产物，又为致病因素，常与风、火、气血搏结于上而为患，在胞睑可致睑弦赤烂、胞生痰核、生疮溃脓；在眼眶可结聚成块，致珠突出眶等。

四、经络功能失调

眼通五脏，气贯五轮。一方面，经络起着主要贯通作用；另一方面，经络又是邪气内外传注的通路。若经络不通，五脏六腑之精气不能上输于目，目失濡养，可致上睑下垂、白睛干涩、黑睛失泽等。若经气不利，气血阻滞，可致白睛赤丝虬脉、黑睛出现新生脉络等。

五、玄府不利

玄府一词最早见于《素问》。《素问·水热穴论》："所谓玄府者，汗孔也。"金代医家刘完素在《素问玄机原病式》中提出"玄府者无物不有"，"玄府者，乃气出入升降之道路门户也，人之眼耳口鼻舌身，意识能为用者，皆由升降出入之通利也。所有闭塞者，不能为用也"。同时也提出了玄府与目病的关系，"由目之玄府闭小，如隔帘视物之象也，或视如蝇翼者，玄府有所闭合者也"。目中玄府是气血精津升降出入于眼部的道路门户，玄府通利则精微物质循行输布正常，目得其濡养；若玄府闭塞，气机升降出入失常，则气血津液无以上注于目，目失所养，视觉功能必然受到影响。《素问玄机原病式》："若目无所见……悉由热气怫郁，玄府闭塞而致，气液血脉、营卫精神不能升降出入故也。"外邪侵袭，情志内伤，饮食失调，劳伤过度，或年老体衰、久病失养等，皆可引起玄府不利（阻滞或郁闭），出现目赤疼痛、眼部干涩等。

参考文献

[1] 彭清华. 中医眼科学 [M]. 北京：中国中医药出版社，2016.
[2] 彭清华. 中西医结合眼科学 [M]. 北京：中国中医药出版社，2010.
[3] 段俊国. 中医眼科学 [M]. 北京：人民卫生出版社，2016.
[4] 李传课. 中医眼科学 [M]. 北京：人民卫生出版社，1999.

第九章　眼表疾病辨证

辨证是中医诊治眼表疾病的重要环节，常用的眼表疾病辨证方法有内外障辨证、五轮辨证、八廓辨证、眼常见症辨证等。本章节重点介绍内外障辨证、五轮辨证和眼表常见症辨证。

一、内外障辨证

眼科病症根据发病部位不同可分为外障与内障两大类，内障指的是发生在瞳神、晶珠、神膏、视衣、目系等眼内组织的眼病；外障指发生在胞睑、两眦、白睛、黑睛的眼病。眼表疾病属中医学"外障眼病"范畴。外障眼病多由六淫外袭或外伤所致，亦可由痰湿内蕴、脾虚气弱、肺火炽盛、肝火上炎、阴虚火旺等引起。眼表疾病外症明显，如眼痛眼痒、畏光流泪、胞睑难睁、胬肉攀睛等。

二、五轮辨证

五轮辨证是运用五轮学说，通过观察眼部各轮的症状与体征，来判断相应脏腑病变的方法。眼表疾病与五轮中肉轮、血轮、气轮和风轮相对应。

（一）肉轮

肉轮即为胞睑、眼睑，其病变常与脾胃有关。

1. 实证　胞睑红肿，多脾胃积热；睑弦赤烂而痒，多脾经湿热，或外感风邪；胞睑皮下硬结，不红不痛，多痰湿结聚；眵泪胶黏，睑内颗粒累累，多脾胃湿热蕴结。

2. 虚证　上睑下垂，多脾虚气陷；睑内色泽较淡，多脾虚血少；两睑虚肿，多脾虚湿泛，或脾肾阳虚；胞轮振跳，多血虚生风；目劄，多脾虚肝旺。

（二）血轮

血轮即为两眦，其病变常与心和小肠有关。

1. 实证　血轮红赤，多心火上炎；血脉粗大且刺痛，多心经实火；眦头红肿溢脓，多心脾积热，兼有气血瘀滞。

2. 虚证　血轮血丝淡红，干涩不舒，多心阴不足，虚火上炎。

（三）气轮

气轮即为白睛，其病变常与肺和大肠有关。

1. 实证　白睛红赤，颜色鲜红，属肺经风热；赤丝鲜红满布，多肺经实热；白睛结节隆起，血脉紫暗，多火毒郁结，气血瘀滞；白睛水肿，多肺气不宣；红赤肿起，属肺热亢盛。

2. 虚证　气轮血丝淡红、稀疏或局限，多肺经虚火；白睛青蓝，属气虚血滞；白睛干涩少津，属肺阴不足。

（四）风轮

风轮即为黑睛，其病变常与肝和胆有关。

1. 实证　风轮星翳初起，多外感风邪；翳大浮嫩，或有溃陷，多肝火炽盛；黑睛混浊，或兼有血丝伸入，多肝胆湿热，兼有瘀滞。

2. 虚证　翳久不敛，或时隐时现，多为肝阴不足，或气血不足。

三、眼表常见症辨证

（一）辨目痛

眼表疾病引起的目痛，多为沙涩疼痛、灼热刺痛。目赤涩痛，眵多黏结，多为外感风热；白睛微红微痛，干涩不舒，多为津亏血虚。

（二）辨目痒

目痒有因风、火、湿和血虚等不同，但以风引起者居多。目赤而痒，迎风尤甚，多为外感风热；睑弦赤烂，眵泪胶黏，瘙痒不已，或睑内颗粒肥大，痒如虫行者，多为湿热兼风；痛痒并作，红赤肿甚，多为邪毒炽盛；痒涩不舒，时作时止，多为血虚生风。

（三）辨目涩

目涩即为眼内异物感不适，有沙涩与干涩之分。目沙涩疼痛、畏光流泪，多为外感风热，或肺热壅盛，或为肝胆火炽，或为异物入目所致。目干涩不舒，多为肺阴不足，津液耗损。

（四）辨羞明

羞明即为畏光。羞明伴目赤肿痛，多为外感风热，或肝胆火炽；羞明伴干涩不舒，红赤不显，多为津亏血少，阴虚火炎；羞明伴眼睑欲闭、乏力倦怠，多为脾气不足，或阳虚气陷。

（五）辨视力异常

眼表疾病中视力异常多出现在黑睛疾病，视物不清，伴白睛红赤或翳膜遮睛，属外感风热或肝胆火炽。

（六）辨目赤

目赤主要表现为白睛红赤、抱轮红赤、白睛混赤。白睛红赤相当于西医学之结膜充血，目赤位于白睛浅层，起于周边，颜色鲜红，呈树枝状，推之可动，点用0.1%肾上腺素后红赤消失；主要见于暴风客热、天行赤眼等。抱轮红赤相当于西医学之睫状充血，目赤位于白睛深层，环绕黑睛周围发红，颜色紫暗，呈毛刷状，推之不动，点用0.1%肾上腺素后红赤不消失；主要见于聚星障、花翳白陷等。白睛混赤相当于西医学之混合充血，即白睛红赤与抱轮红赤同时存在；主要见于凝脂翳。

（七）辨目肿

目肿表现在胞睑、两眦、黑睛和白睛。胞睑红肿如桃、灼热疼痛，多为脾胃炽热，热毒壅盛；胞睑肿胀骤起、微红而痒，多为外感风邪；胞睑虚肿如球、不红不痛、皮色光亮，多为脾虚阳盛，水气上泛；胞睑红肿湿烂，多为湿热熏蒸；胞睑肿胀青紫，多为气滞血瘀。内眦突发红肿高起、疼痛拒按，多为风热上攻，心火炽盛。白睛红赤肿胀，多为风热犯肺，肺热壅盛；白睛赤紫肿胀，多为肺经瘀热，热与血结；白睛肿胀不红、状如鱼泡，多为肺失宣降，气机壅滞。黑睛水肿、雾状混浊，多为肝胆火炽，风火攻目；或为肝郁气逆，痰火上壅，阳亢风动所致。

（八）辨目眵

目眵即为眼分泌物。眵多硬结，为肺经实热；眵稀不结，为肺经虚热；眵多黄稠，为热度炽热；目眵胶黏或呈黏丝状，多为湿热所致。

（九）辨目泪

热泪如汤，多为外感风热或肝火炽热，热毒上攻；迎风流泪，多为肝血不足，风邪外引；冷泪长流，多为气血不足，肝肾亏虚，或泪道狭窄阻塞所致。

（十）辨翳膜

翳与膜是眼表疾病常见的形态变化。

1. 翳　有狭义与广义之分：狭义的翳专指黑睛混浊，广义的翳则包括黑睛与晶珠混浊。本篇所叙为狭义的翳。

（1）新翳：指黑睛混浊，表面粗糙，境界模糊，有发展趋势，多伴有不同程度的目赤疼痛、羞明流泪等症，相当于西医学之角膜炎症性病变。

（2）宿翳：指黑睛混浊，表面光滑，境界清楚，无发展趋势，无目赤疼痛，羞明流泪等症，相当于西医学之角膜瘢痕。

2. 膜　自白睛或黑白睛交界之际起障一片，或白或赤，渐渐向黑睛中央蔓延者，称为"膜"。如赤膜下垂、胬肉攀睛等，即属于"膜"的范畴。若膜上赤丝密集，红赤显著者，称为"赤膜"；赤丝稀疏、红赤不显者，称为"白膜"。

参考文献

［1］彭清华. 中医眼科学［M］. 北京：中国中医药出版社，2016.
［2］李传课. 中医眼科学［M］. 北京：人民卫生出版社，1999.

第十章 眼表疾病的中西医结合治疗方法

眼表主要为上下睑缘所包括的眼表面组织，主要是结膜和角膜组织，另外眼睑、泪腺、泪及泪膜也是维持眼表面健康的重要组成部分，因而也是眼表疾病学所包括的范围。它们居于人体上部及眼表，其结构、功能及病理有其自身特点，又与脏腑、经络、气血等整体有着不可分割的关系，故眼表疾病的治疗，必须内外兼治。正如《审视瑶函·点服之药各有不同问答论》"病有内外，治各不同。内病既发，非服药不除。止其流者，莫若塞其源，伐其枝者，莫若治其根，扬汤止沸，不如釜底抽薪，此皆治本之谓也。外若有翳，不点不去，物秽当洗，镜暗须磨，脂膏之釜，不经涤洗，焉能洁净。此皆治标之谓也。必须内外兼治，两尽其妙，庶病可愈矣"。但部分眼表疾病气血凝滞日久，变生有形之邪，内服药石、外用滴眼及针灸理疗等法不能祛其有形之邪，必须采用手术重建眼表，才能使病去正安。所以眼表疾病的治疗强调内治与外治相结合，必要性采取眼表重建手术，这也是中西医结合治疗眼表疾病的主要特色，在防盲治盲中发挥着重要作用。

第一节 西药治疗

由于眼部解剖和生理的特殊性，存在血眼屏障，一些药物经全身给药后，并不能到达眼部及眼表发挥作用，因此眼表疾病经常采用眼局部给药的方式（包括滴眼、涂眼、球结膜下注射等），以便充分发挥药物的作用，减少不良反应。全身给药方式包括口服、肌内注射和静脉注射，由于全身给药与其他学科使用方法相同，故本书不予阐述，主要阐述目前眼表疾病局部给药常使用的西药滴眼液及眼膏。

一、抗细菌药

感染性眼表疾病主要包括角膜和结膜的感染性疾病。常见的致病菌包括表皮葡萄球菌、金黄色葡萄球菌、肺炎链球菌、铜绿假单胞菌、肠道杆菌、甲型溶血性链球菌、棒状干燥杆菌、类白喉棒状杆菌、沙雷菌、克雷伯菌属等。目前最主要的致病菌为表皮葡萄球菌和铜绿假单胞菌。眼科最常用的局部抗感染药为氨基糖苷类、喹诺酮类等。

妥布霉素（托百士）

[药理作用] 抗菌作用与庆大霉素基本相同。但抗铜绿假单胞菌作用比庆大霉素强 2～4 倍，对庆大霉素耐药的铜绿假单胞菌本品仍敏感。与羧苄青霉素合用对铜绿假单胞菌有协同作用。对金黄色葡萄球菌的活性与庆大霉素相同。本品在眼内通透性良好。

[适应证] 适用于革兰氏阴性菌特别是铜绿假单胞菌所引起的眼表感染性疾病。

[用法与用量]

（1）滴眼液：滴眼，每日 3～4 次，每次 1～2 滴。

（2）眼膏：涂结膜囊，每晚涂 1 次。

[不良反应及注意事项] 偶见局部刺激症状，如眼睑灼痛或肿胀、结膜红斑等；罕见过敏反应。

[制剂及规格] 滴眼液：0.3%，5 mL；眼膏：0.3%，2.5 g、3.5 g。

环丙沙星

[药理作用] 本品与氧氟沙星相似，比诺氟沙星具有更广的抗菌谱和更强的抗菌作用。本品对葡萄球菌的作用比诺氟沙星强 4～8 倍。耐药金黄色葡萄球菌对本品亦高度敏感。

［适应证］适用于各种细菌性和衣原体引起的眼部感染。

［用法与用量］滴眼：每日 3～5 次，每次 1～2 滴。

［不良反应及注意事项］偶有局部一过性刺激症状。使用过程中若发现眼红、眼痒、眼肿等过敏现象，应立即停药。

［制剂及规格］滴眼液：0.3％，5 mL。

氧氟沙星（泰利必妥，迪可罗）

［药理作用］比较诺氟沙星，氧氟沙星的抗菌谱更广而抗菌作用更强。对革兰氏阳性菌包括葡萄球菌、A 群链球菌、粪链球菌的抗菌作用较诺氟沙星强 4～8 倍。对铜绿假单胞菌的作用则比诺氟沙星稍差，但与庆大霉素相似。本品对多种厌氧菌也有较强的杀灭作用，对支原体、衣原体亦有效。

［适应证］用于治疗敏感菌引起的细菌性角结膜炎、睑缘炎、泪囊炎、眼睑炎、睑板腺炎、角膜溃疡、术后感染等。

［用法与用量］

（1）滴眼液：滴眼，每日 3～4 次，每次 1～2 滴。

（2）眼膏：涂眼，每晚涂 1 次。

［不良反应及注意事项］本品有可能引起皮疹、荨麻疹、瘙痒感、眼睑发红和水肿、结膜充血等。一旦出现这些症状，应终止用药。不宜长期使用。对氧氟沙星过敏患者改用其他抗菌药物。

［制剂及规格］滴眼液：0.3％，5 mL；眼膏：0.3％，3.5 g。

左氧氟沙星（海伦）

［药理作用］左氧氟沙星是氧氟沙星的左旋异构体，为氧氟沙星的活性成分。本药对革兰氏阳性菌和革兰氏阴性菌均有较强的抗菌作用，抗菌谱同氧氟沙星。与 β-内酰胺类、氨基糖苷类抗生素间无交叉耐药性。

［适应证］适用于治疗敏感细菌引起的引起的细菌性结膜炎、细菌性角膜炎。

［用法与用量］滴眼：每次 1～2 滴，每日 3～5 次。

［不良反应及注意事项］暂时性视力下降、发热、一过性眼睛灼热、眼痛或不适、畏光，发生率为 1％～3％。睑水肿、眼睛干燥及瘙痒，发生率低于 1％。对左氧氟沙星或其他喹诺酮类药物及本品任何组分过敏者禁用。

［制剂及规格］滴眼液：0.3％，5 mL。

氯霉素

［药理作用］在体外具广谱抗微生物作用，包括需氧革兰氏阴性菌及革兰氏阳性菌、厌氧菌、立克次体、螺旋体和衣原体。

［适应证］用于治疗由大肠埃希菌、流感嗜血杆菌、克雷伯菌属、金黄色葡萄球菌、溶血性链球菌和其他敏感菌所致眼部感染，如沙眼、结膜炎、角膜炎、眼睑缘炎等。

［用法与用量］滴眼：每次 1～2 滴，每日 3～5 次。

［不良反应及注意事项］可有眼部刺激、过敏反应等，对本品过敏者禁用。大剂量长期使用（超过 3 个月）可引起视神经炎或视盘炎（特别是小儿）。长期应用本品的患者，应事先做眼部检查，并密切注意患者的视功能和视神经炎的症状，一旦出现即停药。同时服用维生素 C 和维生素 B。

［制剂及规格］滴眼液：0.25％，8 mL。

四环素、金霉素

［药理作用］抗菌谱广，对多数革兰氏阳性菌和革兰氏阴性菌、立克次体、支原体、螺旋体及放线菌均有效，其中以革兰氏阳性菌作用较强。但本类药物在使用中容易产生耐药性，临床疗效欠佳。除抗菌作用外，本类药物还有抑制胶原酶的作用。

［适应证］对本类敏感细菌引起的眼部感染，结膜炎、眼睑炎、角膜炎、沙眼等。还可用于防治角膜组织胶原酶增多所致的角膜溶解加速。

［用法与用量］眼膏：涂眼，每晚涂 1 次。

［不良反应及注意事项］轻微刺激感，偶见过敏反应，出现充血、眼痒、水肿等症状。对四环素类药物过敏者禁用。

［制剂及规格］眼膏：四环素 2％，2.5 g；金霉素 0.5％，2.5 g。

红霉素

［药理作用］属于大环内酯类抗生素，抗菌谱与青霉素相仿，对耐药性（耐青霉素和四环素）金黄色葡萄球菌有效。对沙眼衣原体也有抑制作用。细菌对红霉素的耐药性发展快。

［适应证］用于沙眼、结膜炎、睑缘炎及眼外部感染。

［用法与用量］眼膏：涂眼，每晚涂 1 次。

［不良反应及注意事项］偶见眼睛疼痛，视力改变，持续性发红或刺激感等过敏反应。

［制剂及规格］眼膏：0.5％，2.5 g。

二、抗病毒药

常见的眼部病毒感染由单纯疱疹病毒、腺病毒、巨细胞病毒引起。单纯疱疹性角膜炎是单纯疱疹病毒感染所致，发病率占角膜病的首位。腺病毒性角膜炎是由腺病毒感染所致的一种流行性角膜炎。主要的抗病毒药为环胞苷、阿昔洛韦、更昔洛韦、吗啉双胍等。

环胞苷

［药理作用］环胞苷为抗病毒药，主要抑制 DNA 病毒，作用强于碘苷，对牛痘病毒的敏感性较单纯疱疹病毒大。

［适应证］用于单纯疱疹性角膜炎、结膜炎、虹膜炎、角膜溃疡等。

［用法与用量］滴眼：每日 6～12 次，每次 1～2 滴。

［不良反应及注意事项］环胞苷对角膜、结膜无不良损伤。除长期反复用药偶可发生眼睑接触性皮炎外，未见其他严重不良反应。角膜上皮着色轻微，不影响继续用药，应置 2 ℃～8 ℃冰箱保存。

［制剂及规格］滴眼液：0.05％，10 mL。

阿昔洛韦（无环鸟苷）

［药理作用］本品竞争性抑制单纯疱疹病毒（HSV）的 DNA 聚合酶，从向抑制病毒 DNA 的合成，使病毒停止生长繁殖。本品无论点眼、涂眼膏或口服片剂的使用，药物都能进入房水，达治疗浓度。它是目前治疗单纯疱疹性角膜炎疗效最好的药物之一，而且其毒性较低。

［适应证］治疗单纯疱疹性角膜炎。

［用法与用量］

1. 滴眼液：点眼，每日 6～12 次，每次 1～2 滴。

2. 眼膏：涂眼，晚上涂 1 次。或遵医嘱使用。

［不良反应及注意事项］使用本品会引起浅点状角膜病变可能。本品贮存低于 10 ℃时可能会析出结晶，但环境温度升高使结晶溶解后仍可正常使用。

［制剂及规格］滴眼液：0.1％，10 mL；眼膏：3％，2.5 g。

更昔洛韦（丽科明）

［药理作用］更昔洛韦对单纯疱疹病毒（HSV-1、HSV-2）和水痘-带状疱疹病毒（VZV）的抑制作用与阿昔洛韦相似，对巨细胞病毒（CMV）和 EB 病毒的作用明显高于阿昔洛韦。对腺病毒-2 有不同程度的抑制作用。对微小 RNA 病毒也有抑制作用，如引起急性流行性出血性结膜炎（俗称红眼病）的肠道病毒 70 有抑制作用。

［适应证］用于治疗急性流行性出血性结膜炎、各型单纯疱疹性角膜炎，尤其是树枝状单纯疱疹角膜炎。

［用法与用量］眼用凝胶：滴眼，每日 4 次，每次 1 滴，疗程 3 周。

[不良反应及注意事项]治疗中可能发生短暂的眼痒、灼热感，针刺感及轻微视物模糊，但很快消失，不影响治疗。偶见白细胞下降。对更昔洛韦过敏者禁用。严重中性粒细胞减少（$<0.5×10^9/L$）或严重血小板减少（$<25×10^9/L$）的患者禁用。

[制剂及规格]眼用凝胶：0.15％，5 g。

吗啉双胍

[药理作用]本品能抑制病毒的 DNA 和 RNA 聚合酶，从而抑制病毒繁殖。在人胚肾细胞上，1％浓度对 DNA 病毒（腺病毒、疱疹病毒）和 RNA 病毒（埃可病毒）都有明显抑制作用，对病毒增殖周期各个阶段均有抑制作用。对游离病毒颗粒无直接作用。

[适应证]用于流行性点状及线状角膜炎、流行性出血性角结膜炎。

[用法与用量]滴眼，每次 1~2 滴，每 2 小时 1 次。

[不良反应及注意事项]可引起出汗、食欲不振及低血糖等反应。对本品过敏者禁用。

[制剂及规格]滴眼液：4％，8 mL。

利巴韦林

[药理作用]本品是一种广谱抗病毒药，在细胞培养中对 DNA 病毒和 RNA 病毒均有抑制作用。

[适应证]用于单纯疱疹性角膜炎、腺病毒性角膜炎、流行性出血性结膜炎及其他病毒性眼病。

[用法与用量]滴眼，每次 1~2 滴，每 1 小时 1 次；好转后每 2 小时 1 次。

[不良反应及注意事项]偶见局部轻微刺激对本品过敏者、孕妇禁用。

[制剂及规格]滴眼液：0.5％，10 mL。

重组人干扰素 α1b

[药理作用]本品具有广泛的抗病毒及免疫调节功能。干扰素与细胞表面受体结合，诱导细胞产生多种抗病毒蛋白，从而抑制病毒在细胞内的复制；可通过调节免疫功能增强巨噬细胞、淋巴细胞对靶细胞的特异细胞毒作用，有效抑制病毒侵袭和感染的发生；增强自然杀伤细胞活性，抑制肿瘤细胞生长，清除早期恶变细胞等。

[适应证]用于治疗眼部病毒性疾病，对单纯疱疹性眼病，包括眼睑单纯疱疹、单纯疱疹性结膜炎、角膜炎（树枝状、地图状、盘状、实质性）、单纯疱疹性虹膜睫状体炎疗效显著；对带状疱疹性眼病（如眼睑带状疱疹、带状疱疹性角膜炎、巩膜炎、虹膜睫状体炎）、腺病毒性结膜角膜炎、流行性出血性结膜炎等也有良好效果。

[用法与用量]滴眼。急性炎症期，每日 4~6 次，随病情好转逐渐减为每日 2~3 次，基本痊愈后改为每日 1 次，继续用药 1 周后停药。有多次复发史的单纯疱疹性角膜炎患者，每遇感冒、发热或其他诱因，如疲劳，生活不规律可滴用本品，每日 2 次，连续 3 日，以预防复发。干扰素与其他抗病毒药（阿昔洛韦）合用有协同或相加作用。如 3％阿昔洛韦眼膏与重组人干扰素 α1b 滴眼液合用被认为是治疗单纯疱疹性角膜炎的最佳疗法。

[不良反应及注意事项]一般无不良反应，偶见一过性轻度结膜充血，少量分泌物，黏涩感，眼部刺痛，痒感等症状，但可耐受继续用药。病情好转时酌减滴药次数，症状即缓解消失。过敏体质者谨慎使用。本品开盖后 1 周内用完。

[制剂及规格]滴眼液：20 万 IU，2 mL。

三、抗真菌药

随着广谱抗生素和肾上腺皮质激素的应用，真菌感染的发生率有所增加，真菌的种类较多，已检出对眼有致病性的真菌达 100 余种，常见的有曲霉、镰刀菌、青霉菌、交链孢霉菌、毛霉、根霉属类酵母菌等。抗真菌药有多烯类抗生素、唑类等。

两性霉素 B

[药理作用]本品为抗深部真菌感染药。能抑制新生隐球菌、白假丝酵母、荚膜组织胞浆菌、粗球

孢子菌、曲霉。对细菌、立克次体和病毒一般无作用。

[适应证] 适用于真菌性角膜溃疡、眼内炎、眶蜂窝织炎及外眼真菌感染。

[用法与用量] 滴眼：每日 6～12 次，每次 1～2 滴。

[不良反应及注意事项] 本品对眼有轻度刺激，但能耐受。本品配制滴眼液时，要用注射用水配制，不宜用生理盐水稀释，因盐析作用易沉淀。配制滴眼液后不稳定，一般临用前配制，并避光、放冰箱保存。

[制剂及规格] 滴眼液：0.3%，10 mL。

那他霉素（那特真）

[药理作用] 本品对假丝酵母、芽生菌、曲霉、头孢子菌、球孢子菌、隐球菌、表皮癣、镰刀菌、组织胞浆菌、小孢子菌、青霉菌、孢子丝菌和毛滴虫等均有抑制作用，属多烯类广谱抗真菌药。

[适应证] 适用于真菌性眼内感染。对镰孢霉菌及头孢霉菌引起的角膜感染特别有效。

[用法与用量] 滴眼。最初白天每 1 小时滴 1 滴，夜间每 2 小时滴 1 滴。3～4 日后可减至每日 6～8 次。应连续治疗 14～21 日。

[不良反应及注意事项] 偶见球结膜水肿和充血。本品注射用药毒性大，仅限于局部用药。孕妇及哺乳期妇女慎用。

[制剂及规格] 滴眼液：5%，15 mL。

氟康唑

[药理作用] 本品为新型的三唑类抗真菌药，能特异性地抑制真菌的甾醇合成。对新生隐球菌、假丝酵母、烟曲霉、芽生菌、球孢子菌等在眼部浅表或深层真菌的生长均有抑制作用。

[适应证] 适用于真菌性角结膜炎、角膜溃疡、眼内感染等。

[用法与用量] 滴眼液：滴眼，每日 4～6 次，每次 1～2 滴。

眼膏：涂眼，每晚睡前涂结膜囊内 1 次。

[不良反应及注意事项] 滴眼未见明显的眼局部刺激症状。

[制剂及规格] ①滴眼液：0.5%，10 mL；②眼膏：0.5%，2.5 g。

四、糖皮质激素

糖皮质激素的眼内通透性良好，无论全身用药、滴眼、结膜下注射或球后注射均不同程度地渗透入眼。一般眼科临床常用的糖皮质激素，包括可的松、氢化可的松、泼尼松、泼尼松龙、甲泼尼龙、地塞米松、氟米龙、醋酸氟米龙等。

复方地塞米松（的确当）

[药理作用] 本品为复方制剂，主要成分为新霉素和地塞米松。地塞米松是一种作用很强的皮质激素药物，可抑制各种因素引起的炎症反应。新霉素是氨基糖苷类抗生素药物，对多种革兰氏阳性菌和革兰氏阴性菌、放线菌及螺旋体均有抑制作用。一般认为对致病性大肠埃希菌、结核分枝杆菌、假单孢菌和变形杆菌作用较强。两者合用具有抗菌、抗炎、抗过敏作用。

[适应证] 适用于急性及慢性结膜炎、巩膜炎、虹膜睫状体炎、后葡萄膜炎、交感性眼炎、角膜移植术后的植片排斥反应及手术后抗炎、抗感染等。

[用法与用量] 滴眼：每日 4 次（或按医嘱），每次 1～2 滴。

[不良反应及注意事项] 本品应在医师指导下应用，如长期使用可引起眼压升高、激素性青光眼，偶致视神经损害、激素性白内障、继发性眼部感染、眼球穿孔和延缓伤口愈合。禁用于急性单纯疱疹性角膜炎、眼组织的真菌感染、接种牛痘及水痘病毒感染、大多数其他病毒性角膜和结膜感染、眼结核及对本品过敏者。治疗期间，应常测眼压。

[制剂及规格] 滴眼液：10 mL（0.3%硫酸新霉素、0.1%地塞米松磷酸钠）。

妥布霉素-地塞米松（典必殊）

［药理作用］本品主要成分为妥布霉素和地塞米松。妥布霉素为氨基糖苷类抗生素，能抗金黄色葡萄球菌、表皮葡萄球菌、肺炎链球菌、铜绿假单胞菌、大肠埃希菌、产气肠杆菌、奇异变形杆菌、流感嗜血杆菌、结膜炎嗜血杆菌等。地塞米松为肾上腺皮质激素，可抑制各种原因引起的炎症反应。两者合用具有抗菌、抗炎、抗过敏作用。

［适应证］眼科手术前及手术后预防、治疗感染与炎症反应。RK、PRK 术前及术后预防、治疗感染与炎症反应。结膜炎、外周角膜炎、泪囊炎与化学灼伤等。

［用法与用量］滴眼：每日 2～4 次，每次 1～2 滴，滴于结膜囊内。治疗开始的 24～48 小时可酌情增加至每小时 2 滴。注意应逐步减量停药，使用前摇匀。

［不良反应及注意事项］如长期使用可能会引起激素性青光眼或激素性白内障，应在医师指导下使用。治疗期间，应常测眼压。

［制剂及规格］混悬滴眼液：0.1％，5 mL；0.02％，5 mL。

氟美松龙（拂雷、拂炎）

［药理作用］本品具有抑制机械、化学或免疫因素所诱发的炎症反应的作用。本品的特点是在固醇的碳 17 位有羟醋酸酯，使抗炎活性增强，作用迅速，优于氟米龙。其升高眼压的不良反应明显小于地塞米松，对眼压的影响不受羟醋酸酯基团的影响而与氟米龙相同。

［适应证］适用于对本品敏感的睑球结膜、角膜及其他眼前段组织炎症。以及 PRK 术后的抗炎治疗。

［用法与用量］滴眼：每日 4 次，每次 1～2 滴。

［不良反应及注意事项］使用前应将药液摇匀。长期使用本品可引起激素性青光眼，损害视神经，引起视力下降和视野缺损等。禁用于急性单纯疱疹性角膜炎、牛痘及水痘病毒感染和其他大多数病毒性角膜炎和结膜病变、眼结核、真菌性病变等以及对本品过敏者。

［制剂及规格］滴眼液：0.1％，5 mL。

泼尼松龙（百力特）

［药理作用］本品是一种皮质激素，可减轻炎症反应时的组织水肿、纤维沉积，抑制毛细血管扩张、吞噬游走细胞，也可抑制毛细血管的增生、胶原的沉积及瘢痕的形成。本品抗炎效力在相同剂量下是氢化可的松的 35 倍。

［适应证］适用于睑球结膜、角膜及其他眼前段组织对皮质激素敏感的炎症。

［用法与用量］滴眼：每日 4 次，每次 1 滴。治疗开始的 24～48 小时可以每小时 2 滴，不宜中途终止治疗，注意逐渐减量停药。

［不良反应及注意事项］长期或大剂量的使用激素类药物可引起眼压升高，导致视神经损害，视野缺损以及后囊下白内障；继发眼部的真菌和病毒感染；在一些角膜、巩膜变薄的患者长期使用时还可能导致眼球穿孔。急性化、脓性眼部感染患者禁用。急性单纯疱疹性角膜炎、接种牛痘及水痘病毒感染性疾病、大多数角结膜病毒感染、眼结核、眼部真菌感染者禁用。

［制剂及规格］混悬滴眼液：1％，5 mL。

复方硫酸新霉素（帕利百）

［药理作用］本品为复方制剂，主要成分是醋酸泼尼松龙、硫酸新霉素、硫酸多黏菌素 B。泼尼松龙抗炎效果是氢化可的松的 3～5 倍；新霉素能抑制革兰氏阳性菌和革兰氏阴性菌；多黏菌素 B 能杀灭革兰氏阴性菌。故三者合用具有较强的抗菌和抗炎作用。

［适应证］适用于非化脓性眼部细菌感染性炎症、变应性结膜炎、春季结膜炎、疱疹性结膜炎、角膜的化学灼伤和热烧伤、间质性角膜炎、酒渣鼻性角膜炎、非化脓性眼睑炎及防治眼科术后炎症。

［用法与用量］滴眼：每 3～4 小时 1 次，每次 1 滴，必要时可加大用药频率。治疗眼周围皮肤的炎症，可将药液滴患部，待其自干。

[不良反应及注意事项] 可导致眼局部刺激症状。禁用于急性单纯疱疹性角膜炎、接种牛痘或水痘病毒感染及其他大多数角膜、结膜的病毒感染。禁用于眼结核、眼部真菌感染及对本品成分过敏者。眼部长期应用类固醇可能使眼压升高而致青光眼，建议用药期间应注意监测眼压。

[制剂及规格] 滴眼液：5 mL（含 0.5％醋酸泼尼松龙、0.5％硫酸新霉素、0.1％硫酸多黏菌素 B）。

氟米龙-庆大霉素（易妥芬）

[药理作用] 本品为复方制剂，主要成分是氟米龙和庆大霉素。庆大霉素是氨基糖苷类抗生素，能特异性抑制细菌蛋白质的合成及破坏细胞壁，因而对革兰氏阳性菌和革兰氏阴性菌均有效。氟米龙为一种合成的氟化皮质激素，具有抗炎作用，较之其他激素，其激素性免疫反应较轻。两者合用可治疗和预防细菌感染，兼具抗炎作用。

[适应证] 适用于治疗眼前段敏感菌引起的细菌感染，如葡萄球菌、铜绿假单胞菌及变形杆菌属感染。防止因使用皮质激素而导致细菌感染恶化的危险。对防治手术后的眼部炎症反应也有作用。

[用法与用量] 滴眼：每日 3～4 次，每次 1 滴，必要时可加大用药频度。使用前宜先摇匀。

[不良反应及注意事项] 可导致眼局部刺激症状。禁用于急性单纯疱疹性角膜炎、接种牛痘或水痘病毒感染及其他大多数角膜、结膜的病毒感染。禁用于眼结核、眼部真菌感染及对本品成分过敏者。青光眼、妊娠及哺乳期妇女禁用。眼部长期应用激素可能使眼压升高而致青光眼，建议用药期间应注意监测眼压，使用勿超过 2 周。

[制剂及规格] 滴眼液：5 mL（含 0.5％氟米龙、0.3％庆大霉素）。

五、非甾体抗炎药

本类药物与糖皮质激素的区别在于其结构上不含有甾体环，消炎作用主要通过抑制环氧化酶活性，阻断前列腺素（PG）的合成。用于眼科的主要药物有双氯芬酸钠、普拉洛芬、氟布洛芬等。

双氯芬酸钠

[药理作用] 本品为非甾体抗炎药，其消炎、解热、镇痛作用比吲哚美辛强 2～2.5 倍。对机械、化学、生物等刺激引起的血-房水屏障崩溃有很强的抑制作用，能抑制因刺激引起的眼房水中前列腺素 E_2 的增加，并能对房水中蛋白质的增加有抑制作用。1％双氯芬酸能显著降低人眼角膜的知觉和敏感性，从而表现出角膜镇痛效果。

[适应证] 用于治疗非感染性的角膜结膜炎、虹膜睫状体炎、后葡萄膜炎及眼科手术前后的抗炎治疗。

[用法与用量] 滴眼：通常手术前滴眼 4 次，分别为手术前 3 小时、2 小时、1 小时及 30 分钟各 1 次，每次 1～2 滴。眼部手术后，每日 4 次，每次 1 滴，其他抗炎（非手术后炎症）治疗滴眼，每日 4～6 次，每次 1 滴。

[不良反应及注意事项] 滴眼后有轻微刺激症状等。极少数可出现结膜充血，视物模糊。本品与缩瞳剂不宜同时使用。青光眼患者术前 3 小时停止使用。

[制剂及规格] 滴眼液：0.1％，10 mL。

普拉洛芬（普南扑灵）

[药理作用] 本品能抑制环氧化酶生成，从而抑制前列腺素生成以及稳定溶酶体膜，对过敏性结膜炎、急性结膜炎以及持续性结膜炎等各种实验性结膜炎具有抗炎作用。

[适应证] 用于眼睑炎、结膜炎、角膜炎、巩膜炎、浅层巩膜炎、虹膜睫状体炎、术后炎症。

[用法与用量] 滴眼：每日 4 次，每次 1～2 滴。

[不良反应及注意事项] 可导致眼部刺激感、结膜充血、瘙痒感、眼睑发红、肿胀、流泪等。本品是对症治疗而非对因治疗，可掩盖眼部炎症，因此对于感染引起的炎症使用本品时应慎重。

[制剂及规格] 滴眼液：0.1％，5 mL。

氟布洛芬（氟比洛芬、欧可芬）

[药理作用] 本品抑制环氧化酶，阻断前列腺素的合成，从而具有止痛、解热、抗炎作用。前列腺素是眼内某些炎症的介质，可致血-房水屏障破坏，血管扩张，血管通透性增加，白细胞趋化，眼压升高，在内眼手术时引起与胆碱能机制无关的瞳孔缩小。

[适应证] 适用于眼表炎症性疾病，白内障手术的术前、术后应用。亦用于激光小梁成形术后的炎症反应和其他眼前段的炎症反应。预防及治疗人工晶体（IOL）植入术后的黄斑囊样水肿（CME）。

[用法与用量] 滴眼：用于抑制内眼手术时瞳孔缩小。术前 2 小时开始滴眼，每半小时滴 1 滴，共 4 次。一般抗炎及术后抗炎，每 4 小时 1 滴，维持 2～3 周。激光小梁成形术后，每 4 小时 1 滴，用药 1 周；其他手术用药 2～3 周。

[不良反应及注意事项] 有短暂的烧灼、刺痛感及其他轻微的刺激症状。有出血倾向或使用的药物能引起出血时间延长的患者应慎用。本品能够延迟伤口愈合。有单纯疱疹性角膜炎患者禁用。

[制剂及规格] 滴眼液：0.03%，5 mL。

六、免疫抑制剂

免疫抑制剂能抑制淋巴细胞的特异性免疫反应，用于免疫性疾病的治疗和抗角膜移植排斥反应。主要的药物有环孢素、他莫克司等。

环孢素

[药理作用] 本品可抑制免疫功能。其机制可能在于选择性地、可逆性地改变淋巴细胞功能，抑制淋巴细胞在抗原或分裂刺激下的分化、增殖，抑制其分泌白介素-2（IL-2）和 γ-干扰素（IF-γ）等，并抑制 NK 细胞的杀伤活力。至于其细胞内机制尚不清楚。

[适应证] 用于角膜移植排斥反应、内源性葡萄膜炎、角膜融解综合征、白塞综合征、眼球干燥综合征及春季结膜炎等免疫性眼病的治疗。

[用法与用量] 滴眼：每日 3～4 次，每次 1～2 滴。

[不良反应及注意事项] 本品点眼有一定刺激性，并可使睫毛脱落，如与激素滴眼剂交替使用，可减少不良反应，并增强疗效。

[制剂及规格] 滴眼剂：0.1%，10 mL。

他莫克司（普乐可复、Prograf、FK506）

[药理作用] 本品作用机制和环孢素相同，但效应较其强 10～100 倍。具有抑制体液免疫和细胞免疫两方面作用。主要通过抑制白细胞介素-2 的合成，作用于辅助 T 细胞，抑制 T 细胞活化基因的产生（对 γ-干扰素和白细胞介素-2 等淋巴因子的 mRNA 转录有抑制作用），同时还抑制白细胞介素-2 受体的表达，但不影响抑制型 T 细胞的活化。在这种免疫抑制作用中均有肽基脯氨酰顺反异构酶（旋转异构酶）作为同工酶参与，所以可使 B 细胞产生抗体的能力保持正常。

[适应证] 用于角膜移植术后排斥反应的防治以及葡萄膜炎等。

[用法与用量] 滴眼：每日 4～6 次，每次 1～2 滴。

[不良反应及注意事项] 滴眼未见明显不良反应，本品有效期较短，使用时需 4 ℃～8 ℃贮存。

[制剂及规格] 滴眼液：0.5%，2 mL。

七、抗变态反应药

本类药物习惯上称为抗过敏药，主要用于控制 I 型变态反应。常用者为减轻充血剂（萘甲唑啉、羟甲唑啉）、H₁ 受体阻断药（依美斯汀、奥洛他定）和过敏介质阻释药（色甘酸钠）等。

萘甲唑啉（红乐敦）

[药理作用] 本品为拟肾上腺素药，有收缩血管作用，可缓解因过敏及炎症引起的眼充血。

[适应证] 用于过敏性结膜炎。

[用法与用量] 滴眼：每日 2～3 次，每次 1～2 滴。

[不良反应及注意事项] 偶有眼部疼痛、流泪等轻度刺激作用，连续长期使用易引起反跳性充血。青光眼或其他严重眼病患者禁用，高血压和甲状腺功能亢进症（简称甲亢）患者慎用，儿童、老年人、孕妇及哺乳期妇女慎用。

[制剂及规格] 滴眼液：0.012%，13 mL。

羟甲唑啉

[药理作用] α肾上腺能受体激动药可迅速收缩眼部血管，改善眼部充血症状。本品是唑啉类的一种衍生物，为拟交感神经药，具有收缩血管作用。一般认为，其作用是直接刺激血管平滑肌上的 α1 受体而起作用。本品作用迅速，疗效相对持久，而且反跳性充血反应较少，一般不改变眼压及瞳孔大小，亦不影响全身血压。

[适应证] 用于缓解过敏性和其他非感染性结膜炎的结膜充血以及解除由于过敏、干眼、游泳、烟雾、配戴隐形眼镜、眼疲劳等引起的结膜充血。

[用法与用量] 滴眼：每日 2～4 次，每次 1～2 滴。

[不良反应及注意事项] 敏感患者可引起瞳孔散大导致眼压升高。本品禁用于闭角型青光眼，重度窄角的患者；慎用于未经控制的高血压、心律失常、糖尿病、甲亢、代谢性疾病患者；连续用药时间不宜超过 7 日。

[制剂及规格] 滴眼液：0.025%，5 mL。

依美斯汀

[药理作用] 本品是一种相对选择性的组胺 H_1 受体拮抗药，对组胺引起的结膜血管渗透性的改变存在着浓度相关的抑制关系。依美斯汀对肾上腺素能受体、多巴胺受体和 5-羟色胺受体没有作用。

[适应证] 用于暂时缓解过敏性结膜炎的体征和症状。

[用法与用量] 滴眼：每日 2 次，每次 1 滴；如需要可增加到每日 4 次

[不良反应及注意事项] 最常见的不良反应是头痛（11%）。小于 5% 的患者出现下列并发症：异梦、乏力、怪味、视物模糊、眼部灼热或刺痛、角膜浸润、角膜着染、皮炎、干眼、异物感、充血、角膜炎、瘙痒、鼻炎、鼻窦炎和流泪。有些表现与疾病本身的症状相似。

[制剂及规格] 滴眼液：0.05%，5 mL。

奥洛他定

[药理作用] 本品是一种新型的抗过敏药，具有较强的抗组胺、稳定肥大细胞膜、抑制多种炎性介质活性等多重药理特性。

[适应证] 适用于治疗过敏性结膜炎的体征和症状。

[用法与用量] 滴眼：每日 2 次，每次 1～2 滴，间隔 6～8 小时以上。

[不良反应及注意事项] 用药后头痛的发生率为 7%。下列不良反应已有报道，发生率小于 5%：乏力、视物模糊、烧灼或刺痛感、感冒综合征、干眼、异物感、充血、过敏、角膜炎、眼睑水肿、恶心、咽炎、瘙痒、鼻炎、鼻窦炎及味觉倒错。相当一部分的不良反应和疾病本身的症状相似。

[制剂及规格] 滴眼液：0.1%，5 mL。

色甘酸钠

[药理作用] 本品为抗变态反应药，能稳定肥大细胞膜，阻止肥大细胞脱颗粒，从而抑制组胺、5-羟色胺、慢反应物质等过敏介质的释放，能有效地治疗 Ⅰ 型变态反应病。

[适应证] 适用于春季结膜炎及其他过敏性眼病。

[用法与用量] 滴眼：每日 4 次，每次 1～2 滴，重症患者可适当增加至每日 6 次。在好发季节提前 2～3 周使用。

[不良反应及注意事项] 滴眼后偶有轻微刺痛感和过敏反应。对本品过敏者禁用，当本品性状发生改变时禁止使用。

[制剂及规格] 滴眼液：2％，8 mL。

八、人工泪液及眼用润滑药

右旋糖酐羟丙甲纤维素（泪然）

[药理作用] 本品为拟天然泪液的无菌滴眼液，具有天然泪液的性质，能与泪液结合，有模拟黏蛋白作用。本品所含的 Polyquaternium-1 分子本身带正电荷，与带负电荷的细菌的细胞壁结合，改变其结构，致使细菌因细胞壁破溃而死亡。本品作用温和，迅速及持续地缓解眼球干燥、过敏及刺激性症状，并可替代泪膜，消除眼球的灼热、疲劳及不适感。

[适应证] 减轻各种原因造成的眼部干涩、灼热或刺激等不适症状；减轻由于暴露于风沙、电脑或阳光下造成的眼部不适。

[用法与用量] 滴眼：每日 3～4 次，每次 1～2 滴。

[不良反应及注意事项] 可能出现眼部疼痛、视物模糊、持续性充血及刺激感。使用后如果感到眼部有疼痛、视物模糊、持续性充血及刺激感或病情加重持续 72 小时以上时，应停药并酌情诊治。药液变色或混浊勿使用。

[制剂及规格] 滴眼液：15 mL（右旋糖酐 70 15 mg，羟丙甲纤维素 2910 45 mg）。

羧甲基纤维素钠滴眼液（潇莱威、瑞新）

[药理作用] 本品系一种不含防腐剂的新人工泪液，与其他人工泪液相比为一种较理想的角膜表面润滑剂，能更长时间地黏附于角膜表面，持续地缓解干涩刺激症状，恢复泪膜中的电解质平衡，促使角膜上皮细胞损伤迅速愈合。

[适应证] 用于治疗干眼或因阳光、风沙等引起的眼部烧灼、刺痛等不适感及角膜术后的应用。

[用法与用量] 需要时 1～2 滴滴眼。

[不良反应及注意事项] 因药物的黏稠性，应用后可有短暂的视物模糊，0.5％浓度较少出现短暂的视物模糊。药物变色或成雾状不得继续使用。

[制剂及规格] 潇莱威滴眼液：1％，0.4 mL；瑞新滴眼液 0.5％，0.4 mL。

玻璃酸钠（爱丽）

[药理作用] 本品主要成分为透明质酸钠，是由鸡冠中提取的，相对分子质量为 60 万～120 万。促进角膜损伤部位细胞的连接和伸展，防止角膜干燥，并能起到稳定泪液的作用。因此可促进角膜上皮损伤的愈合。

[适应证] 适用于干眼及术后、外伤和配戴隐形眼镜等引起角膜上皮损伤的患者。

[用法与用量] 滴眼：每日 5～6 次，每次 1 滴。可根据症状情况适当增减。

[不良反应及注意事项] 个别患者会出现瘙痒感、刺激感等症状。配戴软性隐形眼镜患者需取下隐形眼镜后才使用本品。

[制剂及规格] 滴眼液：0.1％，10 mL；0.3％，0.4 mL。

玻璃酸钠（海露）

[药理作用] 本品主要成分为玻璃酸钠。玻璃酸钠可与纤维连接蛋白结合，通过该作用促进上皮细胞的连接和伸展。此外，由于其分子内可保有众多的水分子，因而具有优异的保水性。

[适应证] 用于干眼，缓解干眼症状。

[用法与用量] 滴眼：每日 3 次，每次 1 滴。如需要也可增加使用频率。如需使用频率更高（如每日使用超过 10 次）请在眼科医师指导下使用。可在配戴隐形眼镜时使用，本品使硬性和软性隐形眼镜的配戴更加舒适，且不会形成任何的附着或残留物。本品适于长期治疗。

[不良反应及注意事项] 本品不含防腐剂，仅有极少数病例报道了不良反应如灼烧感或多泪，一旦停药不良反应立刻消失。

[制剂及规格] 滴眼液：0.1％，10 mL。

九、促进角膜修复类药物

小牛血去蛋白提取物眼用凝胶（素高捷）

［药理作用］本品主要成分为含20％的小牛血去蛋白提取物，小牛血去蛋白提取物主要含有多种游离氨基酸、低分子肽和寡糖。本品能促进眼部组织及细胞对葡萄糖和氧的摄取与利用，可促进细胞能量代谢，从而改善组织营养，刺激细胞再生和加速组织修复，并能使过度增生的肉芽组织蜕变，胶原组织重组，减少或避免瘢痕形成。

［适应证］用于各种起因的角膜溃疡，角膜损伤，由碱或酸引起的角膜灼伤，大泡性角膜病变，神经麻痹性角膜炎，角膜和结膜变性。

［用法与用量］滴眼：将适量凝胶涂于眼部患处，每日3～4次。

［不良反应及注意事项］罕见过敏反应，个别患者用后偶有一过性眼刺激。对本品所含成分或同类药品过敏者禁用。为保证本品生物活性及治疗效果，应避免将本品置于高温环境。

［制剂及规格］眼用凝胶：20％，5 g。

重组牛碱性成纤维细胞生长因子（贝复舒）

［药理作用］本品主要成分为重组牛碱性成纤维细胞生长因子；系由含有高效表达牛碱性成重组牛碱性成纤维细胞生长因子基因的大肠埃希菌，经发酵、分离和高度纯化后制成。

［适应证］各种原因引起的角膜上皮缺损和点状角膜病变，复发性浅层点状角膜病变、轻中度干眼、大泡性角膜病变、角膜擦伤、轻中度化学烧伤、角膜手术及术后愈合不良、地图状（或营养性）单纯疱疹性角膜溃疡等。

［用法与用量］滴眼：每次1～2滴，每日4～6次。

［不良反应及注意事项］未见不良反应。本品为蛋白类药物，应避免置于高温或冰冻环境。

［制剂及规格］滴眼液：21000 IU，5 mL。

十、局部麻醉药

奥布卡因（倍诺喜）

［药理作用］本品为酯类局部麻醉药，用于表面麻醉。其结构与普鲁卡因相似，能阻断感觉、运动和自主神经冲动的传导，抑制伤害感受器的兴奋，使局部疼痛暂时消失。其麻醉强度为丁卡因的2倍、可卡因的10倍。本品还具有抗菌作用和抗血小板聚集作用。

［适应证］主要用于眼科手术的表面麻醉及电光性眼炎暂时性止痛治疗。

［用法与用量］常用于眼科手术表面麻醉：手术之前滴3次，每次滴入1～2滴，每2次之间应间隔30～90秒。可根据年龄、体质适当增减。

［不良反应及注意事项］滴眼时可出现眼部烧灼感，随时间推移可逐渐缓解。反复多次使用可导致角膜炎和严重角膜损害。

［制剂及规格］滴眼液：80 mg，20 mL。

第二节　眼表重建

眼表的正常与稳定是维持角膜透明性最重要的保证。眼表疾病的病因有很多种，而单纯的药物治疗或角膜移植，无法对严重的眼表疾病起到有效的作用。在角膜干细胞理论形成后，眼表重建术受到了重视和发展。

一、眼表重建手术的概念

眼表重建手术的概念可分为广义和狭义，狭义上讲仅重建眼表上皮或干细胞，但从眼表疾病的治疗原则中所提到的维持眼表健康的 5 个因素来讲，广义的眼表重建术应包含：①眼表上皮及干细胞的重建；②重建眼表泪液正常分泌或泪膜稳定；③保护或恢复相关神经的支配及反射功能；④重建眼表的解剖和功能。

二、眼表重建术的种类

（一）结膜眼表重建术

1. 结膜移植　结膜移植可细分为结膜移盖术、结膜转移术及结膜移植术。适应结膜缺损或治疗角膜上皮持续不愈情况。以结膜移植修补为手术方法，可有效防止未修复的受损角膜形成睑球粘连同时可促进角膜上皮化，使角膜新生血管及瘢痕形成减少。移植结膜来源可取自健侧，若双侧结膜病变或大面积缺损，可考虑异体结膜移植或自体口唇等黏膜组织移植。结膜移植后角膜表面所修复形成的是结膜上皮，故需行角膜表面重建术来恢复正常角膜上皮型。

（1）结膜移盖术适应证：①复杂的角膜穿孔；②接近穿孔的角膜溃疡；③大泡性角膜病变；④药物治疗无效且未波及深层及内眼的真菌性角膜炎或棘阿米巴角膜炎；⑤轻中度眼球萎缩。结膜瓣移盖角膜的缺点：①结膜的不透明性，影响美观，且对角膜情况观察不利；②术后对眼压的测量比较困难。

（2）结膜转移术适应证：眼表中肿瘤、较大的翼状胬肉等良性肿物切除术后，在条件有限且伤口及创面较为局限性，相比羊膜移植，结膜转移术更为简单、方便、可行性更高。

（3）结膜移植术适应证：①单眼结膜较大面积损伤；②单眼陈旧性化学伤或热烧伤引起的角膜血管翳性混浊，以患眼角膜基质层健康同时有一半以上角膜缘组织为最佳适应证。

2. 黏膜移植　黏膜移植适合修补结膜缺损较大的创面，自体口腔黏膜及唇黏膜为主要植片来源。一般以厚度约 0.3 mm 的部分黏膜（可用电动角膜刀切取）为植皮作为球结膜重建。

若以唇黏膜为植皮，必须以间断缝合的方式固定于结膜缺损处的浅层巩膜。其优点为术后无排斥反应，较薄植片可取到良好的手术效果。但缺点也同样明显：①口唇黏膜植片术后呈粉红色，后期易发生腺样变化及肥厚改变；②若对全结膜重建，也将受到取材限制；③其分泌的黏蛋白与泪液相差较大。故羊膜移植逐渐代替了唇黏膜移植。

3. 羊膜移植　羊膜作为胎盘膜最里层，以厚厚的基底膜和无血管基质组成。其含有眼表上皮细胞生长所需的物质，故可以扩展残存的角膜缘干细胞和角膜暂时性扩充细胞的方式治疗部分角膜缘缺损。除了羊膜组织可促上皮修复及增生，维持正常眼表上皮细胞的表型外，还可促炎性细胞的凋亡，抑制新生血管的生成、创面显微组织增生及炎症反应。羊膜移植包括羊膜覆盖术、羊膜移植术、羊膜填充术及羊膜做载体的眼表上皮细胞移植术。

手术适应证：可作为结膜的代替物用于大部分眼表重建术。根据上述所讲特性，可适应以下 8 种情况：①睑结膜大面积肿物切除后的创面修复；②翼状胬肉切除术后创面修复，且可有效预防或降低复发概率；③睑球分离后的睑球创面修复；④角膜热烧伤、化学伤等急性期角结膜修复，为后期角膜缘移植等手术提供一个良好的微环境；⑤各种原因引起的角膜缺损；⑥感染或非感染性因素引起的长期不愈合的角膜溃疡；⑦大泡性角膜病变早期且无加膜移植材料时的替代治疗；⑧角膜缘免疫性疾病小范围病变者。

4. 睑球粘连分离术　在眼表重建手术中，若有因化学伤、热烧伤或慢性炎症引起的睑球粘连，影响后续眼表重建手术，则需先予睑球粘连分离术，并需结合羊膜或黏膜移植术重建结膜囊。对于全睑球粘连及结膜囊缺失者，值得注意的是应尽可能在分离时保留前部球结膜，以充当穹隆部提供结膜上皮。

（二）角膜眼表重建术

1. 角膜上皮移植术　角膜上皮移植术所提供的健康的可分化的角膜上皮，可使角膜创面迅速上皮化，重建透明的角膜表面，防止角膜因热烧伤及化学伤继发形成的溃疡和穿孔。在面对多样化的角膜损伤（不同深度或大小的角膜损伤等），可联合或分期进行移植术，在获得透明的角膜组织结构的同时建立了稳定的眼表环境。其适应证与角膜缘干细胞移植术相似，可参考角膜缘干细胞移植术。角膜缘上皮移植因其并不含有角膜缘干细胞，故只能作为过渡性手术，暂时维持眼表的稳定，为后期眼表重建等手术做准备。

2. 角膜缘移植术　角膜缘移植术又称角膜缘上皮移植术。其手术目的、适用范围及机制和角膜角膜上皮移植相似，但角膜缘移植术可提供更多的角膜缘干细胞给受体角膜，并且可以有效地阻止角膜新生血管的发生，恢复角膜正常长皮，更好地达到眼表的重建。

角膜缘来源：

（1）结膜角膜缘自体移植：适用于小范围角膜缘干细胞缺乏性疾病，且需有一只眼存在完整的角膜缘干细胞。最大的优势是无排斥反应，缺点则是容易对健眼造成医源性角膜缘缺乏，因此，此术在临床上应用并不广泛。

（2）亲属结膜角膜缘异体移植：排斥性风险较低，尤其是双生子角膜缘供体，但缺点和自体移植同样，易造成医源性角膜缘缺乏。

（3）尸体角膜角膜缘/结膜角膜缘异体移植：来源于新鲜尸体或者妥善保存的角膜缘组织。此术扩大了供体来源，但术后1个月内存在排斥反应，需常规使用肾上腺皮质激素和环孢素等，控制排斥。

3. 角膜缘干细胞移植术　角膜缘干细胞移植术又可称为培养角膜缘干细胞移植，培养的细胞可以来源自体或异体，且具有多样化的载体，如羊膜、软壳膜、角膜接触镜等。因羊膜的促上皮生长功能，所以羊膜是最好的移植载体。角膜缘干细胞移植术较结膜移植术有减少角膜新生血管的优势，对比角膜上皮移植，角膜缘干细胞移植是其理论基础上的优化和进步，能更好更长期的提供角膜上皮来使眼表稳定。

（1）适应证：

1）任何原因引起角膜缘干细胞缺失导致的疾病：如化学伤、热烧伤等外伤；角膜接触镜长期佩戴所致的角膜病变；医源性角膜缘干细胞缺失、Stevens-Johnson综合征；抗代谢药或严重的激素感染所致的角膜病变。

2）角膜缘干细胞基质微循环异常引起的眼表疾病：如慢性复发性角膜炎；复发性翼状胬肉等。

（2）禁忌证：①重度眼干燥症；②无法控制的青光眼；③急性眼前段炎症。

4. 筋膜囊形成术　该术可为眼表修复提供支持，但因引起血管化的眼表，属病理性愈合，对视力的影响极其严重，随羊膜移植术的发展，筋膜囊形成术在临床的使用大比例降低。

（三）泪膜重建手术

泪膜作为维持眼表健康的重要因素，若眼表成型术后无健康稳定的泪膜形成有效的支持，则意味着重建术必将失败。轻中度的干眼患者，可借助人工泪液和泪点封闭或暂时性栓塞以减少泪液流失和延长在结膜囊留滞时间。重度干眼患者应先行予泪膜重建术，缓解干眼后，再行眼表重建术。

1. 暂时性及永久性泪小点封闭术　封闭泪小点后可延长泪液及滴入的人工泪液在眼表停留时间，治疗轻重度干眼。短暂封闭可用硅胶泪液塞或泪小点缝合实现，若需永久封闭，可用灼烙法或激光灼烧法。

2. 眼睑缝合术　暂时性或永久性缝合眼睑，从而保护角膜，减少泪液蒸发。可用于轻度干眼和上皮缺损者，可获得良好的上皮化角膜和避免眼表干燥。应注意严重烧伤者术后的眼睑与结膜的粘连。短暂性缝合在达到缝合术目的后，拆除缝线即可恢复眼睑闭合功能。

3. 腮腺管移植术　虽然腮腺可分泌液体滋润眼表，但其成分与泪膜成分相差较远，且在患者进食时受刺激分泌，出现溢泪。手术过程中的操作不当可引起下睑变形、睑内翻及瘢痕化，故在临床中未广泛使用。

4. 颌下腺移植　颌下腺分泌成分接近泪液，含有多种生长因子及黏蛋白，有利于泪膜的重建，且可促进眼表上皮生长及角膜受损神经的恢复、再生。但此术对Sjögren综合征引起的干眼无效，而且仅能部分解决干眼泪液分泌不足的问题，无法解决如睑球粘连、角膜新生血管、角膜混浊等并发症。因此本术可视为准备性手术，在决定实施眼表重建术之前。

（四）眼睑原位重建术

眼睑的闭睑运动可分为主动性和非随意性，起到对眼球的保护作用。主动性闭睑运动是以听神经及视神经为传入弧，面神经为传出弧，通过闭合眼睑，使外界损伤因素无法接触眼表及其深处组织，从而达到保护作用；非随意性闭睑即瞬目运动是形成稳定泪膜的关键性条件之一，其以三叉神经为传入弧，面神经为传出弧，不仅可以将泪膜均匀涂布与眼表，同时也能够通过调整频率等，对眼表泪液的蒸发速度及流量进行调节使泪膜稳定。故在眼睑损伤的前提下，对眼表重建前，应先行眼睑重建。

三、角膜重建术的实施原则

角膜重建术的实施原则应根据角膜受损的程度，决定选取实施手术的种类及治疗方案。

1. 角膜缘受损少于 1/2 周，且眼表无明显溃烂。禁行角膜或角膜缘清创，行以下处理：选用不含防腐剂、毒性低的抗生素眼液或眼膏预防感染，予润滑剂、表皮生长因子，必要时双眼绷带包扎处理。在处理后，仍无法角膜上皮化情况下，可行羊膜覆盖术，术后仍需用上述药物并绷带包扎。

2. 角膜缘超过 2/3 完全损伤，角膜上皮持续性缺损，基质层无溃疡，但血管性肉芽组织侵入角膜。考虑刮除入侵的血管性肉芽组织，行部分异体角膜移植，术后予双眼绷带包扎。在角膜上皮化后局部使用抗排斥药物，如环孢素。

3. 角膜缘全周受损，角膜出现弥漫性溶解溃烂，且有迅速变薄穿孔的趋势。予全角膜清创，行球结膜后徙约 6 mm 暴露全周巩膜后，作角膜创面羊膜移植术，并充分固定羊膜移植片，同时应注意紧密地与周围球结膜创面衔接。术后双眼绷带包扎，在角膜上皮化后，行开放点眼。此法可有效防止角膜进一步破损、穿孔，并且为接下来的二期光学性角膜移植做准备。

4. 角膜极度变薄或行将穿孔。予活性角膜缘的全层角膜移植，若仅为局部角膜变薄，可行部分角膜缘的板层移植。

以上情况合并眼睑严重损伤或眼睑闭合不全者，应及时做相应处理。如暂时性的理想湿房保护、暂时性眼睑缝合术、眼睑重建术、眼睑植皮术等。否则一切角膜重建术均不能取得成功。

第三节　常用内治法

内治法是通过内服药物，以祛除病邪，调整脏腑经络和气血阴阳的失调，调动自身抗病修复能力，从而达到治疗眼表疾病和提高视力的目的。内治法以整体观为指导，以辨证为依据，是眼表疾病治疗的主要给药途径，认为是治本之法，受到历代中医及中西医结合眼科医家的重视，积累了大量的内服方药。由于眼表疾病的病因、病性等不同，故内治法是多种多样的。其配伍既灵活又需遵循一定的法度。在具体组方遣药时，既要立足全身辨证，又要结合局部症状和辨病，其内涵是十分丰富的。这里根据各种内治法的主要作用，将临床上最常用的治疗眼表疾病的内治法进行分类，分为祛风法、清热法、祛湿法、化痰法、息风法、活血法、止血法、补益法、滋阴降火法、退翳明目法等 10 类进行介绍。

一、祛风法

祛风法是以辛散轻扬的药物为主组成，以祛除风邪为主要作用，在眼表炎症性疾病中最常用。中医学认为，眼乃上窍，眼表位居眼的最外层，易受风邪侵袭。依据病因及兼证的不同，又可分为祛风清热法、祛风散寒法、祛风止痒法等。其中祛风清热法常用的方剂有羌活胜风汤、银翘散、祛风散热饮子、新制柴连汤、还阴救苦汤、疏风清肝汤、桑螵蛸酒调散、修肝散、泻肺饮、桑菊祛风汤、防风通圣散等；祛风散寒法常用的方剂有荆防败毒散、四味大发散、川芎茶调散等；祛风止痒法常用的方剂有消风散、驱风一字散等。

羌活胜风汤（《原机启微》）

［组成］羌活、独活、荆芥、防风、川芎、白芷、柴胡、前胡、桔梗、枳壳、薄荷、黄芩、白术、

甘草。

[功效] 祛风散邪，清热退翳。

[应用] 风热之邪所致的眼表炎症性疾病，风盛热轻者均适宜本方（如眼睑皮肤炎症，角膜炎症，结膜及巩膜炎等）；具有刺激症状重，痒、痛明显，而无口干便结，舌脉无热盛之象者。

[加减] 本方药味较多，临证可减去独活、前胡、枳壳、白术等，充血明显者，加牡丹皮、赤芍凉血退赤；角膜混浊者，加谷精草、木贼退翳明目；并可酌情选用解毒之金银花、板蓝根等。

银翘散 （《温病条辨》）

[组成] 金银花、连翘、荆芥、牛蒡子、薄荷、桔梗、淡竹叶、淡豆豉、芦根、甘草。

[功效] 疏风清热，解毒退赤。

[应用] 风热毒邪所致眼表疾病，尤其是炎症性外眼病，多选用本方。如眼睑病、结膜病、巩膜病、角膜病等外眼炎症性疾病的初期，多以本方为基础，依据发病部位的不同，在五轮学说指导下加减用药。本方缺少川芎、白芷、防风、羌活等发散止痛，也无黄连、黄芩、栀子之类苦寒清热解毒，故眼表炎症时痛甚或热甚均不是本方适应证。

[加减] 用于眼睑皮肤病者，加地肤子、蝉蜕、牡丹皮、赤芍等凉血止痒；眼睑疮疖者，加白芷、天花粉、蒲公英等解毒医疮；结膜炎症者，加黄芩、桑白皮等清肺热；角膜炎症者，加柴胡、黄芩、黄连、谷精草、木贼等清肝解毒退翳。

祛风散热饮子 （《审视瑶函》）

[组成] 牛蒡子、薄荷、连翘、羌活、防风、栀子、酒大黄、川芎、当归尾、赤芍、甘草。

[功效] 疏风散热，清利头目。

[应用] 风热疫毒所致急性结膜炎症（如急性卡他性结膜炎、过敏性结膜炎、流行性结角膜炎、流行性出血性结膜炎等）；亦可用于眼睑的急性炎症、电光性眼炎等。

[加减] 结膜水肿明显者，加桑白皮、苦杏仁或葶苈子、车前子以泻肺利水；眵泪甚多者，加生石膏、黄芩、桑白皮清泻肺热；目痒甚者，加钩藤、蒺藜、地肤子以祛风止痒；结膜下出血者，加牡丹皮、白茅根凉血止血。

新制柴连汤 （《眼科纂要》）

[组成] 柴胡、黄连、黄芩、栀子、龙胆、荆芥、防风、赤芍、木通、甘草。

[功效] 祛风清热，解毒明目。

[应用] 风热毒邪所致眼球前节炎症性疾病。如各种感染性角膜炎症等。具有起病较急，刺激症状明显，口苦口干，苔薄黄等风热俱盛之象者。

[加减] 头目痛甚者，加川芎、白芷、钩藤等散邪止痛；头痛目胀者，加羚羊角，川芎平肝止痛；睫状充血甚者，加桃仁、牡丹皮凉血散瘀；角膜炎者，加谷精草、木贼退翳明目；大便结者，加大黄泻下。

还阴救苦汤 （《原机启微》）

[组成] 防风、羌活、细辛、藁本、升麻、柴胡、桔梗、当归尾、川芎、生地黄、红花、连翘、黄连、黄芩、黄柏、知母、龙胆、苍术、甘草。

[功效] 祛风清热，解毒化瘀。

[应用] 临床上多用于巩膜炎、硬化性角膜炎、角膜基质炎等，刺激症状明显，目痛较甚，充血暗红，口干苔黄等，风邪壅盛，热毒上攻、里实未结而兼脉络瘀滞者。

[加减] 本方为大剂复方，药味甚多，临床上依其病情，酌情选用，同类药适当精简。纳差苔腻者，加泽泻、猪苓、车前子祛湿；视物模糊，加青葙子、决明子、夏枯草清肝明目。

疏风清肝汤 （《医宗金鉴》）

[组成] 荆芥、防风、薄荷、柴胡、金银花、川芎、当归尾、栀子、赤芍、灯心草、甘草。

[功效] 疏风清热，清肝凉血。

［应用］用于肝肺风热所致眼表眼病（如急性出血性结膜炎、慢性结膜炎、病毒性角膜炎、角膜溃疡、角膜基质炎、束状角膜炎等）；具有结膜充血、疼痛、畏光、流泪、异物感、角膜混浊、口干口苦，舌红苔薄黄，脉弦数之象者。

［加减］口干脉数，热邪较甚者，加黄芩、夏枯草、龙胆清肝泻火；睑状充血明显者，加生地黄、牡丹皮凉血散瘀；角膜炎症者，加木贼、谷精草、蝉蜕退翳明目。

桑螵蛸酒调散（《银海精微》）

［组成］桑螵蛸、羌活、麻黄、菊花、茺蔚子、赤芍药、当归、大黄、苍术、甘草。

［功效］祛风清热，凉血退翳。

［应用］用于肝肺风热所致白睛及黑睛疾病（如急性出血性结膜炎、重症急性卡他性结膜炎、角膜溃疡、病毒性角膜炎等）；具有起病较急，目赤肿痛，梗涩羞明，眵泪交加，黑睛生翳等症者。

［加减］湿象不明显者，去苍术；结膜巩膜炎症者，加桑白皮、生石膏清肺热；角膜炎症者，加柴胡、黄连、黄芩、木贼等清肝解毒退翳。

修肝散（《银海精微》）

［组成］防风、羌活、薄荷、麻黄、菊花、栀子、连翘、大黄、赤芍、当归、苍术、木贼、甘草。

［功效］祛风散热，清肝退翳。

［应用］用于肝经有热，风热外袭所致黑睛生翳者。如《银海精微》用来治疗"赤涩难开，痛牵头脑，泪出羞明怕日，钉翳日深，接引黄仁"者，如病毒性角膜炎、蚕蚀性角膜溃疡等，具有明显刺激症状，红痛明显，羞明多泪，黑睛生翳，口干欲饮，舌红苔薄黄等。

［加减］睑状充血明显者，加黄芩、牡丹皮、水牛角等清肝凉血；口干甚者，加知母、天花粉生津止渴；头目痛甚者，加川芎、白芷、羚羊角祛风解毒止痛。

泻肺饮（《眼科纂要》）

［组成］羌活、防风、荆芥、白芷、连翘、石膏、黄芩、桑白皮、栀子、赤芍、枳壳、木通、甘草。

［功效］祛风散邪，清热泻肺。

［应用］用于肺经风热壅盛的白睛疾病，如各种急性结膜炎、前部巩膜炎等。

［加减］白睛肿胀者，加车前子、桔梗宣肺利水；大便结者，加大黄、玄明粉泻下通腑，取上病下治，脏病治腑之意；充血显著者，加牡丹皮、水牛角凉血散瘀；眼睑痉挛者，加钩藤、蝉蜕祛风解痉。

桑菊祛风汤（《中医眼科学讲义》）

［组成］桑叶、菊花、金银花、防风、当归尾、赤芍、黄连。

［功效］祛风止泪，清热解毒。

［应用］用于风热外袭的眼表炎症性疾病，病程不长，病情不重者。如眼睑炎症，结膜急慢性炎症，巩膜、角膜炎症等。

［加减］眼痒者，加地肤子、蝉蜕、蒺藜祛风止痒；眵泪多者，加黄芩、桑白皮、夏枯草清肝肺之热；黑睛生翳者，加柴胡、木贼、谷精草、黄芩清肝退翳。

防风通圣散（《宣明论方》）

［组成］大黄、芒硝、黄芩、栀子、连翘、石膏、滑石、麻黄、防风、薄荷、桔梗、当归、川芎、赤芍、白术、甘草。

［功效］泻火解毒，祛风散邪。

［应用］热毒内结，风热壅盛的眼表疾病；多用于结膜、巩膜、角膜、眼睑等急性炎症的重症者。结膜充血，眼睑肿胀，疼痛流泪，有黏性分泌物，结膜红肿，角膜混浊，口渴喜饮，便结溲赤，苔黄脉数。

［加减］本方药味较多，宜酌情选用。若眼睑痒痛，加地肤子、白鲜皮；黑睛生翳，加柴胡、木贼、桃仁活血退翳及引药入肝经。

荆防败毒散 （《证治准绳》）

[组成] 荆芥、防风、羌活、独活、柴胡、前胡、桔梗、枳壳、茯苓、川芎、甘草。

[功效] 发表散寒，祛风退翳。

[应用] 临证常用于风寒型病毒性角膜炎，也用于眼睑化脓性炎症之初期。

[加减] 本方虽为发散风寒剂，但其升发作用，既可祛风又可退翳。

四味大发散 （《眼科奇书》）

[组成] 麻黄、细辛、藁本、蔓荆子。

[功效] 发散风寒，止泪止痛。

[应用] 病毒性角膜炎而风寒较重者。

[加减] 本方加羌活、防风、川芎、白芷称为八味大发散，治症同前。本方四味药，药味精而效力猛而专，发散风寒重剂，用之得当，其效亦速。

川芎茶调散 （《太平惠民和剂局方》）

[组成] 川芎、防风、羌活、白芷、细辛、荆芥、薄荷、甘草，茶叶泡汤冲服。

[功效] 祛风，散寒，止痛。

[应用] 临证常用于风寒型病毒性角膜炎，亦可用于风邪所致的三叉神经痛、眶上神经痛。

[加减] 本方如作汤剂，可与茶叶同煎。

消风散 （《太平惠民和剂局方》）

[组成] 荆芥穗、薄荷、羌活、防风、僵蚕、蝉蜕、陈皮、厚朴、党参、茯苓、川芎。

[功效] 祛风止痒，健脾除湿。

[应用] 常用于风热所致的睑缘炎、接触性睑皮炎、春季结膜炎等。

[加减] 如眼睑皮肤湿烂，或者角膜缘有黄褐色、污红色胶样增生，加苍术、车前子以利湿化浊。

驱风一字散 （《审视瑶函》）

[组成] 川乌、川芎、荆芥穗、防风、羌活，薄荷汤下。

[功效] 祛风止痒。

[应用] 用于春季结膜炎或其他过敏性结膜炎。

[注意] 方中川乌为有大毒之药，宜用制川乌，并须先煎久煎，且剂量宜轻。

二、清热法

清热法是以清除火热毒邪为主要作用，用于治疗实热毒所致眼病的一种治疗方法。热为火之渐，火为热之极，火热为阳邪，其性炎上，易犯上窍；风热湿邪及气机郁滞均可化火上攻，故眼科临床上火热为邪的患者极多，尤其对于眼表炎症性疾病。在运用时应根据五轮辨证和脏腑辨证、病因辨证，分清火热之邪犯及何经何脏，可分别采用清肝泻火、清肺泻火、清心降火、清脾胃热，清热解毒等治法。代表方剂有龙胆泻肝汤、泻肝散、四顺清凉引子、泻肺汤、桑白皮汤、退赤散、竹叶泻经汤、导赤散、清脾散、仙方活命饮、普济消毒饮、五味消毒饮、银花解毒汤等。

龙胆泻肝汤 （《医宗金鉴》）

[组成] 龙胆、黄芩、栀子、柴胡、木通、车前子、泽泻、当归、生地黄、甘草。

[功效] 泻肝胆实火，清肝胆湿热。

[应用] 肝胆实火或肝胆湿热所致外障眼病及内障眼病均可用本方。是眼科泻肝火、清湿热的常用方剂，如眼表之带状疱疹、角膜炎、眼眶炎症等。凡眼睛红肿，角膜混浊，突发视物模糊，口苦咽干、小便黄、舌红苔黄或黄腻、脉弦数者，即可使用本方。

[加减] 眼睑带状疱疹，加牡丹皮、桃仁、地肤子、千里光；角膜炎症，加蒺藜、钩藤、青葙子、木贼、桃仁活血退翳。

泻肝散 （《银海精微》）

［组成］龙胆、大黄、黄芩、知母、芒硝、桔梗、车前子、当归、羌活、玄参。

［功效］清肝泻火，通里解毒。

［应用］用于肝火炽盛，热毒壅结之眼球前节及眼眶炎症（如角膜溃疡，眼蜂窝组织炎等）。

［加减］角膜炎症者，加金银花、黄连、桃仁、木贼解毒活血；眼蜂窝织炎者，加黄连、金银花、蒲公英清热解毒。

四顺清凉引子 （《审视瑶函》）

［组成］龙胆、黄芩、黄连、熟大黄、桑白皮、车前子、木贼、柴胡、枳壳、羌活、防风、当归、川芎、生地黄、赤芍、甘草。

［功效］清热泻火，祛风解毒。

［应用］用于火热炽盛，上灼于目之感染性角膜炎症。

［加减］本方为《审视瑶函》治疗凝脂翳之代表方。既有清热解毒，又有通腑泻火，还有疏风散邪，更有四物汤凉血散血，配伍较全面。现代用药观点，可酌情加解毒药，如金银花、蒲公英等。

芍药清肝散 （《原机启微》）

［组成］黄芩、栀子、石膏、滑石、大黄、芒硝、知母、羌活、荆芥、桔梗、甘草、前胡、川芎、柴胡、薄荷、白术、芍药。

［功效］清热泻火，祛风散邪。

［应用］用于风邪未除，火热内结之眼表炎症性疾病的重症者。如结膜、角膜、眼眶的眼睑肿痛，畏光流泪，有黏液脓性分泌物，白睛红肿，黑睛生翳，视物模糊。溲赤便秘，苔黄脉数等。

［加减］本方药味较多，一般可去白术、前胡等。角膜炎症者，加黄连、金银花、木贼解毒退翳。

清脾散 （《审视瑶函》）

［组成］石膏、栀子、广藿香、防风、黄芩、薄荷、升麻、枳壳、陈皮、甘草。

［功效］清脾散风，解毒凉血。

［应用］脾经热毒壅滞或脾胃伏火所致睑腺炎、眼睑湿疹等。尤其适用于睑腺炎反复发作者。

［加减］一般可加金银花、蒲公英、野菊花、赤芍、牡丹皮解毒活血；纳差者加六神曲、茯苓、白术健脾；便结者加酒大黄、瓜蒌子通腑泻下。

洗心散 （《审视瑶函》）

［组成］大黄、黄连、黄芩、知母、赤芍、玄参、当归、桔梗、荆芥穗、防风。

［功效］清热泻火，疏风行血。

［应用］心肺火邪，风热外袭之结膜、巩膜炎症性眼病，症见结膜充血，巩膜葡萄肿，疼痛，畏光，流泪，兼有口干、苔黄、脉数者。

［加减］眵泪俱多者，加桑白皮、夏枯草清肝泻肺；白睛紫暗有结节者，加生地黄、牡丹皮、桃仁凉血化瘀。

竹叶泻经汤 （《原机启微》）

［组成］大黄、黄连、黄芩、栀子、升麻、淡竹叶、泽泻、柴胡、羌活、草决明、赤芍、茯苓、车前子、炙甘草。

［功效］泻火解毒，清热利湿。

［应用］心经积热，风热邪毒，犯于目窍之急、慢性泪囊炎，眵泪涩痛，内眦肿痛，按之溢脓，口干溲赤，舌红苔黄等。

［加减］一般可加白芷、天花粉排脓医疮；可不用羌活、草决明。

导赤散 （《小儿药证直诀》）

［组成］生地黄、木通、淡竹叶、甘草梢。

［功效］清心导热。

　　[应用] 常用于眦角性睑缘炎心火上炎者。

　　[加减] 眦部白睛红赤，宜加桑白皮、桔梗泻肺热；刺痒难忍，加乌梢蛇祛风止痒；糜烂渗水，加苍术、车前子利湿化浊。

泻肺汤 （《审视瑶函》）

　　[组成] 桑白皮、地骨皮、知母、黄芩、麦冬、桔梗。

　　[功效] 清热泻肺。

　　[应用] 肺经燥热，上灼于目之泡性结膜炎、前部巩膜炎、翼状胬肉等结膜巩膜疾病者，均可用本方加减。

　　[加减] 结膜炎者，可加薄荷、防风清利头目；巩膜炎者，加黄连、连翘、赤芍、牡丹皮、防风、川芎解毒祛风活血；胬肉者，加木贼、谷精草、赤芍、红花活血退翳。

桑白皮汤 （《审视瑶函》）

　　[组成] 桑白皮、黄芩、麦冬、地骨皮、桔梗、玄参、甘草、泽泻、旋覆花、菊花、茯苓。

　　[功效] 清热泻肺，润躁散邪。

　　[应用] 肺经伏热，余邪伤阴，出现慢性卡他性结膜炎、浅层点状角膜炎、泡性结膜炎、干眼等。症见眨目畏光，干涩不爽，灼热痒痛，结膜轻度充血，流泪不多。

　　[加减] 口干咽燥者，加天花粉、知母、石斛；大便结者，加郁李仁、瓜蒌子、桃仁；角膜有炎症者，加蝉蜕、谷精草、海螵蛸。

退热散 （《审视瑶函》）

　　[组成] 黄连、黄柏、栀子、黄芩、当归尾、赤芍、牡丹皮、生地黄、木通、甘草梢。

　　[功效] 清热降火，凉血散瘀。

　　[应用] 邪热壅留，血络瘀滞，致慢性结膜炎。症见白睛赤脉纵横，虬蟠旋曲，久治不退，羞明涩痛，眵干泪热。口干苔黄等。

　　[加减] 痒涩畏光者，加薄荷、荆芥、地肤子祛风止痒；大便结者，加酒大黄、决明子通便。

退赤散 （《审视瑶函》）

　　[组成] 桑白皮、黄芩、当归尾、赤芍、牡丹皮、天花粉、瓜蒌子、桔梗、甘草。

　　[功效] 清热泻肺，凉血散瘀。

　　[应用] 肺经燥热，血脉瘀滞或热入血分，迫血妄行，而致慢性卡他性结膜炎，结膜下出血等结膜疾病；亦可用于浅层巩膜炎、泡性结膜炎等。

　　[加减] 眼睛干涩，眵少硬结者，加生地黄、麦冬、玄参；痒甚者，加防风、蝉蜕、地肤子祛风止痒；大便结者，加酒大黄泻下。

退红良方 （《中医眼科学讲义》）

　　[组成] 龙胆、焦栀子、黄芩、连翘、菊花、桑叶、夏枯草、密蒙花、草决明、生地黄。

　　[功效] 清肝泻肺，退赤明目。

　　[应用] 肝肺风热之结膜、巩膜、角膜炎症性疾病，症见涩痛，流泪，畏光，眼睑红肿，白睛红赤，抱轮红赤，黑睛生翳，口干口苦，舌红苔黄，脉弦数等。

　　[加减] 口渴喜饮者，加知母、天花粉生津；大便结者，加大黄、桃仁。

仙方活命饮 （《外科发挥》）

　　[组成] 金银花、天花粉、皂角刺、贝母、乳香、没药、赤芍、当归尾、白芷、穿山甲、防风、陈皮、甘草。

　　[功效] 清热解毒，消痈散结，化瘀止痛。

　　[应用] 眼部疮疡疖肿初起，赤肿痛甚，伴畏寒发热者。如眼眶或眼睑的急性化脓性炎症，某些前房积脓性角膜溃疡，急性泪囊炎等均可使用本方。

　　[加减] 可加黄连、蒲公英以清热解毒；可加大黄泻火。

普济消毒饮 《东垣十书》

［组成］黄芩、黄连、板蓝根、马勃、升麻、甘草、牛蒡子、连翘、薄荷、僵蚕、柴胡、玄参、陈皮、桔梗。

［功效］清热解毒，疏风散邪。

［应用］风热火毒，风赤疮痍，白睛红赤、溢血，黑睛生翳，眼睑红肿，痒痛交作。临证常用于急性眼睑皮肤炎、流行性出血性结膜炎、感染性角膜炎等。

［加减］眼睑红肿，结膜充血明显者，加生石膏、桑白皮清泄肺热；球结膜下出血者，加生地黄、牡丹皮清热凉血。

五味消毒饮 《医宗金鉴》

［组成］金银花、紫花地丁、野菊花、蒲公英、天葵子。

［功效］清热消毒，消痈医疮。

［应用］为外科疮疡痈毒的良方，眼科疮疡疔肿亦可以本方为基本方，依其不同症情加减。

［加减］眼睑疮疡疔肿者，合泻黄散；睑板腺囊肿伴红肿痛者，合化坚二陈丸；复发性睑腺炎者，加清脾散；睑腺炎而兼湿热者，加薏苡仁、赤小豆、车前子、枳壳、赤芍、红花等；疮疔久不消溃或溃后难愈者，加黄芪、当归、穿山甲、乳香、没药等。

银花解毒汤 《庞氏经验方》

［组成］金银花、蒲公英、桑白皮、天花粉、龙胆、黄连、黄芩、大黄、枳壳、蔓荆子、甘草。

［功效］清热解毒，泻火清翳。

［应用］肝经热毒，肺热壅盛，熏灼于目所致角膜炎症性疾病。症见眼睑肿痛，畏光流泪，角膜混浊，角膜血管翳，睫状充血，结膜充血肿胀。口苦苔黄，脉数。

［加减］充血暗红者，可加赤芍、牡丹皮凉血散瘀；口渴欲饮者，加知母、玄参养阴生津；还可加木贼、谷精草退翳。

黄连解毒汤 《外台秘要》

［组成］黄连、黄芩、黄柏、栀子。

［功效］清热，泻火，解毒。

［应用］火毒炽盛，眼睑疮疔肿毒，目赤疼痛，黑睛凝脂，羞明流泪。临证常用于急性睑腺炎、急性泪囊炎、眶蜂窝织炎、细菌性角膜炎等化脓性炎症。

［加减］可酌情选加金银花、蒲公英、野菊花、连翘等清热解毒之品。

三、祛湿法

祛湿法是由芳香化湿利水药为主组成，以祛除湿邪为主要作用的治疗方法。常用于治疗眼睑、角膜等湿热性眼表疾病，因为湿久易化热，亦可是湿邪兼热，故常配伍清热燥湿药物。常用方剂包括三仁汤、除湿汤、清脾除湿饮、甘露消毒丹等。

三仁汤 《温病条辨》

［组成］苦杏仁、滑石、豆蔻、通草、淡竹叶、厚朴、薏苡仁、半夏。

［功效］清利湿热，宣畅气机。

［应用］湿浊上蒙或湿热蕴蒸的内障及外障眼病均可应用本方，尤其是眼睑、角膜等病变，如眼睑皮炎、病毒性角膜炎、细菌性角膜炎，其他角膜炎、角膜基质炎等。

［加减］眼睑湿烂痒痛者，加防风、赤芍、地肤子、荆芥祛风凉血止痒。角膜炎症者，加柴胡引经；加黄连、金银花、秦皮、青葙子、桃仁解毒活血退翳。

除湿汤 《眼科纂要》

［组成］连翘、滑石、车前子、枳壳、黄芩、黄连、木通、陈皮、荆芥、防风、茯苓。

［功效］除湿清热，祛风止痒。

［应用］用于风湿邪热所致睑缘炎、眼睑湿疹等，是古代眼科治睑缘炎的代表方。

［加减］睑缘红赤疼痛者，加赤芍、牡丹皮、桃仁凉血活血止痛；眼睑湿疹者，加地肤子、千里光解毒止痒。

清脾除湿饮 （《医宗金鉴》）

［组成］赤茯苓、白术、苍术、泽泻、黄芩、栀子、连翘、玄明粉、茵陈、枳壳、淡竹叶、甘草。

［功效］清热除湿。

［应用］用于湿热之邪所致眼睑慢性炎症及其他眼睑炎性疾病，如眼睑湿疹、眼睑皮炎、过敏性眼炎、复发性睑腺炎等。

［加减］眼睑痒痛者，加防风、荆芥、地肤子祛风止痛止痒；复发性睑腺炎者，加金银花、蒲公英、皂角刺、穿山甲清热解毒散结。

甘露消毒丹 （《温热经纬》）

［组成］豆蔻、广藿香、菖蒲、薄荷、黄芩、连翘、射干、滑石、木通、茵陈、贝母。

［功效］芳化湿浊，清热解毒。

［应用］临证常用于湿热，并且热重于湿所致角膜水肿雾浊、真菌性角膜炎。

［加减］治疗真菌性角膜炎时，前房积脓较多者，加薏苡仁、桔梗、玄参清热解毒排脓；大便秘结，加芒硝、生石膏泄热通腑。

四、化痰法

化痰法是用祛痰化饮散结等药物为主组成，以消除痰饮为主要作用的治疗方法，常用于痰湿所致睑板腺囊肿、上胞下垂、目珠偏斜等眼表疾病。常用的方剂有化坚二陈丸、正容汤、牵正散等。

化坚二陈丸 （《医宗金鉴》）

［组成］陈皮、制半夏、茯苓、炙甘草、僵蚕、黄连。

［功效］化痰散结，燥湿清热。

［应用］痰湿互结所致睑板腺囊肿。

［加减］睑板腺囊肿者，加防风、白芷、穿山甲、天花粉、丹参祛风活血散结。

正容汤 （《审视瑶函》）

［组成］羌活、防风、秦艽、附子、茯神、木瓜、胆南星、僵蚕、制半夏、黄酒、甘草、生姜。

［功效］祛风化痰，疏经活络。

［应用］古代眼科治疗麻痹性斜视的代表方，可用于风痰阻络导致的上胞下垂、目珠偏斜。

［加减］可加红花、苏木活血；还可酌情加入金银花、黄连、板蓝根清热解毒。

牵正散 （《杨氏家藏方》）

［组成］附子、僵蚕、全蝎。

［功效］祛风化痰，活络止痉。

［应用］目珠偏斜，口眼㖞斜，面肌抽动等。常加入其他方剂中配合使用，较少单独用本方。

五、息风法

息风法以平息内风的药物为主组成，用于治疗肝阳化风之上胞下垂、血虚生风之眼睑皮肤瘙痒、胞轮震跳等眼表疾病的方法。常用方剂如天麻钩藤饮、当归饮子、当归活血饮等。

天麻钩藤饮 （《杂病证治新义》）

［组成］天麻、钩藤、生石决明、栀子、黄芩、川牛膝、杜仲、益母草、桑寄生、何首乌、茯神。

［功效］平肝熄风，清热益肾。

［应用］用于肝阳偏亢、肝风上扰所致上胞下垂、眼轮匝肌抽搐、麻痹性斜视等眼表疾病，症见头痛、眩晕、眼胀、失眠等症。

［加减］口干者，加麦冬养阴清热；失眠者，加酸枣仁养心安神。

当归饮子 （《医宗金鉴》）

［组成］荆芥、防风、白蒺藜、黄芪、甘草、何首乌、生地黄、白芍、当归、川芎。

［功效］祛风止痒，养血润燥。

［应用］血虚风燥，眼睑皮肤瘙痒等症。

［加减］若眼睑皮肤经常刺痒，加荆芥、防风、蝉蜕祛风止痒；若搔抓后红赤糜烂，去当归、黄芪，加金银花、蒲公英清热解毒。

当归活血饮 （《审视瑶函》）

［组成］熟地黄、当归、白芍、川芎、黄芪、羌活、防风、薄荷、苍术、甘草。

［功效］养血祛风。

［应用］血虚生风，胞轮振跳，即目胞不待人开合，而自牵搐振跳也。

［加减］胞轮振跳频繁，牵涉面颊者，选加附子、钩藤、僵蚕、全蝎息风镇痉止搐。

六、活血法

活血法是以活血祛瘀药物为主组成，能使瘀滞消散并改善眼部血液循环的治疗方法，在眼表胞睑外伤性疾病和眼表重建术后常常采用。常用方剂如桃红四物汤、归芍红花散、大黄当归散、经效散、祛瘀汤等。

桃红四物汤 （《医宗金鉴》）

［组成］当归、川芎、生地黄、赤芍、红花、桃仁。

［功效］养血行血，活血祛瘀。

［应用］本方是活血化瘀的基础方，眼科临床很常用，许多内外障眼病，均可用本方加减。眼表疾病如眼睑、结膜、巩膜、角膜炎症及外伤、眼表重建术后等。

［加减］用于眼表炎症，一般配伍祛风清热解毒，再以五轮辨证，选用不同引经药；角膜炎者，应加退翳明目药。

归芍红花散 （《审视瑶函》）

［组成］当归、赤芍、红花、栀子、黄芩、生地黄、连翘、大黄、防风、白芷、甘草。

［功效］祛风清热，活血化瘀。

［应用］用于风热犯目，脉络瘀滞引起的眼睑炎症、沙眼、沙眼性角膜血管翳、各种眼外伤等。

［加减］眼痒者加地肤子、牡丹皮凉血止痒；眼外伤并感染者，加黄连、金银花解毒；眼外伴眼内出血者，加白茅根、三七止血。

大黄当归散 （《银海精微》）

［组成］大黄、当归、川芎、黄芩、栀子、菊花、苏木、红花。

［功效］活血消瘀，祛风清热。

［应用］用于外伤性眼内出血及眼睑外伤瘀肿疼痛等。

［加减］出血初期者，去红花，加白茅根、侧柏叶、三七止血；玻璃体积血者，加猪苓、泽泻、车前子、三七、白茅根利水止血。

经效散 （《审视瑶函》）

［组成］柴胡、犀角、赤芍、当归尾、大黄、连翘、甘草梢。

［功效］凉血解毒，活血祛瘀。

［应用］用于眼部外伤，瘀热较重，眼部感染，疼痛红肿者。

［加减］犀角可用水牛角、牡丹皮代替。红痛较甚，口干苔黄者，加黄连、黄芩、栀子清热泻火；伴有出血者，加三七、白茅根。

祛瘀汤（《中医眼科学讲义》）

［组成］川芎、当归尾、桃仁、赤芍、生地黄、墨旱莲、泽泻、丹参、仙鹤草、郁金。

［功效］活血祛瘀，凉血止血。

［应用］可用于外伤所致眼睑青紫肿胀，眶内瘀血，白睛溢血等眼表疾病。

［加减］纳差便溏者，加白术、六神曲、砂仁、茯苓健脾。

七、止血法

止血法是用具有止血作用的药物为主配伍组方，以制止眼部出血的治疗方法。眼科止血法配伍的规律是审证求因，清源塞流，止血勿忘留瘀之弊，消瘀勿忘再出血之嫌。常用方剂如犀角地黄汤、宁血汤、分珠散等。

犀角地黄汤（《千金要方》）

［组成］犀角、生地黄、赤芍、牡丹皮。

［功效］清热解毒，凉血散瘀。

［应用］本方是清热凉血之基本方。主治温邪入血，迫血妄行，高热昏迷，瘀斑吐衄，舌绛起刺，脉弱而数等证。可用于眼外伤或化学性灼伤后感染而有化脓性趋势者。

［加减］对于外伤仍有出血者，加三七、白茅根、生蒲黄、栀子止血；用于眼外伤或化学性灼伤后感染而有化脓性趋势者，加黄连、黄柏、黄芩、白芷、天花粉、金银花清热解毒医疮。

宁血汤（《中医眼科学》）

［组成］墨旱莲、仙鹤草、侧柏叶、生地黄、栀子炭、白及、白芍、白蔹、阿胶、白茅根。

［功效］凉血止血。

［应用］可用于眼表疾病外伤出血初起。因凉血清热药过多，有碍胃留瘀之弊。

［加减］为防止过于寒凉有留瘀之弊，可加三七、生蒲黄活血之品。

分珠散（《审视瑶函》）

［组成］槐花、赤芍、当归尾、生地黄、白芷、荆芥、炒栀子、甘草、炒黄芩、龙胆（春加大黄；夏加黄连；秋加桑白皮）。

［功效］清热泻火，凉血活血。

［应用］火热伤络，迫血妄行，用于火热伤络或外伤所致眼睑、结膜出血及前房积血。

［加减］白睛出血者，加桔梗、三七；前房积血者，加三七、白茅根。

八、补益法

眼表疾病常用补益法，以补益气血，温补脾肾之阳及滋养肺肝肾之阴为主。在配伍应用时，注意平补为佳，勿过用温补，也不宜滥用滋腻，眼病纯虚者少，补益中兼顾祛邪，如清热、祛湿、散寒、化瘀、散结等治法。活血药尤宜加入，补中有活，精血得以上注于目。常用方剂如八珍汤、补中益气汤、参苓白术散、人参养营汤、归脾汤、助阳活血汤、附子理中丸、托里消毒散、杞菊地黄丸、止泪补肝散、四物补肝汤等。

八珍汤（《正体类要》）

［组成］人参、白术、茯苓、甘草、熟地黄、白芍、当归、川芎、生姜、大枣。

［功效］补气益血。

［应用］用于气血两虚引起的慢性结膜炎，上胞下垂、角膜炎恢复期、角膜软化症、泪溢症等眼表疾病。

［加减］用于角膜炎恢复期者，加蝉蜕、蛇蜕、海螵蛸、千里光退翳明目；用于泪道狭窄或阻塞所致冷泪症，迎风泪多者，加防风、白芷祛风止泪；如冬季泪多，全身兼有畏寒肢冷，苔白腻者，可酌加桂枝、细辛温经祛寒。

补中益气汤 （《脾胃论》）

［组成］黄芪、甘草、人参、当归、陈皮、升麻、柴胡、白术。

［功效］益气健脾，补气升阳。

［应用］可用于脾虚气弱引起的眼睑非炎性水肿、目闭不开、上睑下垂、眼轮匝肌抽搐、角膜炎恢复期、角膜软化症等眼表疾病。

［加减］用于角膜炎恢复期者，加海螵蛸、蝉蜕、红花活血退翳。

参苓白术散 （《太平惠民和剂局方》）

［组成］人参、茯苓、白术、甘草、山药、莲子、薏苡仁、砂仁、桔梗、白扁豆。

［功效］补气健脾，渗湿和胃。

［应用］可用于眼睑非炎性水肿，反复发作的泡性角结膜炎，角膜软化症等。症见神疲倦怠，短气懒言，食欲不振，便溏泄泻，舌胖淡苔白，脉弱等。

［加减］眼睑水肿者，加防风、蝉蜕、蒺藜散风消肿。

人参养营汤 （《太平惠民和剂局方》）

［组成］人参、白茯苓、白术、炙甘草、当归、熟地黄、白芍、肉桂、黄芪、远志、陈皮、五味子、生姜、大枣。

［功效］气血双补，养心安神。

［应用］用于气血不足引起的上睑下垂、角膜溃疡恢复期兼有心悸、健忘、寐差、神疲乏力、短气少言者。

［加减］用于角膜炎恢复期者，加蝉蜕、蛇蜕、海螵蛸、千里光退翳明目。

归脾汤 （《济生方》）

［组成］白术、茯神、黄芪、龙眼肉、酸枣仁、人参、木香、甘草、当归、远志。

［功效］益气补血，健脾养心。

［应用］可用于气血不足，心脾两虚所致眼表疾病，如干眼、胞轮震跳等，兼有神疲乏力，心悸健忘，失眠多梦，短气懒言者。

［加减］兼有阴虚，常加沙参、麦冬以滋养肺阴。

助阳活血汤 （《原机启微》）

［组成］黄芪、炙甘草、防风、当归、白芷、蔓荆子、升麻、柴胡。

［功效］益气养血，疏风清热。

［应用］用于气血不足，清阳下陷所致角膜炎恢复期，眼前节炎症恢复期等。兼有眼欲垂闭，久病不愈，舌淡苔薄，脉缓等。

［加减］用于角膜炎恢复期者，加海螵蛸、石决明、千里光、红花等活血退翳。

附子理中丸 （《太平惠民和剂局方》）

［组成］炮附子、干姜、人参、白术、甘草。

［功效］温阳散寒，益气健脾。

［应用］用于脾肾阳气亏虚，虚寒内生所致上睑下垂、眼睑非炎性水肿、干眼、角膜炎恢复期及Graves眼病等；可兼有脘腹冷痛、畏寒肢冷、纳食较差、大便稀溏、舌淡苔白、脉沉细。

［加减］兼有畏寒肢冷，小便清长者，加巴戟天、肉苁蓉、桑螵蛸温补肾阳；上睑升举乏力，午后或者劳累后加重者，可加黄芪、升麻增补益气升阳之功。

托里消毒散 （《医宗金鉴》）

［组成］人参、川芎、黄芪、当归、白芍、白芷、白术、金银花、连翘、陈皮、茯苓、桔梗、皂角刺、甘草。

［功效］补益气血，托毒消肿。

［应用］用于气血虚弱之角膜溃疡久治不愈或复发性睑腺炎。

［加减］用于角膜炎者，去皂角刺，加海螵蛸、蝉蜕、丹参活血退翳；用于复发性睑腺炎者，加桃仁、穿山甲活血散结。

杞菊地黄丸（《医籍》）

［组成］熟地黄、山茱萸、山药、泽泻、茯苓、牡丹皮、枸杞子、菊花。

［功效］滋养肝肾，退翳明目。

［应用］为补益肝肾的基本方，用于肝肾阴虚引起的视物模糊、泪溢症（冷泪）、干眼等眼表疾病。症见视物昏花，头晕耳鸣，腰膝酸软等。

［加减］视物不清者，加女贞子、楮实子、蒺藜、密蒙花明目；治疗泪溢症（冷泪），如泪液清冷稀薄，畏寒肢冷，小便清长者，加巴戟天、肉苁蓉、桑螵蛸温补肾阳，迎风尤甚者，加防风、白芷；治疗干眼如兼有肺阴虚者，常加沙参、麦冬。

止泪补肝散（《银海精微》）

［组成］木贼、防风、夏枯草、当归、熟地黄、白芍、川芎、蒺藜。

［功效］补血养肝，祛风止泪。

［应用］用于肝血不足，泪窍不固，风邪外袭所致迎风冷泪等。

［加减］冷泪常流，迎风更甚，加白芷、细辛祛风止泪；头昏耳鸣，腰膝酸软者，加枸杞子、菟丝子、山茱萸补肾益精。

四物补肝汤（《审视瑶函》）

［组成］白芍、熟地黄、当归、川芎、香附、夏枯草、甘草。

［功效］补血养血，凉肝止痛。

［应用］用于血虚目失所养所致眼球眼眶疼痛，非炎症性者，如视疲劳致目痛，经期产后目痛等。

［加减］胀痛甚者，加郁金、枳壳；头额痛者，加葛根、白芷、防风；头昏目胀者，加石决明、钩藤、磁石。

九、滋阴降火法

滋阴降火法是用甘寒养阴与清热降火药为主配伍而成，用于治疗阴虚火旺之眼病。眼乃清窍，功能独特，阴津营血丰富，加之目病多火，易致阴津耗伤，故在眼表疾病治疗中滋阴降火法也很常用，尤其是干眼或炎症性眼病属火热者，其恢复阶段或复发病例，常用此法。常用方剂如知柏地黄丸、滋阴降火汤、养阴清肺汤等。

知柏地黄丸（《医宗金鉴》）

［组成］知母、黄柏、熟地黄、山茱萸、山药、泽泻、牡丹皮、茯苓。

［功效］滋阴清热，益肾明目。

［应用］阴液亏虚，虚火上炎所致内外障眼病，眼表疾病如角膜炎恢复期。症见视物昏花，眼睛干涩，口干咽燥，舌红少苔，脉细数。

［加减］角膜炎者，加蝉蜕、蛇蜕、赤芍、丹参活血退翳。

滋阴降火汤（《审视瑶函》）

［组成］知母、黄柏、熟地黄、生地黄、当归、白芍、川芎、黄芩、麦冬、柴胡、甘草。

［功效］滋阴益血，清热降火。

［应用］阴血亏耗，虚火上炎，灼伤目窍之内外障眼病的眼科专方。眼表疾病如角膜炎恢复期。

［加减］角膜炎者，加蝉蜕、蛇蜕、赤芍、丹参活血退翳。

养阴清肺汤（《重楼玉钥》）

［组成］生地黄、麦冬、生甘草、玄参、贝母、牡丹皮、薄荷、炒白芍。

［功效］养阴清肺，解毒利咽。

［应用］用于肺阴不足，肺经燥热之眼表及角结膜疾病，如泡性结膜炎、干眼、慢性结膜炎等。症

见眼睛干涩，灼热不适，口干咽燥，舌红少苔等。

　　[加减] 大便结者，加玉竹、桃仁、郁李仁润下；目赤者，加黄芩、赤芍清热退赤。

十、退翳明目法

　　退翳明目法是用退翳明目药物为主配伍而成，以消退黑睛翳障，达到明目作用的治疗方法，主要用于眼表疾病各类角膜炎恢复期及恢复后的早期，即宿翳将成或初成阶段。多以退翳明目药配伍养阴、益气、养血、活血之品，若余邪未尽，尚伴轻度红赤畏光等，则兼清余邪，可酌情配伍疏风、清热之品。常用方剂如万应蝉花散、滋阴退翳汤、消翳汤、栀子胜奇散、拨云退翳散、蝉花散、开明丸、消疳退云散等。

万应蝉花散 （《原机启微》）

　　[组成] 蝉蜕、蛇蜕、川芎、防风、当归、白茯苓、羌活、炙甘草、苍术、赤芍、石决明。

　　[功效] 退翳明目，祛风清热。

　　[应用] 用于角膜炎症恢复期，余邪未尽者。

滋阴退翳汤 （《眼科临证笔记》）

　　[组成] 玄参、知母、生地黄、麦冬、蒺藜、木贼、菊花、青葙子、蝉蜕、菟丝子、甘草。

　　[功效] 滋阴清热，退翳明目。

　　[应用] 用于角膜炎症恢复期兼阴虚者。

消翳汤 （《眼科纂要》）

　　[组成] 木贼、密蒙花、当归尾、生地黄（酒蒸）、蔓荆子、枳壳、川芎、柴胡、荆芥、防风、甘草。

　　[功效] 祛风活血，退翳明目。

　　[应用] 黑睛宿翳。用于角膜炎症恢复期兼阴虚者。

栀子胜奇散 （《原机启微》）

　　[组成] 白蒺藜、蝉蜕、谷精草、甘草、木贼、黄芩、草决明、菊花、栀子、川芎、荆芥穗、羌活、密蒙花、防风、蔓荆子。

　　[功效] 祛风清热，退翳明目。

　　[应用] 角膜混浊，翼状胬肉。

拨云退翳散 （《银海精微》）

　　[组成] 楮实子、薄荷、川芎、黄连、菊花、蝉蜕、天花粉（生用）、蔓荆子、密蒙花、蛇蜕、荆芥穗、白芷、木贼、防风、甘草。

　　[功效] 退翳明目。

　　[应用] 用于角膜宿翳。

蝉花散 （《眼科金镜》）

　　[组成] 当归、川芎、谷精草、黄连、木通、赤芍、红花、白菊花、犀角、木贼草、蝉蜕、羌活、茺蔚子、生地黄。

　　[功效] 疏风清热，退翳明目，养血活血。

　　[应用] 黑睛翳障属气滞血瘀者。

开明丸 （《审视瑶函》）

　　[组成] 羊肝、官桂、菟丝子、草决明、防风、苦杏仁、地肤子、茺蔚子、葶苈子、黄芩、麦冬、五味子、细辛、枸杞子、青葙子、泽泻、车前子、熟地黄。

　　[功效] 退翳明目，补益肝肾。

　　[应用] 黑睛宿翳而兼有肝肾虚弱者，亦可用于内障眼病慢性期，以明目用。

消疳退云散（《审视瑶函》）

〔组成〕陈皮、厚朴、苍术、莱菔子、柴胡、枳壳、甘草、草决明、桔梗、青皮、黄连、密蒙花、栀子、黄芩、六神曲、菊花。

〔功效〕清肝泄热，消食化积，退翳明目。

〔应用〕疳积上目。症见口渴，腹泻，肚大，青筋暴露，目剳，涩痒，羞明者。

第四节　外治法

外治法是指将药物或其他治疗手段直接作用于体表、或通过体表作用于体内的治疗方法，如滴眼液、涂眼膏、浸眼、熏洗、超声雾化、离子导入、药物外敷、结膜下注射、穴位注射、眼部冲洗、冷热疗、按摩、激光、配戴角膜接触镜、放血、拔罐、针灸、雷火灸、核桃壳眼镜灸治疗等。外治法一般能使药物或其他物理治疗手段直接作用于局部病灶处，具有起效快、药量小、减少或避免全身毒副作用等优点，是眼表疾病的重要治疗方法。临证根据病情可以单独使用，也可多法合用；内外治合用疗效更佳。外治法分药物外治法和非药物外治法。

一、药物外治法

（一）滴眼法

滴眼法是眼表疾病最常用的治疗方法。人眼结膜囊容量为 $20\sim30\ \mu L$，除泪液外可容纳 $10\sim20\ \mu L$ 药液。药物剂型多为水剂，适用于水溶性药物。为增加药液在眼表的作用时间、提高疗效，现有在滴眼剂中加入黏性成分（如玻璃酸钠、甲基纤维素等）者。滴眼方法是：患者仰卧位或坐位头微后仰，眼睛向上视，用拇指与示指拉开上下睑，将药液滴于下穹窿部结膜囊内，然后轻提上睑盖住眼球，闭目片刻。滴药次数视病情而定，一般每日 3～5 次，病重者频点；须一次滴用多种药液者，两种药应间隔 3～5 分钟。滴入毒性药或吸收后对全身有不良影响者，滴药后应按压泪囊区数分钟。

（二）涂眼法

涂眼法即是将膏剂涂于结膜囊内。膏剂介质多为凡士林、羊毛脂，或玻璃酸钠、聚乙烯醇等，可适用于脂溶性药物。膏剂可以使药物在眼表缓慢释放，作用时间长，因此常在晚上、术后使用。涂眼膏的方法大致同滴眼法，须直接将药膏涂于下穹窿部结膜处。如使用玻璃棒，则将眼膏挤于玻璃棒一端，拉开下睑，玻璃棒平行于睑裂，轻轻涂于下穹窿部，然后嘱患者闭合眼睑，再将玻璃棒从颞侧轻轻抽出。膏剂由于药效时间较长，涂眼次数可每日 1～2 次（或仅于晚上睡前）。

（三）浸眼法

浸眼法又称眼浴，是将眼部浸入相应药液（或水中）的治疗方法。可使药液充分接触病变处，较适用于结膜角膜疾病。一般使用专用眼杯或小盆等用具。药液配置浓度不宜过高，温度要适宜；浸眼时眼睑要频频眨动以利药物更好发挥作用。治疗传染性眼病后一定将用具充分消毒。如为抢救化学性眼外伤，要在浸眼时不断提起眼睑，并勤换水液。一般每日 2～3 次。

（四）熏洗法

熏法是将药液加热，使其蒸气上熏眼部；洗法是以药液淋洗患眼。临床可单独运用，亦可先熏后洗，故常合称。熏洗法除药物的直接作用外，其温热作用有助于加强药物的渗透，助行药力，加强局部血液循环，促进炎症及病理产物的吸收等。注意熏洗温度不宜过高，以防烫伤；出血早期、角膜溃疡有穿孔倾向者不宜熏洗。一般每日 2～3 次。

（五）超声雾化法

超声雾化法是在继承中医熏洗法的基础上，结合超声雾化工作原理，选用不同的药液置入超声波雾化仪容器中，通过超声波的作用使药物雾化，形成微小的雾粒，经软橡胶管导入眼睛，使眼的结膜、角膜和眼周围皮肤直接接触药液雾粒并让其渗入眼部，从而达到治疗眼病的目的。常用于治疗急性细菌性或病毒性结膜炎、过敏性结膜炎、单纯疱疹性角膜炎、干眼等眼表疾病的治疗，一般每日 1～2 次。禁用于严重眼外伤、角膜裂伤或溃疡者。

（六）离子导入疗法

离子导入疗法是利用直流电场作用和电荷同性相斥、异性相吸的特性，使无机化合物或有机化合物药物离子、带电胶体微粒经过眼睑皮肤、角膜进入眼内，达到治疗眼病的目的。眼球组织结构特殊，眼角膜为无血管组织，药物离子进入后，不易马上被血循环带走，可产生较长时间的作用，房水和玻璃体是良导体，眼睛电阻抗很低，仅仅 100 Ω 左右，所以眼睛是最适合非脂溶性药物离子直流电导入的器官。常用于干眼、睑板腺功能障碍、单纯疱疹性角膜炎、屈光性弱视、眼肌麻痹等的治疗，一般每日 1～2 次。禁用于传染性结膜炎、角膜炎、角膜溃疡，双眼睑皮肤湿疹患者和治疗部位有金属异物及带有心脏起搏器患者。

（七）药物外敷法

药物外敷法是根据病情选用具有相应作用的药物直接敷于眼部皮肤的治疗方法，适用于外眼炎症，尤其是化脓性炎症如眼睑、泪器、眼眶等部位的炎症，还有眼挫伤的瘀肿疼痛。

用法：药物研细末，以水、茶水、葱或姜汁、蛋清、蜂蜜、醋、胆汁、人乳、中药汁等调为糊状，亦可以鲜草药捣成糊状，直接或用纱布包裹后敷于眼部。一般每日 1～2 次。

注意：如为有毒或有刺激性药物，切勿使药物进入眼内。

（八）结膜下注射法

由于球结膜与巩膜之间是松弛的结膜下组织，这里可供注入药物，药液不经角膜与结膜屏障，而是通过巩膜直接透入眼前节段，可以达到眼部快速有效吸收的目的。常用于治疗眼前部炎症、眼化学烧伤、角膜炎、角膜溃疡等各种眼病，也可用于眼球手术的局部麻醉。

方法：患者取仰卧位或坐位，结膜囊内滴入表面麻醉药，治疗者用手轻轻拉开注药眼的下睑，嘱患者向上注视，尽量暴露下方近穹窿部的球结膜，注射针头穿进结膜时应避开结膜血管，针头注入的方向与角膜缘平行，或远离角膜方向的穹窿部，禁止进针方向朝向角膜，确定注射针头已经到达结膜下组织后，先注入小许药物，检查针头尖端处是否有泡状隆起，在确定有泡状隆起后再将药物注射完，注药完毕后再向结膜囊滴入抗生素滴眼液。如果注射的药物刺激性大，容易引起患者剧烈眼痛时，可在注入的药物中加入小许利多卡因。如果结膜下需要多次注射时，需要改变注射部位。

（九）穴位注射法

该疗法是在穴位内进行药物注射以治疗疾病的一种方法，由于使用了现代提纯的药物，这种疗法又不同于传统的针灸。因为药物进入经络，其治疗规律和传统的针灸治疗规律又不尽相同。因此可以理解为该疗法也是以传统经络理论为基础进行的。但该疗法除了针刺的即时效应，还有治疗药物在穴位内进行生物化学作用的慢效应，以及患者自身调节的后效应。常用于眼肌麻痹、眼面肌痉挛、缺血性视神经病变等眼神经疾病的治疗。

二、非药物外治法

非药物外治大多为物理疗法，使水、外力、温度、按摩、激光、配戴角膜接触镜、放血、拔罐、针灸、雷火灸、核桃壳眼镜灸、穴位埋线等起到治疗或保健作用。

（一）冲洗法

1. 结膜囊冲洗　结膜囊冲洗主要用于结膜囊分泌物冲洗及异物尤其是化学异物的冲洗。患者取坐位，头后仰或仰卧位头略偏向被冲洗眼。眼下方放置受水器，紧贴皮肤；以洗眼壶盛生理盐水等冲眼。洗眼壶距眼的高度一般 3～5 cm，也可根据分泌物或异物是否容易被冲出及患者的耐受情况调节。注意应翻开眼睑，充分暴露穹窿部结膜囊；冲洗水柱尽量不要直冲角膜；若为传染性眼病时，冲洗液不要流入对侧眼。本法也可使用相应药液，用于结膜角膜炎症及化学性眼外伤时的中和性冲洗。

2. 泪道冲洗　泪道冲洗用于探测泪道是否通畅及冲洗清除泪囊中的分泌物，也是眼科手术前常规的术眼清洁准备工作之一。患者取坐位或仰卧位，结膜囊点表面麻醉药或以浸有表面麻醉药的棉签置于上下泪小点之间数分钟；以 5 mL 或 10 mL 注射器安冲洗针头，向下拉开下睑，充分暴露下泪点，针头先垂直进入泪点 1～2 mm，然后转向鼻侧，沿睑缘向鼻侧进入 3～5 mm，推注液体。针头进入过程如有明显阻力不得强行推进，以免形成假道。

（二）热疗法

热疗法是利用温度，促进血管扩张，增加血流，增强酶的活性等作用达到促进局部炎症及水肿吸收，增强免疫力，止痛，促进伤口愈合等治疗目的。本法简便、经济、有效，临床应用广泛，常用于眼睑炎症、结膜炎、角膜炎、巩膜炎、眼睑痉挛、眶上神经痛、干眼、外伤及手术所致瘀血，手术后促进恢复和减轻瘢痕等。临床可根据情况灵活选用湿热敷、干热敷、蜡疗等具体方式。注意各类出血早期不宜热疗。

高温烧灼亦属热疗范围，常用于眼科手术止血，角膜新生血管治疗及顽固性角膜溃疡等。

（三）冷疗法

以冷水、冰块等外敷常用于外伤出血 24 小时以内者；冷敷尚有止痛、止痒、收敛等作用，可用于眼睑、结膜、角膜的红肿、疼痛、过敏性等疾病。利用液氮、半导体冷凝器等产生的低温冷凝的破坏作用可用于顽固性角膜溃疡等眼表性疾病。

（四）按摩疗法

按摩疗法在眼科的应用，一般以眼局部按摩为主。按摩眼部穴位可以疏通目络，流畅气血，扶正祛邪，放松止痛，可用于各类慢性眼表疾病，如上睑下垂、眼睑痉挛、干眼等的预防保健。对于睑板腺功能障碍相关干眼患者，临床常使用睑板腺按摩镊按摩挤压睑板腺，疏通睑板腺管开口，促进脂类物质的正常分泌，稳定泪膜结构，从而减少泪膜水液层结构的蒸发。急性炎症性眼病、出血性眼病不宜按摩。

（五）热脉动治疗

LipiFlow 热脉动系统是是美国 TearScience 公司研发的一款治疗睑板腺功能障碍相关性干眼的设备。它可以同时对上眼睑和下眼睑的睑结膜面进行加热，同时从眼睑皮肤面对睑板腺进行脉冲式按摩。LipiFlow 热脉动系统包括一次性热脉动激活头（含有温度和压力传感器的眼罩）和手持式温度压力自动控制装置，前者包含两个部分，即眼睑加热装置和眼杯，眼睑加热装置似巩膜镜片，接触上下睑结膜面，但不与角膜接触，对上、下睑结膜面提供可控的由内向外的定向加热，加热温度可控制在 41 ℃～43 ℃，研究表明该温度可有效融化睑板腺分泌物。该加热装置在眼球表面呈拱形，避免与角膜接触，近角膜面为隔热材料，且加热装置和角膜表面之间有一定的缝隙，进一步减少了热量向角膜及眼表的传导。眼杯其实是一个柔软、有弹性的气囊，在治疗期间，该气囊间歇性充气膨胀，挤压气囊与加热装置之间的眼睑，避免向眼球施加压力。在治疗前，需要向被治疗眼点两滴局部麻醉药，以减轻患者的不适感，然后将眼睑加热装置放入结膜囊开始治疗，一次治疗需要 12 分钟。

目前并没有公认的 LipiFlow 治疗睑板腺功能障碍相关性干眼的适应证，在临床工作中，推荐患者接受 LipiFlow 治疗时，可参考以下 3 点：① 3 个月内有干眼症状，标准干眼症状评估量表（Standard Patient Evaluation of Eye Dryness，SPEED）评分≥6 分，或眼表疾病指数量表（Ocular Surface Disease，Index，OSDI）评分≥13 分；②有睑板腺阻塞的证据（下眼睑 15 个腺体的睑板腺分泌物评分≤12 分，或至少有 1 个明显可见的脂栓）；③有一定数量有功能的睑板腺（睑板腺照相下眼睑睑板腺缺失率≤50%）。

（六）强脉冲激光治疗

强脉冲激光治疗是由闪光灯产生和发射的一种高强度、宽波长、连续性、非相关性的强复合光，波长为 500～1200 nm，可作用于皮肤组织，产生光热与光化学作用。强脉冲光治疗最早应用于皮肤科，强脉冲激光释放 500～1200 nm 高强度宽谱光，可以治疗皮肤色素性病变、皮肤光老化和红斑痤疮等。之后发现该方法也可用于治疗睑板腺功能障碍及相关性干眼的治疗。2017 年国际泪膜和眼表协会发布新版干眼诊疗指南，就将强脉冲激光治疗作为睑板腺功能障碍及相关性干眼推荐治疗方式之一。其治疗效果可能与其能够有效消除扩张的毛细血管，阻止炎症进一步加重有关。

（七）佩戴角膜绷带镜治疗

角膜绷带镜又称绷带型角膜接触镜，是角膜接触镜的一种，由特殊的软质材料制成，其镜片直径较大，直接附着于角膜表面的泪液层，使角膜的创口、裸露的神经、上皮细胞或泪膜等不直接暴露于外界，故能起到类似于绷带的作用，达到治疗眼表疾病的目的。角膜绷带镜的作用机制主要包括缓解疼痛、促进角膜愈合、机械性支持与保护、封闭角膜创口、维持眼表湿润和药物载体等。角膜绷带镜在角结膜病变中的应用广泛，适应证主要包括复发性角膜上皮糜烂、大泡性角膜病变、药物毒性角膜病变、丝状角膜炎、圆锥角膜急性水肿期、角膜后弹力层膨出穿孔、角膜化学烧伤或穿通伤等多种角膜病变以及角膜屈光术后、角膜移植术后、翼状胬肉切除术后、白内障术后、青光眼滤过术后。对于水液分泌正常而泪液蒸发过强型患者，硅水凝胶材料的角膜绷带镜由于能够在泪膜表面起到类似脂质层的作用，减少水液蒸发，从而改善干眼不适症状，硅水凝胶角膜绷带镜可以用于这类干眼的辅助治疗。

（八）放血疗法

放血疗法是中医古老而有效的"去火"方法，即《黄帝内经》中的刺络法，是用三棱针或一次性点刺针等针具刺破某些腧穴或病灶处及病理反应点或浅表血管，放出适量血液而达到治疗目的的一种特殊的外治疗法。通过疏通经络中壅滞的气血，从而使机体恢复正常的功能，特别适合各种急、慢性的红、肿、痒、痛的眼病，如睑腺炎、急性结膜炎、过敏性结膜炎等眼表疾病等。但患有血小板减少症、血友病等有出血倾向患者以及晕血、血管瘤患者禁用，患者局部皮肤感染、瘢痕、硬结及高度水肿处禁用。

（九）拔罐疗法

拔罐疗法俗称拔火罐，以罐为工具，借助热力排除罐中空气，利用负压使其吸附于与疾病相关的经络或腧穴循行体表部位，造成瘀血现象的一种方法。这种疗法可以逐寒祛湿、疏通经络、祛除瘀滞、行气活血、消肿止痛、拔毒泻热，具有调整人体的阴阳平衡、解除疲劳、增强体质的功能，从而达到扶正祛邪、治愈疾病的目的。可用于睑腺炎、急性结膜炎、过敏性结膜炎、干眼、视疲劳、眼轮匝肌痉挛等眼表疾病的治疗。

（十）针灸疗法

针灸疗法实用有效，无毒副作用，是眼表疾病的治疗中广泛运用。针灸疗法包括针刺法和灸法两部分，但因两者的理论基础相同，临床上又常配合使用，所以自古以来就被相提并论，合称"针灸"。针法是指在中医理论的指导下把针具（通常指毫针）按照一定的角度刺入患者体内，运用捻转与提插等针刺手法对人体腧穴进行刺激从而达到治疗疾病的目的；灸法是以预制的灸炷或灸草在体表一定的穴位上烧灼、熏熨，利用热的刺激来预防和治疗疾病。通常以艾草最为常用，故而称为艾灸。许多眼表疾病配合针灸治疗比单用药物疗效佳，见效快。近年诸多基础及临床研究证实，针灸疗法具有改善眼部各组织的血液循环状况，调节眼肌功能，促进泪液分泌，提高大部分眼病患者的视力，止痛等作用。现将眼表疾病中针灸常用穴位、耳针穴位予以介绍。

1. 常用穴位　眼科常用穴位可以分为眼周穴位、经外奇穴和躯干四肢穴位三部分。

（1）眼周穴位：

1）睛明：

［定位］目内眦角稍上方凹陷处。

［主治］可治疗迎风流泪、风热眼病、上胞下垂、风牵偏视、目眦痒痛、聚星障、瞳神紧小。

［刺法］嘱患者闭目，医者左手轻推眼球向外侧固定，左手缓慢进针，紧靠眶缘直刺0.5～1寸。不捻转，不提插（或只轻微地捻转和提插）。出针后按压针孔片刻，以防出血。本穴禁灸。

2）上睛明：

［定位］在睛明穴上方1分处。

［主治］所治同睛明，但较睛明不易出血且疼痛轻，故可代替睛明穴治疗。

［刺法］同睛明。

3）攒足：

[定位] 在面部，眉头凹陷中，额切际处。

[主治] 主治大致与睛明相同。

[刺法] 可向眉中平刺或斜刺 0.5～0.8 寸或直刺 0.2～0.3 寸。禁灸。

4）丝竹空：

[定位] 在眉梢凹陷处，又称巨窌穴、目窌穴。

[主治] 可治疗针眼、胞轮振跳、风牵偏视、聚星障、风热眼病、上胞下垂、火疳、瞳神紧小等。

[刺法] ①平刺 0.5～1.0 寸。②向攒竹方向透刺。

5）瞳子髎：

[定位] 在面部，目外眦外侧 0.5 寸凹陷中。

[主治] 针眼、风牵偏视、瞳神紧小、绿风内障、青风内障、目痒等

[刺法] 平刺 0.3～0.5 寸；或用三棱针点刺出血。

6）阳白：

[定位] 目正视，瞳孔直上，眉上 1 寸。

[主治] 胞轮振跳、上胞下垂、风牵偏视、黑睛翳障、绿风内障、青风内障等。

[刺法] 平刺 0.3～0.5 寸。

7）四白：

[定位] 于瞳孔直下，当眶下孔凹陷处。

[主治] 近视、目赤痒痛、风牵偏视、聚星障、视物无力、青风内障、绿风内障等。

[刺法] 直刺或斜刺 0.3～0.5 寸，或沿皮透刺睛明；或向外上方斜刺 0.5 寸入眶下孔。

8）承泣：

[定位] 承泣穴位于面部，瞳孔直下，当眼球与眶下缘之间。

[主治] 近视、风牵偏视、胞轮振跳、流泪症、针眼及各种内障眼病。

[刺法] 直刺，嘱患者眼向上看，轻轻固定眼球，沿眶下壁缓缓刺入 0.5～1 寸，不宜过深。勿大幅度捻转提插，出针后局部压迫 1～2 分钟，以防出血。

9）眉冲：

[定位] 在头部，攒竹直上入发际 0.5 寸，神庭与曲差的连线之间。

[主治] 头目疼痛、绿风内障等。

[刺法] 平刺 0.3～0.5 寸。

10）角孙：

[定位] 在侧头部，折耳郭向前，当耳尖直上入发际处。

[主治] 针眼、黑睛翳障、目赤肿痛等。

[刺法] 平刺 0.3～0.5 寸。

11）头临泣：

[定位] 目正视，瞳孔直上，入前发际 0.5 寸，神庭穴与头维穴连线的中点处。

[主治] 流泪、视瞻昏渺、黑睛翳障、目赤肿痛、圆翳内障等。

[刺法] 平刺 0.3～0.5 寸。

12）天窗：

[定位] 于人体的颈外侧部，胸锁乳突肌的后缘，扶突穴后，与喉结相平。

[主治] 睑弦赤烂、黑睛生翳、流泪、目赤肿痛、青盲等。

[刺法] 直刺 0.5～1 寸。

（2）经外奇穴：

1）四神冲：

[定位] 百会穴（后发际正中上 7 寸，当两耳尖直上，头顶正中）前后左右各 1 寸。

[主治] 头目疼痛、眩晕、上胞下垂等。

[刺法] 平刺 0.5～0.8 寸。

2）印堂：

[定位] 在人体前额部，当两眉头间连线与前正中线之交点处。仰靠或仰卧位取穴。

[主治] 胞睑肿痛及生疮、黑睛翳障、白睛红赤等。

[刺法] 提捏穴位局部皮肤，采用与皮肤呈 15°的平刺法，方向有 3 种：①向下平刺 0.5～0.8 寸，使产生局部胀麻针感或往鼻部放射，此法多用于治疗变应性鼻炎；②向上平刺 0.5～0.8 寸，使产生局部胀麻针感或往头顶部放射，此法多用于治疗前额痛或急性腰扭伤；③向左或右平刺 0.3～0.5 寸，此法多用于面肌麻痹、头痛、眼部病症等。

3）上明：

[定位] 在额部，眉弓中点，眶上缘下。

[主治] 目眶疼痛、风牵偏视、目赤生翳等。

[刺法] 轻压眼球向下，向眶缘缓慢直刺 0.5～1.5 寸，不提插。

4）太阳：

[定位] 位于头部侧面，眉梢和外眼角中间向后一横指凹陷处。

[主治] 治疗各种原因不明的眼痛、视力下降及内外眼障。

[刺法] 直刺或斜刺 0.3～0.5。

5）球后：

[定位] 眶下缘外 1/4 与内 3/4 交界处。

[主治] 主治与承泣穴相似，两穴可交替使用。

[刺法] 沿眶下缘从外下向内上，向视神经孔方向刺 0.5～1 寸；可灸。

6）翳明：

[定位] 在翳风穴（在颈部、耳垂后方、乳突下端前方凹陷中）后 1 寸处。

[主治] 黑睛内障、青盲、圆翳内障、夜盲等。

[刺法] 直刺 0.5～1.0 寸；可灸。

7）耳尖：

[定位] 耳郭的上方，当折耳向前，耳郭上方的尖端处。

[主治] 天行赤眼、天行赤眼暴翳、暴风客热等。

[刺法] 下刺 0.3～0.5 寸，可灸。

8）四缝：

[定位] 第 2、第 3、第 4、第 5 掌面第 1、第 2 节横纹中央点取之。

[主治] 疳积上目等。

[刺法] 用安尔碘皮肤消毒剂消毒后，押手扶住手指，刺手快速点刺。

9）鱼腰：

[定位] 正坐位或仰卧位，穴在瞳孔直上，眉毛中。

[主治] 针眼、胞睑瞤动、目眶痛、上胞下垂等。

[刺法] 平刺 0.3～0.5 寸。

（3）躯干四肢穴位：

1）尺泽：

[定位] 在肘横纹中，肱二头肌桡侧凹陷处。

[主治] 风暴炽热、天行赤眼等。

[刺法] 直刺 0.5～0.8 寸，或点刺出血，可灸。针感酸麻胀向前臂桡侧及拇指放散。

2）太渊：

［定位］在腕掌侧横纹桡侧，桡动脉搏动处。或仰掌，当掌后第一横纹上，用手摸有脉搏跳动处的桡侧凹陷者中即是。

［主治］视瞻昏渺、睑弦赤烂、黑睛星翳等。

［刺法］直刺 0.2～0.3 寸，局部麻胀；针刺时避开桡动脉。

3）合谷：

［定位］在第 1、第 2 掌骨之间，当第 2 掌骨桡侧之中点处。

［主治］睑弦赤烂、白睛及黑睛干涩失润、瞳神紧小、胬肉攀睛、绿风内障、青风内障。

［刺法］直刺 0.5～1.0 寸，局部酸胀，可扩散至肘、肩、面部；或深刺 2.0～3.0 寸，透劳宫或后溪时，出现手掌酸麻并向指端放散。针刺时针尖不宜偏向腕侧，以免刺破手背静脉网和掌深动脉而引起出血。此穴提插幅度不宜过大，以免伤及血管引起血肿；孕妇禁针。

4）曲池：

［定位］人体曲池穴位于肘横纹外侧端，屈肘，当尺泽穴与肱骨外上髁连线中点。

［主治］视物模糊、风赤疮痍、眼珠突出等。

［刺法］直刺 1～1.5 寸

5）臂臑：

［定位］臂臑穴位于人体的臂外侧，三角肌止点处，当曲池穴与肩髃穴连线上，曲池穴上 7 寸处。

［主治］视物昏朦、青盲、胞轮掣动等。

［刺法］①直刺 0.5～1 寸，局部酸胀；②或向上斜刺 1～2 寸，透入三角肌中，局部酸胀，可向整个肩部放散。

6）巨髎：

［定位］位于人体的面部，瞳孔直下，平鼻翼下缘处，当鼻唇沟外侧。

［主治］胞睑掣动、风牵偏视等。

［刺法］①直刺 0.3～0.6 寸，局部酸胀；②向颊车方向透刺治疗面瘫等；③针尖向同侧四白穴或瞳子方向透刺，可治疗面瘫、近视等。

7）头维：

［定位］当额角发际上 0.5 寸，头正中线旁，距神庭 4.5 寸。

［主治］头目疼痛、胞睑掣动

［刺法］平刺 0.5～1 寸。

8）足三里：

［定位］在小腿外侧，犊鼻下 3 寸，犊鼻与解溪连线上。

［主治］上胞下垂、视瞻昏渺、青盲、黑睛翳障、疳积上目。

［刺法］直刺 1～2 寸。

9）神门：

［定位］腕横纹尺侧端，尺侧腕屈肌腱的桡侧凹陷处。

［主治］绿风内障、青风内障、目痒、视疲劳等。

［刺法］直刺 0.3～0.5 寸。

10）后溪：

［定位］微握拳，第 5 指掌关节后尺侧的远侧，掌横纹头赤白肉际处。

［主治］流泪症、睑弦赤烂等。

［刺法］直刺 0.5～1 寸。治手指挛痛可透刺合谷穴。

11）天柱：

［定位］后头骨正下方凹处，也就是颈脖子处有一块突起的肌肉（斜方肌），此肌肉外侧凹处，后发

际正中旁开约 2 cm 左右即是此穴。

[主治] 目痛、流泪瞳神紧小等。

[刺法] 用 1.5 寸毫针向鼻尖方向刺入 0.5～1.2 寸。

12）心俞：

[定位] 第 5 胸椎棘突下，旁开 1.5 寸。

[主治] 目赤痛、流泪症等。

[刺法] 斜刺 0.5～0.8 寸。

13）肝俞：

[定位] 第 9 胸椎棘突下，旁开 1.5 寸。

[主治] 流泪症、白睛及黑睛干燥。

[刺法] 斜刺 0.5～0.8 寸。

14）脾俞：

[定位] 第 11 胸椎棘突下，旁开 1.5 寸。

[主治] 青盲、夜盲。

[刺法] 斜刺 0.5～0.8 寸。不宜深刺，以防造成气胸或刺伤肝脏。

15）肾俞：

[定位] 人体肾俞穴位于腰部，当第 2 腰椎棘突下，旁开 1.5 寸。

[主治] 大致同肝俞。

[刺法] 直刺 0.5～1 寸。

16）外关：

[定位] 当阳池穴与肘尖穴的连线上，腕背横纹上 2 寸，尺骨与桡骨之间。

[主治] 胞睑疼痛化脓、流泪、风牵偏视等。

[刺法] 直刺 0.5～1 寸；可灸。

17）风池：

[定位] 于颈部，当枕骨之下，与风府穴相平，胸锁乳突肌与斜方肌上端之间的凹陷处。

[主治] 可治疗各种眼内外障疾病。

[刺法] 针尖微下，向鼻尖方向斜刺 0.5～0.8 寸，或平刺透风府穴；可灸。

18）行间：

[定位] 第 1、第 2 趾间，趾蹼缘的后方赤白肉际处。

[主治] 胬肉攀睛、流泪症、青盲、黑睛星翳等。

[刺法] 取毫针略向上斜刺该穴 0.5～1 寸深，使局部酸胀向足背放射，留针 20～30 分钟。

19）大椎：

[定位] 在第 7 颈椎棘突下。

[主治] 风暴客热、胞睑红赤、天行赤眼、天行赤眼暴翳等。

[刺法] 斜刺 0.5～1 寸；可灸。

20）关元：

[定位] 在下腹部，前正中线上，当脐下 3 寸。

[主治] 视瞻昏渺、夜盲、疳积上目等。

[刺法] 直刺 1～1.5 寸，针前排尿，孕妇慎用。可灸。

21）太冲：

[定位] 人体太冲穴位于足背侧，当第 1 跖骨间隙的后方凹陷处。

[主治] 针眼、目赤肿痛、黑睛翳障、圆翳内障等。

[刺法] 直刺 0.5～0.8 寸；可灸。

2. 耳针治疗   耳针疗法是以毫针或环针在耳郭穴或压痛点进行针刺,或用子实类物质按压刺激以达到治疗眼部疾病的方法。主要优点在于方便、简单、治疗范围广,同样对疾病诊断具有一定的参考价值(耳郭分区示意图见图 10-1,耳穴定位示意图见图 10-2)。

(1) 常用耳穴:

1) 眼:位于耳垂五区的正中。主治角膜、虹膜、结膜、两眦、眼睑的急性炎症、青光眼、眼底及青少年近视远视及弱势等。

2) 内分泌:在屏间。主治过敏性眼睑皮肤炎、泡性结膜炎、结膜炎、青光眼、眼底病等。

3) 脑:在对耳郭的内侧面。主治上睑下垂、麻痹性睑外翻、视路及视神经的病变。

4) 肺:在心穴的上、下及后方,呈马蹄形。主治巩膜、结膜的急慢性炎症、黄斑部水肿、眼底视网膜病变等。

5) 胃:在耳轮脚消失处。主治睑腺炎、上睑下垂、前房积脓。

6) 脾:在肝穴的下方,紧靠对耳轮缘。主治睑腺炎、睑缘炎、上睑下垂、眼睑痉挛、麻痹性斜视等。

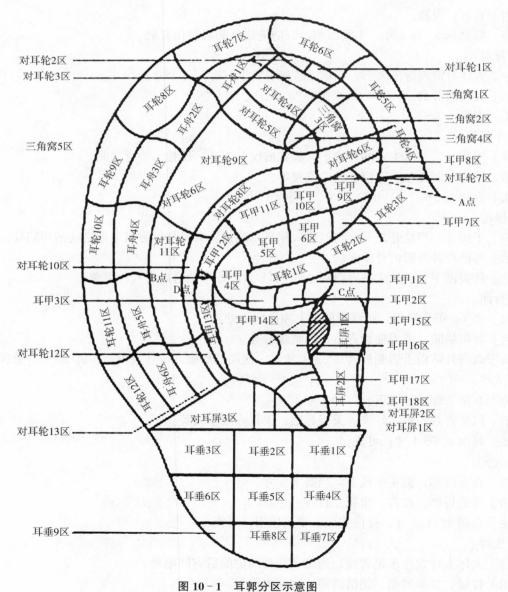

图 10-1   耳郭分区示意图

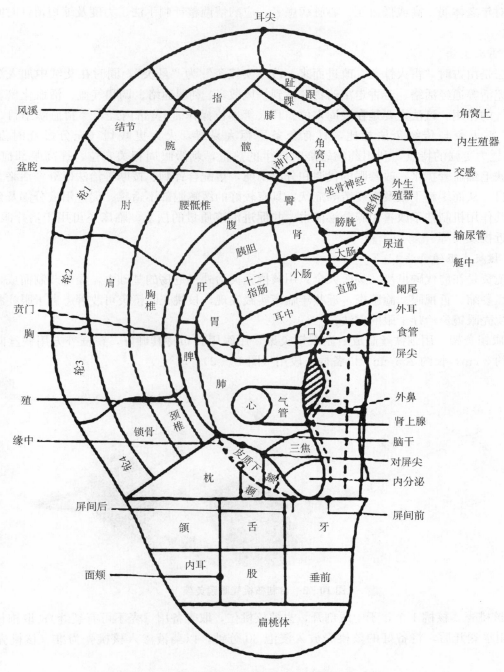

图 10-2　耳穴定位示意图

7）肝：在胃与十二指肠穴的后方。主治角膜、虹膜、视神经的急慢性炎症及近视、弱视等。

8）角膜：位于三角窝，近对耳上脚中点。主治角膜疾病。

9）目内眦：位于耳轮结节上方的耳周部。主治慢性泪囊炎、泪道狭窄、翼状胬肉、内斜等。

10）泪囊：在耳轮上，靠近对耳轮上脚末端。主治慢性泪囊炎、泪道狭窄。

（2）操作方法：嘱患者取坐位，定位取穴，行常规消毒后，用毫针对准耳穴或压痛点快速进针捻转，以患者剧烈疼痛且能忍受的度为准。可留针 1～2 小时，间断捻转。或特制环针埋穴治疗，一般3～5 日为 1 个疗程，时间不宜过长，5～7 日为疗程间隔。或用细小质硬之子实类药物（如绿豆、王不留行等），用胶布粘住粘压耳穴，嘱患者每日自行揉按数次，3～7 日为 1 个疗程，2～3 日为疗程间隔。

针刺时应注意入针深度，避免刺穿耳郭；若有习惯性流产的孕妇、耳郭炎症或耳郭冻伤等，不宜予耳穴治疗；对年老体弱、高或低血压、心脏病患者，应酌情调整针刺手法、力度及缩短留针时间等，防止意外发生。

（十一）雷火灸法

雷火灸法是由古时"雷火针灸"改进而来，改"实按灸"为"悬灸"，同时在艾绒中加入沉香、木香、乳香、羌活等通经活络、芳香走窜药物，达到祛风散寒、利湿通络、调和气血、活血化瘀、消炎镇痛、增补元气的作用。该法主要是在眼周穴位、耳穴等部位操作。《黄帝内经》："精血濡于目，目得气血而能视。"雷火灸与传统灸法相比，具有灸条更粗大易燃，火力更峻猛（充分燃烧时温度可达240 ℃）、渗透力更强的特点，利用药物燃烧时产生的热量，刺激眼周相关穴位，提高眼部血液循环，促使眼周皮肤毛细血管扩张，改善眼的代谢和分泌功能，再配合针刺、按摩等治法以舒经活络，调和气血，利窍明目，从而缓解干眼及视疲劳等症状，具有较好的缓解眼部不适感、促进泪液分泌及延缓泪膜破裂效果，其作用机制在于改善泪腺分泌能力，并促进泪液质量的恢复。临床还可用于治疗眼睑痉挛，延缓青少年近视发展等。

（十二）核桃壳眼镜灸法

桃壳眼镜灸是在清代顾世澄《疡医大全》用核桃壳灸治外科疮疡的基础上，经过改制而成，主要用于治疗视神经萎缩、近视眼、睑腺炎，近些年临床实践发现，核桃壳眼镜灸可改善患者干眼症状。付伟伟等采用核桃壳眼镜灸治疗干眼的方法：

1. 自制眼镜灸架　用细铁丝制成一副眼镜灸架，用医用胶布将其缠好，镜框外方用铁丝向内弯一个钩形，高约 3 cm，长约 2.5 cm，以备插艾段用（图 10 - 3）。

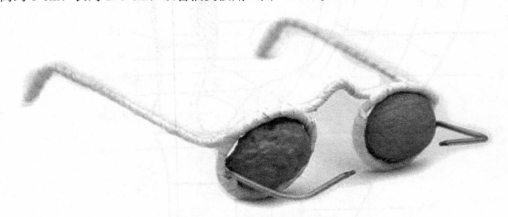

图 10 - 3　自制核桃壳眼镜灸架

2. 准备核桃壳　核桃 1 个，于中线剖开，去掉核桃仁，取壳备用（壳不可有裂缝）；取枸杞子、菊花各适量，用水煮开后，将备好的核桃壳放入浸泡 30 分钟，以药液渗入核桃壳为准（核桃壳可重复使用）。

3. 施灸方法　患者端坐，取下眼镜及角膜接触镜闭眼，施灸前在患者胸前铺一白布，避免艾段脱落，取出泡好的核桃壳，填入适量枸杞子、菊花，套在眼镜架上，将两个直径 2.0 cm、长 1.5 cm 的艾段，分别插在眼镜架两侧的钩上，从内侧点燃，给患者带上眼镜架施灸，以灸后眼眶潮红、湿润为佳。

4. 疗程　隔日灸 1 次，每次灸 3 壮（约 45 分钟），每周 3 次，共治疗 4 周。

（十三）穴位埋线疗法

穴位埋药线疗法是根据针灸学理论、中药学和现代物理学相结合的产物，通过针具和药线在穴位内产生的生物物理作用和生物化学变化，将其刺激信息和能量以及中药通过经络传入体内，而达到治疗疾病的目的。实际上埋线疗法是一种融多种疗法，多种效应于一体的复合性治疗方法。由于药线分解吸收时，对穴位起到"长效针感"效应，延长了对腧穴的有效刺激时间，从而达到协调脏腑、平衡阴阳、疏通经络、调和气血、补虚泻实、扶正祛邪及免疫双向调节作用。此法尤其适宜于慢性、顽固性眼病的治疗，如反复发作的睑腺炎、过敏性结膜炎、青少年近视、严重的干眼患者。

参考文献

［1］ 彭清华. 中医眼科学［M］. 北京：中国中医药出版社，2016.

［2］ 郝小波. 眼病中医外治［M］. 南宁：广西民族出版社，2014.

［3］ 付伟伟，张国亮，刘志顺，等. 核桃壳眼镜灸改善干眼症状随机对照试验［J］. 中国针灸，2018，38（11）：1177 -
　　 1182.

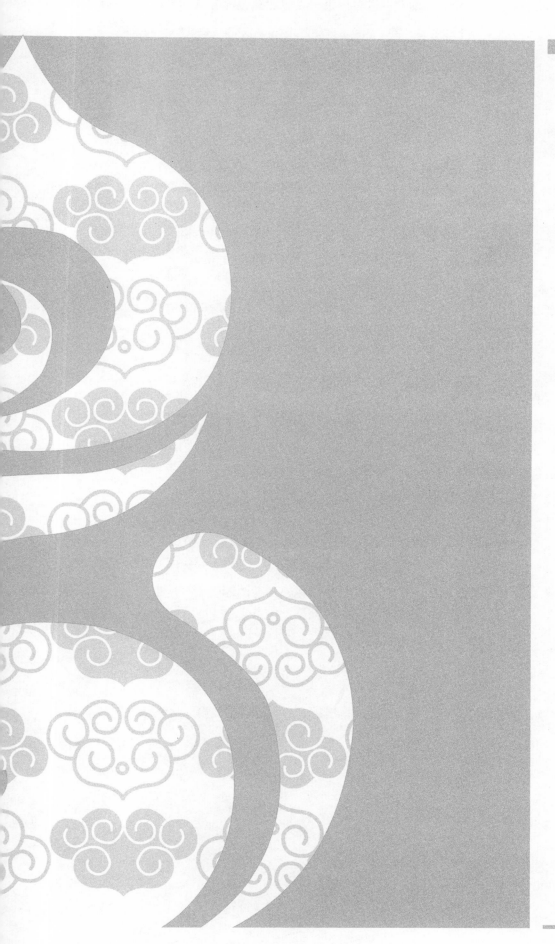

下篇　各论

第十一章　眼睑相关疾病

眼睑是眼的附属器，分为上睑、下睑，覆盖在眼球的前部，具有保护眼球的作用。上下睑缘长有睫毛，可去除灰尘及减弱强烈光线的刺激。眼睑的反射性闭合运动可使眼球避免强光的刺激和异物的伤害；瞬目运动可及时清除眼表面的尘埃或微生物，并将泪液均匀地散布于角膜表面形成泪膜，防止角膜干燥。

眼睑皮肤为全身皮肤的一部分，全身的皮肤病变均可在眼睑发生，如接触性皮炎、鳞状细胞癌等。临床常见的眼睑疾病主要有：睑缘炎、睑腺炎、睑板腺功能障碍、睑内翻、睑外翻、上睑下垂、倒睫等。

眼睑中医学称为胞睑，属于五轮学说中之肉轮，内应于脾，脾与胃相表里，故胞睑疾病多责之于脾胃。因胞睑位于眼球前部，外易受六淫之邪侵袭，内可因脾胃功能失调而发生胞睑病症，内外合邪而发病。此外，还易受到物理及化学性物质的损伤。胞睑疾病属于"外障眼病"范畴，发病较急，因症状外显易见，早期治疗，一般预后较好。

胞睑疾病亦属临床常见病，多发病。治疗时，若风热毒邪直袭胞睑者，治宜祛风清热解毒；若脾胃火热上攻胞睑，治当清热泻火解毒；若脾胃湿热上犯胞睑，治当清热燥湿或利湿；若风湿热合邪为病，治宜疏风清热除湿；若脾胃虚弱，治宜补中益气。临证时多配合外治，必要时可采用手术治疗及中西医结合治疗，但手术治疗时应考虑到美容的问题。

第一节　睑缘炎

睑缘炎（blepharitis）是睑缘皮肤、睫毛毛囊及其腺体的亚急性或慢性炎症。因睑缘皮肤及结膜移行处暴露于外界，易受感染，故本病较常见。本病临床分为鳞屑性、溃疡性和眦部睑缘炎 3 种，常为双眼发病，病程长，病情顽固，时轻时重，缠绵难愈。本病属中医学"睑弦赤烂"范畴，又称"风弦赤眼""沿眶赤烂""风沿烂眼""迎风赤烂"等。若发生在眦部者，称为眦睢赤烂，又称眦赤烂；婴幼儿患此病者，称为胎风赤烂。该病名最早见于《银海精微·胎风赤烂》。

一、病因与分类

（一）中医病因病机

1. 多因脾胃蕴热，复受风邪，风热之邪触染睑缘，伤津化燥。

2. 或脾胃湿热，外感风邪，风、湿、热邪相搏，循经上攻睑缘而发。

3. 或心火内盛，风邪犯眦，引动心火，风火上炎，灼伤目眦而致。

（二）西医病因及发病机制

1. 鳞屑性睑缘炎（squamous blepharitis）　多因屈光不正、视疲劳、营养不良和长期使用劣质化妆品引起。患处常可发现卵圆皮屑芽孢菌（pityrosporum ovale），它能把脂类物质分解为有刺激性的脂肪酸。

2. 溃疡性睑缘炎（ulcerative blepharitis）　为睫毛囊及其附属腺体的慢性或亚急性化脓性炎症。致病菌多为金黄色葡萄球菌，具有较强的毒力。在抗感染免疫中，中性粒细胞被认为是抗金黄色葡萄球菌感染的主要防御因子。故细菌感染时，中性粒细胞可迅速出现于病灶，并摄取吞噬病原菌。屈光不正、视疲劳、营养不良和不良卫生习惯常为其诱因。

3. 眦部睑缘炎（anular blepharitis） 多因莫-阿（Morax-Axenfeld）双杆菌感染所引起，可能是由于莫-阿双杆菌偏好在眦部聚集，可引起眦部结膜炎和睑缘炎，或者与维生素 B_2 缺乏有关。

二、临床表现

（一）症状

睑缘或眦部灼热疼痛，刺痒难忍，可伴有干涩羞明；若炎症长期不愈可出现溢泪。

（二）体征

1. 鳞屑性睑缘炎（squamous blepharitis） 睑缘充血、潮红，睫毛和睑缘表面附着鳞屑样脱屑，睑缘表面有点状皮脂溢出，皮脂集于睫毛根部，形成黄色蜡样分泌物，干燥后结痂。去除鳞屑和痂皮后，暴露出充血的睑缘，如长期不愈，可使睑缘肥厚，后唇钝圆，使睑缘不能与眼球紧密接触。

2. 溃疡性睑缘炎（ulcerative blepharitis） 睑缘皮脂多，睫毛根部散布小脓包，有痂皮覆盖，去除痂皮后露出睫毛根端和细小溃疡，睫毛常被粘结成束。睫毛毛囊因感染而被破坏，睫毛易随痂皮脱落，且不能再生，形成秃睫。溃疡愈合后，瘢痕组织收缩则睫毛乱生，若睫毛倒向角膜则可引起角膜损伤。若患病较久，可引起慢性结膜炎和结膜肥厚变形，睑缘外翻，泪小点肿胀和阻塞，溢泪。

3. 眦部睑缘炎（anular blepharitis） 病位在两眦部，以外眦部为主，眦部睑缘和皮肤充血、肿胀，并有浸渍糜烂，邻近结膜常伴有充血、黏性分泌物等慢性炎症的表现。

（三）并发症

若细菌侵犯结膜、角膜、泪囊，可引起结膜炎、角膜炎、泪囊炎。

三、辅助检查

取分泌物行细菌培养可确定病变类型。若发现卵圆皮屑芽胞菌，为鳞屑性睑缘炎；若发现金黄色葡萄球菌，为溃疡性睑缘炎；若有莫-阿双杆菌，则为眦部睑缘炎。

四、诊断与鉴别诊断

（一）诊断要点

1. 病史与症状 睑缘刺痒灼痛，常有屈光不正、睡眠不足及卫生不良等。

2. 体征 眦部、睑缘充血，睫毛根部有鳞屑或溃疡，秃睫。

3. 实验室细菌培养等检查有助于诊断。

（二）鉴别诊断

1. 单纯疱疹性睑缘炎 多在感冒高热或身体抵抗力降低时眼睑皮肤出现丘疹，常成簇出现，结块形成半透明水疱，病变以下睑多见。

2. 带状疱疹性睑皮炎 发病前有轻重不等的全身不适、发热等前驱症状，继而在病变区出现剧烈疼痛；数日后眼睑、前额和头皮潮红、肿胀，出现成簇透明小疱。

五、治疗

（一）中医治疗

1. 辨证论治

（1）风热偏盛证：

1）证候：睑弦赤痒，灼热疼痛，睫毛根部有糖皮样鳞屑；舌红，苔薄，脉浮数。

2）治法：祛风止痒，清热凉血。

3）方药：银翘散（《温病条辨》）加减。组成：金银花、连翘、淡竹叶、荆芥、桔梗、赤芍、车前子、菊花、天花粉、甘草。每日 1 剂，水煎，分 2 次温服。

4）加减：患眼痒甚者，加蝉蜕、乌梢蛇祛风止痒。

（2）湿热偏盛证：

1）证候：患眼痒痛并作，睑弦红出脓出血，眵泪结痂，眵泪胶痂，睫毛稀疏或倒睫，或秃睫；舌质红，苔黄腻。

2）治法：清热除湿，祛风止痒。

3）方药：除湿汤（《眼科纂要》）加减。组成：连翘、滑石、车前子、枳壳、黄芩、黄连、陈皮、茯苓、防风、甘草、栀子。每日1剂，水煎，分2次温服。

4）加减：睑弦红赤溃烂明显，选加金银花、蒲公英、黄柏助除湿之力。

（3）心火上炎证：

1）证候：眦部睑弦红赤，灼热刺痒，或睑弦赤烂，出脓出血；舌尖红，苔薄，脉数。

2）治法：清心泻火。

3）方药：导赤散（《小儿药证直诀》）合黄连解毒汤（《外台秘要》）加减。组成：生地黄、生甘草、淡竹叶、黄连、黄芩、黄柏、栀子、车前草。每日1剂，水煎，分2次温服。

4）加减：睑弦红赤明显者，选加赤芍、牡丹皮凉血退赤；痒极难忍者，选加地肤子、白鲜皮、防风祛风止痒。

2. 外治

（1）熏洗疗法：中药煎水熏洗，每日2～3次。

1）偏风重者，可用二圣散。

2）偏湿重者，可用疏风散湿汤。

3）偏热重者，可用万金膏等煎水去渣外洗。

4）广大重明汤：龙胆（先煎）、防风、生甘草、细辛各3g，水煎，趁热熏洗患眼，用于风热偏重者。

5）苦参汤：苦参12g，五倍子、黄连、防风、荆芥穗、蕤仁各9g，瘴丹、铜绿各2.1g，水煎，用药棉蘸药水洗患处，每剂洗3日，用于湿热偏重者。

6）牡丹皮、儿茶、栀子、自然铜、铜绿、五味子各6g。每日1剂，共碎为粗末，用水2000mL，浸泡30分钟，文火煎至1000mL，去渣，用消毒棉球擦洗患眼，凉后加温用，可用3次，适用于各型。

（2）湿热敷疗法：炉甘石（煅飞过）30g，飞朱砂15g，枯矾7.5g，明朱砂（研细）3g，铜绿6g，共研极细末。先用荆芥、陈茶叶煎水洗患处，趁湿将药敷上，每日3次。用于本病湿热偏重证。

（3）外涂疗法：鲜生地黄捣烂取汁，与醋同量混合，涂眼，每日3～4次，用于睑弦红肿疼痛者；马应龙眼药外涂，煅炉甘石2700g，麝香、琥珀各45g，炙珍珠54g，共研细末，每120g药粉加凡士林油480g，粉剂用玻璃棒沾凉开水，沾药粉少许，点于眼角，膏剂每次少许挤于大眼角，每日3次，用于湿热型睑弦赤烂。鸡蛋黄油膏外搽，制剂用法：鸡蛋黄1～3枚放入铜桃内，用文火煎熬至色黑如油，制炉甘石、冰片少许研极细末，纳入鸡蛋黄内和匀，涂擦患处，每日2～3次；霜桑叶30g，醋60g，将霜桑叶切细，放醋内浸泡1日，进行滤过，然后用消毒棉花签蘸溶液涂患处，每日2～3次；鳞屑性睑缘炎可用黄连6g、香油30g，煮沸，冷却后涂患处，每日3次。

3. 其他疗法

（1）新针治疗：睛明、攒竹、丝竹空、四白、瞳子髎。

（2）耳压疗法：

1）选穴：眼、内分泌、皮质下、神门、大肠、心。

2）方法：用针灸针柄找准穴位后，用75%乙醇局部消毒，取王不留行贴在0.7cm²的胶布中间，对准穴位贴敷，嘱患者每日按压6次，每次约10分钟，6日为1个疗程。不愈者换贴另一耳。

（3）温熨疗法：人中白块用文火烤热，或夏天烈日下晒热后熨烫局部，以勿烫伤皮肤为度，每日或隔日1次。适用于湿热较盛，局部流水脓多者。

4. 专方专药

（1）二妙丸：每日 9 g。

（2）防风通圣丸：每次服 6 g，每日 2 次。本方疏风清热，凉血活血，用于治疗风热未解，内热已盛，风热上壅睑弦而致的睑弦赤烂。

（3）银翘解毒丸：每次服 1～2 丸，每日 2 次。本方疏风清热，凉血解毒，用于本病风热证。

（4）小菊花膏丸：黄连、黄芩、大黄、菊花、羌活、苍术、荆芥、防风各适量，共研细末，炼蜜为丸，每次服 40～50 丸，或为膏服，每日 2 次。本方适用于胎毒引起的胎风赤烂，即小儿睑弦赤烂风热偏重者。

（5）清热散风燥湿汤：金银花、蒲公英各 12 g，天花粉、荆芥穗、防风、白芷、陈皮、白术、苍术各 9 g，甘草 3 g。每日 1 剂，水煎服。适用于睑弦赤烂湿热轻证。

（二）西医治疗

1. 局部治疗　在外治之前应先清洗，拭去鳞屑、脓痂，已松脱的睫毛及清除毛囊中的脓液，充分暴露病变处，才能药达病所。

（1）3％硼酸溶液或生理盐水清洗局部，拭去鳞屑，涂含有抗生素的糖皮质激素油膏可减轻充血，缓解症状。

（2）滴 0.5％新霉素、0.3％庆大霉素、10％磺胺醋酰钠或 0.3％氟喹诺酮类药物滴眼液，涂 0.5％红霉素眼膏，治疗必须持续至症状完全消退后 2～3 周，并除去各种诱因，以免复发。

（3）眦部睑缘炎可滴用 0.3％硫酸锌眼液，因此药可以抑制莫-阿双杆菌所产生的酶。

2. 全身治疗　口服维生素 B_2 或复合维生素 B。

六、研究进展

（一）中医研究进展

1. 罗燕等辨证采用自拟桑菊荆防汤、五味消毒饮加减方、导赤散加减方内服加熏洗治疗，每日 1 剂，每日 2 次，治疗 28 日，结果总有效率为 100.0％。

2. 朱鸿勋等辨证采用自拟桑菊荆防汤、除湿汤、导赤散，上药煎煮后先用药汁蒸气熏 10 分钟，待药汁凉后服用 250 mL，余下 50 mL 用纱布蘸擦患眼约 5 分钟，每日 1 剂，内服加熏搽 3 次，连续治疗 3 周。结果治愈 63 眼，总有效率为 94.3％。

3. 徐道平等从脾胃论治顽固性睑缘炎，治以清热解毒、燥湿健脾、祛风活血，自拟苍黄羌防散，药物组成为苍术、黄连、羌活、防风、连翘、牡丹皮、僵蚕、蝉蜕各 150 g，升麻 50 g。内服外熏，每日 3 次，治疗 10 日，结果 30 例患者痊愈 25 例，显效 3 例，总有效率为 93.3％。

4. 徐静等应用祛风明目中药口服配合三黄汤熏洗治疗该病，每日 2 次，治疗 10 日，总有效率为 98.5％。

5. 裴玉喜认为睑缘炎的发生与人体免疫功能低下相关，自拟方药金银花、地肤子、白鲜皮各 15 g，栀子、野菊花各 12 g，板蓝根、荆芥、防风各 10 g，茯苓 1 g，口服加熏洗。每日 1 剂，每日 2 次，总有效率为 93.33％。其研究结论为中药内服联合熏洗治疗睑缘炎疗效较好。

6. 王飞波等应用中药汤剂熏洗治疗睑缘炎患者后，对其行睑板腺按摩以促使分泌物排出，每日 2 次，治疗 30 日，总有效率为 91.18％。

7. 王研颖等采用蒲公英、苍耳子、丁香各 10 g，金银花、野菊花、苦参、紫草各 15 g。水煎后，将药液浓缩过滤后置于喷雾器中熏蒸睑缘炎患者双眼，然后予以睑板腺按摩，治疗 10 日，总有效率为 90.0％。

8. 徐蕴先采用五味消毒饮加减煎煮熏洗眼部并按摩睑板腺开口 5 分钟后，再采用 DY 型多功能眼病治疗仪，将浸透中药液的纱布覆盖于患眼，然后让患者戴上带有电极的眼罩，使之与中药液纱布完全接触，另一电极橡胶垫上放置浸透生理盐水的纱布，使之紧贴于手掌部，每次 15 分钟，每日 1 次，治疗 10 日。结果 28 例睑缘炎患者治愈 19 例，好转 7 例，总有效率为 92.9％。其研究结论为中药熏洗联合睑板腺按摩以及中药熏洗联合电离子导入治疗睑缘炎，疗效好。

（二）西医研究进展

2018 年底，美国眼科临床指南（Preferred Practice Patter，PPP）更新了睑缘炎的诊疗规范。首先强调了睑缘炎是一种难以持续性治愈的慢性眼病，其疗效取决于患者的依从性和合适的治疗方案。此次 PPP 是将睑缘炎分为葡萄球菌性睑缘炎、脂溢性睑缘炎及睑板腺功能障碍性睑缘炎 3 大类，美国 PPP 对睑缘炎的分类主要与其可能的发病机制有关。一般认为，金黄色葡萄球菌是葡萄球菌性睑缘炎的主要病原，但近年的研究显示，凝固酶阴性葡萄球菌在其发病中也起了重要作用；葡萄球菌的菌体蛋白、分泌的细胞外毒素以及其诱发的细胞介导免疫反应是致病的主要原因。脂溢性睑缘炎多数伴有特征性的颜面部脂溢性皮炎，其与皮脂腺发达部位产生过多的脂肪性分泌物有关，因此，在治疗上应关注皮肤的病灶并需要处理扩张的微血管。睑板腺功能障碍性睑缘炎可出现睑板腺分泌脂质生化性质的改变。最新的研究显示，皮脂腺组成部分的改变可影响毛囊微环境的细菌菌群，从而导致局部的异常炎症。治疗方面，除传统的热敷和睑缘清洁、抗生素、激素以及免疫抑制剂的使用，还有热脉冲治疗仪的使用以及强脉冲光疗法。

七、名老中医治疗经验

1. 庞赞襄　应以清热散风燥湿为主治疗。无结痂时应用外治法，收效较为显著。兼有结痂时，应配合内治法，使之结痂而愈。处方组成：金银花、蒲公英各 15 g，天花粉、荆芥穗、防风、白芷、陈皮、白术、苍术、甘草各 3 g。水煎服。

2. 陈达夫　金银花、赤芍、鹤虱各 15 g，连翘、苍术、黄芩、栀子、蝉蜕、雷丸各 10 g，蒲公英 25 g。水煎服，每日 1 剂。适用于本病湿热偏重，痛重痒轻，糜烂胶黏，痂皮积聚，去痂后有脓血溃陷者。

八、预防与调摄

1. 注意饮食调节，少食辛辣炙煿及肥甘厚味之物，以防助湿生热。
2. 注意个人卫生，不用脏手揉眼。除去各种诱因，防止风沙烟尘对眼的过度刺激。
3. 如患有沙眼、结膜炎或泪囊炎等眼病，应积极进行治疗。
4. 凡屈光不正、眼疲劳者，应及时矫治和注意眼的劳逸结合。
5. 炎症完全消退后，应持续治疗 2～3 周以防复发。

九、预后与转归

本病是一种慢性疾病，其病因尚不完全明了，很难完全治愈，需长期治疗以防止和控制疾病造成的眼部不适，避免不可逆损伤的发生。

第二节　睑板腺功能障碍

睑板腺功能障碍（meibomian gland dysfunction，MGD）是目前临床极其常见的一种眼表疾病，它是一种慢性、弥漫性睑板腺病变，以睑板腺终末导管的阻塞和/或睑酯分泌的质或量改变为主要病理基础，临床上可引起泪液膜异常、眼部刺激症状、眼表炎症反应，严重时会导致眼表损伤而影响视功能。MGD 是睑板腺性（角）结膜炎、脂溢性睑缘炎、睑板腺炎等睑板腺相关疾病的总称。

中医古文献无直接对应睑板腺功能障碍的诊断，但根据症状及体征，多数表现为眼干涩、异物感、睑缘充血增厚等，本病与中医学"白涩症"或"睑弦赤烂"相似。

一、病因与分类

（一）中医病因病机

1. 因体虚气衰或劳作过度，气机衰惫，致肝肾之阴精亏虚，精微不能敷布、充泽五脏，上荣于目而致目失濡养。

2. 或因外感湿热或肥甘厚味，致脾失健运，湿热内壅，郁结脾胃，上犯胞睑。

（二）西医病因及发病机制

1. 低排放型　又分为睑板腺分泌不足型和排出障碍型（阻塞型）两型，排出障碍型较为多见，多见于中老年人。

2. 高排放型　是睑板腺分泌旺盛，指压睑板时可见睑缘处大量脂质排出，一般见于前部睑缘炎，多见于青年人。

3. 分类

（1）睑酯低排出型：

1）腺泡萎缩型。

2）阻塞型：分瘢痕性和非瘢痕性。

（2）睑酯高排出型：即高分泌型。

二、临床表现

（一）症状

眼干涩羞明或灼热疼痛伴异物感。

（二）体征

1. 低排放型　先天原因或瘢痕导致睑板腺开口缺乏或闭塞，腺体堵塞，形态改变，导致脂质分泌减少，泪液蒸发增加，泪膜不稳定。

2. 高排放型　睑缘红赤、增厚、形态不规则，睑缘有黄白色油脂样分泌物或泡沫样分泌物堆积，睑板腺开口处可见脂栓。

（三）并发症

睑缘炎、干眼、结膜炎、角膜炎。

三、辅助检查

泪河高度及泪膜破裂时间、角结膜染色评分、Schimer 试验及睑板腺相关检查如非接触式睑板腺观察仪、眼表综合分析仪（可检测泪膜稳定性、泪河高度及测定泪膜脂质层）、眼表干涉仪。

四、诊断与鉴别诊断

（一）诊断要点

1. 病史与症状　本病主要是泪膜脂质层的异常，故多见眼干涩羞明或灼热疼痛伴异物感。

2. 体征　主要特征是睑板腺分泌物质或量的变化以及睑板腺终末导管的阻塞。

3. 睑板腺相关检查如非接触式睑板腺观察仪、眼表综合分析仪、眼表干涉仪有助于诊断。

（二）鉴别诊断

1. 睑板腺炎　又称内麦粒肿，属睑板腺急性感染，多由金黄色葡萄球菌感染眼睑腺体所致，以胞睑局部红肿、疼痛、痒为主症。

2. 睑板腺囊肿　局限性的睑板腺异常，睑皮内可触及与皮肤无粘连的圆形硬核，而 MGD 是弥漫性、多个睑板腺腺体受累。

3. 睑缘炎　睑缘炎是睑缘皮肤、睫毛毛囊及其腺体的亚急性或慢性炎症。与 MGD 虽然是两个独立的疾病，但又彼此相关，互为因果。因为 MGD 是后睑缘炎的主要病因之一，后睑缘炎又会直接或间接地影响睑板腺口的结构及睑酯分泌，从而导致或加重 MGD。

五、治疗

（一）中医治疗

1. 辨证论治

（1）肝肾阴虚证：

1）证候：目内干涩不爽，目燥乏泽，双目频眨，羞明畏光，不耐久视，黑睛可有细点星翳，甚者呈丝状，迁延难愈；口干少津，神疲乏力，头晕耳鸣，腰膝酸软；舌淡红，苔薄，脉细或沉细。

2）治法：益气养阴，滋补肝肾。

3）方药：生脉散（《内外伤辨惑论》）合杞菊地黄丸（《医级》）加减。组成：人参、麦冬、五味子、枸杞子、菊花、熟地黄、山茱萸、山药、泽泻、茯苓。每日 1 剂，水煎，分 2 次温服。

4）加减：可加白芍、当归养血和营；黑睛生翳者，加密蒙花、蝉蜕以退翳明目。

（2）脾胃湿热证：

1）证候：患眼灼热疼痛并作，睑弦红肿，眵泪胶黏，或呈泡沫样或呈油脂样；胸闷纳呆，或头重、神疲；苔黄腻，脉滑。

2）治法：宣化畅中，清热除湿。

3）方药：三仁汤（《温病条辨》）加减。组成：苦杏仁、豆蔻、生薏苡仁、飞滑石、白通草、淡竹叶、厚朴、半夏。每日 1 剂，水煎，分 2 次温服。

4）加减：食少纳呆者加白术、山药、白扁豆以健脾益气；混浊呈絮状者加浙贝母、苍术；有心烦口苦、苔黄腻者酌加黄芩、栀子、厚朴以助清热除湿。

2. 专方专药

（1）逍遥散：当归、白术、党参各 40 g，白芍、茯苓各 50 g，牡丹皮、柴胡、炙甘草、栀子、菊花、薄荷、密蒙花各 30 g，加水煎至 500 mL，早晚分 2 次口服，每日 1 剂，治疗 1 个月；除湿汤加减方熏洗，荆芥、防风、黄连、黄芩、茯苓、牡丹皮、赤芍、白鲜皮、白菊花各 10 g，蝉蜕、枳壳各 5 g，煎水熏蒸眼部（45 ℃为宜），每次 10 分钟，每日 1~2 次，眼部有急性结膜炎及出血者禁忌使用。

（2）十全大补丸：由四君子汤和四物汤加炙黄芪、肉桂组成，四君子汤［党参、白术（炒）、茯苓、炙甘草］益气健脾，主治脾胃气虚证；四物汤（当归、川芎、白芍、熟地黄）主治营血亏虚，血行不畅，再加黄芪和肉桂，共奏温补气血，健脾温肾调和营血润燥的作用，治疗脾肾阳虚、气虚，水湿不化、湿浊中阻引起的干眼，给药方法：每次 3 g，每日 1 次，每周 3 日，停 4 日。

（3）养肺清热方：生地黄、当归各 15 g，玄参、麦冬、白芍、玉竹、防风、荆芥各 10 g。水煎口服，每次 100 mL，每日 2 次。伴畏光者，加柴胡、升麻、葛根各 10 g，伴眼痒者加地肤子、白鲜皮各 10 g，伴眼胀者加石决明、决明子各 10 g，伴夜寐欠安者加首乌藤、炙远志各 10 g，伴消化不良者加鸡内金、麦芽、六神曲各 10 g。

3. 外治

（1）熏洗疗法：中药煎水熏洗，每日 2~3 次。中药熏洗方（黄芩、黄连、土茯苓、白鲜皮、苦参）。

（2）湿热敷疗法：炉甘石（煅飞过）30 g，飞朱砂 15 g，枯矾 7.5 g，明朱砂（研细）3 g，铜绿 6 g。共研极细末，先用荆芥、陈茶叶煎水洗患处，趁湿将药末敷上，每日 3 次。适用于本病湿热偏重证。

（3）睑板腺按摩：以自拟润燥明目熏蒸方（桑叶、菊花、牡丹皮、生地黄、麦冬、石斛、枸杞子）睑板腺按摩。

4. 其他疗法　针刺治疗选睛明、上睛明、攒竹、四白、承泣、太阳、丝竹空、阳白等眼周穴，每次选 3～4 穴，平补平泻手法，每日 1 次，每次留针 30 分钟，10 日为 1 个疗程。

（二）西医治疗

1. 局部治疗　在外治之前应先清洗，拭去睑缘泡沫样或油脂样分泌物，充分暴露病变处，才能药达病所。

（1）人工泪液或眼表润滑剂：优先选用含脂质或模拟脂质成分的人工泪液。

（2）局部抗菌除螨治疗：睑缘涂擦，一般选用眼膏或凝胶。

（3）局部抗炎药物：

1）轻度 MGD：非甾体抗炎药，如普拉洛芬等。

2）中度 MGD：低浓度糖皮质激素药物，如 0.1% 氟米龙等。

3）重度 MGD：较强的糖皮质激素药物，如妥布霉素地塞米松眼膏；可联合应用免疫抑制剂，如环孢素、他克莫司等。

2. 全身治疗

（1）重度 MGD 或合并全身皮肤炎性反应疾病患者，口服抗菌药物：四环素类药物（8 岁以下禁用），疗程 1～2 个月；大环内酯类药物，疗程为 5～7 日。

（2）多补充富含 omega-3 脂肪酸的食物，如深海鱼、海藻。

3. 其他治疗

（1）手术治疗：MGD 所致蒸发过强型干眼行泪小点栓塞手术后能够延缓泪液丢失，使泪液水样层增厚，并且能降低泪液中炎症因子的水平。

（2）湿房镜：对于各种治疗效果不佳、睑酯分泌功能低下的 MGD 患者可使用。

（3）治疗性角膜接触镜：因 MGD 导致角膜病变严重者，可考虑使用。

六、研究进展

（一）中医研究进展

MGD 性干眼属中医学"白涩证""神水将枯"范畴。目前仍处于初起阶段，还未形成统一的中医辨证治疗方案。以脏腑辨证，其在脏属肝；以眼科五轮辨证，病在肉轮而属脾胃；按中医"玄府学说"，睑板腺靠脏腑、气血津精等调节滋养，使气血津液升降出入于目而发挥作用，属中医之玄府，其临床表现所见的异常分泌物及睑板腺开口堵塞凸起变形，可以概括为胞睑肉轮中玄府的气血津液壅滞。目前，中医方面关于睑板腺功能障碍尚缺乏统一的辨证分型，但临床上常见的证型可分为四类：劳瞻竭视，日久则气阴两虚，目珠失养的气阴两虚型；肝气疏泄不畅，日久郁而化火，灼伤津血，津亏血壅，神水化生无源的肝经郁热型；肝肾阴虚，神水不足，不能濡养目珠的肝肾阴虚型；脾失健运不能运化水谷精微，脾胃湿热内蕴，湿邪蕴久化热，阻遏气机，清气不升，循经上犯目眦，目失濡养的脾胃湿热型。中医治疗主要以生津润燥、清热解毒、祛瘀通络为主。邱妙玲治疗本病肝经郁热型用丹栀逍遥散加味（炙甘草、薄荷各 6 g，当归、白芍、茯苓 15 g，炒白术、柴胡、牡丹皮、炒栀子、菊花、枸杞子、菟丝子各 10 g），口服：每次 1 包（每包 150 mL），每日 2 次，4 周为 1 个疗程。王芳治疗睑板腺功能障碍性干眼使用药方为清眩润目饮（麦冬、玄参、金银花、生地黄、连翘、苍术、淡竹叶、天花粉、菊花共研磨成颗粒状，备用），在服药前给予睑板腺按摩，取 150 mL 开水冲泡，借助药物热气对眼部交替熏蒸，每次 10 分钟，随后内服药物，每日 2 次（早、晚），有需要可适当联合瞳子髎和刺络放血，每周 2 次。

（二）西医研究进展

物理治疗包括热敷、强脉冲光治疗（IPL）、LipiFlow 热脉动治疗、睑板腺按摩等。依据 MGD 的发病机制，睑缘炎与 MGD 的发生密切相关，二者相互作用，因此抗生素的使用必不可少，如局部抗生素滴眼液（杆菌肽、红霉素、新霉素、多黏菌素、1.5% 阿奇霉素、万古霉素等）对细菌的毒性代谢产物有较好的疗效，但对于严重的患者疗效欠佳。最新研究表明米诺环素可调控炎症细胞因子水平，并对严重的 MGD 患者有较好的疗效。有研究发现糖皮质激素的作用机制为基因效应，能和细胞胞质内受体结合成脂皮质素，可以达到减少炎症的效果，尤其适用慢性炎症患者，疗效显著且短期运用产生并发症概率低。雄激素能调整睑板腺的结构，改善睑板腺的功能和脂质层的质量，但只适用于性激素水平异常的患者。人工泪液包含磷脂、饱和及不饱和脂肪酸、甘油三酯等，可有效治疗 MGD。阻塞泪小点是常规的手术治疗方式，具有良好疗效。睑板腺针刺疏通术于 2010 年由 Maskin 首次提出，治疗阻塞性睑板腺功能障碍（O-MGD），具有起效快、不良反应率低的优点。睑板腺功能障碍的致病因素是多方面的，且与睑板腺结构和功能的异常相互影响，以致本病易反复，长期疗效不佳，故临床治疗时应从多方面、全方位治疗。目前尚缺乏对 MGD 的基础性研究，无经典的动物实验模型，对 MGD 发生的机制尚无定论。未来研究方向应致力于 MGD 的发病机制，指导本病的临床治疗。

七、预防与调摄

1. 保持眼部清洁，避免风沙、烟尘刺激。
2. 注意用眼卫生，保持眼部清洁，不要用脏的手和不洁之物揉眼。
3. 减少视频终端使用频率、规律作息、尽量避免或改善干燥的生活环境。
4. 调整饮食结构，多补充富含 omega-3 脂肪酸（如深海鱼、海藻等）、胡萝卜素的食物

八、预后与转归

在临床当中，使用中医综合疗法进行干预，能够获得较为理想的效果。但尚无根治睑板腺功能障碍的有效方法，临床上常使用的睑板腺按摩可使睑板腺内异常脂质排出、眼睑和结膜毛细血管扩张、促进睑板腺的良性或正常分泌。

研究证实，眼部不适，引起患者情绪失调，这两种因素相互影响导致患者病情进一步加重，患者的焦虑、抑郁程度与干眼症呈正相关。

第三节 眼睑位置异常

眼睑的正常位置应该是眼睑与眼球表面紧密接触，形成一个毛细间隙，使泪液能吸附在这一毛细间隙中，并可随着瞬目动作向内眦流动，同时润泽眼球表面。内眦部睑缘前唇的上下泪点，依靠在泪阜基部，以保证泪液能顺利从泪小点导入。上、下睑的睫毛分别向前上、下方整齐排列，它们阻挡尘埃、汗水等侵入眼内，但绝不与角膜相接触。

一旦这些解剖关系发生异常，不但无法完成正常的生理功能，还会给眼球带来危害，称为眼睑位置异常。眼睑位置异常分为以下几种：睑内翻、睑外翻、睑裂闭合不全以及上睑下垂。

一、睑内翻

睑内翻（entropion）是睑缘向眼球方向翻转，以致睫毛倒向眼球的一种眼睑位置异常状态。倒睫者可无睑内翻，但是睑内翻者定有倒睫。

本病与中医学中"睑弦内翻"及"倒睫拳毛"相似。病名见于《证治准绳·杂病·七窍门》。《外台秘要·卷第二十一》中载有"倒睫眼"，《秘传眼科龙木论》《审视瑶函·椒疮证》均有记载。

（一）病因与分类

1. 中医病因病机　多为椒疮所致，系外感风热毒邪，内有脾胃积热，内外邪毒上壅胞睑，脉络阻滞，气血失和，与邪毒瘀积所致。

2. 西医病因及发病机制

（1）先天性睑内翻（congenital entropion）：主要发生于婴儿，由于内眦赘皮牵拉，体质肥胖而鼻根部发育不饱满；或眼轮匝肌过度发育或睑板发育不良。

（2）痉挛性睑内翻（spastic entropion）：是由于眼轮匝肌痉挛性收缩所致，多发生于下睑。多由于

结膜异物、结膜炎、角膜炎的刺激引起。

（3）瘢痕性睑内翻（cicatricial entropion）：为睑结膜瘢痕收缩或睑板肥厚弯曲所致，最主要的原因是沙眼，其他如结角膜炎症，先天性、化学伤及烧伤也能发生此病。

（二）临床表现

1. 症状　双眼刺痛，微痒，羞明；重者视物不清。

2. 体征

（1）共同体征：眼缘内翻致睫毛倒向眼球，刺激角膜。

（2）先天性睑内翻：可见内眦赘皮，体质肥胖而鼻根部发育不饱满。

（3）痉挛性睑内翻：可见结膜异物，结膜充血，角膜混浊。

（4）瘢痕性睑内翻：同时可见沙眼的体征。

3. 并发症　睑球粘连。

4. 临床分型

（1）先天性睑内翻：主要发生在婴幼儿，在下睑内的睑缘内翻致睫毛倒向眼球，刺激角膜。同时伴有内眦部赘皮。

（2）痉挛性睑内翻：主要在下睑，多由于结膜异物，结膜炎，角膜炎的刺激而引起，或长期过紧包扎。

（3）瘢痕性睑内翻：可见沙眼重症，睑结膜痕性收缩或睑板肥厚弯曲。

（三）辅助检查

1. 如怀疑为沙眼并发症，应行分泌物涂片或结膜涂片查沙眼包涵体。

2. 荧光抗体染色，酶联免疫测定等方法，检测沙眼衣原体抗原。

（四）诊断与鉴别诊断

1. 诊断要点

（1）先天性睑内翻：主要发生在婴幼儿，在下睑内眦部的睑缘内翻致睫毛倒向眼球多数有内眦赘皮、体质肥胖而致鼻根部发育不饱满。

（2）痉挛性睑内翻：同时伴有眼轮匝肌痉挛性收缩，多发生于下睑。

（3）瘢痕性睑内翻：可见睑结膜瘢痕收缩或睑板肥厚弯曲。

2. 鉴别诊断　麻痹性睑外翻（paralytic ectropion）：仅发生在下睑。由于第 7 脑神经（面神经）麻痹，眼轮匝肌收缩功能消失，下睑不能负担自身重量而下垂，形成外翻。

（五）治疗

1. 中医治疗

（1）辨证论治：

1）风热客睑证：

a. 证候：眼微痒不适，干涩有眵，眼睑内面血脉模糊，眦部充血，有少量颗粒，色红而坚，状如花椒；舌尖红，苔薄黄，脉浮数。

b. 治法：疏风清热。

c. 方药：银翘散（《温病条辨》）加减。组成：金银花、连翘、淡竹叶、荆芥、桔梗、赤芍、车前草、菊花、赤芍、当归、甘草。每日 1 剂，水煎，分 2 次温服。

d. 加减：眦部充血明显者，选加生地黄、牡丹皮清热凉血退赤。

2）热毒壅盛证：

a. 证候：眼灼热痒痛，羞明流泪，沙涩难睁，眵多，眼睑内血脉模糊，充血明显，颗粒丛生；舌红苔黄，脉数。

b. 治法：清热解毒，除风散邪。

c. 方药：除风清脾饮（《审视瑶函》）加减。组成：陈皮、连翘、防风、知母、黄芩、玄参、黄连、荆并穗、桔梗、生地黄、甘草。每日 1 剂，水煎，分 2 次温服。

d. 加减：颗粒丛生者较甚者，选加金银花、赤芍、牡丹皮以加强清热解毒退赤之功。

（2）专方专药：银翘解毒丸，用于风热客弦证，口服，每次 6 g，每日 2 次。

2. 西医治疗

（1）局部治疗：

1）0.5％熊胆眼药水、0.1％利福平眼药水、磺胺类眼药水，每日 3 次滴眼。

2）0.5％金霉素眼膏或四环素、磺胺类眼药膏，睡前涂眼。

（2）全身治疗：急性期或严重的沙眼可口服多西环素（强力霉素）100 mg，每日 2 次，连用 3 周；或红霉素，每日 1 g，分 4 次口服，连用 3～4 周；亦可用螺旋霉素口服。

（3）手术治疗：先天性睑内翻，因随年龄增长，鼻梁发育，可自行消失，故不必急于手术治疗。若患儿已 5～6 岁，睫毛仍然内翻，严重刺激角膜，可考虑行穹窿部—眼睑皮肤穿线术。老年性睑内翻，可行肉毒素杆菌局部注射。如无效可手术切除多余的松弛皮肤和切断部分眼轮匝肌纤维。瘢痕性睑内翻必须手术矫正，可行睑板楔形切除术或睑板切断术。

睑板部分切除术：在眼睑注射 2％利多卡因后，在眼睑后面放入护眼板以保护眼球并以手指压止血。在距睑缘 2～3 mm 沿睑缘全长切开皮肤，向上下剥离，暴露眼轮匝肌。年老睑皮肤松弛者，需要切除半月形皮肤外，一般不必切除皮肤。

（六）研究进展

1. 对于睑内翻的治疗，大多在去除病因后，采取手术治疗。

（1）根据朱丽娟等的研究，采用睫毛外翻式缝合法矫正先天性下睑内翻可取得较好的手术效果，分析 35 例先天性内翻倒睫患者的临床资料，随访 6 个月，34 例下睑内翻倒睫获得成功矫正，1 例内侧倒睫复发，因症状和体征较轻而未再次手术。所有患者中无下睑退缩、下睑外翻、下睑皱褶发生。

（2）针对儿童下睑内翻有一种新的治疗方法，陈忠飞等利用连锁式缝线法治疗儿童下睑内翻，术后随访 3～72 个月。其中治愈眼占 90％，好转眼占 5.6％，无过矫或眼睑畸形等并发症。

2. 中医常辨证论治，治法可分内治与外治。张鸽等将倒睫分为 4 种证候类型，分别为：

（1）风热侵袭，治以细辛汤（细辛、防风、知母、茺蔚子、大黄、桔梗、羚羊角、黑参，上咀，每服 4～5 钱，水煎，食后温服）。

（2）湿热互结，主方（茯苓 30 g，牡丹皮 24 g，黄连、黄芩、西滑石、川芎、薄荷各 10 g）治之。

（3）对于风寒湿邪凝滞肝脾两经，用起睫散（苍术、羌活、藁本、川芎、北细辛、木贼、火麻仁（炒）、莱菔子（微炒）、密蒙花、白芷各 1 两，共为末，每服 6 g，清茶下）。

（4）肝肾亏虚，可服补肝丸（山药 30 g，五味子、人参、茯苓、细辛、泽泻、黄芩各 30 g，炼蜜为丸如梧桐子大，每次服 50 丸，空腹盐汤送下），防止复发。

而中医外治常用挂线法治疗，牛春梅等选择 30 例（45 只眼）原发性退行性下睑内翻患者实施挂线法手术治疗，术后随访 1 年，除 2 例（2 只眼）复发外，其余 28 例（43 只眼）患者术后效果满意。中医的优势可与西医结合以减少手术率和复发率。

（七）预防与调摄

1. 积极防治沙眼和睑缘炎。

2. 已发生睑内翻者，应及时进行手术治疗，以防影响视力。

（八）预后与转归

手术仍是矫正睑内翻的主要途径，目前常采用的手术方式，损伤小，恢复快，效果持久美观。

二、睑外翻

睑外翻（ectropion）是睑缘离开眼球，向外翻转的一种眼睑位置异常状态。痉挛性睑外翻（spastic ectropion）多发生在青年或儿童。老年性睑外翻（senile ectropion）常因老年人皮肤、韧带和眼轮匝肌松弛或变性。瘢痕性睑外翻（cicatricial ectropion）因外伤、烧伤、溃疡等引起。

本病与中医学"脾翻粘睑"相似。脾翻粘睑的病名首见于《证治准绳》："乃脾翻贴在外睑之上，如舌舔唇之状，乃气滞血涌于内，皮急系吊于外，故不能复转。"之后的《审视瑶函》《目经大成》等著作均有记载。

（一）病因与分类

1. 中医病因病机

（1）多因椒疮后期邪毒损及胞睑内面与白睛表面，牵引胞睑所致。

（2）或饮食不节，脾胃损伤，脾虚肝旺所致。

2. 西医病因及发病机制

（1）瘢痕性睑外翻（cicatricial ectropion）：因创伤、烧伤、化学伤、眼睑溃疡（如狼疮）、眶缘骨髓炎或睑部手术等情况引起。

（2）老年性睑外翻（senile ectropion）：因慢性结膜炎、沙眼、睑缘炎或泪道阻塞或由老年人的眼轮匝肌功能减弱，眼睑皮肤及外眦韧带松弛使睑缘不能紧贴眼球，因下睑本身的重量使之下坠而引起下睑外翻。

（3）麻痹性睑外翻（paralyse ectropion）：由于面神经麻痹，眼轮匝肌收缩功能丧失而致因本身重量而发生下垂。

（4）痉挛性睑外翻（spastic ectropion）：眼眶脂肪丰富使眼睑有充分的支撑，加上眼睑皮肤紧张富有弹性，一旦眼轮匝肌痉挛，特别在患角膜、结膜病变时，由于睑板上缘受到压力，引起外翻。

（二）临床表现

1. 症状　常流泪（溢泪）。

2. 体征　上睑或下睑外翻。

3. 并发症　结膜炎、角膜炎、皮肤湿疹等。

4. 临床分型

（1）瘢痕性睑外翻：同时有外伤、烧伤、化学伤、眼睑溃疡、眶缘骨髓炎或睑部手术等体征。

（2）老年性睑外翻：同时有慢性结膜炎、沙眼、睑缘炎或泪道阻塞。

（3）麻痹性睑外翻：同时患有面神经麻痹、眼轮匝肌收缩功能丧失。

（4）痉挛性睑外翻：同时有眼轮匝肌痉挛或角膜、结膜病变。

（三）诊断与鉴别诊断

1. 诊断要点

（1）常有外伤、沙眼、结膜炎、眼轮匝肌痉挛以及流泪等病史及诱因。

（2）具有典型的上睑及下睑外翻，轻者睑缘与眼球离开，睑缘外旋，溢泪。重者睑缘外翻，使部分和全部睑结膜暴露在外。

2. 鉴别诊断　眼睑闭合不全：指上下眼睑不能完全闭合，致部分眼球暴露。

（四）治疗

1. 中医治疗

（1）辨证论治：

1）血热瘀滞证：

a. 证候：眼内沙涩羞明，流泪，眼睑厚硬、外翻，睑结膜充血；舌质暗红，苔黄，脉数。

b. 治法：清热凉血，活血化瘀。

c. 方药：归芍红花散（《审视瑶函》）加减。组成：当归、大黄、栀子、黄芩、红花、赤芍、白芷、防风、生地黄、连翘、甘草。每日1剂，水煎，分2次温服。

d. 加减：眵泪多，沙涩羞明者，选常加金银花、桑叶、菊花等增强清热解毒之力。

2）脾虚肝旺证：

a. 证候：眼睑外翻，羞明流泪，并见角膜生翳，多眵；偏食，纳差形瘦，烦躁不宁；舌淡苔薄，脉细数。

b. 治法：健脾清热消积。

c. 方药：肥儿丸（《医宗金鉴》）加减。组成：南沙参、白术、茯苓、黄连、胡黄连、使君子、六神曲、麦芽、山楂、炙甘草。每日1剂，水煎，分2次温服。

d. 加减：角膜生翳者，选加石决明、谷精草以助清肝明目。

（2）外治法：

1）外涂疗法：白蔹膏。白蔹、白及、白芷、石决明、牛蒡子各等份，共为末。用牛脂熬，将末入内，同熬成膏。早晚以膏搽于胞睑。

2）滴眼疗法：眼垫封盖患眼，滴黄芩苷眼药水及穿心莲眼膏。

3）外洗疗法：三物化坚散。大青盐6 g，白矾9 g，艾叶4.5 g。水煎取汁，外洗患眼，每日2次。

（3）其他治疗：针刺疗法。

1）常用穴位：太阳、阳白、丝竹空、睛明、足三里、攒竹等穴，每次局部取2穴，交替使用。

2）主穴：阳白、承泣、迎香、地仓。配穴：颊车、翳风。病初取穴宜少，刺激轻，可用毫针小泻；病久取穴可多，刺激重，并可用透刺疗法，如攒竹透丝竹空，地仓透迎香，颊车透下关，并注意从面部下方穴向上方穴透，亦可配合电针，或下睑皮肤梅花针叩刺。

2. 西医治疗

（1）局部治疗：①滴用抗生素眼药水，如0.25%氯霉素眼药水、洛美沙星眼药水，每日3次。②抗生素眼药膏睡前涂眼。

（2）全身治疗：如是结膜炎，应确定病原菌并做药敏试验，针对原发病积极治疗。

（3）手术治疗：

1）老年性睑外翻：做"Z"形皮瓣矫正，或用"V-Y"改形术。

2）瘢痕性睑外翻：各种手术治疗的原则为增加眼睑前层的垂直长度，消除睑缘垂直方向的牵引力量，一般游离植皮术是矫正瘢痕性睑外翻的手术方法。常用耳后全层皮片，如瘢痕累及面部需做大面积游离植皮时，则厚层皮片移植。

（五）研究进展

睑外翻通常以手术治疗来矫正，但在近年来，对于症状较轻者或不愿接受手术者，非手术治疗也可作为手术治疗的辅助手段。Lee等报道了利用剥脱性点阵激光结合氟尿嘧啶对6例瘢痕性睑外翻患者进行治疗的系列案例，患者症状均得到明显改善，但剥脱性点阵激光造成的创伤较大，且氟尿嘧啶作为化疗药物具有一定的副作用，使用时应当谨慎。除此之外，手术治疗也有所改进。李娜等选取因外伤造成的瘢痕性睑外翻患者，按照患者睑外翻的程度及部位，采用不同的手术方式给予治疗，其中7例患者采用"V-Y"成形术与"Z"成形术治疗、14例患者给予游离全厚皮片抑制术治疗、16例患者给予局部皮瓣转移术治疗。术后所有患者的伤口愈合情况良好，皮片、皮瓣均成活。术后2年随访，其中34例患者眼睑复位正常，没有出现任何并发症，眼开裂均闭合良好。采用皮瓣转移术治疗的患者中，2例由于治疗时对皮瓣面积设计不足，术后存在轻微外翻的情况；采用全厚植皮的患者中，4例患者行暂时性睑缘缝合术，缝合拆除后3个月，1例患者存在轻微眼睑闭合不全。在以手术治疗为主时，需要根据睑外翻的程度与部位选择不同的手术治疗方法。临床中对于眼睑外翻也有一种改良的治疗方案进行手术，也就是眼轮匝肌皮下蒂皮瓣手术方案。胡斌报道了以132例眼睑外翻患者作为研究对象，试验组66例行以眼轮匝肌皮下蒂皮瓣手术治疗，对照组66例行以常规手术治疗。试验组总有效率98.5%；对照组总有效率87.9%。对于眼睑外翻患者行以眼轮匝肌皮下蒂皮瓣治疗方案，能够有效改善治疗效果，保证患者眼睑的美观性和功能性。

（六）预防与调摄

1. 避免发生外伤，注意眼部卫生。

2. 睑外翻擦拭眼泪时，勿将下睑向下牵拉，否则将使下睑进一步外翻而加重病情。

3. 睑外翻致眼睑闭合不全者，睡前宜涂眼膏，并用纱布遮盖以保护角膜，用人工泪液滴眼，以防暴露性角膜炎。

（七）预后与转归

本病经积极治疗，去除病因，可缓解或消除睑外翻症状。临床上中药配合针灸积极治疗，效果满意。如坚持治疗半年病情未控制，需手术矫正。

三、眼睑闭合不全

眼睑闭合不全（hypophysis）又称兔眼（lagophthalmos），是指上、下睑不能完全闭合致使眼球暴露的一种异常状态。本病可发生于任何年龄，无明显的季节性。

本病与中医学"鹘眼凝睛"相似，病名首见于《秘传眼科龙木论》："五轮目硬难回转，鹘眼凝睛是本形，欲知根深向处起，脑中风热脏中蒸……"《目经大成》："鱼睛不夜，此症项强面赤燥，目如火，胀于睑间，不能开闭。若野庙凶神，如花缸金鱼之目而定凝。"

（一）病因与分类

1. 中医病因病机　多因正气不足，脉络空虚，卫外不固，风邪乘虚入中经络导致气血痹阻，而致邪少阳络脉、阳明络脉经筋失于濡养以致肌肉纵缓不收而发。

2. 西医病因及发病机制

（1）各种原因引起的睑外翻。

（2）面神经麻痹造成的眼轮匝肌麻痹，使下睑松弛下坠，即麻痹性眼睑闭合不全。临床上多见于面神经核下性（周围性）麻痹。

（3）眼睑缩短：不能遮盖眼球，多先天性上、下睑过短或缺损，或因眼睑脓肿、烧伤、创伤而引起的痕性收缩等。

（4）眼球突起：超过眼睑所能遮盖的程度，如"水牛眼"、葡萄肿，或眶内容物增多如眶内肿瘤、眼眶蜂窝织炎及组织水肿等。

（5）Graves眼病：由于Muller平滑肌痉性收缩引起睑裂闭合不全。也可因颅内压力增加，对提上睑肌产生机械性压迫所致。

（6）全身麻痹或重度昏迷时发生功能性睑裂闭合不全。

（7）生理性眼睑闭合不全：在熟睡情况下，可能是眼轮匝肌张力减弱的表现。

（二）临床表现

1. 症状　溢泪、羞明。

2. 体征　睑裂闭合不全，大部分患者眼睑不能紧贴眼球而暴露眼球表面，使眼睑间的正常毛细血管空隙遭受破坏，泪小点不能与泪湖密切接触故而出现溢泪。

3. 并发症　暴露性角膜炎、结膜炎、泪小点外翻。

4. 临床分型

（1）麻痹性眼睑闭合不全，同时伴有口角㖞斜、咀嚼功能障碍等症状，多为病毒感染或面神经周围组织的炎症水肿等。

（2）眼睑缩短：如先天性下眼睑过短或缺损。

（3）眼球突出：超过眼验所能遮盖的程度。

（4）Graves眼病：由于Muller平滑肌痉挛性收缩引起的睑裂闭合不全或颅内压力增加。

（三）辅助检查

1. 眼部B超确定有无胞内肿物。

2. 头部CT扫描确定有无颅内肿物。

（四）诊断与鉴别诊断

1. 诊断要点

（1）根据病史查出病因。

（2）睑裂闭合不全：如面神经麻痹同时伴有口角歪喎斜、咀嚼功能障碍等症状。

（3）眼睑缩短：先天性上睑过短或缺损等。

（4）眼球突出：同时有"水牛眼"、葡萄肿，或眶内容物增多如眶内肿瘤等。

2. 鉴别诊断　睑外翻包括以下几种：

（1）瘢痕性睑外翻：可因外伤，如烧伤、化学伤等发生。

（2）老年性睑外翻：眼睑及外眦韧带松弛，同时有慢性结膜炎、沙眼、睑缘炎或泪道阻塞等。

（3）痉挛性睑外翻：多见于青少年，多伴有眼轮匝肌痉挛。

（4）先天性睑外翻：发生在新生儿。

（五）治疗

1. 中医治疗

（1）辨证论治：

1）风中经络证：

a. 证候：起病急，下睑翻起，睑内干燥，流泪；舌淡苔白，脉弦。

b. 治法：舒筋息风止痉。

c. 方药：钩藤饮子（《审视瑶函》）加减。组成：钩藤、麻黄、炙甘草、天麻、川芎、防风、人参、全蝎、僵蚕、生姜。每日1剂，水煎，分2次温服。

d. 加减：若肝火盛，口苦面赤，心烦易怒，加龙胆、夏枯草加强清肝泻火之功；脉弦而细者，可加生地黄、枸杞子、何首乌以滋补肝肾。

2）风痰阻络证：

a. 证候：睑外翻，口眼喎斜，睑内粗糙，流泪；舌淡苔白腻，脉弦滑。

b. 治法：祛风化痰通络。

c. 方药：牵正散（《杨氏家藏方》）加减。组成：白附子、全蝎、僵蚕。每日1剂，水煎，分2次温服。

d. 加减：眼珠转动不灵，目偏视，宜加川芎、当归、丹参、海风藤，以增强养血通络之功；头晕、泛吐痰涎者，加全蝎、竹沥以助祛风化痰。

（2）外治：湿热敷疗法。用桑叶、荆芥、防风、菊花、大青叶、当归、赤芍煎水，过滤取汁热敷。

（3）其他疗法：

1）针灸疗法：对于本病露睛流泪，口角下垂，病侧不能皱眉，蹙额闭目，露齿，鼓颊和噘嘴等，可治以祛风散寒、通经活络，选取太阳、阳白、地仓、颊车、翳风、合谷。太阳、阳白、地仓、颊车疏调局部经气，温经散寒，濡润筋肉；翳风疏解风寒，合谷循经远取。人中沟歪斜可配地仓透水沟，体弱者配足三里。毫针刺，平泻平补，亦可温灸，每次留针30分钟，合谷穴可取患侧穴位，10次为1个疗程。

2）电针疗法：参照刺灸法选穴。选两穴为1组，得气后接通电极各一头，每次1～2组，通电15～20分钟，每日1次，10次为1个疗程，刺激量以患者接受为宜。早期患者不宜用电针法。

3）穴位注射法：参照刺灸法选穴。用维生素 B_1 和维生素 B_2 或胞二磷胆碱注射穴位，每穴注射0.5 mL，每次选用3～4穴，每日或隔日1次。

4）穴位贴敷法：参照刺灸法选穴。将马钱子锉成粉末1～2分，撒于胶布上，然后贴于穴位处，5～7换药1次；或用蓖麻仁捣烂加少许磨香，取绿豆粒大1团贴敷于穴位上，每个3～5日更换1次。

2. 西医治疗

（1）局部治疗：

1）抗生素眼药水：每日 3 次滴眼。

2）抗生素眼膏：每晚 1 次涂眼，3～4 周为 1 个疗程。

（2）全身治疗：

1）神经营养剂：维生素 B_1 100 mg，维生素 B_2 0.5 mg，肌内注射，每日 1 次。

2）三磷酸腺苷注射液：40 mg，加入 0.9％氯化钠注射液 500 mL 中，静脉滴注。

（3）手术治疗：①对睑外翻及组织缺损的病例，应及时手术矫正。②Graves 病的进行性眼球突出，应紧急行放射治疗垂体及眼眶组织，使组织水肿减轻。③眼球突出为应急期间，采用眶减压术。

（六）研究进展

眼睑闭合障碍西医治疗多采取手术方式。王伟等选取神经麻痹性眼睑闭合不全患者将传统 Johnson 颞肌移位术矫治与改良颞肌移位术矫治相比较，结果传统组手术总优良率为 57.1％，明显低于改良组 89.3％，且传统组睁眼困难 10 眼，睑外翻 36 眼，改良组无睁眼困难发生，轻度睑外翻 2 眼，由此可见面神经麻痹性眼睑闭合不全采用改良式颞肌移位术治疗，可显著提高临床优良率，防控不良事件。而中医治疗此病多采用针刺疗法，此种方法效果显著。颜妮等采用彭静山教授三睑法（落睑、点睑、穿睑）针刺治疗周围性面瘫后眼睑闭合不全，70 例均为近 2 年因周围性面瘫造成闭眼障碍的患者，其总有效率治疗组为 91.4％，对照组为 85.7％。此外，中医的穴位注射法对于该病有很好疗效。马志伟用攒竹穴注射甲钴胺治疗面瘫眼睑闭合不全的研究中，研究组临床治疗总有效率为 93.33％，故在常规治疗基础上利用攒竹穴注射甲钴胺可显著提高面瘫眼睑闭合不全临床疗效。

（七）名老中医治疗经验

郭锡全认为：顽固性面瘫眼睑闭合不全属血瘀兼脾虚，治以祛瘀通络，健脾益气为原则，方予四君子汤合血府逐瘀汤加减（党参 20 g，白术、熟地黄各 15 g，茯苓、桃仁、红花、川牛膝、赤芍各 12 g，当归、川芎各 10 g，甘草 5 g），脾胃为后天之本，气血生化之源，四君子汤补后天而起补虚扶正之功，具有"正气存内邪不可干"的作用，血府逐瘀汤理气活血化瘀而不伤正。并予针刺患侧眼周太阳、攒竹透鱼腰、瞳子髎、阳白、印堂、颧髎穴，疏通局部经络气血，改善血液循环，足三里、中脘补益脾胃。采用睑结膜点刺放血，疏通局部气血，瘀血去，新血生，使目得经筋得到濡养，恢复其正常生理功能。

（八）预防与调摄

1. 首先应找出病因，及早采取措施保护角膜。

2. 轻者结膜囊内涂大量抗生素眼膏，然后牵引上下眼睑使之相互靠拢。

3. 用眼垫或者胶片做成的空罩覆盖眼上，周围以黏膏固定，利用泪液蒸发使眼球表面保持湿润。

（九）预后与转归

针对病因轻者保守治疗后可好转，重者需行手术治疗以纠正。

四、上睑下垂

上睑下垂（pois）系指提上睑的肌肉——上睑提肌（动眼神经支配）和上睑板肌（Müller 肌，颈交感神经支配）的功能不全或丧失，而导致上睑呈部分或全部下垂。可单侧或双侧，有先天性和后天性两类。病因常比较复杂。

本病与中医学"上胞下垂"相似，又称"睢目""侵风""眼睑垂微""胞垂"，严重者称"睑废"。以睢目为病名，首载于《诸病源候论·目病诸候》："其皮缓纵，垂复于目，则不能开，世呼为睢目，亦名侵风。"而《目经大成·睑废》中以"手擘上睑向明开"，说明上睑下垂的严重症状。

（一）病因与分类

1. 中医病因病机

（1）多因先天禀赋不足，命门火衰，脾阳不足，睑肌发育不全，胞睑乏力而不能升举。

（2）或脾虚中气不足，清阳不升，睑肌失养，上胞无力提举。

（3）或脾虚聚湿生痰，风邪客弦，风痰阻络，胞睑筋脉迟缓而下垂。

2. 西医病因及发病机制

（1）先天性睑下垂（congenital ptosis）：有遗传性，可能是显性遗传或隐性遗传。由于动眼神经发育不全或提上睑肌发育不全所致。单纯性上睑下垂可能与提上睑肌及上直肌存在发育不全有密切关系。部分患者同时呈现两种肌肉的功能障碍，故同时出现眼球上转功能受限。

（2）后天性上睑下垂（acquired ptosis）：

1）机械性上睑下垂：指眼睑本身的病变直接波及提上睑肌及上睑板肌。因眼睑肿瘤淀粉样变、严重沙眼、严重水肿、外伤、细胞增殖（象皮病）等病变使眼睑肿胀肥厚，导致机械性下垂。

2）肌源性上睑下垂：常见于重症肌无力及进行性眼外肌麻痹。

3）神经源性上睑下垂：

a. 动眼神经麻痹性上睑下垂：由于动眼神经或神经核受损所致。外伤、动眼神经炎症、脑血管疾病、颅内肿瘤、动脉瘤、基底脑膜炎和海绵窦疾病等均可引起动眼神经麻痹并致上睑下垂。基底动脉及其分支血栓形成是引起动眼神经核性损坏的最常见原因，其他还包括转移瘤、出血及脓肿等核下性周围神经病变；动眼神经在进入眼眶前的病变和损伤导致单侧动眼神经完全性麻痹；眼眶内病变引起的动眼神经麻痹为单眼不完全性麻痹。常见的综合征包括动眼神经传导束综合征、颅内动脉瘤压迫综合征、海绵窦综合征。

b. 睁眼失用性眼睑下垂：核上神经麻痹，意志性睁眼能力丧失。

c. 交感神经麻痹性上睑下垂：多由于支配眼肌的交感神经通路毁坏。眼球的交感神经支配是多突触通路，在颈部交感神经传导通路中，各受累部位的病因和表现也不同。

（3）代谢性或中毒性上睑下垂：见于某些内分泌疾病和代谢性疾病。约 1/3 的糖尿病患者有此征。由于交感神经系统的张力减低，导致上睑板肌松弛所致。急性感染、贫血和子痫可出现上睑下垂，砷剂、长春新碱和糖皮质激素等偶尔可引起。

（二）临床表现

1. 症状　上睑下垂，视物不清。先天性者视物时需昂首，皱额张口。后天肌源性者晨起或休息后症状减轻，并可出现复视或偏视。

2. 体征　单侧或双眼上睑下垂，双眼平视时，上睑遮盖角膜上缘超过 2 mm，有不同程度的睑裂变窄，上睑下垂遮盖部分瞳孔。

3. 临床分型

（1）先天性上睑下垂：常为双侧，不一定对称；有时为单侧，常伴有眼球上转运动障碍。

（2）后天性上睑下垂：

1）机械性上睑下垂：同时伴有眼睑肿瘤、淀粉样变、严重沙眼、炎症性水肿、外伤等。

2）肌源性上睑下垂：常见于重症肌无力及进行性眼外肌麻痹，常因疲劳而加重。早晨较下午轻，眼球运动受到某种程度的限制，注射新斯的明后症状可明显改善。

（3）神经源性上睑下垂：

1）动眼神经麻痹性上睑下垂：动眼神经或神经核受损所致通常为单侧性，同时伴有其他的眼外肌麻痹表现，眼球向内、向上、向下运动受限，伴有瞳孔散大时有复视。

2）核上性病变：大脑皮质病变，如额叶、颞叶或角回某一区域的实质性病灶均能引起上睑下垂。

3）睁眼失用性上睑下垂：常见于进行性核上性麻痹，表现为意志性和非意志性睁眼运动的分离，即意志性睁眼能力丧失，而随机性睁眼正常，仰头运动常使眼突然睁开。

4）交感神经性麻痹性上睑下垂：单侧多见，程度较轻同时出现瞳孔缩小、眼球内陷、患侧无汗、皮肤温度高等。

（4）代谢性和中毒性上睑下垂：约 13％糖尿病患者发生，双侧多见，甲状腺功能减退症（简称甲减）患者睑下垂同样多见。二者均系病变神经的张力减低，导致上睑板肌松弛的结果。

（三）辅助检查

用甲基硫酸新斯的明 0.5 mg 皮下或肌内注射 15～30 分钟后，可见上睑下垂减轻或消失者为重症肌无力型。头部 CT 扫描，排除蝶鞍等部位的肿物。

（四）诊断与鉴别诊断

1. 诊断要点

（1）生后即有，多为双侧性，有遗传因素。

（2）双眼向前平视时，上睑遮盖角膜上缘超过 2 mm，睑裂变窄。

（3）紧压眉弓部上睑抬举困难。

（4）新斯的明试验阳性。

2. 鉴别诊断

（1）瘢痕性上睑下垂：系上睑缺乏正常支撑所致，见于无眼球、小眼球、半侧面部萎缩、老年人眼眶脂肪减少，以及外伤性眼球下移等。

（2）癔症性上睑下垂：多为双侧，系眼轮匝肌痉挛。一般睑裂变窄与眉弓上提并存伴有癔症性表现，如黑矇及管状视野等。

（五）治疗

1. 中医治疗

（1）辨证论治：

1）脾虚气弱证：

a. 证候：上睑抬举乏力，掩及瞳孔，晨起或休息后减轻，午后或劳累后加重；严重者，眼球转动不灵，视一为二；常伴有神疲乏力，食欲不振，甚至吞咽困难等；舌质淡，苔薄黄，脉弱。

b. 治法：升阳益气。

c. 方药：补中益气汤（《脾胃论》）加减。组成：黄芪、甘草、人参、当归、陈皮、升麻、柴胡、白术。每日 1 剂，水煎，分 2 次温服。

d. 加减：神疲乏力、食欲不振者，选加山药、白扁豆、莲子、砂仁益气温中健脾。

2）风痰阻络证：

a. 证候：上睑下垂骤然发生，眼球转动不灵，目斜视，视一为二；头晕，恶心，泛吐痰涎；舌苔厚腻，脉弦滑。

b. 治法：祛风化痰，疏经活络。

c. 方药：正容汤（《审视瑶函》）加减。组成：附子（另包先服）、防风、秦艽、胆南星、法半夏、僵蚕、木瓜、油松节、羌活、生姜、甘草。每日 1 剂，水煎，分 2 次温服。

d. 加减：头晕，泛吐痰涎者，加全蝎、竹沥祛风化痰。

（2）专方专药：

1）蜈蚣散：蜈蚣 20 条（每条 1 g），僵蚕 50 g，红花 30 g。以上药置瓦上焙焦黄，共研细末，分 20 小包，每包 5 g。用红参 5 g，水送服，每日早晚各 1 包。适用于风痰阻络型。

2）生四物汤加味方：生地黄 15 g，当归尾、赤芍、川芎、天麻各 10 g，丹参 30 g。每日 1 剂，水煎服，分 2 次服。适用于老年上睑下垂伴眩晕者。

3）培土健肌汤：银柴胡、升麻、陈皮、甘草各 3 g，党参、白术、茯苓、炙黄芪、钩藤、全蝎各 9 g。水煎服，适用于本病中气不足型。

4）经验方：党参、黄芪、茯苓、炒白术、炒白芍、当归、柴胡、葛根各 10 g，陈皮、升麻各 5 g，生姜片 2 片，制马钱子 0.15 g（分 2 次冲服）。水煎服，每日 1 剂。主治眼肌重症肌无力。

（3）其他疗法：

1）针灸治疗：先天不足，命门火衰者，针用补法。针攒足、行间、足三里、三阴交、阳白，灸神阙、气海、百会。风痰阻络者，针风池、丰隆、太冲、申脉以祛风化痰通络。每日或隔日 1 次，10 次为 1 个疗程。

2）中成药治疗：

a. 补中益气丸：适用于脾虚气弱证。口服，每次 6 g，每日 2 次。

b. 黄芪注射液：适用于脾虚气弱证。每次 20 mL 加入 09％氯化钠注射液 250 mL 中，静脉滴注。

2. 西医治疗

（1）局部治疗：肌源性上睑下垂可局部用萘甲唑啉（naphazoline）选择性地增加 Muller's 肌的收缩力，从而得到缓解。

（2）全身治疗：肌源性或麻痹性上睑下垂应先行病因治疗或药物治疗，可用三磷酸腺苷、维生素 B₁ 或新斯的明，提高肌肉的活动功能。

（3）手术治疗：先天性者以手术治疗为主。先天性上睑下垂是导致儿童弱视的危险因素，可造成视觉发育期内视功能不可逆的损害。如果上睑遮盖瞳孔，为避免弱视应尽早手术，尤其是单眼患儿。肌源性或麻痹性上睑下垂行病因治疗或药物治疗无效，再慎重考虑手术治疗较为符合生理和美容要求的手术方式为提上睑肌缩短术。

（六）研究进展

近期研究发现先天性肌源性的上睑下垂有散光的趋势，由于上睑下垂的机械作用使角膜上皮层厚度发生变化而造成散光现象，叶蕾等对 12 例先天肌源性轻（≤2 mm）、中度（3～4 mm）上睑下垂患者（实验组）和随机选 12 位健康受试者的角膜上皮和角膜全层厚度的 OCTA 图谱进行分析，所得结论为上睑下垂对眼球表面的机械效应可能重塑角膜上皮，使得角膜上皮层和角膜全层部分区域变薄，且可利用 OCTA 技术检测出来。

1. 西医仍以手术治疗为主。李敏等报道了一种改良额肌瓣治疗上睑下垂方法及其应用效果，改良组优良率为 97.96％，相对于传统手术，可减少创伤，简化手术操作，减少并发症，加速患者术后康复。另外，联合筋膜鞘悬吊术（CFS）治疗中重度上睑下垂是目前较为有效的方法。宋俊岭治疗的中重度上睑下垂 98 例患者依据手术方法不同分为两组，对照组 48 例（56 眼）接受额肌瓣悬吊术（FMS）治疗，观察组 50 例（59 眼）接受 CFS 治疗。观察组矫正率（98.31％）高于对照组（85.71％）；观察组并发症（8.47％）发生率低于对照组（25.00％）。CFS 用于中重度上睑下垂治疗有助于提升矫正率，且术后并发症较少，对眼表无较大影响。

2. 中医在辨证论治的基础上用针药联合治疗该病可取得较好疗效。刘畅研究服用中药汤剂（黄芪 30 g，党参、白术、当归、陈皮、升麻、柴胡、茯苓、鸡血藤、赤芍各 15 g，炙甘草 3 g，大枣 6 枚）的同时配合针刺治疗（阳白、四白、攒竹、睛明、百会、丝竹空、合谷、气海、关元、足三里），发现能明显改善脾虚气弱证上睑下垂的症状。针药治疗为该病提供了又一种思路与方法。

（七）名老中医治疗经验

1. 姚和清　认为上胞下睑，其发病原因，在先天是因发育不全，在后天多与脾虚有关。因为上胞属脾，脾主肌肉，脾虚气弱，阳气不升，胞睑失去其营养，所以无法发挥其固有功能，也有因脾气弱，肤腠开疏，为风邪所袭而致病。老年人更有因为肝阳上亢，虚风内动所引起；如脉细涩，细为不足，涩为血瘀，则属气虚血瘀，用补阳还五汤。方中重用黄芪益气；当归、赤芍、川芎、桃仁、红花行气活血以化瘀；配地龙以息风通络。药后，脉络通，气血流畅而诸恙消失。

2. 陆南山　用健脾益气法治疗睑下垂，证属脾气不足、气血受阻者。若脾气不足则眼胞无力张开；眼球之有转动能力者，赖经络之气血所推动。若气血受阻，则眼球之活动能力势必减退。故处方以能健脾益气的党参、黄芪为主，以橘络、丝瓜络宣通经络，当归活血通滞，荆芥祛风而通利血脉，羌活、防风两者都能搜风祛湿。

3. 章真如　用血府逐瘀汤合补中益气汤治疗睑下垂。因脾气虚弱，气血生化乏源，气虚血少，久则入络，导致眼睑功能失调则时下垂。主张行气化瘀之法，先选血府逐瘀汤加味以行气化瘀，再选补中益气汤加减以益气化瘀。

（八）预防与调摄

1. 首先应找出病因，确定是否适合手术治疗。

2. 儿童先天性上睑下垂宜早期手术以免发生弱视。

（九）预后与转归

本病病程漫长，先天性者手术后一般预后良好；后天性者应积极治疗原发病；严重病例可根据全身情况考虑手术。术后注意睑裂闭合状态、角膜暴露情况，以防暴露性角膜炎的发生。

参考文献

[1] American Academy of Ophthalmology Basic and Clinical Science Course Subcommittee. Basic and Clinical Science Course [M]. External Disease and Cornea：Section 8，2017 - 2018. San Francisco，CA：American Academy of Ophthalmology，2017：71.

[2] KOBAYASHI T，VOISIN B，KIM D Y，et al. Homeostatic control of sebaceous glands by innate lymphoid cells regulates commensal bacteria equilibrium [J]. Cell，2019，176（5）：982 - 997.

[3] 吴梦亮，王艳. 睑缘炎治疗进展 [J]. 中国眼耳鼻喉科杂志，2017，17（3）：208 - 212.

[4] 王莉萌，张富文，曹旭. 睑缘炎中医治疗现状 [J]. 亚太传统医药，2018，14（8）：78 - 80.

[5] 赵举，尹永湘，曹华. 逍遥散联合妥布霉素地塞米松治疗睑板腺功能障碍性干眼症的研究 [J]. 国际眼科杂志，2018，18（9）：1731 - 1734.

[6] 周清，任秋锦，岳辉. 除湿汤熏蒸治疗睑板腺功能障碍临床观察 [J]. 新中医，2015，47（9）：175 - 176.

[7] 王学珍，贺义恒，余晓锐，等. 睑板腺管疏通术联合中药治疗睑板腺功能障碍（MGD）与干眼症 [J]. 时珍国医国药，2012，23（10）：2561 - 2563.

[8] 蒋雪莹，李志鹏，朱宁云. 养肺清热法治疗干眼症60例临床研究 [J]. 江苏中医药，2015，47（7）：41 - 43.

[9] 闵祥玉，杜刚. 中青年睑板腺功能障碍所致干眼症的中西医结合疗法分析 [J]. 国际眼科杂志，2016，16（9）：1759 - 1761.

[10] 王芳. 中医辨证论治睑板腺功能障碍性干眼30例 [J]. 中医临床研究，2018，10（24）：52 - 53.

[11] 邱妙玲. 丹栀逍遥散加味治疗肝经郁热型睑板腺功能障碍性干眼的临床疗效观察 [D]. 福州：福建中医药大学，2019.

[12] 林芬，王峥，于丽明，等. 中药热敷、按摩挤压、针头疏通联合治疗睑板腺功能障碍性干眼症的疗效观察 [J]. 福建医药杂志，2018，40（1）：90 - 92.

[13] 李晓华，曹岐新. 中药熏洗治疗睑板腺功能障碍的临床观察 [J]. 中国中医药科技，2014，21（1）：81 - 82.

[14] 陈鹏，王志军，宋昱. 眼部中药熏蒸、睑板按摩治疗睑板腺功能异常的临床观察 [J]. 实用中西医结合临床，2010，10（6）：5 - 6.

[15] 苏雨辉，孟凡华，曹锦花，等. 祛风清热润燥组方超声雾化治疗睑板腺功能障碍的临床研究 [J]. 北京中医药，2016，35（3）：253 - 255.

[16] 李能，韦企平. 针刺治疗睑板腺功能障碍临床观察 [J]. 上海针灸杂志，2013，32（10）：844 - 845.

[17] 潘以方，王光萍. 干眼症的检查现状 [J]. 中国实用眼科杂志，2003，（10）：730 - 731.

[18] 高英，刘莹，符碧峰. 睑板腺功能障碍的研究进展 [J]. 中国中医眼科杂志，2016，26（3）：201 - 205.

[19] 郝思艳，温莹，毕宏生. 睑板腺功能障碍的中西医治疗研究进展 [J]. 中国中医眼科杂志，2019，29（1）：82 - 84.

[20] 黎佳敏. 中医辨证论治睑板腺功能障碍性干眼的临床观察 [D]. 昆明：云南中医学院，2017.

[21] 李鹏斐，李静，黄少兰，等. 干眼患者中医干预及护理措施 [J]. 护理研究，2019，33（22）：3984 - 3987.

[22] 刘璟文，赵耀东，朱玲，等. 干眼症中医病因病机的研究概况 [J]. 中医药学报，2019，47（6）：121 - 124.

[23] 邱妙玲. 丹栀逍遥散加味治疗肝经郁热型睑板腺功能障碍性干眼的临床疗效观察 [D]. 福州：福建中医药大学，2019.

[24] 周维，程娟. 睑板腺功能障碍型干眼研究进展 [J]. 国际眼科杂志，2020，20（3）：492 - 495.

[25] 朱丽娟，郝尚臣，连黎红，等. 睫毛外翻式缝合法矫正先天性下睑内翻倒睫 [J]. 深圳中西医结合杂志，2019，

29（2）：144-146.

[26]　陈忠飞，孙国荣，周畅达，等. 连锁式缝线法治疗儿童下睑内翻的效果评估［J］. 中国斜视与小儿眼科杂志，2015，23（4）：38-39＋9.

[27]　张鸽，高天雨，王素萍. 浅谈中医之拳毛倒睫［J］. 光明中医，2018，33（22）：3306-3308.

[28]　牛春梅，汪玉川. 挂线法治疗退行性睑内翻疗效观察［J］. 基层医学论坛，2015，19（32）：4483-4484.

[29]　Lee B W，Levitt A E，Erickson B P，et al. Ablative fractional laser resurfacing with laser-assisted delivery of 5-flu-orouracil for the treatment of cicatricial ectropion and periocular scarring［J］. Ophthal Plast Reconst，2018，34（3）：274-279.

[30]　曾妍，范金财. 瘢痕性下睑外翻的外科治疗进展［J］. 中国美容医学，2019，28（9）：160-164.

[31]　董俊媚，李娜，李明华，等. 外伤性瘢痕性睑外翻的术式选择及其疗效研究［J］. 中外医学研究，2018，16（12）：147-148.

[32]　胡斌. 眼轮匝肌皮下蒂皮瓣治疗眼睑外翻的临床疗效［J］. 实用医技杂志，2018，25（4）：427-428.

[33]　姚芳蔚，汤抗美，姚亦伟. 眼科名家姚和清学术经验集［M］. 上海：上海中医药大学出版社，1998.

[34]　陆南山. 眼科临证录［M］. 上海：上海科学技术出版社，1978.

[35]　赵峪，韦企平. 韦玉英眼科经验集［M］. 北京：人民卫生出版社，2004.

[36]　叶蕾，刘启，康红花，等. 光学相干断层扫描血管造影技术分析先天性上睑下垂角膜上皮厚度［J］. 中国老年学杂志，2019，39（9）：2152-2156.

[37]　李敏，梁崇玺，杜春兵，等. 改良额肌瓣治疗上睑下垂的应用效果及手术方式探析［J］. 中国实用医药，2018，13（7）：69-70.

[38]　宋俊岭. 联合筋膜鞘悬吊术治疗中重度上睑下垂的临床效果观察［J/OL］. 临床医药实践，2019，（9）：678-681.

[39]　刘畅. 针药联合治疗脾虚气弱证上胞下垂的临床疗效观察［D］. 沈阳：辽宁中医药大学，2018.

[40]　王伟，董敬民. 颞肌移位术矫治面神经麻痹性眼睑闭合不全疗效比较［J］. 中国实用神经疾病杂志，2015，18（18）：98-99.

[41]　颜妮，王鹏琴. 三睑法针刺治疗周围性面瘫后眼睑闭合不全70例疗效观察［J］. 湖南中医杂志，2018，34（2）：73-74.

[42]　马志伟. 攒竹穴注射甲钴胺治疗面瘫眼睑闭合不全临床分析［J］. 北方药学，2017，14（6）：41.

[43]　吴成林，郭锡全，何琪. 郭锡全应用睑结膜点刺治疗顽固性面瘫眼睑闭合不全验案1则［J］. 中医药导报，2018，24（20）：132-133.

第十二章　泪腺相关疾病

泪腺作为人体眼部重要的组成部分，位于眼眶外上方额骨的泪腺窝内，长约 20 mm，宽约 12 mm，通过结缔组织固定于眶骨膜上，提上睑肌外侧腱膜从中通过，将泪腺分为较大的眶部泪腺（眶叶或上叶）和较小的睑部泪腺（睑叶或下叶）。上、下两叶的后方有一桥状腺样组织相连。泪腺共有导管 10～20 个，其中上叶有 2～5 个，下叶有 6～8 个。上叶的导管通过下叶开口于上穹窿结膜的颞侧部位，在睑板上缘 4～5 mm 处，有时在外眦部甚至在下穹窿结膜颞侧部看到 1～2 个导管开口。泪腺是反射性分泌腺，在受到外界刺激（如角膜异物，化学物质刺激）或感情激动时分泌大量泪液，湿润眼球，泪液中含有少量菌酶和免疫球蛋白 A，起到冲洗、稀释刺激物及杀菌的作用。泪腺的血供来自眼动脉的泪腺支。泪腺的神经复杂，为混合性神经，包括来自三叉神经眼支的感觉神经纤维、起源于颈上神经节的交感神经纤维及来自面神经的副交感神经纤维。（图 12 - 1）

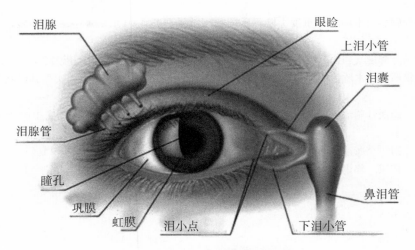

图 12 - 1　泪器解剖示意图

中医学认为：泪腺又称泪泉，见于《眼科临症笔记》。泪泉位于眼眶外上方的眶缘凹窝内，具有分泌泪液的作用。泪见于《素问·宣明五气》："五脏化液……肝为泪。"为透明无色的水样液体，具有清洁和润泽目珠作用。泪大多产生于泪泉，从泪窍流至鼻腔，而不致外溢，冷热适度。

第一节　泪腺炎

泪腺炎（dacryoadenitis）是一种慢性非特异性炎症，在成年人群中发病率较高，该疾病的产生与自身免疫性异常有着密切的联系，迄今为止发病机制尚未明确。症状为泪腺急性增大、红肿等，该疾病存在疗程长，并发症多，复发率高的特点，对患者的生存质量和生活质量有着一定程度的负面影响。常表现为单侧或双侧泪腺肿胀，可伴有泪腺区肿物。临床常分为急性泪腺炎（acute dacryoadenitis）和慢性泪腺炎（chronic dacryoadenitis）。

一、病因与分类

（一）中医病因病机

泪腺属中医学"肉轮"范畴。《银海精微》五轮图式"上下胞睑为肉轮，属脾土"。胞睑属五轮学说中之肉轮，内应于脾，脾与胃相表里，饮食有节，升降相和，则目得其养。胞睑位于眼珠前部，易受六淫之邪侵袭，内因恣食肥甘厚味，以致脾胃郁遏湿热，上壅胞睑，致胞睑红肿、疼痛、甚至化脓溃烂。若皮色发红，内眦赤烂、流泪则为虚中有火，邪火壅于气分。

1. 脾肺风热　脾胃蕴热，外受风热侵袭，侵及于目。
2. 邪热夹瘀　热邪亢盛，阻滞血络，热迫血行，发为瘀滞。
3. 湿痰瘀滞　病程后期，余邪未清，正气虚弱，脾胃郁遏湿热上壅胞睑。

（二）西医病因及发病机制

1. 病因

（1）急性泪腺炎：有原发性与继发性。原发性即为泪腺自感染，病原体从泪腺开口处上行感染，泪腺开口于上眼皮外侧的内面，眼球表面的病原体在身体抵抗力弱的时候就可能乘虚而入。继发性是由于泪腺周围组织发炎，炎症蔓延导致，或各种急性传染病继发泪腺炎症，如腮腺炎、流行性感冒、伤寒、肺炎、急性咽喉炎等。引起急性泪腺炎常见的致病菌以金黄色葡萄球菌或淋病奈瑟菌常见，也有少数病例为病毒引起。感染途径可为眼睑、结膜、眼眶或面部化脓性炎症直接扩散，远处化脓性病灶转移，或来源于全身感染。

（2）慢性泪腺炎：免疫反应为主要原因，多为眼眶疾病的一部分，如炎性假瘤、甲状腺相关眼病、良性淋巴上皮病（Mikulicz 综合征）等。也可为沙眼性和结核性，病原体多由血行播散。此外，肉瘤样病、Sjögren 综合征可累及泪腺，表现为慢性泪腺炎；淋巴瘤和白血病也均可累及泪腺，通过活检明确病因。

2. 发病机制

（1）泪腺被感染之后，与能量代谢有关的大量氧化磷酸化基因下调，导致能量的阻滞，引发泪腺区细胞组织的坏死，大量水解酶释放，进一步造成泪腺周围的组织细胞坏死和变性。

（2）因为有引发炎症的因子发生作用，造成细胞组织释放和发生大量的炎性介质，引发泪腺区炎性反应，导致血管的扩张，组织大量坏死，炎性细胞剧增，造成炎性充血。

（3）炎性反应发生之后，TIMP-1 的基因表达上浮，引发 MMP/TIMP 的平衡被打破，导致泪腺组织内的细胞外基质过量堆积，致使泪腺区的组织纤维化加重，出现炎性假瘤。

二、临床表现

（一）急性泪腺炎

临床上较少见，一般单侧发病，主要见于儿童。急性起病时眼眶外上方出现明显的肿胀、疼痛和充血，睑裂缩小甚至不能睁开，全身伴有发热、不适等。

急性泪腺炎可分别或同时累及泪腺的上叶或/和下叶，表现为眶外上方局部肿胀、疼痛，上睑水肿变形，甚至呈 S 形（图 12 - 2），耳前淋巴结肿大。如炎症侵犯眶部泪腺时可造成眼球突出和眼球运动障碍。当同时有腮腺肿胀时，称为 Mikulicz 综合征。触诊可扪及包块，有压痛，结膜充血、水肿，结膜囊可有黏脓性分泌物。提起上睑，可见泪腺组

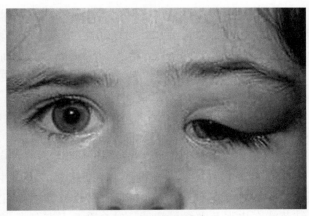

图 12 - 2　急性泪腺炎

织充血肿大。急性泪腺炎病程通常短暂，经治疗后可缓解，或转为亚急性或者慢性，也可形成脓肿。

（二）慢性泪腺炎

慢性泪腺炎为病程进展缓慢的一种增殖性炎症，病变多为双侧性。可由急性泪腺炎转变而来，也可由全身疾病或局部疾病累及泪腺导致，如结核、沙眼等。

临床表现并不太典型，大多数是双眼发病，可在眼眶上缘外侧眼皮摸到有肿块，一般无疼痛，表现为泪腺肿大（图12-2），可伴有上睑下垂，在外上眶缘下可触及较硬的包块，但多无压痛，眼球可向内下偏拉，提起上睑，让眼球下转时，可以看见眼球外上方肿大的泪腺。眶部慢性泪腺炎肿大的泪腺常将眼球推向鼻下方，眼球运动受限，有时会出现视物重影，眼球突出少见。

三、诊断与鉴别诊断

（一）诊断要点

1. 症状　急性泪腺炎多单侧发病，表现为泪腺部疼痛、流泪或有脓性分泌物。慢性泪腺炎多双侧发病，多不伴有流泪。

2. 体征　急性泪腺炎可见眶外上方局部肿胀、触痛，上眼睑典型的S形弯曲，表面皮肤红肿，并伴有炎性上睑下垂。对应泪腺导管开口处的颞侧上穹隆球结膜充血，可伴有分泌物。眼球向下、内方移位，运动受限，耳前淋巴结肿大。慢性泪腺炎眼睑外上侧出现分叶状无痛性包块，质软，该处轻度上睑下垂。肿胀的腺组织可限制眼球向外上方转动而产生复视，眼球突出少见。

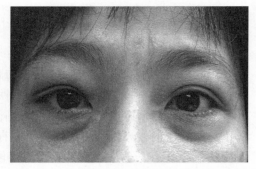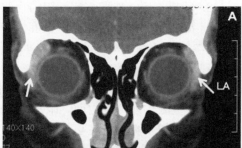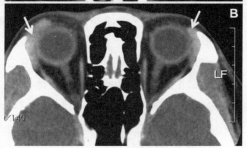

图 12-3 慢性泪腺炎及 MRI 表现

（二）鉴别诊断

1. 结核性慢性泪腺炎　是慢性泪腺炎中最多见的一种。根据 Duke-Elder 将本病分为 3 型：

（1）急性粟粒性结核：多侵及两侧泪腺（Axenfeld，1899 年）。

（2）局限性孤立结核：此型在临床上颇为重要，常与肺结核、淋巴结结核或骨结核并发，一般患者为青年人（但也有时发生在 40~50 岁者），分为慢性硬化型和急性干酪化型。慢性硬化型结核，最常见之变化为慢性进行，无痛感之肉芽肿，可能为一侧性或两侧性。此肿物为硬性，且分叶，进行迟缓，可移动，但不能引起功能障碍。有时合并有轻微上睑下垂。可侵及耳前腺，一般预后良好，可能自然痊愈，少有呈干酪化，更少有钙化者。肿物非以手术摘出不能消除，摘出后不复发。

（3）恶性干酪化型：此病在慢性进行后，眼睑呈红肿，有波动，呈寒性脓肿状。可能在上睑发生脓性瘘管，并侵及周围皮肤，甚至可广泛散布全身而致死亡。病理组织切片可证明有结核结节，但在大多数病例中未发现有结核分枝杆菌，即或是有为数也很少。一般实质增多，腺体之上皮因硬化有压挤和萎缩现象。

2. 沙眼性慢性泪腺炎　常发于老年沙眼患者。上穹隆外侧端结膜瘢痕化，泪腺萎缩，泪液减少，甚至缺如，并显一系列干眼症状。

3. 梅毒性慢性泪腺炎　梅毒的 3 期内均可发病，常为双侧性，有典型临床表现和梅毒组织学改变。

4. 麻风性和放线菌性慢性泪腺炎　极少见，主要依据病理学检查。

5. 泪腺肉样瘤病（sarcoidosis）　过去称为泪腺结节病。根据泪腺无痛性缓慢肿大，质地较硬，呈结节状在皮下及眶缘可活动，结合全身及其他受侵犯组织的临床表现特点，可初步诊断。实验室检查：

可有轻度贫血、白细胞和淋巴细胞减少，嗜酸性粒细胞和单核细胞轻度增加。免疫学试验表现为Ⅳ型超敏反应缺乏，结核菌素试验受到抑制，淋巴细胞转化试验见淋巴母细胞形成能力下降。确诊还需通过活检病理组织学检查。

6. Sjögren 综合征　除泪腺、腮腺肿大外有干燥性结角膜炎、口干，腮腺管造影在腺管内有弥漫状，直径为 1 mm 以上大小不同的点状、斑状阴影。多合并类风湿和其他结缔组织病，有泪腺及腮腺的组织学特异所见，唇部腺体有与腮腺同样组织变化。

7. Mikulicz 综合征　是一种以双侧对称性泪腺和腮腺的肿大为特点的泪腺和腮腺慢性炎症，病因不明，可能属于"胶原纤维病"范畴，一般不伴发类风湿等症，可并发结核、白血病、结节病等。早期泪腺分泌增多，晚期才有眼干燥症。口腔干燥不明显，泪腺及腮腺组织学检查与 Sjögren 综合征不同。本病病程缓慢，常易复发。根据质地柔软而有弹性的泪腺缓慢肿大，无痛，不并发全身症状，伴发腮腺慢性肿大等特点即可诊断。必要时进行组织学检查。其组织形态表现，泪腺有突出淋巴组织增生、淋巴细胞浸润，可发现嗜酸性粒细胞、上皮样细胞、单核细胞，有时有巨细胞，后期可看到泪腺组织萎缩而为肉芽组织和结缔组织所代替。

8. 泪腺肉样瘤病　多见于 20～40 岁患者，可合并侵犯色素膜，泪腺呈结节状肿大质地坚硬，常影响脾、肺、骨、皮肤、纵隔或淋巴结等组织，可根据病理及组织学的改变进行鉴别。

三、治疗

（一）中医治疗

1. 辨证论治　风热之邪侵袭胞睑，风邪为甚，故辨证以胞睑红肿、疼痛剧烈、流泪以及舌脉为要点；热毒上攻胞睑，故辨证以其局部红肿热痛及脾胃积热的全身症状为要点；脾胃虚弱，正气不固，复感外邪，辨证以"胞肿如桃"反复发作及脾胃虚弱之全身症状为要点。本病急性期疏风清热；慢性期健脾利湿、化痰散结。因局部易出现肿结等症状，活血化瘀法应贯穿始终。

（1）脾肺风热证：

1）证候：病初起，局部红肿热痛；并伴有头痛、发热、全身不适等；舌微红苔薄黄，脉浮数。

2）治法：疏风清热。

3）方药：疏风散热饮子（《审视瑶函》）加减。组成：连翘、牛蒡子、羌活、薄荷、大黄、赤芍、防风、当归尾、甘草、栀子、川芎、白芷、黄连。每日 1 剂，水煎，分 2 次温服。

4）加减：风热较重者，加蝉蜕、桑叶、菊花。

（2）邪热夹瘀证：

1）证候：局部红肿，硬结拒按，灼热疼痛；口渴喜饮，便秘溲赤；舌紫暗苔黄，脉弦数。

2）治法：疏风清热，活血散瘀。

3）方药：归芍红花散（《审视瑶函》）加减。组成：当归、大黄、栀子、黄芩、红花、赤芍、甘草、白芷、防风、生地黄、连翘、黄连、乳香。每日 1 剂，水煎，分 2 次温服。

4）加减：热邪较重者，加牡丹皮、玄参。

（3）湿痰瘀滞证：

1）证候：病情反复发作，迁延不愈，诸症不重；舌紫暗苔白，脉弦细。

2）治法：化痰祛湿，活血散结。

3）方药：二陈汤（《太平惠民和剂局方》）和桃红四物汤（《医宗金鉴》）加减。组成：法半夏、陈皮、茯苓、甘草、当归、熟地黄、川芎、白芍、桃仁、红花、防风、黄连、金银花。每日 1 剂，水煎，分 2 次温服。

4）加减：脾胃虚弱者，加黄芪、白术；肿块难消者，加昆布、海藻。

（二）西医治疗

1. 局部治疗　局部治疗包括热敷及对泪腺的局部进行曲安奈德注射，曲安奈德属于长效的糖皮质激素类药物，具有较强的抗过敏和抗炎的作用，且半衰期长，时间维持约 3 周，能够持续的发挥作用，抗炎效果良好。其作用机制为：

（1）抗炎因子受到诱导后可合成血管紧张素转换酶（ACE），能够提升血管紧张素Ⅱ的再生和加速缓激肽的降解。

（2）对炎性因子的构成有抑制作用，对 ICAM-1 和 ELAM-1 等黏附分子表达同样有着抑制作用，并且可引发炎性细胞的死亡。

（3）具有免疫抑制的作用，降低细胞的免疫反应减轻血管的通透性，组胺的释放减少，从而降低毛细血管的通透性和减轻血管的舒张性。

2. 全身治疗

（1）激素治疗：全身使用地塞米松。地塞米松属于肾上腺皮质激素类药物，具有较强抗过敏和抗炎功效，在泪腺炎的治疗方面能够对炎性细胞起到抑制作用，包含白细胞和巨噬细胞在炎性部位的积累，并且吞噬作用以及对炎性中介物和溶酶体酶的合成和释放具有抑制作用；防止和减轻组织炎性反应，从而降低反应表现。通过相关实验表明，对泪腺炎的治疗，曲安奈德的局部注射完全能够达到全身使用地塞米松治疗的效果。但其不良反应发生率显著低于全身给药的地塞米松，说明曲安奈德的局部注射是更加安全有效的一种治疗方法。

（2）联合免疫抑制剂治疗：对于已规律服用糖皮质激素 3 个月以上，或已接受长效激素局部注射 4 次，但病变仍复发者，给予免疫抑制剂联合治疗。如口服环磷酰胺片治疗，但因环磷酰胺会引起白细胞计数减少，或造成肝、肾功能损伤，每月复查血常规及肾功能、血常规异常、谷丙转氨酶、谷草转氨酶升高 1 倍以上者，应予以停药。

3. 手术治疗　若泪腺炎反复发作，或不能耐受激素治疗者，则应及时切开引流，睑部泪腺炎可通过结膜切开，眶部泪腺脓肿则可通过皮肤切开排脓。

四、研究进展

（一）中医研究进展

本病首先记载在《诸病源候论》，本书认为此病为风热客于睑眦之间，热搏于血液所致。经临床实践不断补充，发现本病病机为脾肺风热、邪热夹瘀和湿痰瘀滞。因病位在胞睑，胞睑属脾土，脾胃虚弱易生痰湿导致脓液不止。故临床常采取疏风清热、活血散瘀、健脾利湿和化痰散结之法治疗。中医药治疗本病能取得独特疗效，但关于本病的文献报道不多，对于本病的研究应该从基础理论和临床观察着手。

（二）西医研究进展

研究表明，性激素水平病理性下降后泪腺组织早期即可出现炎症因子表达增高。泪腺组织的炎症浸润可破坏与分泌相关的神经纤维、抑制神经递质释放、刺激细胞因子及抗体活动，导致泪液缺乏。其机制可能为：雌激素水平的下降可上调转录因子 RORgt 的表达，促进 Th17 细胞分化，Th17 细胞从血管迁移到眼表组织（包括泪腺、角膜、睑板腺），诱导 MMP-3 和 MMP-9 生成导致细胞外基质降解和上皮脱落，并改变正常眼表细胞因子平衡，刺激上皮细胞产生 IL-1、IL-6、TNF-α，促进角膜上皮屏障破坏。

特发性泪腺炎仍然是泪腺最常见的炎症性病变，手术治疗有效。越来越多的证据表明：在泪腺标本中存在 IgG4 阳性的浆细胞是非特异性的，在其他炎症性泪腺病变，甚至淋巴增生性病变中也有发现。为了确定与 IgG4 相关的泪腺炎，尤其是在没有其他基础疾病的情况下，对大量 IgG4 阳性血浆细胞计数的标准应当加强。迄今为止，诊断非感染性泪腺炎症的金标准是组织活检，这在特发性泪腺炎的病例中同时具有治疗作用。虽然最初认为 IgG4 相关的泪腺炎可能是特发性泪腺炎的病因之一，但很明显它与淋巴增殖性肿瘤更为相似。

五、预防和调摄

1. 忌食辛辣炙食物。
2. 本病发病急骤，应及早治疗以求消散，以免感染扩散。
3. 平时注意眼部卫生。

六、预后和转归

急性泪腺炎多为自限性疾病，绝大多数预后良好。多数病例经治疗后，红肿消退而愈。慢性泪腺炎的预后则取决于相关基础疾病的治疗。

第二节　与泪腺相关的免疫性疾病

与泪腺相关的免疫性疾病在临床上较为少见，起病较缓，病情隐匿，常难以发现。其发病多为双侧性，常伴自身免疫系统病变，常导致泪腺功能障碍或增殖性炎症。其病因一般为干燥综合征、炎性假瘤、甲状腺相关眼病、良性淋巴上皮病和自身免疫性垂体炎等。

干燥综合征（SS）是一个主要累及外分泌腺体的慢性炎症性自身免疫病，又称自身免疫性外分泌腺体上皮细胞炎或自身免疫性外分泌病。临床除有唾液腺和泪腺受损功能下降而出现口干、眼干外，尚有其他外分泌腺及腺体外其他器官的受累而出现多系统损害的症状。其血清中则有多种自身抗体和高免疫球蛋白血症。本病分为原发性和继发性两类。原发性干燥综合征属全球性疾病，在我国人群的患病率为 0.3%～0.7%，在老年人群中患病率为 3%～4%。本病女性多见，男女比为 1∶（9～20）。发病年龄多在 40～50 岁，也见于儿童。

自身免疫性垂体炎又称淋巴细胞性垂体炎，是垂体有淋巴细胞浸润的慢性炎症，临床少见。本病多发生于育龄女性，临床表现类似于垂体瘤，主要表现为垂体功能下降，从孤立性单一激素缺乏到全腺垂体功能减退，表现程度不一，因有垂体功能减退和蝶鞍扩大，可有头痛、视力下降和视野缺损。

良性淋巴上皮病（BLL）又称 Mikulicz 病，为泪腺与涎腺组织内淋巴细胞弥漫性浸润，同时有泪腺导管肌上皮增生，病变组织为淋巴和上皮细胞来源的一种良性病变。如病变只累及泪腺与涎腺，则称为 Mikulicz 病；如病变又同时累及全身出现网状细胞增多症、肉样瘤病、白血病、恶性淋巴瘤等病变时则称为 Mikulicz 综合征。其病程长，易复发。炎症不累及副泪腺，所以眼部不干燥，也不伴有全身病变。甲状腺相关眼病是成年人最常见的眼眶病之一，属于自身免疫性疾病。大多数患者可有甲状腺功能异常的临床或实验室检查表现，但即使在甲状腺功能正常的情况下，也可能发生眼眶疾病。甲状腺相关眼病是引起单眼或双眼突出的常见原因。炎性假瘤可发生于任何年龄，40 岁以上较为多见，男性多于女性，可单眼或双眼发病，小部分患者可伴有身体其他部位同类病变。眼眶炎性假瘤可波及眼内各种软组织，但可主要发生于某种结构，如眼蜂窝组织、眼外肌或泪腺。根据组织学改变，本病可分为淋巴细胞浸润型、纤维增生型和混合型。

一、病因与分类

（一）中医病因病机
1. 风热客于睑眦之间，热搏于血液所致。
2. 过食肥甘厚腻，心脾热毒壅盛，致气血凝滞，营卫不和，结聚成疮，热盛肉腐成脓。
3. 气血不足，正不胜邪，邪气留恋，蕴伏之邪上扰泪窍。
（二）西医病因及发病机制
其具体病因不明。但与自身免疫有密切关系，自身免疫介导淋巴细胞和浆细胞浸润垂体，破坏正常结构，甚至可影响邻近的组织器官；可能与自身抗原的释放、免疫调节异常、交叉抗原和遗传因素等原因有关。

二、临床表现

（一）干燥综合征

干燥综合征常出现口干，猖獗性龋齿，间歇性交替性腮腺肿痛，舌痛，舌面干、裂，舌乳头萎缩而光滑，口腔黏膜出现溃疡或继发感染等口干燥症状。眼干涩、异物感、泪少等症状，严重者痛哭无泪等干燥性角结膜炎症状。其他浅表部位如鼻、硬腭、气管及其分支、消化道黏膜、阴道黏膜的外分泌腺体均可受累，使其分泌较少而出现相应症状。除口、眼干燥表现外，患者还可出现全身症状，如乏力、低热等。约有 2/3 患者出现系统损害。全身表现如皮肤可出现过敏性紫癜样皮疹，多见于下肢，为米粒大小边界清楚的红丘疹，压之不褪色，分批出现。每批持续时间约为 10 天，可自行消退而遗有褐色色素沉着。关节痛较为常见，多不出现关节结构的破坏。约半数患者有肾损害，主要累及远端肾小管，可出现肾小管酸中毒。小部分患者出现较明显的肾小球损害，临床表现为大量蛋白尿、低白蛋白血症，甚至肾功能不全。大部分患者无呼吸道症状。轻度受累者出现干咳，重者出现气短。肺部的主要病理为间质性病变，另有小部分患者出现肺动脉高压；有肺纤维化及重度肺动脉高压者预后不佳；可出现萎缩性胃炎、胃酸减少、消化不良等非特异性症状，患者可有肝脏损害；少数累及神经系统；以周围神经损害为多见。本病可出现白细胞计数减少和/或血小板减少，血小板低下严重者可出现出血现象。本病淋巴肿瘤的发生率远远高于正常人群。

（二）良性淋巴上皮病变

良性淋巴上皮病变可发生于任何年龄，以双侧多见。病史为逐渐发生的泪腺肿大，无痛，上睑皮肤肿胀，眼球外上方可扪及肿块，眼球突出。中年女性泪腺肿大，同时有口干与双侧涎腺肿大时要考虑泪腺良性淋巴上皮病变。泪腺逐渐肿大，软而有弹性、无压痛，上睑皮肤肿胀，以外侧明显，不伴有眼部红痛。泪腺肿大可致患侧眼球突出并向鼻下方移位，患眼外上转受限。部分患者可因泪腺肿物压迫眼球致屈光改变而视力下降。一般副泪腺未受累，患者可无干眼、眼痛、异物感等不适症状。由于双侧涎腺同时受累，患者可同时有双侧涎腺肿大，伴有口干、咽喉干燥不适等症状。

（三）甲状腺相关眼病

甲状腺相关眼病常出现双侧或单侧眼球突出，眼睑充血水肿，眶周组织饱满。上眼睑或下眼睑退缩，上眼睑下落迟缓，称为"迟落征"；瞬目增多或减少。球结膜充血水肿，严重者脱出睑裂外，肌肉止点附着处结膜血管增多，在内、外转时甚至可以见到增粗的肌肉止点。眼外肌受累时出现限制性眼球运动障碍。眼球突出严重，角膜暴露可导致暴露性角膜炎，以角膜下缘最常受累，甚至形成眼内炎，危及视力。长期眶压升高、视神经受牵拉、眶尖部肌肉肥厚均可继发视神经萎缩，出现视野缺损，色觉障碍，视觉电生理异常等表现，严重者视力下降，甚至丧失。长期眶内静脉回流障碍可继发开角型青光眼，出现视力下降、视野缺损等。

（四）眼科炎性假瘤

眼科炎性假瘤临床表现主要有眼痛、眼睑和结膜红肿、眼球突出、眼球运动障碍及视力下降等。

（五）自身免疫性垂体炎

自身免疫性垂体炎临床表现多样，可出现垂体功能异常、中枢性尿崩症、鞍区占位效应、下丘脑综合征等症状。

1. 垂体功能异常

（1）腺垂体功能减退：约 1/3 患者同时出现垂体-肾上腺皮质、垂体-甲状腺、垂体-性腺功能等多个轴系功能低下的表现。主要表现为乳房萎缩、无泌乳、性功能减退、停经、阴毛和腋毛脱落、体重下降、乏力、食欲减退、恶心、呕吐、畏寒、低血压、皮肤颜色变浅等腺垂体功能减退的特征；也可以出现某一种垂体-靶腺功能低下为主的表现，以垂体-肾上腺皮质或垂体-甲状腺轴功能低下较常见，而单独表现为垂体-性腺轴功能低下者较少见。

（2）约10%的患者可出现持续溢乳、闭经等高催乳素血症的表现。

2. 中枢性尿崩症　多数患者可出现烦渴、多饮、多尿等中枢性尿崩症表现。

3. 鞍区占位效应　炎症浸润、垂体增大可影响鞍区和周围结构，出现头痛及视神经、视交叉受压的表现，如视力下降、视野缺损、偏盲、复视，其中视功能障碍可进行性加重。

4. 下丘脑综合征　当病变累及下丘脑时，也可出现嗜睡、厌食或贪食、体温波动、情绪障碍、体重增加等下丘脑综合征的表现。

5. 其他患者可伴有慢性淋巴细胞性甲状腺炎、系统性红斑狼疮、干燥综合征等自身免疫性疾病，出现对应症状。

三、诊断与鉴别诊断

（一）诊断要点

1. 干燥综合征

（1）口腔症状：3项中有1项或1项以上。

1）每日感口干持续3个月以上。

2）成年后腮腺反复或持续肿大。

3）吞咽干性食物时需用水帮助。

（2）眼部症状：3项中有1项或1项以上。

1）每日感到不能忍受的眼干持续3个月以上。

2）有反复的砂子进眼或砂磨感觉。

3）每日需用人工泪液3次或3次以上。

（3）眼部体征：下述检查任1项或1项以上阳性。

1）Schirmer Ⅰ试验（＋）。

2）角膜染色（＋）。

3）组织学检查：下唇腺病理示淋巴细胞灶。

（4）唾液腺受损：下述检查任1项或1项以上阳性。

1）唾液流率（＋）。

2）腮腺造影（＋）。

3）唾液腺同位素检查（＋）。

（5）自身抗体：抗SSA或抗SSB（＋）（双扩散法）。

原发性干燥综合征：无任何潜在疾病的情况下，有下述2条则可诊断：①符合上述4条或4条以上，但必须含有组织学检查和/或自身抗体；②条目（3）（4）（5）（6）条中任3条阳性。

继发性干燥综合征：患者有潜在的疾病（如任一结缔组织病），而符合上述（1）和（2）任1条，同时符合条目（3）（4）（5）中任2条。

必须除外颈或头面部放疗史、丙型肝炎病毒感染、AIDS、淋巴瘤、结节病、GVH病、抗乙酰胆碱药的应用（如阿托品、莨菪碱、溴丙胺太林、颠茄等）。

2. 良性淋巴上皮病变　单侧泪腺肿大，伴双侧涎腺肿大，而无眼部干燥和全身其他病变，要怀疑良性淋巴上皮病的可能，必要时可取活检，见泪腺中有淋巴细胞浸润，也见肌上皮岛形成，就可以确诊为此病，CT扫描可见眼眶颞上方软组织肿块，密度均匀，边界清楚，眶骨质无破坏。

3. 甲状腺相关眼病　可有明显的甲状腺病史。

（1）超声检查：超声可显示眼外肌增粗的形态，呈梭形的中低回声。

（2）CT扫描：冠状位可显示各条眼外肌增粗，甚至少数患者可累及上、下斜肌。轴位可较好的显示内、外直肌增粗，眶内侧壁骨质菲薄，长期眶压升高，致筛骨纸板向筛窦弧形凹陷，双侧对称，称为"可乐瓶"征。眼球突出严重者，视神经受到牵拉失去生理弯曲，呈直线状。

（3）MRI 检查：除显示与 CT 扫描相同的形态改变外，眼外肌的信号变化与治疗有一定相关性。病变的眼外肌在 T_1 加权像呈中或低信号，T_2 加权像如呈中或低信号提示肌肉纤维化严重，激素冲击疗法、化疗或放疗不敏感，T_2 加权像如呈高信号，说明肌肉处于炎性水肿期，上述治疗相对敏感。

4. 自身免疫性垂体炎　根据患者症状、血激素测定、自身抗体检测、MRI 等检查可诊断，组织病理学检查结果是诊断的金标准。

（1）患者有头痛、视力下降、视野缺损、烦渴、多饮、闭经、纳差等症状。

（2）血激素测定可发现垂体-肾上腺皮质、垂体-甲状腺、垂体-性腺功能等轴系相关激素水平异常。

（3）自身抗体检测可发现垂体细胞抗体阳性。

（4）MRI 可发现垂体、垂体柄呈对称性、均匀性增大，增强 MRI 显示强化均匀，神经垂体高信号消失等影像，并可排除肿瘤等垂体病变。

（5）组织病理学检查可根据镜下表现明确诊断。

（二）鉴别诊断

1. 干燥综合征　须与系统性红斑狼疮、类风湿关节炎和非自身免疫的口干鉴别。系统性红斑狼疮常出现颧部皮疹和肾部损害。类风湿关节炎常出现关节变形、畸形等表现。非自身免疫病导致的口干常结合病史判断。

2. 甲状腺相关眼病　须与肌炎型炎性假瘤、眶内肿瘤、上睑下垂、眼外肌其他病变相鉴别。炎性假瘤急性起病，疼痛明显，眼睑、结膜充血水肿严重，可伴有上睑下垂，眼球运动受限，激素冲击或放疗较敏感。影像学检查可显示眼外肌不规则肿大，肌腹肌腱同时受累，眼环增厚等。眶内肿瘤多种眶内肿瘤可致眼球突出，影像学检查可显示眶内类圆形或梭形占位，与单条肌肉肥厚的甲状腺相关眼病极易混淆。但甲状腺相关眼病多累及双眼，具有典型的眼睑征并多数患者伴甲状腺功能紊乱。上睑下垂单眼的先天性、外伤性或继发性上睑下垂者向前或上方注视时，过多的神经兴奋传递到对侧健眼，致其上睑退缩，睑裂过大，但无上睑迟落，须鉴别眼外肌内其他病变如寄生虫囊肿等。

3. 良性淋巴上皮病　须与炎性假瘤和 Castleman 病相鉴别。炎性假瘤引起泪腺肿大，但涎腺不肿大。炎性假瘤组织病理学检查中无肌上皮岛，以多种炎性细胞浸润和纤维组织增生为其特点。这些病理改变与良性淋巴上皮病不同。淋巴瘤也可以使泪腺肿大，但肿瘤不只局限在包膜内生长，肿瘤可侵犯眶内脂肪，瘤组织内有大量淋巴细胞，但无肌上皮岛。Castleman 病可引起泪腺无痛性肿大，涎腺肿大，肝脾大。其病理特点为淋巴细胞浸润，淋巴滤泡形成，在生发中心内可能有透明血管，但无肌上皮岛。

4. 自身免疫性垂体炎　须与希恩综合征与无功能性垂体肿瘤相鉴别。希恩综合征的主要病史特征为产后大出血、休克或弥散性血管内凝血，而自身免疫性垂体炎无这些病史；无功能性垂体肿瘤无功能性垂体肿瘤常首先表现为垂体-性腺轴功能减退，进而出现垂体-甲状腺轴和垂体-肾上腺轴功能减退。而自身免疫性垂体炎则多以垂体-肾上腺轴和垂体-甲状腺轴功能减退为主要表现，垂体-性腺轴受累较少见。

四、治疗

（一）中医治疗

1. 辨证论治

（1）风热袭目证：

1）证候：热泪频流，内眦部红肿疼痛，可扪及肿核，疼痛拒按；头痛，或恶寒发热；舌红，苔薄黄，脉浮数。

2）治法：疏风清热，消肿散结。

3）方药：银翘散（《温病条辨》）加减。组成：连翘、金银花、苦桔梗、薄荷、淡竹叶、生甘草、荆芥穗、淡豆豉、牛蒡子、芦根。每日 1 剂，水煎，分 2 次温服。

4）加减：常加浙贝母、天花粉、白芷，以加强散结之功。

（2）热毒炽盛证：

1）证候：患处红肿热痛，核硬拒按，疼痛难忍，甚至红肿漫及颜面胞睑；可兼头痛身热，心烦口渴，大便燥坚，小便赤涩；舌质红，苔黄燥，脉洪数。

2）治法：清热解毒，消瘀散结。

3）方药：普济消毒饮（《东垣试效方》）加减。组成：牛蒡子、黄芩、黄连、甘草、桔梗、板蓝根、马勃、连翘、玄参、升麻、柴胡、陈皮、僵蚕、薄荷。每日1剂，水煎，分2次温服。

4）加减：热毒亢盛者，加酒大黄祛热逐瘀。

（3）正虚邪恋证：

1）证候：病情迁延不愈，患处微红微肿，稍有压痛，但不溃破；或溃后漏口难敛，脓液稀薄；可伴神疲乏力，便溏食少；舌淡，苔细弱。

2）治法：补气养血，托里排毒。

3）方药：托里消毒散（《校注妇人良方》）加减。组成：人参、黄芪、川芎、当归、白芍、白术、金银花、茯苓、白芷、皂角刺、甘草、桔梗。每日1剂，水煎，分2次温服。

4）加减：正气亏虚者，加肉桂鼓舞气血；肿结难消者，加昆布、海藻助消肿散结。

2. 专病专方

（1）干燥综合征：

1）生脉饮方加减：气的固摄作用可以防止体内津液大量流失、气虚则津液生成、输布、排泄均受影响，致津液亏虚，体液减少，出现口眼干燥，同时伴乏力自汗、少气懒言、五心烦热、大便秘结、舌红而瘦干、脉细数等表现，选用生脉饮加减治疗，其中人参为君药，大补元气、补脾益肺且又生津止渴，五味子收敛固涩，益气生津，防止体内津液大量外泄，麦冬养阴生津，兼清虚热除烦。

2）滋燥养荣汤合桃红四物汤加减：燥痹患者，燥邪所害日久，津液大伤表现为一派津枯液少之象，部分患者可有长期贫血、低热、乏力倦怠、食少消瘦、失眠心悸等阴液亏虚的表现，也会出现雷诺氏、肌肤甲错，或有红斑紫癜、舌暗红紫绛等瘀血表现。《血证论》："有瘀血，则气为血阻，不得上升，水津因不得随气上布。"故见口干、眼干。燥邪日久，灼伤津血而成瘀，瘀血阻滞气机，津液不能随气升发，如此循环，而至燥痹。治以养阴润燥，活血化瘀之法，予滋燥养荣汤合桃红四物汤加减。其中当归、生地黄、白芍、桃仁、红花等滋阴养血活血化瘀，牡丹皮清血中虚热，秦艽、荆芥祛风。

3）杞菊地黄汤加减：本病的发生以中年以上女性居多。女子六七肾气当衰，又女子多经孕产乳之苦，阴虚亏耗，而至津亏血耗而成阴虚血弱之体。肾阴亏虚，肝木失于濡养，肝开窍于目，故两目干涩；肝肾阴虚，肝阳上亢，反灼肺金，肺失肾阴滋润，鼻燥咽干，脾胃为后天之本，肾阴不足，脾胃失于濡养，不能运化水谷精微，脾不为胃行其津液，津枯胃燥，则口舌干燥，同时伴有五心烦热、头晕耳鸣、腰膝酸软、唇红而干、齿燥脆、色枯、皮肤干燥、无汗、男子遗精、女子阴道干涩、月经不调、舌质红、脉弦细数的肝肾阴虚的临床表现。治以滋肝补肾之法，予杞菊地黄汤加减。其中熟地黄滋阴补肾，山药补脾固肾，牡丹皮泻君相之火，枸杞子补肾益精，养肝明目，菊花平肝明目，宣散肝经之热。

（2）炎性假瘤：

1）泻肝散加减。玄参、桔梗、车前子（包煎）、羌活、龙胆、当归、防风、薄荷（后下）、荆芥、茺蔚子、黄芩、栀子、知母、当归、赤芍、大黄（后下）、芒硝（冲服）各10 g，甘草5 g。

眼红肿甚者，加金银花、连翘各10 g，以清热解毒消肿；炎性假瘤日久者，去甘草，加昆布、海藻各10 g，牡蛎（先煎）15 g，以软坚散结。大便稀溏者，去大黄、芒硝。

2）属气滞血瘀者，治宜行气活血，方用血府逐瘀汤加减：红花、川芎、甘草各5 g，牛膝、桃仁、当归、赤芍、生地黄、枳壳、柴胡、桔梗各10 g。服药后眼球突出减退较慢者，加莪术、郁金、夏枯草各10 g，以破气软坚；五心烦热，口燥咽干，便结者，加麦冬10 g，以滋阴软坚。

（3）甲状腺相关眼病：

1）肝郁化火型：大多学者认为TAO多为肝火亢盛型，治予清肝明目、解毒散结（金银花、连翘、夏枯草、山慈菇、天花粉、皂角刺、黄连、浙贝母、猪苓、茯苓、雷公藤、薏苡仁、泽泻、牡蛎、生甘草、白芍、羚羊角粉）。活动期患者常见焦躁易怒，胃热口苦，多食易饥，舌红苔黄，脉弦数有力，多为此证。"火郁发之""结者散之""去菀陈挫"，予以疏肝清热、解毒散结之睛突1号（柴胡、龙胆、黄芩、郁金、川芎、竹茹等）。稳定期 TAO 伴眼睑、结膜水肿，或四肢乏力患者，见畏光流泪、头晕多梦、多汗，舌淡胖有齿印，苔腻脉缓者多为此证。

2）脾虚痰阻型：以缩眼汤（黄芪、防己、白术、茯苓、薏苡仁等）在减轻突眼度、提高视力、改善临床症状、眼征方面效果明显。

3）痰瘀阻络型：消瘰汤（桃仁、红花、夏枯草、浙贝母、生地黄、炒栀子、酸枣仁等）；香远合剂（黄精、三七、制香附、远志、鳖甲、玄参、夏枯草、郁金、黄芪、生牡蛎、山慈菇等）；当归芍药散加减治疗。TAO 中后期伴眼肌纤维化患者，见视物重影，病久不愈，舌淡暗，舌底静脉曲张，脉滑或涩。

4）肝肾阴虚型：杞菊地黄丸治疗。TAO 稳定期患者，见视物不清、头晕目眩、虚烦不寐、腰酸耳鸣、舌红少苔脉细数者多为此证。

（二）西医治疗

1. 干燥综合征

（1）人工泪液治疗：干燥综合征是全球性的难治性疾病，眼干为此病的主要临床症状。目前原发性干燥综合征合并眼干症状的发病率非常高，尚未提出特效的治疗方案，多采用人工泪液实施治疗，给予0.5％羟甲纤维素液等人工泪液。人工泪液仿照人体泪液成份，可以有效粘附在角膜的表层上，能够起到与泪膜一样的功效，具有良好的亲水性，并且发挥作用的时间较长，可以通过有效模拟泪液的功能，让患者的眼球表面能够形成一种新的人工保护膜，对眼部形成保护。

（2）系统治疗：主要采用免疫抑制剂、免疫增强剂及生物制剂等。免疫抑制剂常用甲氨蝶呤、皮质类固醇、环孢素及硫唑嘌呤等。当疾病损害到肾脏及神经系统时，也可以使用免疫球蛋白灌注和血浆置换等疗法。免疫增强剂主要是干扰素和胸腺肽，可以促进 T 淋巴细胞的成熟，增强自身免疫能力。生物制剂的主要靶点为 B 细胞，作为近年来新兴的治疗热点，越来越受到人们的重视。利妥昔单抗作为CD20 抗体，可以降低 B 淋巴细胞的消耗，缓解腺体的损坏程度并减少炎性细胞浸润。

2. 炎性假瘤

（1）先用皮质类固醇等抗炎药治疗，辅以抗生素。

（2）皮质类固醇治疗不佳或减量后复发，或长期应用皮质类固醇有全身并发症者可考虑放射治疗。

（3）药物及放射治疗均效果不佳，或诊断难确定、眼球突出严重，可试行手术部分或全部切除，术后继续用皮质类固醇治疗。

（4）当出现难治性或罕见炎性假瘤时，可进行活检来明确诊断，考虑多种治疗方案联合使用。

3. 甲状腺相关眼病

（1）药物治疗：对于轻症无需特殊治疗，局部可使用人工泪液改善眼异物感、干涩感，同时纠正甲亢或甲减，去除吸烟等危险因素。严重者，首先采用糖皮质激素治疗，我们常选用地塞米松 10 mg 静脉滴注，3 日后改为 5 mg 静脉滴注，或采用甲泼尼龙静脉冲击治疗，每日 500～1000 mg，使用 3 日后改为泼尼松 30 mg 早晨顿服，以后逐渐减量，激素使用时间在 6～12 个月。门诊患者采用泼尼松大剂量冲击治疗，首次予 40～60 mg 晨间顿服，3～4 周后逐渐减量，每周减量 5～10 mg，直到 15 mg 维持3～4 个月，在口服过程中根据病情可在每周采用地塞米松 10 mg 静脉滴注以巩固治疗。若激素减量过程中出现病情反复，则加用甲氨蝶呤或环磷酰胺。甲氨蝶呤 10 mg 口服，每日 1 次，2 周后减为隔日 1次，1 个月后减为 10 mg，隔 2 日 1 次，1 个月后再减为 10 mg，每周 2 次。环磷酰胺口服 50 mg，每日3 次，连续使用 1 个月，总量不超过 10 g。用药期间每周监测血常规。

（2）手术治疗：对于眼睑退缩患者，若影响美观，病情稳定后进行上睑板肌切除术；对于有复视，眼球运动受限，且影响美观者，在病情稳定半年以上，选择受累肌肉减弱术或联合对侧眼拮抗肌减弱术；对于眼球高度突出，眼睑不能闭合，造成暴露性角膜溃疡，影响视力，或 MRI 和 CT 证实有压迫性视神经病变，且伴有严重的视力突然减退，则选择眼眶减压术。

4. 良性淋巴上皮病　此病是一种特发性炎症，与自身免疫有关，所以应使用皮质激素类药物治疗。病变内主要为淋巴细胞浸润，可局部放射治疗。肿块较为局限者，也可考虑手术摘除对双眼泪腺区肿大合并颌下腺和/或腮腺肿大患者采用糖皮质激素治疗。7 日为 1 个疗程，前 3 日每日甲泼尼龙 500 mg 于生理盐水 250 mL 中静脉滴注，冲击治疗，随后给予泼尼松 40 mg 口服，每日 1 次。根据患者症状体征改善情况，经 1～2 个疗程糖皮质激素冲击后对口服糖皮质激素进行逐渐减量。对于单眼泪腺区肿大，无颌下腺和/或腺肿大，但曾行颌下腺和/或腺肿块切除者，或患者对药物治疗效果尚不满意者，行全身麻醉下手术切除泪腺区病变组织。研究显示采用糖皮质激素冲击疗法一般于 1 个疗程之内可见效，用药 2 个疗程可基本使泪腺区肿胀消退。多数患者于第 1 个疗程冲击治疗阶段即可见到泪腺区和眼睑肿胀减轻。当临床诊断困难或糖皮质激素治疗不甚满意时，亦可给予手术切除。手术治疗不仅有利于改善症状，还有利于明确诊断，发现潜在的恶变可能。

5. 自身免疫性垂体炎（AH）　与其他自身免疫性疾病一样，自身免疫性垂体炎的病程也呈现出反复缓解与复发的特点，其治疗目标主要是缩小肿块大小、替代缺乏的激素和缓解高催乳素血症。

有部分认为自身免疫性垂体炎可自发性缓解，所以对于无严重颅内占位症状和垂体激素缺乏表现的患者，或妊娠期和哺乳期妇女，可暂不治疗，临床密切随访观察。对于其他患者，则需采取相应的临床治疗措施。

（1）缩小肿块大小：

1）内科免疫治疗：免疫治疗是自身免疫性垂体炎的首选治疗方法，可缓解垂体炎症，缩小肿块大小。常用糖皮质激素大剂量冲击治疗，但激素的具体用法尚未达成共识。Kristof 使用大剂量甲泼尼龙冲击疗法（前 2 周每日 120 mg，然后每周每日 80 mg、60 mg、40 mg、20 mg 逐周递减）治疗，部分临床症状缓解，部分垂体 MRI 提示好转。Khare 等在其单中心临床试验中采用的激素冲击方案则是甲泼尼龙每日 1 g 静脉滴注，连续 3 日，然后口服泼尼松 1 mg/(kg·d) 维持 4 周，之后每周递减 5 mg，直至维持剂量。对于对糖皮质激素不敏感或缓解后复发的患者，可加用免疫抑制剂环孢素、甲氨蝶呤或环磷酰胺。

2）外科手术治疗：手术切除垂体肿块是缩小垂体肿块大小的最有效方式，而且可以提供病理标本有助于明确诊断，但因其可造成医源性垂体功能低下且容易复发，临床上需慎用。只有当患者有明显的进行性加重的视觉损害症状或其他严重颅内占位症状，或免疫治疗无效时，才推荐手术治疗。现代垂体手术多采用内镜下经脑垂体切除术，手术切除 1/3～1/2 的垂体即可。没必要完全切除。

3）放射治疗（简称放疗）：立体定向放射治疗和伽马刀手术治疗均能成功治疗免疫治疗和手术治疗无效或反复复发的患者，但还需要大样本随机对照试验评价证明其安全性和有效性。

（2）激素替代：垂体激素分泌缺乏的患者需要进行长期的激素替代治疗，针对患者缺乏的不同激素进行补充，治疗过程中要定期检测激素水平，调整药物剂量。对于存在尿崩症的患者，可予去氨加压素（弥凝）等抗利尿激素进行治疗。

（3）治疗高催乳素血症：溴隐亭能改善患者的高催乳素血症，同时改善视野缺损情况，但对垂体的大小无明显影响，对整个病程的进展意义也不大。

（三）中西医结合治疗方案

在西医针对干燥综合征的系统治疗上，免疫抑制剂发挥着重要的作用。而许多文献也报道了免疫抑制剂较多的不良反应，如甲氨蝶呤所致的肝功能损害，麦考酚酸所致的胃肠道反应等，使临床用药选择上顾虑颇多。中药治疗干燥综合征的一大优点就是药效温和且对症，可以很好地弥补西药的缺点，而且起效较慢的弊端也可以由西药很好地补充。白芍总苷是白芍的提取物，具有抑制炎症和增强自身免疫的功效，在类风湿关节炎等许多自身免疫疾病中已被广泛应用，在干燥综合征中的使用案例也逐渐增多。研究表明，白芍总苷胶囊联合小剂量泼尼松和甲氨蝶呤治疗早期干燥综合征的效果要明显优于单纯使用西药治疗，且不良反应少。还有报道白芍总苷联合小剂量沙利度胺治疗干燥综合征的实验结果，也证实了联合用药更具有优势。眼干、口干是干燥综合征临床上最长见的症状，中西医结合对于这类症状也有持续的探索和成果。润目丰液汤含有百合、熟地黄等药材，具有养阴润肺、补血益精的功效，联合人工泪液、凝胶治疗眼干症状，尤其是混合型眼干有很好的疗效。对于早期单纯的口干症状，多数学者建议单用中药治疗，如含有太子参、生白术、南沙参、麦冬、赤芍、熟地黄的路氏润燥汤，也可辅以维生素C、维生素E等增加唾液分泌，收效甚佳。此外，生脉饮合玉汤联合环戊硫酮片、二冬三参四子润燥汤联合人工眼液或维生素C对眼干、口干症状均有明显治疗效果。

五、研究进展

眼科临床免疫治疗方法多种多样，尚有众多的治疗方法正在进行临床前或早期的试验研究，新的药物和给药方式仍在不断涌现。随着免疫学和分子生物学等诸多学科的进展，这些治疗方法必将进一步完善，并为临床广泛应用。

（一）炎性假瘤

随着近年来对炎性假瘤发病机制的深入研究，各种新型研究技术的发展，可能会有更多有助于本病的诊断技术和方法，为其治疗提供更科学的依据。

（二）甲状腺相关眼病

近些年来，针对甲状腺相关眼病（TAO）发病机制的免疫靶向治疗为疾病治疗开辟了新的方向，受到国内外专家的高度重视。目前关于甲状腺相关眼病的治疗方向有以下几点：

1. 针对免疫细胞的治疗　研究表明，抗TSHR及IGF-R的抗体参与TAO的发展，因此在疾病的早期阶段就将B淋巴细胞排除，可阻止其与CD20结合，阻断相关抗体的产生，取得良好的治疗效果。目前可获得的生物制剂主要是抗CD20人鼠嵌合性单克隆抗体（RTX）。2006年首次报道了RTX对活动期中重度TAO治疗有效。随后有非随机对照研究也证实，应用RTX治疗对激素不敏感的TAO有效。吗替麦考酚酯（MMF）作为新型免疫抑制剂通过选择性抑制T、B淋巴细胞，尤其对处于增殖阶段的T、B淋巴细胞抑制作用更强。胡潇豪等对随访的40例活动性甲状腺相关眼病患者按照不同的治疗方案给予MMF和泼尼松治疗12周，发现MMF治疗组总有效率为86.4%，显著高于泼尼松治疗组的55.6%，治疗后两组的活动度积分均较治疗前明显降低，下降幅度MMF治疗组大于泼尼松治疗组，且治疗12周后无效和复发者给予MMF与泼尼松联合治疗后突眼情况显著改善。

2. 抑制细胞因子活性　如应用肿瘤坏死因子-α（tumor necrosis foctor-α，TNF-α）阻滞药或白细胞介素-6（interleukin-6，IL-6）受体阻滞药等生物制剂。IL-6可以增强TAO患者眼眶组织表达TSHR，并促进B淋巴细胞增殖分化为浆细胞，浆细胞产生的自身抗体会和TSHR结合，参与TAO的发生和病程的进展。作为人源化的抗IL-6受体单克隆抗体，托珠单抗（tocilizumab，TCZ）通过与IL-6竞争结合位点，抑制胞浆内信号传导途径，进而导致IL-6的生物活性被阻断。当TAO患者不能耐受激素或对激素治疗不敏感，或同时伴有糖尿病，又或其他生物制剂治疗无效时，TCZ可能是一个较好的选择。作为炎症刺激因子，TNF-α能吸引炎症细胞在眼眶组织中发生聚集，并使炎症反应扩大。因此，可以通过阻止TNF-α与细胞表面的受体结合，阻断TNF的作用。抗TNF单克隆抗体，如英夫利西单抗/依那西普、阿达木单抗等在TAO患者的临床治疗研究中都取得了明显的疗效。

3. 针对自身抗体的治疗　研究证实，阻断IGF-1与其受体结合或以阻断IGF-1R活性为靶点的药物能抑制循环血液IGF-1R抗体对眼外肌细胞的作用。原代培养未分化的眼眶成纤维细胞发现，NCGC00229600能阻断TSHR信号传导通路，减少眼眶成纤维细胞产生环磷腺苷（cyclic adenosine monophosphate，cAMP）和磷酸化蛋白激酶B，并能剂量依赖性地抑制透明质酸的生成，在理论上治疗TAO有效。

（三）自身免疫性垂体炎

虽然目前已有放射治疗成功的报道，但其在AH患者中的应用仍存在争议。有学者推荐激素治疗首先应静脉给药，然后口服给药。近年来有尝试其他免疫抑制剂如硫唑嘌呤、甲氨蝶呤和环孢素用于糖皮质激素治疗反应差的患者，部分患者有一定效果。

六、名老中医治疗经验

（一）干燥综合征

1. 刘健　认为干燥综合征患者为脾胃亏虚，津液不布，治疗采用健脾化湿、清热滋阴、活血通络法，用其自制的中药复方新风胶囊（由黄芪、薏苡仁、雷公藤、蜈蚣组成）治疗，取得不错的临床效果。

2. 金实　认为干燥综合征以阴虚津亏为本，燥热瘀毒为标，提出病机主要为阴虚络滞、肺失宣布。在治疗上，以养阴润燥、宣肺布津为基本大法。干燥综合征多以燥毒犯于上焦起病。上焦之心肺为病，多用自创之增液布津汤、生津颗粒，药用南沙参、北沙参、天冬、麦冬、乌梅、紫菀、石膏、知母、桃仁等，共奏养阴润燥、宣肺布津之功。中焦燥毒犯于脾胃，多用增液汤加减以滋润脾胃，传至下焦犯于肝肾多用六味地黄丸加减以滋补肝肾。现根据三焦理论分析金教授常用方如下：

（1）上焦为病，养阴润燥，宣肺布津。上焦之心、肺为机体最高，且肺为娇脏，最易受邪，《诸病源候论》："手少阴，心之经也，其气通于舌。"燥毒犯于上焦，肺主皮毛，"燥伤皮毛""燥胜则干"。此时病邪尚在浅表，主要表现为双目干涩、鼻干、咽干、舌红少津、干咳少痰、皮肤干燥等。在治疗方面，当从《素问·至真要大论》"燥者润之"及"燥淫于内，治以苦温，佐以甘辛，以苦下之"之法。金教授常用增液布津汤及生津颗粒治疗干燥综合征之上焦为病，以养阴润燥，宣肺布津。以生津颗粒为例，方中北沙参、麦冬同用为君，取沙参麦冬汤之意，以清肺热，滋生阴液，培养肺阴，以润肺燥；赤芍清热凉血、行滞散瘀，与敛阴之白芍同用，共奏养阴而不留邪之功；燥犯于肺，肺气"为邪所郁，不能宣行，因而留滞"，肺气郁闭于内，宣降失常，津液无以输布濡养机体，燥症则发，而紫菀可"开泄肺郁，定喘降逆，宣通壅滞，兼疏肺家气血"，故用紫菀以宣肺气，疏血瘀，使气畅行而津液得通。又因燥邪易于生热，常燥热并见，在治疗上应遵循"上焦如羽，非轻不举"之意，酌用轻清上浮之品，以透邪外出。金教授亦常在方中加性微寒之金银花、连翘二味，取银翘散之意，使药力达于上焦，透表清热，祛上焦之邪。在药味加减方面，阴虚为甚而见口干咽燥，可加玉竹、石斛以强滋阴生津之功；气虚明显而见自汗盗汗、动则乏力，可酌加黄芪、党参以补气。

（2）中焦为病，养阴润燥，滋阴增液。上焦病不治，则易传于中焦之脾胃。《素问·经脉别论》："饮入于胃，游溢精气，上输于脾，脾气散精，上归于肺，通调水道……"胃为水谷之海，主受纳腐熟水谷，为体内津液来源之一，"胃中津液一枯，则脏腑皆失其润泽"，若胃阴不足，则胃受纳腐熟之功受损，无以输精于脾，脾不得散精以维持肺之正常宣发肃降之功，则影响体内水液的代谢及输布。胃喜润恶燥，胃气主降，脾喜燥恶湿，脾气主升，脾胃同属中焦，脾升而胃降，为一身气机升降之枢纽。胃阴亏虚，则见大便干结、消谷善饥、口气重等症状。在治疗上，中焦当以平为法，遵循"治中焦如衡，非平不安"之法，对胃宜存津护阴，以健以润，对脾当畅气祛湿，以运以燥。金教授常用增液汤加减以滋阴润燥。如用药玄参、麦冬、生地黄以滋阴增液、润燥通便；大便秘结为甚者，加入大黄、芒硝以泄热软坚。同时，金教授在方中酌加如黄芪、山药等补气之品，助脾胃之健运，以治干燥综合征胃中津液干枯，大便不行等症。治中焦取平之意，除畅达水液外，又可使水谷精微化生有源，使水液之来源不绝。

（3）下焦为病，养阴润燥，滋补肝肾，上、中焦不治，则病至下焦肝肾。肝经上连目系，主疏泄，机体气机之舒畅条达有赖于肝之气机调畅，《读医随笔·卷四》："凡脏腑十二经之气化，皆必借脏腑肝胆之气化而鼓舞之，使能调畅而不病。"故肝气条达，则三焦气治，水道通利。肾者主水，《素问·逆调论》："肾者，水脏，主津液。"其对维持体内水液代谢的整体平衡发挥着重要作用。若燥毒犯于肝肾，则肝气郁滞，气血皆不行，且肝主藏血，肾主藏精，故又见阴血、阴精亏少，失于濡润。在肝之表现可见双目干涩、爪甲不荣，妇人经迟经少；在肾之表现可见腰膝酸软，倦怠乏力，潮热盗汗，男子或见阳痿不举。此时治疗当以祛瘀散滞，滋潜肝肾为主。金教授在临床常用六味地黄丸加减，熟地黄、山茱萸、山药三药配合，肾肝脾三阴并补，以补肾阴为主，既改善目系症状，又调畅一身之气血，使肝行其疏泄之功，肾行其滋补之力；泽泻、茯苓、牡丹皮三药配合，利脾湿、泄肾浊、清虚热，称为"三泄"。六味合用，三补三泻，补肝肾之不足，共奏滋阴补肾之功。在药味加减方面，若双目干涩为甚，可加枸杞子、菊花以清肝明目；腰膝酸软为甚，可加何首乌、沙苑子以加强滋补肝肾之效。

（二）甲状腺相关眼病

邵迎新等认为，本病多因肝气郁结，气机不畅，横逆犯脾，脾失健运．水湿内停，聚而成痰，瘀阻脉络，眼球突出。在治疗上大多认为主要应从肝论治，兼顾脾肾。肝火旺盛者，治以平肝熄风，清肝泻火，佐以养阴活血；脾虚痰瘀者，治以疏肝健脾，化痰消瘿；肝肾阴虚者，治以滋补肝肾，益气养阴。因此，治疗本病当分期辨证论治。其创制的康氏抗纤方以清热利湿、疏肝活血、益气健脾、滋养肝肾立法，方中重用绵茵陈、白花蛇舌草等清热利湿解毒之品，除疫毒所致的湿热之邪；肝气易郁，邪著肝脏则气滞，应用柴胡、佛手以疏肝理气；应用丹参、三七、郁金、牡丹皮等活血化瘀、通络解郁，以宣通肝脏瘀塞之络道；佐以黄芪、西洋参益气健脾，鳖甲、龟甲滋养肝肾，石斛养阴生津，补脏气令气行血亦行，补阴液则津足而利血行。诸药相配，共奏扶正祛邪、化瘀通滞之功。

七、预防与调摄

（一）干燥综合征

《素问·四气调神大论》："是故圣人不治已病，治未病，不治已乱，治未乱，此之谓也。"此时就已经认识到，疾病发生以后再治疗，不仅会对人体的健康产生损伤，甚至留下后遗症，因此未病先防是保持健康的重要原则。中医学认为疾病的发生是由正气和邪气的斗争结果决定的，因此扶正避邪是预防疾病的重要手段。而对于现在中西医仍无确效治疗手段的干燥综合征，最有有利于保持健康的方式就是预防。余下将从下面几个方面揭示了养生与干燥综合征的关系。

1.审因察势，未病先防　仔细审查机体内外存在的致病因素，考察疾病发生发展的趋势，通过辨证分析，进行有针对性的预防是有效预防的关键。干燥综合征患者多为素体气阴不足，或后天失养、疾病均致机体津液不足，无以内溉脏腑、外润腠理孔窍，从而燥热由内而生，出现干燥不润的病变。如肺燥为主的口燥咽干唇焦，肌肤干燥、起皮脱屑，鼻干目涩；以肠燥为主的大便燥结，以肾燥为主的形体消瘦、发干糙、齿槁、小便短赤等燥热之象。此时因应在疾病未发生之前，或有萌发之象时采取措施。如肺燥皮肤干燥者，日常生活中应忌食辛辣发散之品，适当补充一些甘润之品，以润肺燥。

2.清静养神，调和五脏　"得神者昌，失神者亡"，神是生命的主宰，神能御气，只有在神的统御下人体正气才能保持和顺调达，人才能保持健康。快节奏的生活和紧张的工作压力，是当今社会的特点，由于工作、学习压力大，或者长期熬夜等引起身体疲乏、口干、皮肤干燥、心烦、精神不振等不适患者也越来越多。中医养生学认为只有保持清静，精神方可得以养藏。因此，虽然处于工作、学习压力大的环境，也应当尽力使祛除杂念，少思少虑，使神动而不燥，用而不耗，从而达到精神内守、神机灵敏的状态，如是则真气从之，病无所生。人体的形体结构和精神情志都是以五脏为中心的，五脏充养和调，则人体身强体健，长寿不衰。干燥综合征病机为阴虚诸窍失养，病位主要在肝肾，常累及脾脏，治疗以滋阴润燥以治其本，适当佐以益气健脾。因此在滋阴补虚的同时，可适当补益肝肾。"咽唾养津法"是中医学传统养生术之一，可补肾精，健脾胃，滋阴补虚，与干燥综合征阴虚诸窍失养的病机相合。在"咽唾养津法"干燥综合征的防治中，可以尝试使用。

3.扶正避邪、调气养精　中医养生学非常重视人体的正气，认为身体的强弱及机体是否衰老，主要取决于正气是否充盈，并指出各种养生方法都是为了保护和强壮正气为基本原则。《黄帝内经》"正气存内，邪不可干"，指出如果人体的正气相对虚弱，抗病能力就会下降，邪气便可趁虚而入，侵犯人体而发生疾病。当然，人体适应气候变化以保持正常生理活动的能力，是有一定限度。在一定的条件下，邪气也可以成为主导因素，尤其在天气剧变、出现反常气候之时，更容易感邪发病。如燥邪侵犯也是干燥综合征的病因之一。因此，预防干燥综合征的发生时，不仅要遵循天人相应的养生原则，随季节变化而增减衣服，合理膳食，适度运动，保持良好的精神状态，做到正气内存，还应该必须注意对外邪的审识避忌，从而有效地预防干燥综合征。

（二）炎性假瘤

1. 患者饮食宜清淡，忌食辛辣食物。

2. 复视严重者可遮盖患眼，以减轻复视所造成的眩晕症状。

3. 睑裂闭合不全者，应注意保护角膜，可于患眼涂入大量抗生素眼膏，并加以遮盖。

（三）甲状腺相关眼病

甲状腺相关眼病是一种有内源性和环境等复杂因素共同作用的多因素疾病。先天因素包括知之甚少的遗传因素、年龄、性别等是不可预防的，而后天因素如吸烟、甲状腺功能不全、明确的环境、甲亢的放射碘治疗等是可预防的。甲状腺相关眼病患者仅3％～5％发展为严重的眼病，约一半患者仅有轻微的眼部病变，其余患者则无眼部受累。这可能说明环境因素比内源性因素更重要。因此，通过强烈敦促患者戒烟、正确控制甲状腺功能，谨慎使用放射性碘，尽早治疗由中度向重度发展的眼病患者，药物干预可有效控制甲状腺相关眼病患者的病程。

（四）良性淋巴上皮病

本病暂无有效预防措施，早发现早诊断是本病防治的关键。多以清淡食物为主，注意饮食规律。

（五）自身免疫性垂体炎

1. 养成良好的生活习惯，注意休息，避免劳累。

2. 可进行适当的运动锻炼，以不感到疲劳为度。

3. 保持良好心态，积极配合治疗，避免恐惧、焦虑等不良情绪。

4. 正常饮食。

八、预后与转归

（一）干燥综合征

本病预后良好，多进展缓慢。中枢神经病变、恶性淋巴瘤、肾小管受损伴肾功能不全及进行性肺纤维化的患者预后差。

（二）炎性假瘤

炎性假瘤在首选激素治疗无效或复发后给予单前野低熔点铅挡块屏蔽晶体低剂量放射治疗是一种可行的方法，预后效果较好。

（三）甲状腺相关眼病

吸烟患者更易发生进行性和更为严重的眼眶疾病。身心压力太大会造成甲亢。糖尿病对甲状腺相关眼病起促进作用。其他免疫性疾病包括恶性贫血和白癜风也可合并甲状腺疾病。对非甲状腺病患者进行颈部放疗，如甲状腺癌和霍奇金淋巴瘤，可能会诱发甲状腺相关眼病。

（四）良性淋巴上皮病

良性淋巴上皮病变治疗的预后一般较好，一般均未复发。但有少数良性淋巴上皮病变发展成淋巴瘤，并多以非霍奇金淋巴瘤为主。大多数认为良性淋巴上皮病变患者发生淋巴瘤的危险性是正常人的44倍。因此，对于良性淋巴上皮病变患者，不论采用什么治疗手段，需长期的定期随访。

（五）自身免疫性垂体炎

在垂体体积缩减后，仅约16％ AH患者不需要激素替代，而大多数患者仍需要用一种或多种激素长期替代治疗。约8％ AH患者因为出现急性肾上腺功能减退或垂体功能减退而死亡。与其他自身免疫性疾病类似，AH病程存在波动性。即使初始治疗效果满意，部分患者仍可出现复发，极少数患者可在垂体手术后出现Graves病，所以对AH患者的长期随访是必要的。

经过缩小垂体肿块的治疗，大多数（68％）患者颅内占位症状能够改善，但长期有激素缺乏症状，还需激素替代治疗。18％患者能够完全治愈，不再需要进一步治疗。6％患者会反复复发，多次复发的患者垂体会随着病程延长逐渐萎缩，在MRI上显示为空蝶鞍。6％患者死于肾上腺皮质功能不全、感染等，剩余 2% 是可自行缓解的患者。

参考文献

[1] 曲景灏，宋文秀，孙镝，等. 泪腺导管炎两例 [J]. 中华眼科杂志，2019，55（2）：143 - 144.

[2] 杨倩，刘媛. 曲安奈德局部注射治疗泪腺炎临床分析 [J]. 特别健康，2018（15）：95.

[3] 姜蓉. 曲安奈德局部注射治疗泪腺炎的有效性分析 [J]. 医学理论与实践，2019，32（9）：1373 - 1375.

[4] 刘伟仙，王玲，韩姬，等. 曲安奈德在白内障超声乳化摘出术后囊膜破裂中的应用 [J]. 眼科新进展，2016，36（11）：1032.

[5] 钟建胜，肖丽华. 泪腺炎性假瘤的诊断和治疗 [J]. 中国实用眼科杂志，2000，18（2）：94 - 95.

[6] 陈开泰. 一种用于治疗慢性泪腺炎的中药：CN201510656715. 7 [P]. 2015 - 12 - 23.

[7] 黎畅，张晓峰，李萌萌，等. 去卵巢小鼠血清性激素水平对泪腺炎症因子表达的影响 [J]. 眼科新进展，2018，38（11）：1028 - 1032，1040.

[8] Teo L，Seah L L，Choo C T，et al. A survey of the histopathology of lacrimal gland lesions in a tertiary referral centre [J]. Orbit，2013，32：1 - 7.

[9] Tang S X，Lim R P，Al-Dahmash S，et al. Bilateral lacrimal gland disease：clinical features of 97 cases [J]. Ophthalmology，2014，121：2040 - 2046.

[10] 陈鑫，周绍鹏. 中西医综合疗法治疗原发性干燥综合征干眼的临床效果 [J]. 中西医结合心血管病电子杂志，2018，6（9）：169.

[11] 高原，穆晓静. 中西医结合治疗干燥综合征 20 例临床观察 [J]. 光明中医，2018，33（1）：110 - 112.

[12] 杨红艳，李文倩，冯建明，等. 干燥综合征的中西医治疗新进展 [J]. 实用医学杂志，2017，33（5）：677 - 679.

[13] 鲁璐，王静宇，魏刚. 金实从三焦论治干燥综合征经验探析 [J]. 江苏中医药，2019，51（8）：18 - 20.

[14] 赵杨梅，付帝钧，周雪梅，等. 从中医养生探讨干燥综合征预防 [J]. 养生保健指南，2018（34）：253.

[15] 薛卫平，白守民，吴少焜，等. 眼眶内炎性假瘤放射治疗的回顾分析 [J]. 中国现代医生，2013，51（19）：151 - 153.

[16] 杨静，王清，杨朝忠. 免疫相关性眼病的免疫学治疗进展 [J]. 国际眼科杂志，2018，18（2）：263 - 266.

[17] 江淼. 中西医结合治疗中度甲状腺相关眼病 25 例 [J]. 福建中医药，2012，43（6）：17 - 18，21.

[18] 梁韵茹. 甲状腺相关性眼病的中西医结合治疗概况 [J]. 中外健康文摘，2011，8（43）：435 - 436.

[19] 袁晓辉，邓亚平，谢学军. 中西医结合治疗甲状腺相关眼病 [J]. 中国中医眼科杂志，2006，16（1）：16 - 19.

[20] 唐东润，史学锋，孙丰源，等. 良性淋巴上皮病变的临床特点与治疗 [J]. 中华眼科杂志，2009，45（5）：441 - 445.

[21] 田攀文，陈德才，卢春燕. 自身免疫性垂体炎的研究进展 [J]. 国际内分泌代谢杂志，2007，27（2）：130 - 132.

[22] 杨祖威，孙首悦. 自身免疫性垂体炎 [J]. 中华内分泌代谢杂志，2015，31（11）：1008 - 1012.

[23] 徐立军，汪虹，邵迎新. 甲状腺相关性眼病的辨治体会 [J]. 国际中医中药杂志，2013，35（10）：959 - 960.

第十三章　泪道疾病

　　泪道包括泪小点、泪小管、泪总管、泪囊和鼻泪管，是泪液排除系统。通常泪液的生成和排出保持平衡，每次瞬目、闭睑动作使泪液在眼表涂布，同时推送到内眦部形成泪湖，然后通过泪小管虹吸作用进入泪点。闭睑时，围绕泪小管部的眼轮匝肌收缩，防止泪液回流。正常情况下，眼部各种腺体的分泌成分组成泪液，眼睑的瞬目运动将泪液均匀涂布到眼表，除少量泪液蒸发外，大部分泪液经排除系统引流到鼻腔。泪液排除系统的疾病称为泪道疾病，包括泪道功能不全、泪道狭窄或阻塞、炎症、肿瘤等。

　　泪道疾病属中医学"两眦疾病"范畴。两眦包括上下胞睑在内、外侧的联合处，其病变多与流泪、泪液潴留等有关。两眦疾病为常见、多发的外障疾病，属五轮中的血轮，内应于心，心与小肠相表里，故两眦疾病多与心和小肠有关。病变常因心火内炽，或外邪引动心火，内外合邪发病；肝之液为泪，肾主水液，肝肾在生成及约束泪液方面有一定的作用，所以病变与肝肾亦相关，发病多为肝肾亏虚等。两眦疾病治疗多用辛凉疏散、泻火解毒、滋养肝肾等治法。

第一节　溢泪（泪道阻塞或狭窄）

　　泪道阻塞（stenosis of lacrimal passage）常发生在泪点、泪小管、泪囊与鼻泪管交界处以及鼻泪管下口。泪道前部由于管径狭窄，位置表浅，并与结膜囊比邻相通，容易受到炎症、外伤、药物毒性的影响而发生阻塞。而鼻泪管的下段是解剖学的狭窄段，容易受鼻腔病变的影响出现阻塞。

　　泪道阻塞或狭窄属中医学眼科"流泪症"范畴。根据流泪冷热性质不同可分别命名为冷泪、热泪，临床中热泪多为某些外障眼病的一个症状，不属本节所诉范围，本节仅讨论流冷泪及所流之泪无明显冷热感的流泪症。本病多见于冬季和春季，可单独或双眼患病，常见于病后体弱的妇女、老年人。

一、病因与分类

（一）中医病因病机

　　《诸病源候论·目病诸候》："若脏气不足，则不能收制其液，故目自然泪出。"本病多为肝血不足，泪窍不密，风邪外袭而致泪出；或气血不足、肝肾两虚不能约束其液，而致冷泪常流；甚或椒疮邪毒侵及泪窍，导致窍道阻塞，泪不下渗而外溢。

（二）西医病因及发病机制

1. 泪点异常，包括泪点闭塞、缺如或者狭窄，致使泪液不能顺利流入泪道。

2. 泪小点外翻，不能接触泪湖。

3. 泪小管至鼻泪管的狭窄或阻塞，由于先天性闭锁、炎症、肿瘤、结石、外伤、异物、药物毒性等引起的泪道结构或功能不全，导致泪液不能排出。

4. 鼻腔疾病容易引起鼻泪管下段阻塞。

二、临床表现

（一）症状

　　患者主要症状为泪溢，迎风流泪更甚，冬天寒冷季节或冷风刺激时流泪加重。

（二）体征

患者可见泪液不时溢出睑缘。长期泪液浸渍，可引起慢性刺激性结膜炎，表现为结膜充血。下睑和面颊部皮肤潮湿发红，呈湿疹样改变。患者不断揩拭眼泪，长期可致下睑外翻，加重泪溢症状。按压泪囊区，无黏液或脓性分泌物自泪点流出。

由于婴儿与成人生理结构上存在一定的差异，所以临床上婴儿泪溢与成人泪溢有一定差别。

1. 婴儿泪溢　泪液排出部在胚胎发育中逐渐形成，其中鼻泪管形成最迟，常常到出生时鼻泪管下端仍有一黏膜皱襞（Hasner瓣）部分或全部遮盖鼻泪管开口，一般在出生后数月内可自行开通。鼻泪管下端发育不完全，没有完成"管道化"，或留有膜状物阻塞是婴儿泪溢的主要原因。可单眼或双眼发病，泪囊若有继发感染，可出现黏脓性分泌物，形成新生儿泪囊炎（neonatal dacryocystitis）。

2. 成人泪溢　多见于中年人，因功能性或器质性泪道狭窄或阻塞造成泪溢，在刮风或寒冷气候症状加重。

（1）功能性泪溢：相当多成人泪溢并无明显的泪道阻塞，泪道冲洗通畅。泪溢为功能性滞留，主要原因是眼轮匝肌松弛，泪液泵作用减弱或消失，泪液排出障碍，出现泪溢。

（2）器质性泪溢：上述列举的泪道阻塞或狭窄病因都属器质性泪溢。最常见原因为肿瘤或泪道中存在泪石，女性较男性更易受累。

三、辅助检查

器质性泪道阻塞或狭窄可发生在泪道的任何部位，确定阻塞部位对于治疗方案的选择十分重要。泪道阻塞或狭窄的常用检查方法有以下几种。

（一）染料试验

于双眼结膜囊内滴1滴2%荧光素钠溶液，5分钟后观察和比较双眼泪膜中荧光素消遗情况，荧光素保留较多的眼可能有相对性泪道阻塞。或在滴入2%荧光素钠2分钟后，用一湿棉棒擦拭下鼻道：若棉棒带绿黄色，说明泪道通畅，或没有完全性阻塞。

（二）泪道冲洗术

采用钝圆针头从泪小点注入生理盐水，根据冲洗液体流向判断阻塞及其部位。通常有以下几种情况：

1. 冲洗无阻力，液体顺利进入鼻腔或咽部，表明泪道通畅。

2. 冲洗液完全原路返回，为该泪小管阻塞。

3. 冲洗液从上泪点或下泪小点注入后，液体由另一泪点反流者为泪总管阻塞。

4. 冲洗时有阻力，且冲洗液部分自泪小点返回、部分流入鼻腔，为鼻泪管管狭窄。

5. 冲洗液自另一泪小点反流，同时伴有黏性或黏脓性分泌物，为鼻泪管阻塞合并慢性泪囊炎。

（三）泪道探通术

诊断性泪道探通有助于证实上泪道（泪小点、泪小管、泪总管）阻塞的部位，治疗性泪道探通主要用于婴幼儿泪道阻塞。

（四）X线碘油造影

X线碘油造影用以显示泪囊大小及阻塞部位。

四、诊断与鉴别诊断

（一）诊断要点

1. 泪溢。

2. 冲洗泪道时，泪道通畅，或通而不畅，或不通，但均无黏液从泪点溢出。

（二）鉴别诊断

1. 慢性泪囊炎　所溢之泪，多为黏液或黏液脓性，多伴有结膜充血。压迫泪囊区有黏液或黏液脓性分泌物自泪点流出。泪道冲洗时，冲洗液自上、下泪点反流，同时有黏液脓性分泌物。

2. 泪小管炎　流泪，有分泌物，眼红。压迫泪囊区有黏液或黏液脓性分泌物自泪点流出。

3. 泪道肿物　可触及肿物。

五、治疗

本病治疗前首先要分清是功能性泪溢还是器质性泪溢。功能性泪溢，可以中医治疗为主，配合西医局部用药。器质性泪溢则以西医治疗为主，根据病因选择适宜的治疗方法。

（一）中医治疗

1. 辨证论治

（1）肝血不足，外感风邪证：

1）证候：目无赤痛，迎风流泪；可兼见面色少华，头晕目眩；舌淡苔薄，脉细。

2）治法：补养肝血，兼祛风邪。

3）方药：止泪补肝散（《银海精微》）加减。组成：蒺藜、当归、熟地黄、白芍、川芎、木贼、防风、夏枯草。每日1剂，水煎，分2次温服。

4）加减：流泪迎风更甚者，可加白薇、菊花、石榴皮等祛风止泪。

（2）气血不足，收摄失司证：

1）证候：泪下频频，泪水清冷稀薄，目无赤痛，不耐久视；兼见面色无华，神疲乏力，健忘怔忡；舌淡苔薄，脉细弱。

2）治法：益气养血，收摄止泪。

3）方药：八珍汤（《正体类要》）加减。组成：人参、白术、茯苓、甘草、熟地黄、当归、川芎、白芍。每日1剂，水煎，分2次温服。

4）加减：迎风泪多者，加防风、白芷、菊花祛风止泪；遇寒泪多，畏寒肢冷者，酌加细辛、桂枝、巴戟天温阳散寒摄泪。

（3）肝肾两虚，约束无权证：

1）证候：眼泪常流，拭之又生，泪液清冷稀薄；兼见头晕耳鸣，腰膝酸软；舌红、少苔，脉细弱。

2）治法：补益肝肾，固摄敛泪。

3）方药：左归饮（《景岳全书》）加减。组成：熟地黄、山药、枸杞子、山茱萸、茯苓、炙甘草。每日1剂，水煎，分2次温服。

4）加减：流泪较甚者，加五味子、防风收敛祛风止泪；感泪液清冷者，加巴戟天、肉苁蓉、桑螵蛸加强温补肾阳之力而助固摄止泪之功。

2. 专方专药　杞菊地黄丸：口服，每次6g，每日2次。用于治疗本病肝肾两虚证。

3. 外治

（1）针刺疗法：

1）体针：肝血不足，外感风邪证，以补法为主，可针肝俞、太冲、合谷、风池。肝肾两虚，约束无权证，以补法为主，针灸并用，可针肝俞、肾俞、涌泉、太冲。流泪清冷者，可加神阙艾灸及同侧睛明穴温针（将针用火烧热，待温后再针）治疗。

2）耳针：眼、肝、目1、目2。操作方法：消毒后，毫针浅刺、斜刺法，留针20分钟，留针期间重度刺激手法行针2～3次。

（2）耳穴压豆：眼、肝、目1、目2。操作方法：王不留行进行贴压，患者每日自行按压3～5次，每个穴位每次按压2～3分钟。隔日更换1次，双侧耳穴交替使用。

（二）西医治疗

1. 局部治疗　功能性泪溢可试用硫酸锌及肾上腺素溶液点眼，以收缩泪囊黏膜。对婴儿泪道阻塞或狭窄者，大部分先天性 Hasner 瓣阻塞可在出生后4～6周自行开放。因此可先行局部按摩和抗生素滴眼剂点眼，鼻腔应用缓解充血的婴儿滴鼻剂等保守治疗；若不能自行痊愈，半岁以后可考虑泪道探通术。泪点狭窄、闭塞或缺如者，可用泪点扩张器扩张或泪道探针探通。

2. 手术治疗

（1）睑外翻、泪点位置异常：可于泪点下方切除一水平梭形结膜及结膜下睑板组织，结膜水平缝合后缩短，即可矫正睑外翻，使泪点复位。如患者有眼睑松弛，可同时做眼睑水平缩短术。此外也可试行电烙术，电灼泪点下方结膜，术后借助瘢痕收缩使泪点复位。

（2）泪管阻塞：可试用泪道硅管留置治疗。泪道激光亦取得较好的治疗效果，利用脉冲 YAG 激光的气化效应打通阻塞部位，术后配合插管或置线，可提高疗效。对于泪总管阻塞，可采用泪小管泪囊吻合术。

（3）鼻泪管狭窄：轻者可行泪道疏通成形加置管术，重者可行泪囊鼻腔吻合术。

六、研究进展

（一）中医研究进展

张慧西等将 128 例功能性流泪患者辨证论治分为肝肾不足者和气血亏耗者。其中肝肾不足者使用左归饮加减，气血亏耗者使用八珍汤加减；迎风流泪多者，加防风、白芷以祛风止泪；冬月泪多，有畏寒肢冷者，加细辛、桂枝，以温经祛寒；肾阳虚者，加巴戟天、肉苁蓉、桑螵蛸，以加强补阳作用。病程较长，辨证有痰瘀阻络者与桃红四物汤加陈皮、地龙合用，以活血化瘀通络开窍。治疗结果为 128 例患者，100 例治愈，显效 28 例。

（二）西医研究进展

近年来，随着眼表疾病和溢泪相关疾病疾病的的研究进展，临床上我们把这一类流泪症分为功能性和非功能性的流泪。

1. 引起功能性的溢泪的主要原因　①泪小点的形态及位置异常；②泪道虹吸功能不全；③结膜松弛症；④泪阜肥大；⑤下眼睑松弛；⑥鼻腔的病变。

2. 引起非功能性溢泪的主要原因　①泪道的阻塞；②鼻泪管的狭窄；③泪小点的狭窄。

3. 对于功能性溢泪的治疗并未达成一致，主要是针对病因不同进行治疗。非功能性溢泪的治疗临床上比较常见，对于因泪道阻塞、狭窄或闭锁而引起的泪溢主要采取手术治疗方式。常见的术式是鼻腔泪囊吻合、泪道砖切插管、逆行泪道插管和泪道义管植入术式等。

七、名老中医治疗经验

李传课认为：泪道狭窄或阻塞，固然是溢泪的常见原因，但也有泪道通畅而又有泪溢者。对于后者，常用止泪补肝散加减治之，每或良效。如杨某，女，48 岁，流泪 2 个月，迎风更甚，查眼外不红不肿，泪道冲洗通畅，余无特殊。处以《银海精微》止泪补肝散加减：川芎、木贼各 6g，当归、白芍、蒺藜、防风、蕤仁各 10g，熟地黄、枸杞子各 15g，服用 5 剂泪减，继服 5 剂泪止。泪道通畅而有泪溢者，多系年老体弱、眼轮匝肌无力收缩、泪液引流不畅所致。《素问·宣明五气》"肝为泪"，《银海精微》"泪乃肝之液。"说明泪液润泽眼珠而无流溢之象，与肝制约泪液有关。今肝虚不足，不能制约泪液，则须用补肝制泪之法，取止泪补肝散去夏枯草，加枸杞子、蕤仁以增强补肝之功，肝之功能正常，泪液受约，流泪自然消失。

八、预防与调摄

1. 户外工作者，可戴防护眼镜，减少风沙对泪道的刺激。

2. 增强体质，或做睛明穴按摩，有助于改善流泪症状。

3. 预防泪道部位的创伤、炎症，可减少泪道阻塞。

九、预后与转归

对于功能性泪溢目前治疗相对困难，治疗尚未达成一致，针对不同病因的治疗效果各有不同；非功能性泪溢治疗手术方式相对成熟，预后可。

第二节　急性泪囊炎

急性泪囊炎是以泪囊及周围组织突发红、肿、热、痛为主要临床特征的急性感染性炎症。常见于中老年妇女，多单眼发病。

本病属中医学"漏睛疮"范畴。其病名首见于《医宗金鉴》，"初起如豆如枣，红肿疼痛，疮势虽小，根源甚深。溃破出黏白脓者顺，生青黑脓或如膏者险"，又称"大眦漏"（《证治准绳》）等。本病可由漏睛演变而来，亦可突然发生。

一、病因与分类

（一）中医病因病机

1. 心经蕴热，或素有漏睛，热毒内蕴，复感风邪，风热搏结，内外合邪所致。

2. 过嗜辛辣炙煿，心脾热毒炽盛，上攻目窍，致气血凝滞，营卫不和，结聚成疮，热盛肉腐成脓而溃。

3. 气血亏虚，正不胜邪，邪气留恋，蕴伏之热邪上扰泪窍。

（二）西医病因及发病机制

本病多因慢性泪道阻塞，致病菌在泪囊繁殖、感染而发生急性化脓性炎症，或因泪道黏膜的创伤性感染、鼻腔黏膜等邻近组织感染性病变蔓延而致。致病菌多为金黄色葡萄球菌或溶血性链球菌，儿童患者常为流感嗜血杆菌。严重时，炎症向周围组织扩散，引起泪囊周围蜂窝织炎。

二、临床表现

（一）症状

发病突然，泪囊区红肿热痛，严重者伴恶寒发热，有泪溢。

（二）体征

泪囊区红肿、坚硬、压痛，重者蔓延至眼睑、鼻根部及颊部，甚至形成脓肿或脓肿穿破皮肤，脓液排出后，可形成泪囊瘘管。偶有耳前或颌下淋巴结肿大、压痛。

（三）并发症

可并发眶蜂窝织炎，严重者甚至可有败血症、颅内感染。

三、辅助检查

血常规检查可有白细胞总数或中性比例异常变化，革兰氏阳性菌感染者白细胞总数或中性比例升高。脓液细菌、真菌涂片和培养能鉴定感染病原微生物。

四、诊断与鉴别诊断

（一）诊断要点

1. 多有慢性泪囊炎病史，或有泪道阻塞和泪道外伤史。

2. 泪囊区红肿，坚硬，压痛。

（二）鉴别诊断

1. 皮脂腺囊肿继发感染　继发感染前，多有囊肿存在，冲洗泪道通畅，无泪溢。

2. 急性筛窦炎和急性上颌窦炎 以鼻塞、流脓涕、头痛为主要症状，冲洗泪道通畅。鼻腔检查和鼻旁窦 X 线片可明确诊断。

五、治疗

（一）中医治疗

1. 辨证论治

（1）风热上攻证：

1）证候：患眼热泪频流，内眦部红肿疼痛，其下方隆起，可扪及肿核，疼痛拒按；头痛，或见恶寒发热；舌红苔薄黄，脉浮数。

2）治法：疏风清热，消肿散结。

3）方药：银翘散（《温病条辨》）加减。组成：连翘、金银花、桔梗、薄荷、淡竹叶、生甘草、荆芥穗、淡豆豉、牛蒡子。每日 1 剂，水煎，分 2 次温服。

4）加减：常于方中加白芷、浙贝母、天花粉消肿散结。

（2）热毒炽盛证：

1）证候：患处红肿焮热，核硬拒按，疼痛难忍，热泪频流，甚而红肿漫及颜面胞睑；耳前或颌下有肿核及压痛，可兼头痛身热，心烦口渴，大便燥结，小便赤涩；质红，苔黄燥，脉洪数。

2）治法：清热解毒，消瘀散结。

3）方药：黄连解毒汤（《外台秘要》）合五味消毒饮（《医宗金鉴》）加减。组成：黄芩、黄连、黄柏、栀子、金银花、野菊花、蒲公英、紫花地丁、紫背天葵子。每日 1 剂，水煎，分 2 次温服。

4）加减：大便燥结者，可加大黄通腑泄热；患处红肿热痛甚者，加郁金、乳香、没药以助活血散瘀、消肿止痛；欲成脓而未溃者，可加皂角刺、穿山甲、白芷以促脓成溃破。

（3）正虚邪留证：

1）证候：患处微红微肿，稍有压痛，时有反复，但不溃破；溃后漏口难敛，脓液稀少不绝；可伴畏寒肢冷，面色苍白，神疲食少；舌淡苔薄，脉细弱。

2）治法：补气养血，托里排毒。

3）方药：托里消毒散《医宗金鉴》加减。组成：生黄芪、皂角刺、金银花、甘草、桔梗、白芷、川芎、当归、白芍、白术、茯苓、人参。每日 1 剂，水煎，分 2 次温服。

4）加减：红痛有肿核者，可加野菊花、蒲公英、郁金清热消肿、活血止痛；溃后漏口不敛日久，面色苍白者，宜加玄参、天花粉、白蔹养阴清热、生肌排脓。

2. 专方专药

（1）疏风清肝汤：当归尾、赤芍、荆芥穗、防风、川芎、菊花、生栀子、薄荷各 3 g，柴胡、连翘（去心）各 4.5 g，金银花 6 g，生甘草 1.5 g，灯心草 50 寸，水煎，食远服。用于漏睛疮初起未溃时。

3. 外治

（1）湿热敷：早期局部宜用湿热敷，每日 2～3 次。

（2）药物敷：未成脓者可用如意金黄散调和外敷，或用新鲜芙蓉叶、野菊花、马齿苋、紫花地丁各等份，洗净捣烂外敷。

（3）针刺疗法：

1）体针：大椎、睛明、合谷、风池、印堂、耳尖。实证多针少灸，针用泻法，虚证针灸并用，均用补法。加减：①邪毒内盛，风热入侵者，加中冲、少冲、攒竹、后溪、肺俞、尺泽，以疏风清热解毒，消肿止痛；②热毒炽盛者，加光明、肝俞、心俞、四白、迎香、太阳、上星、身柱、申脉、照海，以清热解毒，消肿止痛；③气血不足，邪气留恋者，加足三里、气海、脾俞、肾俞、大骨空、小骨空、养老，以扶正祛邪。

操作：印堂、耳尖、少冲、中冲、攒竹用三棱针刺血，大椎刺血拔罐。睛明针用泻法，不留针，得气出针。合谷、风池采用泻法，留针阵动，半小时出针。余主穴以针为主，均用泻法。

2）耳针：主穴分两组。第一组取肝、眼、目1、目2；第二组取肾上腺、皮质下、心。配穴：局部疼痛较甚者配神门、耳尖；伴头痛者配太阳、枕、神门。

操作方法：消毒后，毫针浅刺、斜刺法，留针20分钟，留针期间中等强度刺激手法行针2～3次。耳尖穴点刺放血1～2次，双耳交替，隔日点刺一次。

3）梅花针：取心经、胆经、肝俞、胆俞穴。

操作方法：心经从极泉穴叩打至少冲穴，胆经从阳陵泉穴叩打至窍阴穴，以经脉循行线为中心进行叩打，宽度大约为2 cm。用中等刺激强度进行叩打，每日1次，5日为1个疗程。

4）耳穴压豆：主穴分两组。第一组取肝、眼、目1、目2；第二组取肾上腺、皮质下、心。配穴：局部疼痛较甚者配神门、耳尖；伴头痛者配太阳、枕、神门。

操作方法：王不留行进行贴压，患者每天自行按压3～5次，每个穴位每次按压2～3分钟。隔日更换1次，双侧耳穴交替使用。耳尖穴用双手拇指示指对挤按摩，以有明显热感为度。每日治疗3次。

（二）西医治疗

1. 局部治疗　抗生素滴眼液滴眼。

2. 全身治疗　根据病因选用有效抗生素静脉注射。

3. 手术治疗

（1）局部脓肿形成：须手术切开排脓，放置引流条，每日换药至伤口愈合。

（2）泪囊瘘管形成：行泪囊摘除联合瘘管切除术。

（3）禁忌：泪道探通或冲洗，以免引起感染扩散，导致眶蜂窝织炎

（4）急性炎症消退后按慢性泪囊炎处理。

六、研究进展

（一）中医研究进展

张兰等将60例急性泪囊炎患者随机分为治疗组和对照组各30例，对照组予西医常规治疗，治疗组在对照组基础上加仙方活命饮加减内服，7日后评价两组综合疗效、临床症状、体征积分及细菌清除率。结果治疗组总有效率90.00％，明显高于对照组（73.33％，$P<0.05$）；治疗组泪囊区疼痛、泪囊区红肿、泪小点处分泌物及耳前及颌下淋巴结肿大的积分改善优于对照组（$P<0.05$）；治疗组细菌清除率为57.63％，明显高于对照组（42.62％，$P<0.05$）。表明仙方活命饮加减治疗急性泪囊炎有较好疗效。

（二）西医研究进展

在现有的急性泪囊炎诊疗规范中禁止泪道冲洗和泪道探通，认为泪道冲洗及泪道探通会挤压组织导致炎症扩散，但近年来有研究发现在脓肿溃破前对急性泪囊炎患者及时泪道探通，在保证泪囊脓腔对外通畅情况下，对泪总管减压引流，冲洗泪道为可行方法。近年来，眼科内镜微创外科在眼科发展迅速，改变了经鼻外皮肤与结膜切口进行泪道手术的传统眼科手术模式；鼻内镜下鼻腔内引流术治疗各期急性泪囊炎可有效、快速地控制泪囊及周围炎症，同时行泪道重建，术后并发症少、安全、术后恢复快、成功率高、创伤小、面部无瘢痕，适用于各年龄患者。

七、名老中医治疗经验

（一）李传课

心经伏毒证，治宜清心泻热、解毒消肿。取《医宗金鉴》五味消毒饮合《外台秘要》黄连解毒汤加减：甘草3 g，大黄6 g，竹叶9 g，黄连、黄芩、栀子、柴胡、赤芍、防风各10 g，野菊花15 g，金银花、蒲公英各20 g。水煎服，每日1剂，连服3剂。

（二）庞赞囊

由于本病起病较急，来势较猛，必须及时治疗。原则上是在未成脓时以内治为主，初起风邪热盛，故治宜疏风清热；脓溢按压外出，为热毒炽盛，应以解毒排脓，祛瘀消肿为主，临床必收佳效。

1. 银花全蝎饮（《中医眼科临床实践》）

（1）方药：黄连、甘草各 3 g，全蝎、天花粉、赤芍、防风、白芷、陈皮、当归、乳香、没药、荆芥穗、羌活各 10 g，金银花、蒲公英各 15 g。水煎服，每日 1 剂。

（2）加减：胃纳欠佳者，加白术、六神曲、山楂、麦芽各 10 g；头痛者，加川芎、蔓荆子、草决明、菊花各 10 g。此方对慢性泪囊炎，一般可以减轻症状，对消肿止痛，治疗流泪、脓溢确有佳效。

2. 清热解毒消肿汤（《中医眼科临床实践》）   方药：甘草 3 g，天花粉、赤芍、黄芩、白芷、白术、枳壳、全蝎各 10 g，金银花、蒲公英各 15 g。水煎服，每日 1 剂。

3. 清热解毒消肿汤加减（《中医眼科临床实践》）

（1）方药：甘草 3 g，贝母 6 g，天花粉、白芷、白术、枳壳、龙胆、陈皮各 10 g，全蝎 12 g，金银花、蒲公英、大黄各 15 g。水煎服，每日 1 剂。

（2）加减：如胃纳欠佳，去大黄，加焦曲、麦芽、山楂各 9 g；孕妇去大黄、赤芍，加当归、白芍各 9 g。

八、预防与调摄

1. 本病病变部位位于危险三角区，发病时切忌挤压泪囊区；炎症期禁止泪道冲洗或泪道探通，以防止细菌随血流扩散，引起眶内或颅内感染。

2. 积极治疗慢性泪囊炎。

3. 注意个人卫生。

4. 忌食辛辣炙煿之品。

九、预后与转归

本病为急性感染性炎症，及时有力抗感染，并适时选择手术，预后好。如治疗不及时，炎症易向泪囊周围组织、血液扩散，严重者有生命危险，并易溃破形成瘘管而迁延或反复发作。

第三节   慢性泪囊炎

慢性泪囊炎多因鼻泪管狭窄或阻塞，泪液滞留于泪囊，伴发细菌感染所致。多见于中老年妇女，可单眼或双眼发病。

本病属中医学"漏睛"范畴。病名首见于《太平圣惠方·治眼脓漏诸方》，而对本病的详细记载则见于《原机启微》，书中记载"其病隐涩不自在，稍觉眊瞙，视物微昏，内眦穴开窍如针目，按之则沁沁脓出，有两目俱病者，有一目独病者……故曰热积必溃之病，又曰漏睛"。本病又称"热积必溃之病""目脓漏""窍漏"。

一、病因与分类

（一）中医病因病机

风热客于睑眦，热博于内，心有伏火，脾蕴湿热，心脾湿热，上攻泪窍，热腐成脓。此外，亦可由椒疮及相关鼻病引起本病的发生。

（二）西医病因及发病机制

本病常因睑缘炎、沙眼、鼻部急慢性炎症或结构异常等因素，致鼻泪管阻塞，泪液潴留在泪囊，感染后导致泪囊黏膜的慢性炎症，导致组织增生，产生黏液性或脓性分泌物。常见致病菌有葡萄球菌、肺炎链球菌和白假丝酵母等。

二、临床表现

1. 症状　患眼常溢黏液性或黏液脓性分泌物及泪溢。

2. 体征　挤压泪囊区可见黏液性或脓性分泌物从泪小点溢出，亦见泪囊区皮肤潮红、浸渍、糜烂或粗糙增厚。若分泌物大量潴留，使泪囊扩张，可形成泪囊黏液囊肿。

3. 并发症　脓液经常排入结膜囊易致结膜炎；角膜损伤，或实施内眼手术，可并发感染性角膜炎或眼内炎。

三、辅助检查

脓液细菌、真菌涂片和培养能鉴定感染病原微生物。

四、诊断与鉴别诊断

1. 诊断要点

(1) 溢黏液性或脓性分泌物及泪溢。

(2) 冲洗泪道时，冲洗液全部反流，并有黏液性或脓性分泌物自泪小点反流。

(3) 实验室细菌、真菌涂片及培养有助于诊断。

2. 鉴别诊断　泪道阻塞及泪道狭窄：以流泪为主要症状，在冲洗泪道时，无黏液性或脓性分泌物从泪小点反流。

五、治疗

(一) 中医治疗

1. 辨证论治

(1) 风热停留证：

1) 证候：内眦皮色如常，或睛明穴下方稍显隆起，按之不痛，但见少量浊黏泪液自泪窍溢出，或按之而出；自觉隐涩不舒，时而泪出；苔薄黄，脉浮数。

2) 治法：疏风清热。

3) 方药：白薇丸（《证治准绳》）加减。组成：白薇、防风、白蒺藜、石榴皮、羌活、蒲公英。每日1剂，水煎，分2次温服。

4) 加减：若热势偏盛，脓液自行溢出，眦部发红、发痒可加金银花、连翘、蝉蜕、荠菜、紫草。有脓液时去石榴皮。

(2) 心脾积热证：

1) 证候：不时泪下，内眦头微红潮湿，可见脓液浸渍，拭之又生，脓多且稠；按压睛明穴下方时，有脓液从泪窍溢出；口干欲饮，小便黄赤；舌红苔黄腻，脉滑数。

2) 治法：清心利湿。

3) 方药：竹叶泻经汤（《原机启微》）加减。组成：柴胡、栀子、羌活、升麻、炙甘草、黄芩、黄连、大黄、茯苓、泽泻、赤芍、决明子、车前子、青竹叶。每日1剂，水煎，分2次温服。

4) 加减：脓液多且黄稠者，可去羌活，加乳香、没药、天花粉、金银花、紫花地丁、白芷，以加强清热排脓、祛瘀消滞。

(3) 正虚邪恋证：

1) 证候：漏睛日久，大眦头不红不肿，按之不痛，可见清晰脓液自泪窍而出，绵绵不已，头晕乏力，苔薄脉细弱。

2) 治法：扶正托毒。

3）方药：治风黄芪汤（《秘传眼科龙木论》）加减。组成：黄芪、防风、远志、地骨皮、人参、茯苓、大黄、知母。每日 1 剂，水煎，分 2 次温服。

4）加减：如兼面色无华、舌淡，可加当归养血活血。

2. 专方专药

（1）五花丸：金沸草 120 g，巴戟 90 g，花椒皮、枸杞子、白菊花各 60 g。共研为末，炼蜜丸梧桐子大，每次服 20 丸，空腹盐酒下。治漏睛脓出，目停风热在胞中，结聚脓汁，和泪相杂，常流涎水，久而不治，至乌珠坠落。

（2）白薇丸：白薇 15 g，防风、蒺藜、石榴皮、羌活各 6 g。共研为末，米粉糊丸（桐子大），每次服 20 丸，白汤下。治漏睛脓出。

3. 外治

（1）清热解毒类滴眼液：如熊胆滴眼液、鱼腥草滴眼液等滴眼，每日 4～6 次。

（2）1％双黄连溶液：冲洗泪道，每日或隔日 1 次。

（3）针刺疗法：

1）体针：睛明、至阴、迎香、合谷、四白、支沟、角孙、风池、光明、心俞。多针少灸，针用泻法，灸亦泻之，多用灯火灸。加减：①风热停留者，加列缺、偏历、肺俞、头维，以疏风清热。②心经伏火者，加少冲、阴郄、中冲、养老，以清心泻火。③脾胃湿热者，加足三里、陷谷、阴陵泉、三阴交、脾俞胃俞、中脘、天枢，以清利湿热。④漏睛者，加大椎、上星、印堂、大骨空、厉兑、大敦、少泽、商阳、申脉、照海、关冲、足窍阴，用灯火灸，以疏风清热，通络排脓。

2）耳针：主穴分两组，第一组取肝、眼、目 1、目 2；第二组取肾上腺、皮质下、心。两组耳穴同时取用，但不同侧取用。双侧耳穴交替使用。

配穴：内眼角痒甚配神门、肺；白睛充血较甚者配耳尖。

操作方法：消毒后毫针浅刺、斜刺法，每日治疗 1 次，每次留针 20 分钟，留针期间中等强度刺激手法行针 2～3 次。耳尖穴点刺放血 1～2 次，双耳交替，隔日点刺 1 次。

3）梅花针：脾经、胃经、任脉。操作方法：脾经从隐白穴叩打至阳陵泉穴，胃经从厉兑穴叩打至足三里穴，任脉从中极穴叩打至上脘穴，以轻刺激为度，5 日为 1 个疗程。

（4）耳穴压豆：

1）主穴：分两组。第一组取肝、肾、眼、目 1、目 2；第二组取肾上腺、皮质下、心、脾。两组耳穴同时取用，但不同侧取用。

2）配穴：内眼角痒甚配神门、肺；白睛充血较甚者配耳尖。

3）操作方法：王不留行进行贴压，患者每日自行按压 3～5 次，每个穴位每次按压 2～3 分钟。隔天更换 1 次，双侧耳穴交替使用。耳尖穴用双手拇指食指对挤按摩，以有明显热感为度。每日治疗 3 次。

（二）西医治疗

1. 局部治疗　抗生素滴眼液滴眼、抗生素稀释液（如庆大霉素）泪道冲洗。

2. 全身治疗　可适当全身使用抗生素。

3. 手术治疗　手术治疗是治疗本病的根本措施，根据病情选择手术方式。

（1）泪道探通联合逆行人工鼻泪管植入术：适用于泪小点、泪小管正常，无严重鼻腔疾病者。

（2）泪囊鼻腔吻合术：适用于泪小点、泪小管正常、泪囊无过小者。

（3）泪囊摘除术：适用于兼有萎缩性鼻炎、泪囊过小及年老体弱者。

（4）激光鼻泪管成形术：各类型慢性泪囊炎。

六、研究进展

（一）中医研究进展

娄增新等认为激光治疗慢性泪囊炎能够使狭窄、阻塞的泪道疏通不能改善患者体质，如果溢脓发生，泪道容易再次发生阻塞。而采取 KTP（磷酸钛氧钾）激光疏通泪道，配合中药口服治疗，依据患者症状、体征分为肝胆火炽、心火上炎、脾胃积热和正虚邪恋 4 个证型，采用龙胆泻肝汤、导赤散、清胃汤、托里消毒散方加减治疗，以清利脏腑实热，并且方中均加入较大剂量的败酱草以排脓破血、除痈肿，从而消除溢脓，辅助改善患者体质，使疏通的泪道不再因溢脓再次发生阻塞。结果显示中药配合激光组有效率 97.8%，明显高于单纯激光组，表明该方法在消除溢脓症状，防止泪道再次发生阻塞方面有一定优势。

（二）西医研究进展

近年来，随着激光、医疗检查技术及材料的不断发展和完善，产生了鼻内镜下泪囊鼻腔吻合术、人工鼻泪管植入术、激光鼻泪管成形术等多种新手术方式，提高了慢性泪囊炎治疗效果。文献报道，慢性泪囊炎的致病菌主要为需氧菌、厌氧菌和真菌。我国诱发泪囊炎的致病菌以葡萄球菌为主，近有研究报道常见致病菌还包括白假丝酵母和镰刀菌。

七、名老中医治疗经验

李传课认为：慢性泪囊炎，《原机启微》称为"热积必溃之病"。所谓热积，即是热邪日渐月累，积聚蕴结，积久必溃，按压泪窍，则脓液脓出。治疗总以清热解毒为主，选用栀子、黄连、黄芩、金银花、蒲公英等清热解毒类，其中要注意清心火；病情急重者，用清热重剂，病情轻缓者，用清热轻剂。如大便秘结者，当用大黄通便泻火；若病情严重，即使大便不结，也可用一二剂大黄，轻泻大便，使邪热火毒从大便出。可加防风助其祛风消肿散结。心经积热证，治宜清心泻热解毒，方用《原机启微》竹叶泻经汤加减：甘草 3 g，黄连 9 g，淡竹叶、栀子、连翘、升麻、赤芍各 10 g、蒲公英、金银花各15 g。

八、预防与调摄

1. 勿食辛辣炙煿等刺激性食品。
2. 若患沙眼、慢性结膜炎及鼻部疾病，应及时治疗，防止本病的发生发展。
3. 滴眼药前应按压泪囊区，排空分泌物后再滴眼药。

九、预后与转归

本病手术治疗效果好，但病程长，不及时治疗，易急性发作，脓液经常存于泪囊及结膜囊，对角膜、结膜、眼内存在潜在感染危险。

参考文献

[1] 颜宪伟. 眼科疾病临床指南 [M]. 长春：吉林科学技术出版社，2016：224-226.

[2] 张兰，刘亚转. 仙方活命饮加减治疗急性泪囊炎临床观察 [J]. 中国中医急症，2015，24（5）：912-913.

[3] 庞荣，张彬. 庞赞襄治疗泪囊炎的经验 [C]. 河北庞氏眼科流派传承工作室. 全国中医眼科名家学术经验传承研讨会论文集 [A]. 2014：141-145.

[4] 段俊国. 中西医结合眼科学 [M]. 北京：中国中医药出版社，2016：97-100.

[5] 彭清华. 中医眼科学 [M]. 上海：上海科学技术出版社，2019：115-118.

[6] 娄增新，韩伟. 中西医结合治疗慢性泪囊炎的临床研究 [J]. 中国中医眼科杂志，2012，22（6）：420-422.

[7] 李传课，李波. 李传课眼科诊疗心得集 [M]. 北京：中国中医药出版社，2015：152-154.

[8] 张文彬，丁芝祥. 急性泪囊炎治疗进展 [J]. 华夏医学，2018，31（2）：164-167.

[9] 齐心竹，宋敬瑶，李光宇. 泪道疾病检查与治疗方法的新进展 [J]. 中华眼科医学杂志（电子版），2015（3）：157-159.

[10] 张敬先，邓宏伟，叶琳. 泪道置管技术 [J]. 中华眼科杂志，2011，47（8）：765-767.

[11] 郭欣，陶海. 慢性泪囊炎的病理学研究进展 [J]. 东南大学学报（医学版），2011，30（2）：384-387.

[12] 衣华强，陈少宗. 现代针灸学·五官科疾病的针灸治疗 [M]. 青岛：青岛出版社，2018：163-169.

[13] 勾明宝，赵全良. 泪溢的研究现状 [J]. 国际眼科杂志，2013（10）：78-80.

[14] 张慧西，周燕，车红侠. 中医药治疗功能性流泪症 128 例 [J]. 陕西中医学院学报，2003，26（5）：41-41.

[15] 李传课. 止泪补肝散治泪溢 [J]. 云南中医中药杂志，1985（3）：62.

[16] 曾庆华，林建华. 眼科针灸治疗学 [M]. 成都：四川科学技术出版社，1989：217-221.

第十四章　干　眼

　　干眼（dry eye）最先曾被称为角结膜干燥症（keratoconjunctivitis sicca，KCS），是 50 多年前由 Henrik Sjögren 首次提出的。干眼还被英文翻译为"dry eye disease，DED"。1996 年美国国立眼科研究所干眼研究组讨论后将 dry eye 与 KCS 作为同一概念，均称为干眼。对本病的研究发展过程中，曾出现过许多广泛使用的病名，如"干眼""干眼病""干眼症""角结膜干燥症"等。临床上常常将有眼部不适症状为主，而无眼表损害体征者称为干眼症；既有眼部不适症状，又有眼表损害者称为干眼病；而角结膜干燥症为干燥综合征在眼表的改变，属干眼病；不管之前所使用病名如何，目前统称为"干眼"。

　　我国对干眼的定义常采用 2013 年《干眼临床诊疗专家共识》中的定义，即：干眼是由于泪液的量或质或流体动力学异常引起的泪膜不稳定和/或眼表损害，从而导致眼不适症状及视功能障碍的一类疾病。

　　本病与中医学"白涩症""干涩昏花症""神水将枯症""神气枯瘁"相似。"干涩昏花症"病名首见于《证治准绳》，之后《审视瑶函》根据该病发展的不同阶段，分别以"白涩症""干涩昏花症""神水将枯症"命名，《目经大成》又以"神气枯瘁"命名。

　　干眼多双眼发病，流行病学及临床检查发现，其发病率远较人们想象的要高。目前世界范围内干眼发病率在 5.5%～33.7%，文献报道美国 65～84 岁的人群中，14.6%（约 430 万）的人患干眼，日本在对 2127 人的检查中发现有 17% 有干眼症状。另外，瑞典为 15%，加拿大为 28.7%，其中女性高于男性，老年人高于青年人，亚洲人高于其他人种。其危险因素主要有老龄、女性、高海拔、糖尿病、翼状胬肉、空气污染、眼药水滥用、使用视频终端、角膜屈光手术、过敏性眼病和部分全身性疾病等。根据我国现有的流行病学研究显示，干眼在我国的发病率与亚洲其他国家类似，较美国及欧洲高，其发生率在 21%～30%。由此可见，虽没有权威依据，但中国事实上已成为全球干眼第一大国，干眼可谓是我科最常见的疾病，预计在未来 10 年内，随着我国老龄化社会的逐渐加深，干眼将给中国带来至少 3000 亿美元的经济损失。因此，防治干眼已逐渐成为我国重大的卫生经济课题。

　　由于干眼（dry eye disease，DED）发病在全球范围的广泛流行，干眼已成为全世界广泛关注的焦点。但是，国际上颁布的有关干眼的临床实践指南较少，应用最广泛的是 2007 年国际泪膜和眼表协会泪膜和眼表协会（the Tear Film & Ocular Surface Society，TFOS）干眼工作组（Dry Eye Workshop，DEWS）会议发布第一版干眼系列共识（以下简称 DEWS I）。该报告围绕定义、分类、流行病学、诊断、治疗及临床试验设计等多方面内容介绍干眼的研究成果。

　　随后的十年间，干眼的研究有了显著进展。其中，包括对干眼病理生理过程的深入研究，以及对医源性干眼的新认识等。2017 年，干眼工作组再次围绕干眼的定义、诊断、病理生理、医源性干眼及干眼的治疗等方面发布第二版干眼系列共识（以下简称 DEWS II）。会议结果如下：①更新了 DED 的定义和分类；②批判性地评价了该疾病的流行病学、病理生理学、机制和影响；③提出对该疾病诊断、管理和治疗的建议；④推荐通过临床试验评估未来干预治疗 DED 手段的效果。

　　DEWS II 是在 DEWS I 的基础上经过 10 余年的临床实践之后完成的，在多个方面有了新的进展。

　　1. 在定义方面，将泪膜稳态和神经感觉异常列入了 DED 的定义。泪膜稳态是从整体眼表层面对影响泪膜的各个因素进行全面的动态评估，这使 DED 研究又达到了一个新的高度。

　　2. 在分类方面，DEWS II 提出将 DED 分为有症状和无症状两大类。既往诊断标准是症状，即患者的主诉是必备条件。然而 DEWS II 提出，即使患者没有症状，但是有神经感觉方面的异常，同时伴有相应的体征，也可以确诊为DED。

3. 过去DED的诊断中以泪液的高渗透压为诊断金标准，DEWSⅡ则将高渗透压作为次要诊断标准。

4. DEWSⅡ补充了脂质替代治疗。

TFOSDEWSⅡ的发布将临床医生对DED的了解推动了一大步，其从流行病学、病理、诊断和治疗等多个方面介绍了这一疾病，势必会成为DED诊疗的新规范。但是仍有一些问题需要注意。如在泪膜研究中缺乏统一的临床参数标准，对泪膜结构的理解也相对有限，解决医源性DED的方法正在不断地探索中，包括降低药物毒性，开发新的防腐剂，调整用药剂量，转换药物剂型，降低角膜接触镜的摩擦力，增加锁水性能等，以及发掘更多微创眼科手术的新技术。

一、病因与分类

干眼的病因繁多且复杂，在此基础上，2013年中华医学会眼科学分会角膜病学组《干眼临床诊疗规范专家共识》将干眼分为了五大类，以及规定了干眼严重程度的诊断标准。

（一）中医病因病机

本病多因外感疫邪停留或余邪未尽，隐伏脾肺两经，阻碍津液之敷布；或日久风沙尘埃侵袭或长期于空调房及近火烟熏等刺激，致肺卫气郁不宣，化燥伤津，肺阴不足不能上荣于目所致；或沉酒恣燥、肥甘厚味，致脾胃蕴结湿热，郁久伤阴而致；或劳瞻竭视、过虑多思、房劳太过致肝肾亏虚，精血暗耗，目失濡泽；或劳伤过度，体虚气衰，气机衰惫，不能敷布精微，充泽五脏、上荣于目致目失濡养；或平素情志不舒，肝失疏泄，则气机郁结，郁火内生，灼伤津液，不能上润于目所致。

（二）西医病因及发病机制

干眼是老年人的一种相当常见眼部症状，这是由于泪液的分泌随年龄的增加而减少，可能与泪液分泌细胞的萎缩以及体内激素水平的改变有关。干眼亦可以见于各种有泪液质和量的异常或动力学异常的疾病，归纳其病因主要有以下7个方面：

1. 环境因素　近距离注视电脑屏幕或阅读、开车等，注意力集中时瞬目次数明显减少，影响泪膜在眼表的均匀分布，可诱发或加重干眼。空调环境、高温、干燥的季节、强气流或静电作用加速泪液蒸。室内空气污染（如吸烟、新装修），生活环境的改变，过度疲劳，精神紧张或睡眠不足等均可影响泪液的质和量，可诱发或加重干眼。

2. 眼表损伤或药物性眼表改变　热烧伤或化学伤后角膜失去正常神经支配，导致角膜敏感性下降，引起反射性泪液分泌减少或泪液过度蒸发。高温损伤或化学物质伤害造成副泪腺分泌丧失或减少以及泪腺导管的瘢痕化，使水样泪液分泌不足。创伤伴眼部炎症反应或局部药物中的防腐剂使结膜杯状细胞破坏，致黏蛋白分泌缺乏，泪膜稳定性下降。一些全身用药（抗高血压药、抗组胺药、抗胆碱药、利尿药、抗抑郁药等）可影响泪液的分泌。

3. 睑缘缺损或闭合不全　外伤性、先天性睑缺损或面神经麻痹引起眼睑闭合不全，眼表瞬目运动异常，造成泪液不能均匀分布和及时更新，致泪液蒸发过快。

4. 睑板功能障碍或睑板腺阻塞　外伤或手术破坏了睑板，睑板腺功能丧失，造成泪液脂质分泌缺乏。睑板腺分泌异常，破坏脂质层中的极性脂质相与非极性脂质相之间的平衡，眼表水分蒸发加快。

5. 角膜缘干细胞功能障碍　一些内眼（青光眼、白内障）及眼表手术（胬肉手术）、眼表化学伤、先天性无虹膜等，使角膜缘组织结构和生理功能造成损害，致使角膜上皮更新换代受干扰，而影响泪膜的稳定性。

6. 结缔组织病　如风湿性关节炎、红斑狼疮、Sjögren综合征等，泪腺被大量淋巴细胞浸润，分泌泪液减少。

7. 性激素失调　性激素尤其是雄激素，可调节机体及局部的免疫功能，调控泪腺和睑板腺的形态、发育、分化及分泌功能。而绝经、衰老、自身免疫病、抗雄激素类药等可引起雄激素缺乏而引起干眼。

在对于干眼病因的探讨逐渐深入，2013 年中华医学会眼科学分会角膜病学组《干眼临床诊疗规范专家共识》将干眼分为了五大类，以及规定了干眼严重程度的诊断标准。

1. 干眼的分类诊断标准

（1）水液缺乏型干眼：水液性泪液生成不足和/或质的异常而引起，如 Sjögren 综合征和许多全身性因素引起的干眼。

（2）蒸发过强型干眼：由于脂质层质或量的异常而引起，如睑板腺功能障碍、睑缘炎、视屏终端综合征、眼睑缺损或异常引起蒸发增加等。

（3）黏蛋白缺乏型干眼：为眼表上皮细胞受损而引起，如药物毒性、化学伤、热烧伤对眼表的损害及角膜缘功能障碍等。

（4）泪液动力学异常型干眼：由泪液的动力学异常引起，如瞬目异常、泪液排出延缓、结膜松弛等。

（5）混合型干眼：是临床上最常见的干眼类型，为以上两种或两种以上原因所引起的干眼。混合型干眼是临床上的主要类型，即使患者是由单一因素引起的单一类型干眼，如治疗不及时或治疗效果不佳也将最后发展为混合型干眼。

2. 干眼严重程度诊断标准

（1）轻度：轻度主观症状而无裂隙灯下可见的眼表面损害体征。

（2）中度：中重度主观症状同时有裂隙灯下的眼表面损害体征，但经过治疗后体征可消失。

（3）重度：中重度主观症状及裂隙灯显微镜下的眼表面损害体征，治疗后体征不能完全消失。

二、临床表现

（一）症状

眼干涩感、异物感、烧灼感，时有眼痒、眼红、喜眨眼、畏光、视物模糊、视力波动、视疲劳、不能耐受有烟尘的环境等。Sjögren 综合征患者常伴有口干、关节痛等。

（二）体征

睑缘充血、增厚、不规整、变钝、外翻，或腺口有黄色分泌物阻塞；睑结膜充血、乳头增生，或球结膜上皮干燥皱缩；角膜上皮角化干燥、混浊无光泽，甚则角膜溃疡，荧光素染色着色或丝状物附着；泪河线宽度<0.3 mm；泪膜破裂时间（BUT）<10 秒；泪液分泌试验（Schirmer test，STⅠ 和 STⅡ）：STⅠ≤10 mm/5min、STⅡ<10 mm/5 min 为异常。

ST 结果变异较大，不能作为诊断干眼的惟一指标，多次测量结果异常具有较高的提示性。ST 应在 BUT 及眼表活体染色试验之前进行，否则易使后 2 个试验产生假阳性结果。STⅠ反应泪液基础分泌情况，检查方法：在自然光及非表面麻醉下，将 5 mm×35 mm 泪液检测滤纸一端反折 5 mm，置于被检者下睑结膜囊中外 1/3 交界处，其余部分垂挂于下睑皮肤表面，轻闭双眼，5 分钟后取出滤纸条，测量湿长。STⅡ反应泪液反射性分泌情况，检查方法：用一棉棒（长 8 mm，顶端宽 3.5 mm）沿鼻腔颞侧壁轻插入鼻腔，行鼻腔刺激后再做STⅠ步骤。STⅡ可用于加强诊断，鉴别 Sjögren 综合征（SS）与非 SS 的 ATD，Sjögren 综合征，STⅠ 和 STⅡ均低下，非 Sjögren 综合征，STⅠ低下，而 STⅡ一般正常。

（三）并发症

1. 感染性角膜炎 干眼引起角膜上皮细胞长期损伤，以至角膜上皮细胞糜烂或者缺损时，角膜自身防御屏障受到破坏，极易受到细菌等感染，其中较为常见者为结膜囊常见菌群，如表皮葡萄球菌。

2. 角膜穿孔 反复角膜感染将导致角膜基质层的逐渐溶解变薄，随之出现角膜后弹力层膨出，终致穿孔。

3. 角膜瘢痕 角膜瘢痕的形成有 3 种途径。①由于感染性角膜炎在反复发作和愈合的过程中出现的角膜基质层的胶原纤维重新排列，导致的纤维蛋白排列失去规则而出现的角膜透光性下降而形成的角膜瘢痕；②角膜炎症反复发作导致角膜周边血管异常增生至角膜内，形成角膜新生血管；③角膜穿孔后被虹膜封堵，形成粘连性角膜白斑。

4. 眼内炎　角膜穿孔后，细菌等感染眼球内部组织，形成眼内炎。

三、辅助检查

1. 泪液渗透压测定　利用冰点-渗透压测量仪进行检测，是诊断干眼较敏感的方法。一般大于 312 mOms/L 可诊断为干眼。

2. 泪液乳铁蛋白（iectoferrin，LF）含量测定　反映泪液分泌功能。干眼患者泪液乳铁蛋白值下降（<0.85 mg/mL）；国外以≤0.9 mg/mL 为诊断标准，并随着病程延长而持续下降。

3. 泪液羊齿状物试验（tear ferning test，TFT）　了解泪液电解质和糖蛋白含量的比例。检查在表麻情况下取泪湖泪液，涂于玻片上，室温干燥 5～10 分钟，相差显微镜 40～100 倍下观察，蛋白缺乏性干眼，不能形成良好的羊齿状。

4. 干眼仪（tearscope pius）或泪膜干涉成像仪（Tear film interferometry）检查　了解泪膜脂质层。干眼患者，尤其是脂质层异常患者，通过光学干涉摄影，可清楚地看到分布在泪液水液层表面的脂质层的干涉图像与正常人不同。

5. 印迹细胞学检查　了解眼表上皮细胞的病理及病理生理变化，该法客观、准确、半定量、无创伤，且与结膜活检结果相同。取材前先表麻患眼，并用棉棒拭去多余的麻药，眼科无齿镊夹持纸条一角，将纸条的粗糙面轻放于颞侧球结膜，玻棒轻压纸条 3～5 秒后取出，待纸条稍干 95％乙醇固定 10 分钟即可按要求做相应的实验。

6. 泪液清除率（tear clearance rate，TCR）检查　了解泪液清除有无延迟。

7. 血清学检查　了解自身抗体的情况。

四、诊断与鉴别诊断

（一）诊断要点

目前干眼的诊断尚无统一标准。一般来说，诊断包括：症状、体征、泪膜稳定性改变及泪液渗透压改变 4 个方面。在临床上综合此 4 个方面的内容，基本可对大多数患者作出诊断，其中症状在诊断中具有重要的价值。因此，为了减少干眼的漏诊，应重视症状的询问。

（二）鉴别诊断

1. 视疲劳　症状多种多样，常见的有近距离工作不能持久，出现眼及眼眶周围疼痛、视物模糊、眼睛干涩、流泪等，严重者头痛、恶心、眩晕。它不是独立的疾病，而是由于各种原因引起的一组疲劳综合征。其发生原因也是多种多样的，常见的有：①眼睛本身的原因，如近视、远视、散光等屈光不正、调节因素、眼肌因素、结膜炎、角膜炎、所戴眼镜不合适等；②全身因素，如神经衰弱、身体过劳、癔症或围绝经期的妇女；③环境因素，如光照不足或过强，光源分布不均匀或闪烁不定，注视的目标过小、过细或不稳定等。但泪膜稳定性及泪液渗透压无异常，单眼或双眼患病，验光配镜常使症状减轻或消失。

2. 过敏性结膜炎　眼部痒感几乎是各种类型过敏性结膜炎的共同症状，但其他症状如眼红、流泪、灼热感、分泌物等常常容易与干眼混淆。过敏性结膜炎临床表现为弥漫性的结膜充血、水肿及乳头、滤泡增生等体征，越靠近眼角部分，情况越严重。泪膜稳定性及泪液渗透压多无异常，糖皮质激素、抗组胺药常能缓解症状。

五、治疗

干眼的治疗目标是尽可能重建完整的泪膜，适当治愈形成上皮，重建眼表功能，缓解症状。完成这些目标需依赖多种途径。首先要消除引起干眼的一切诱因，此为治疗的关键及最佳方法；对于不同病情干眼患者，选择泪液补充、保存、刺激分泌、抗炎等方法，或联合使用多种方法结合中药辨证施治，调整机体内环境，必要时戴硅胶眼罩、湿房镜或潜水镜；对重症干眼患者，除上述治疗外，需配合手术治疗。此外在干眼确诊后，要重视对患者心理及治疗方法上的沟通，争取良好的依从性以达最佳治疗效果。

（一）中医治疗

1. 辨证论治

（1）肝经郁热证：

1）证候：目珠干涩，灼热刺痛，或白睛微红，或黑睛星翳，或不耐久视；口苦咽干，烦躁易怒，或失眠多梦，大便干或小便黄；舌红，苔薄黄或黄厚，脉弦滑数。

2）治法：清肝解郁，养血明目。

3）方药：丹栀逍遥散（《内科摘要》）加减。组成：牡丹皮、栀子、当归、白芍、柴胡、白术、茯苓、甘草、薄荷。每日1剂，水煎，分2次温服。

4）加减：口干甚者，可加百合、生地黄以增养阴生津之力；黑睛星翳者，加密蒙花、菊花、珍珠母以明目退翳；或可选鬼针草以清热解毒，助清肝之力。

（2）邪热留恋证：

1）证候：患风热赤眼或天行赤眼之后期，微感畏光流泪，有少许眼眵，干涩不爽，白睛少许赤丝细脉而迟迟不退，睑内亦轻度红赤；舌质红，苔薄黄，脉数。

2）治法：清热利肺。

3）方药：桑白皮汤（《审视瑶函》）加减。组成：桑白皮、地骨皮、泽泻、麦冬、玄参、黄芩、甘草、茯苓、桔梗、菊花、旋覆花、石斛、玉竹、防风。每日1剂，水煎，分2次温服。

4）加减：热证甚者，可加金银花、赤芍，以增清热解毒、凉血散瘀之力；阴伤而无湿者，去茯苓、泽泻。

（3）脾胃湿热证：

1）证候：眼内干涩隐痛，眼眦部常有白色泡沫状眼眵，白睛稍有赤脉，病程持久难愈；可伴有口黏或口臭，便秘不爽，溲赤不爽；舌苔黄腻，脉濡数。

2）治法：清利湿热，通畅气机。

3）方药：三仁汤（《温病条辨》）加减。组成：苦杏仁、滑石、通草、淡竹叶、豆蔻、厚朴、薏苡仁、半夏、茯苓、桑白皮、地骨皮、牡丹皮。每日1剂，水煎，分2次温服。

4）加减：脘腹嘈杂、恶心嗳气者，可加黄连、吴茱萸以清热化湿，和胃消痞；便秘不爽、溲赤不爽者，可加黄柏、赤小豆以清热燥湿。

（4）肺阴不足证：

1）证候：眼干涩不爽，不耐久视，白睛如常或稍有赤脉，黑睛可有细点星翳，反复难愈；可伴口干鼻燥，咽干，便秘；苔薄少津，脉细无力。

2）治法：滋阴润肺。

3）方药：养阴清肺汤（《重楼玉钥》）加减。组成：生地黄、麦冬、甘草、玄参、川贝母、牡丹皮、薄荷、连翘、白芍、天冬。每日1剂，水煎，分2次温服。

4）加减：兼有气少懒言等气虚表现者，加太子参、五味子以益气养阴；黑睛有细点星翳者，可加蝉蜕、密蒙花、菊花以明目退翳。

（5）肝肾阴虚证：

1）证候：眼干涩畏光，双目频眨，视物欠佳，白睛隐隐淡红，久视则诸症加重；全身可兼见口干少津，腰膝酸软，头晕耳鸣，夜寐多梦；舌质红，苔薄，脉细数。

2）治法：补益肝肾，滋阴养血。

3）方药：杞菊地黄丸（《医极》）加减。组成：枸杞子、菊花、熟地黄、山茱萸、山药、茯苓、牡丹皮、泽泻、当归、蝉蜕。每日 1 剂，水煎，分 2 次温服。

4）加减：口苦咽干者，可加百合、黄精以增养阴生津之力；黑睛星翳者，加密蒙花、决明子、珍珠母以明目退翳。

（6）气阴两虚证：

1）证候：目内干涩不爽，目燥乏泽，双目频眨，羞明畏光，白睛隐隐淡红，不耐久视，久视后则诸症加重，甚者视物昏矇，黑睛可有细点星翳，甚者呈丝状，迁延难愈；口干少津，神疲乏力，头晕耳鸣，腰膝酸软；舌淡红，苔薄，脉细或沉细。

2）治法：益气养阴，滋补肝肾。

3）方药：生脉散（《医学启源》）合杞菊地黄丸（《医极》）加减。组成：麦冬、人参、五味子、枸杞子、菊花、熟地黄、山茱萸、山药、茯苓、牡丹皮、泽泻。每日 1 剂，水煎，分 2 次温服。

4）加减：兼有血虚者，可加白芍、当归养血和营；黑睛生翳者，可加密蒙花、蝉蜕退翳明目；白睛隐隐淡红者，可加地骨皮、白薇清热退赤。

2. 专方专药

（1）生麦注射液：主要用于气阴两虚、肺阴不足、肝肾阴虚型。40～100 mL，加入 5％～10％葡萄糖注射液 100 mL，静脉滴注，每日 1 次。

（2）六味地黄丸：主要用于肝肾阴虚型。每次 8 粒，每日 3 次。

3. 外治

（1）熏蒸法：将上述辨证施治所煎汤药置于杯中，药气熏蒸患眼。

（2）超声雾化法：根据病情，选择菊花、黄连、柴胡等药物煎汤，置于超声雾化器中喷雾患眼。

（3）中药离子导入法：根据病情选择药物并煎取药液，患者取仰卧位，嘱其闭目，将无菌两层纱布用药液浸湿，放置于眼睑皮肤，然后将直流电的导入电极衬垫放置在药物纱布上，另一极置于右手腕部，两眼同时作电离子导入，具体通电强度需根据患者的耐受程度调整。

（4）穴位注射法：选取攒竹、丝竹空、太阳、四白、合谷、风池、三阴交、太冲、足三里等穴，根据病情选择药物并煎取药液，注射器抽取药液，局部常规消毒，将针刺入皮下组织，然后缓慢推入或上下提插，探得酸胀或"得气"感后回抽无血，即可将药物缓慢推入。

（5）LipiFlow 热脉动疗法：LipiFlow 热脉动系统由加热器与眼罩组成，眼罩包括一可充气的气囊，使用加热器放在眼部保护角膜并对上下睑的内表面进行加热，气囊充气时对睑板腺进行按摩。

（6）强脉冲光疗法：患者取坐位或者半卧位，进行面部皮肤清洁之后，佩戴护目镜，并嘱其闭眼。将超声导电糊涂抹在患者的面部皮肤上，从患者的耳屏一致涂抹到另一侧的耳屏，操作者佩戴护目镜之后，使用脉冲光治疗仪照射患者的眼部，每侧照射 5 个点。

4. 其他治疗

（1）针刺疗法：

1）常规针刺：可取睛明、风池、攒竹、丝竹空、太阳、球后、瞳子髎、四白、承泣、合谷、外关等穴位，根据病性的寒热虚实及脏腑经络所主的不同，可增减相关穴位。

2）电针疗法：取穴同前，针刺得气后将同侧风池、攒竹或瞳子髎、攒竹为一对接通电针仪，强度以患者耐受为宜。

（2）穴位灸法：

1）雷火灸疗法：选取印堂、攒竹、鱼腰、四白、睛明、瞳子髎、太阳、风池、耳门、翳风、迎香、合谷等穴位，灸具距离皮肤 2～3 cm 进行悬灸，保持雷火灸温度，警惕艾绒脱落。

2）核桃壳眼镜灸：取核桃壳，浸泡于菊花、麦冬、枸杞子各等份的药液中，将浸泡好的核桃壳覆盖在患者眼睛上，外置艾柱于镜架点燃熏眼。

（3）耳穴压豆：选取肝、胆、脾、肾、眼、内分泌等耳穴，将王不留行贴压在耳穴上，轻柔按压耳穴，以微热、酸胀感为度。

（二）西医治疗

1. 全身用药

（1）泪液不足型的治疗：口服必嗽平（溴苄环己胺，bromhexine）、盐酸毛果云香碱、新斯的明等药物，可以促进部分患者泪液的分泌，但疗效尚不确定。全身应用糖皮质激素或雄激素可抑制免疫介导的 Sjögren 综合征，提高泪腺分泌功能。

（2）蒸发过强型的治疗：口服抗生素。多西环素 50 mg，每日 2 次；四环素 250 mg，每日 4 次。坚持服用数月，一般用药数周方见效。孕妇、哺乳期妇女及 8 岁以下儿童慎用。

2. 局部治疗

（1）液泪成分的替代治疗：对于泪液不足型干眼症，应尽量使用不含防腐剂的人工泪液，目前世界上的人工泪液有近 50 种，从理论上说最佳的人工泪液是自家血清，但由于其制备复杂和来源受限，临床较少应用。目前我国常用的人工泪液有泪然、潇莱威、怡然、诺沛凝胶、唯地息凝胶、利奎芬、爱丽眼液、贝复舒眼液、素高捷疗凝胶、珍珠明目滴眼液及正大维他眼液等。它们各有自己的特点，有的黏度高，保湿性能好，有的能促进角膜上皮修复，有的可逆转上皮细胞的鳞状化生，有的则不含保存剂，等等。

（2）抗炎和免疫制剂：眼表面的免疫反应和炎症是影响干眼病情的十分重更的因素，0.05％～0.1％的免疫抑制剂环孢素滴眼液，每日 1～2 次，坚持半年，可抑制泪腺及副泪腺的炎症，改善泪液分泌功能，亦可治疗 Sjögren 综合征所致的干眼。低浓度的皮质类固醇滴眼液，对减轻症状有效，但有可能引起激素性青光眼，晶体后囊下混浊及角膜上皮损害等并发症，故只能短期应用。对睑缘炎引起的蒸发过强型干眼，常用红霉素、氯霉素、庆大霉素、妥布霉素及杆菌肽等抗生素滴眼液或眼膏治疗。

（3）局部物理治疗：

1）戴硅胶眼罩、湿房镜或潜水镜：提供一密闭环境，减少眼表面空气流动及泪液的蒸发达到保留泪液目的。

2）绷带角膜接触镜（治疗性角膜接触镜，浸水软镜）：对轻症患者，尤伴有丝状角膜炎的患者可收良效，但需保持镜片湿润状态。重症患者不配戴绷带角膜接触镜，因此类患者戴镜 5～10 分钟后，镜片即干燥脱落。

3）眼睑物理清洁：热敷、按摩和擦洗等。主要针对蒸发过强型干眼。

3. 手术治疗

（1）睑裂缩短术：也可以理解为不完全的眼睑缝合术，可减少泪液蒸发面积，减少泪液蒸发，缓解干眼症状。

（2）泪点栓塞术：分为可吸收（维持 3～4 周）及不可吸收，对中度干眼症有效，对重度干眼的治疗作用有限。

（3）封闭泪点：包括泪小点缝合术、电烙或激光封闭泪点，能延长提高泪水滞留，改善泪膜，减轻干眼症状体征。

（4）自体游离颌下腺移植再造泪腺术：主要针对重度干眼。

六、研究进展

干眼的研究目前是热点，大量的研究成果不断涌现，包括干眼的发病机制，高危因素，干眼与全身疾病情况之间的关系，以及创新治疗方法、创新中药等等，本章节在此基础上挑选一些比较具有代表性的研究进展进行阐述，难以全部进行展示。

（一）衰老与干眼之间的关系

衰老是干眼的危险因素，衰老的机制可分为两个理论类别：程序化的衰老理论和突发性衰老理论（以蛋白质改变、体细胞突变等为特点）。

1. 衰老与泪腺功能之间的关系　泪腺随着年龄的增长而发生结构和功能改变。在衰老的小鼠模型中，随着年龄的增长，氧化应激的增加可能在泪腺功能丧失中起作用，免疫或炎性介导的泪腺神经功能损伤可能会随着年龄的增长而导致泪腺分泌的减少，角膜和结膜的传入神经、泪腺的传入神经和泪腺是共同产生泪水成分的功能单元，泪腺分泌功能降低可导致干眼。

2. 衰老与泪腺的自身免疫变化　衰老是与免疫系统失调和低水平炎症相关的复杂过程，通常与许多病理的发作有关，免疫系统在衰老中的失调导致抗体和细胞因子的数量和质量变化；虽然免疫系统逐渐下降，但自身免疫却有所增加，在低水平的炎症和衰老机制之间存在相互转换的途径。老年 C57BL/6J 小鼠自发显示以 Th1 细胞为特征的泪腺组织浸润，病理表现为泪腺实质的淋巴细胞浸润，破坏和萎缩，导管扩张以及炎症介质的分泌改变了泪液的量和成分。随着年龄的增长，氧化应激（清除有害物质的能力降低）也与泪腺功能的降低和自身免疫性疾病的发病有关，需要进一步研究。

（二）糖尿病与干眼之间的关系

有学者研究观察到与糖尿病相关的泪腺和眼表的变化，并将其与胰岛素功能障碍和氧化损伤相联系。在糖尿病模型大鼠的泪腺中观察到形态变化和丙二醛、过氧化物酶活性显着升高；该研究的数据表明糖尿病会诱发泪腺组织学改变，并提示高血糖相关的氧化应激可能参与了糖尿病干眼综合征，而胰岛素治疗有益。

实验研究发现糖尿病大鼠及其泪腺的体重显着减少，糖尿病大鼠泪腺对乙酰胆碱或去甲肾上腺素的刺激反应中所含的过氧化物酶含量明显减少，表明糖尿病与泪腺腺体形态不正常、泪腺功能不全有关。

（三）泪腺的氧化应激

1. 新的氧化应激动物模型　有学者使用了转基因小鼠模型（Tet-mev-1）模拟氧化应激导致的泪腺功能下降。Tet-mev-1 小鼠的泪液体积比野生型小鼠低，病理分析显示 Tet-mev-1 小鼠的泪腺中强烈的单核白细胞浸润和纤维化，这是泪腺炎症的标志，证明泪腺中线粒体的氧化损伤会诱发泪功能障碍，从而表明氧化应激可能是干眼发展的原因。另外，超氧化物歧化酶（SOD）家族是主要的抗氧化剂系统，有研究使用 SOD1 基因敲除小鼠，来研究活性氧介导的泪腺改变机制，发现其泪腺腺泡单位萎缩，且 $CD4^+$ T 细胞，单核细胞和中性粒细胞浸润；代谢产物 4 - 羟基壬烯醛（HNE）和 8 - 羟基脱氧鸟苷（8-hydroxy-2 deoxyguanosine，8-OHDG）染色增加；细胞凋亡增加。

2. HIF-1α 介导的 TRAIL 表达调节干眼中的泪腺炎症　有研究使用 C57BL/6 小鼠和缺氧诱导因子（HIF）- 1α 条件敲除（CKO）小鼠。结果发现干眼模型泪腺腺泡细胞中 HIF-1α 的表达上调；此外，HIF-1α 缺陷显着增强泪腺组织中 $CD45^+$ 炎性细胞的浸润并诱导泪腺腺泡细胞死亡；并证实了干眼泪腺中 HIF-1α 介导的 TRAIL 分泌导致 LG 诱导的免疫细胞凋亡。

（四）植物雄激素与干眼

雄激素水平下降在干眼发病机制中具有肯定的作用，是干眼发病主要原因之一。近年来多项调查结果均显示随着年龄的增加，干眼的发病率呈明显的上升趋势，人类进入更年期后，体内雄激素水平呈明显的下降趋势，与临床统计的干眼的发病年龄呈明显的正相关。动物实验研究也表明，雄性动物行双侧睾丸切除术去势后，发生泪腺的萎缩和功能障碍，出现干眼的症状。雄激素水平下降导致干眼眼表组织炎症反应加重，是通过多种细胞因子的交互作用构成的细胞因子网络来实现的，如 IL-1、IL-6、IL-8、TNF-α、TGF-β1 等较正常人有显著改变，且与干眼严重程度相关。同时干眼患者和动物模型中发现促凋亡因子如 Bax、c-myc、p53 明显增加，而抑凋亡因子如 bcl-2、c-myb 则表达减少，雄激素水平下降导致了细胞因子网络的改变，促炎因子及促凋亡因子表达增强，泪腺组织损伤后可出现萎缩，泪腺分泌功能降低，泪液减少，出现一系列眼表症状，最终导致干眼。

中药雄激素替代药物对于本病有良好的应用前景。目前研究已证明某些黄酮类化合物具有拟雄激素作用，可以用于治疗因雄激素水平下降所致的某些疾病。利用放射性示踪标记的方法研究还表明黄酮是细胞 AR 的刺激物，可以与细胞 AR 结合发挥生物学效应。在此基础上，已有一些功效切合干眼病因病机，中医理论依据充足的药物治疗干眼，并有学者进行了大量的研究，其中研究较为深入的是密蒙花、菊花和淫羊藿，发现这些药物的疗效可能与其有效部位——黄酮的拟雄激素效应有关。

较多中医古籍如《银海精微》《审视瑶函》等所记载的治疗干眼的代表方剂如秘方密蒙花散、菊花散方、蝉花散、五秀重明丸、桑白皮汤，方中皆有密蒙花或菊花，可见密蒙花、菊花在内可清肝之积热，滋肝之阴液，在外清卫表风热，具有良好的中医理论依据。密蒙花、菊花、淫羊藿的有效部位均为黄酮，已证明眼是性激素作用的靶器官，泪腺上皮细胞为雄激素的靶细胞。雄激素、黄酮均为杂环多酚类化合物，可以利用其化学结构的相似性，与雄激素受体（androgen receptor，AR）结合，治疗雄激素水平下降导致的疾病，自然也可包括干眼。动物水平研究表明：这些药物能有效改善干眼动物模型泪腺超微结构，能提高去势后实验动物的眼表功能，主要反映在增加泪腺基础分泌量、维持泪膜稳定性上。密蒙花总黄酮、菊花总黄酮、淫羊藿总黄酮可上调雄激素水平下降所致干眼泪腺组织中的雄激素受体（AR）表达量以及提高 AR mRNA 的表达，能降低去势后实验动物血清黄体生成素（LH）和睾酮（T）的含量，从而推测密蒙花总黄酮拥有拟雄激素的作用。能减轻干眼模型的局部炎症反应，通过调节 TGF-β1 及其 mRNA 的表达，抑制促炎因子 IL-1β、TNF-α 的表达，从而减轻泪腺细胞的炎性损伤，维护细胞分泌功能。能抑制干眼模型的局部细胞凋亡，减低促凋亡基因相关蛋白 Fas、FasL、Bax 的表达，提高抑凋亡基因相关蛋白 Bcl-2 的表达，从而提高泪腺细胞的存活率。

（五）中药通过拟副交感神经兴奋效应治疗干眼

鬼针草有"引起多泪的副作用"，鬼针草含生物碱、鞣质、皂苷、黄酮苷；茎叶含挥发油、鞣质、苦味质、胆碱等，并含多种氨基酸、胡萝卜素和维生素等。动物实验研究表明：鬼针草能有效提高实验动物的眼表功能，主要反映在增加泪腺基础分泌量、维持泪膜稳定性上，荧光素染色检查发现其能保护眼表组织。细胞因子抗体芯片和 Westernblot 结果显示，非那雄胺组的促炎症因子白细胞介素-1β（IL-1β）、IL-6 和肿瘤坏死因子-α（TNF-α）以及抗炎细胞因子 IL-4、IL-10 的表达水平均高于正常对照组。与非那雄胺组相比，鬼针草治疗组的 IL-1β，Fas 配体（FasL）及 TNF-α 表达水平明显降低。能减轻干眼模型的局部炎症反应，从而减轻泪腺细胞的炎性损伤，维护细胞分泌功能。

七、名老中医治疗经验

1. 陈达夫　认为本病可从六经辨证中足厥阴肝经论治，辨证为厥阴伤寒表实、厥阴表虚中风、厥阴里虚受寒、厥阴里虚，血虚火旺和厥阴里实，肝有郁热证。治疗分别以温经散寒，补血通脉、固表安里、温阳散寒，温肝和营、补土植木，清热补血、平肝清热明目，选用当归四逆汤、桂枝加芍药汤、吴茱萸汤、丹栀逍遥散、石决明散加乌贼骨方治疗。

2. 邹菊生　认为本病治疗宜采用养阴宣肺法，采用中药内服、外熏方法，局部不用药。立法处方基于温病养阴大法，认为邪在卫分、气分，运用"五轮学说"理论，认为眼部泪液膜在表属肺，泪液基础分泌来源于结膜杯状细胞和副泪腺，属白睛玄府，宣肺在于宣通白睛玄府。基本处方组成：石菖蒲 10 g，南沙参、北沙参、川石斛、麦冬、地肤子、熟地黄、枸杞子、黄精、乌梅、巴戟天、紫苏、浮萍、西河柳各 12 g。

3. 李传课　认为本病病因主要由肺、肝、肾功能的失调，主要表现为上述诸脏阴虚为主。治疗上予以滋脏腑之阴：沙参麦冬饮、养阴清肺汤以滋补肺阴，一贯煎、滋水清肝饮以滋补肝阴，杞菊地黄丸、左归饮、滋阴明目丸等滋补肾阴。另选用葛根、防风、蔓荆子一类升腾阴气之药以引药上升，直达病所。

4. 唐由之　认为本病因从阴阳辨证入手，病机主要有"阴不足""阳不足""道不通"3 种。泪为肝之液，泪液分泌少，首先考虑阴液不足，选用明目地黄丸、清燥救肺汤、玉女煎等补益诸脏之阴；阳不足则阴液化生不足，阳虚则阴液无法向全身及头面部敷布，选用金匮肾气丸以补益肾阳，附子理中丸以温中健脾；阳气及阴液敷布的道路不通，如痰、湿、热阻隔三焦，或外感余邪未尽，经络阻滞以致上下不通者选用三仁汤或桑白皮汤加减以开通三焦条畅气机。立法处方基于养阴润燥，化痰祛湿，益气升阳之法。基本处方组成：生地黄、玄参、天冬、白芍、丹参、川芎、赤芍、蔓荆子、木贼、桂枝、党参、大枣、炙甘草、桂枝、葛根等。

5. 郝小波　认为干眼多因肝肾阴虚、虚火上炎，津液亏损；或风热郁久，伤阴化火，上攻于目，灼津耗液；或嗜烟酒肥甘厚味及辛辣之品，脾胃蕴积湿热，气机不畅，目窍失养所致。治法以益气养阴，生津润燥，清利湿热为主，分别选用百合固金汤加减以清肺养阴润燥治疗肺阴不足证，三仁汤合二妙散加减以滋阴利湿，宣畅气机治疗阴虚夹湿证，六味地黄丸或杞菊地黄丸合二至丸加减以滋补肝肾治疗肝肾阴虚证。

6. 苏藩　认为治疗干眼分为肝经风热证，肝脾不调证，肝肾阴虚证 3 个证型。选用经方：干眼 1 号方化裁（蒲公英、桑叶、菊花、金银花、连翘、炒黄芩、生地黄、牡丹皮、赤芍、木贼、谷精草等）以疏风清热、解毒明目；干眼 2 号方化裁（生地黄、牡丹皮、炒芩、香附、郁金、薏苡仁、苍术、赤芍、夏枯草等）以予疏肝健脾、泻火明目；干眼 3 号方化裁（知母、黄柏、炒黄芩、生地黄、牡丹皮、山茱萸、丹参、枸杞子、女贞子等）以予滋阴降火、补益肝肾。在具体的临证施治中提出注重全身与眼部的辨证结合、不能忽略脾胃的正常运化、注重随证加减等辨证思路。

八、预防与调摄

1. 经常在电脑屏幕前工作的人员，易将计算机的屏幕放低，使眼睛朝下看，减少睑裂的暴露面积从而使泪液蒸发减少。同时要养成经常眨眼的习惯，每分钟眨眼最好 15～20 次，利于眼表泪膜的形成。

2. 多食富含维生素 A 的食品如胡萝卜、豆类、动物肝脏，少食辛辣煎炒及肥甘厚味之物，戒烟慎酒。

3. 老年人可经常轻轻按摩眼球，或者进行眼部热敷，促进睑板腺的排空和结膜杯状细胞的分泌。

九、预后与转归

1. 本病预后一般较好，但重度患者尤其是干燥综合征所伴随患者，可能造成角膜穿孔，而后出现感染性眼内炎，造成眼球毁损；如果在出现角膜穿孔之后进行结膜遮盖等修补手术，也会出现角膜新生血管大量生成而严重影响视力；即使出现角膜穿孔之后及时进行角膜移植，但由于泪液分泌不足，角膜植片容易出现排斥或新生血管生成。

2. 本病一般难以根治，症状长期存在，缠绵难愈，甚至反复发作，不但影响工作和生活，也会影响视力。

参考文献

[1] 刘祖国，陈家祺. 眼表疾病学 [M]. 北京：人民卫生出版社，2003：286-294.

[2] Brewitt H，Sistani F. Dry eye disease：the scale of the problem [J]. Surv Ophthalmol，2001，45 Suppl 2：S199-202.

[3] Duarte M C，Pinto N T，Moreira H，et al. Total testosterone level in postmenopausal women with dry eye [J]. Arq Bras Oftalmol，2007，70 (3)：465-469.

[4] 欧阳云，彭俊，彭清华，等. 密蒙花颗粒剂对去势雄兔泪腺细胞凋亡因子 Bax、Bcl-2、Fas 和 FasL 的影响 [J]. 中国中西医结合杂志，2017，(7)：858-862.

[5] 彭俊，欧阳云，谭涵宇，等. 密蒙花滴眼液对去势雄兔干眼症泪腺细胞炎症因子 TNF-α、IL-1β 的影响 [J]. 湖南中医药大学学报，2017，37 (5)：469-472.

[6] 蒋鹏飞，彭俊，彭清华. 浅析从阳虚角度论治干眼 [J]. 湖南中医药大学学报，2018，38 (4)：410-412.

[7] 蒋鹏飞，彭俊，周亚莎，等. 中医药治疗干眼疗效的 Meta 分析 [J]. 国际眼科杂志，2018，18 (6)：1023-1027.

[8] 罗国芬编. 陈达夫中医眼科临床经验 [M]. 成都：四川科学技术出版社，1985：98-105.

[9] 邹菊生工作室. 邹菊生学术经验撷英 [M]. 上海：上海中医药大学出版社，2009：71-76.

[10] 李传课，李波. 李传课眼科诊疗心得集 [M]. 北京：中国中医药出版社，2015：178-183.

[11] 邱礼新，巢国俊，王影. 国医大师唐由之 [M]. 北京：中国医药科技出版社，2011：101-113.

[12] 张彩霞. 郝小波教授辨证治疗干眼症经验介绍 [J]. 新中医，2005（4）：23-24.

[13] 董玉，王鹏，苏藩. 苏藩主任经验方治疗干眼症的体会 [J]. 云南中医学院学报，2010，33（4）：37-39.

[14] Yanqing Zhang，Jiang Qian，Hui Ren，et al. Human-specific CHRFAM7A Protects Against Radiotherapy-Induced Lacrimal Gland Injury by Inhibiting the p38/JNK Signalling Pathway and Oxidative Stress [J]. Int J Clin Exp Pathol，2017，10（8）：9001-9011.

[15] Yuichi Uchino，Tetsuya Kawakita，Takamasa Ishii，et al. A New Mouse Model of Dry Eye Disease：Oxidative Stress Affects Functional Decline in the Lacrimal Gland [J]. Cornea，2012，31：S63-S67.

[16] Kojima T，Wakamatsu TH，Dogru M，et al. Age-related Dysfunction of the Lacrimal Gland and Oxidative Stress：Evidence From the Cu，Zn-superoxide Dismutase-1（Sod1）Knockout Mice [J]. Am J Pathol. 2012，180（5）：1879-1896.

[17] Eduardo M Rocha，Monica Alves，J David Rios，et al. The Aging Lacrimal Gland：Changes in Structure and Function [J]. Ocul Surf，2008，6（4）：162-174.

[18] Angélica Gobbi Jorge，Carolina Maria Módulo，Ana Carolina Dias，et al. Aspirin Prevents Diabetic Oxidative Changes in Rat Lacrimal Gland Structure and Function [J]. Endocrine，2009，35（2）：189-197.

[19] Carolina Maria Módulo，Angélica Gobbi Jorge，Ana Carolina Dias，et al. Influence of Insulin Treatment on the Lacrimal Gland and Ocular Surface of Diabetic Rats [J]. Endocrine，2009，36（1）：161-168.

[20] Alexey S Andrade，Tiago B Salomon，Camile S Behling，et al. Alpha-lipoic Acid Restores Tear Production in an Animal Model of Dry Eye [J]. Exp Eye Res，2014，120：1-9.

[21] Motoko Kawashima，Tetsuya Kawakita，Naoko Okada，et al. Calorie Restriction：A New Therapeutic Intervention for Age-Related Dry Eye Disease in Rats [J]. Biochem Biophys Res Commun，2010，397（4）：724-728.

[22] Raksha Shetty，Tariq Saeed，Hameed Rashed，et al. Effect of Diabetes Mellitus on Acinar Morphology，Peroxidase Concentration，and Release in Isolated Rat Lacrimal Glands [J]. Curr Eye Res，2009，34（10）：905-911.

[23] Cintia S，de Paiva. Effects of Aging in Dry Eye [J]. Int Ophthalmol clin，2017，57（2）：47-64.

[24] Rodrigo G，de Souza，Cintia S，et al. Age-related Autoimmune Changes in Lacrimal Glands [J]. Immune Netw，2019，19（1）：e3.

[25] Thiago Martins Batista，Lilian Midori Tomiyoshi，Ana Carolina Dias，et al. Age-dependent changes in rat lacrimal gland anti-oxidant and vesicular related protein expression profiles [J]. Molecular Vision，2012，18：194-202.

[26] Yuichi Uchino，Tetsuya Kawakita1，Masaki Miyazawa，et al. Oxidative Stress Induced Inflammation Initiates Functional Decline of Tear Production [J]. PLoS ONE，2017，7（10）：e45805.

[27] Ji Hwan Min，Chul Hee Lee，Yong Woo Ji，et al. Activation of Dll4/Notch Signaling and Hypoxia-Inducible Factor-1 Alpha Facilitates Lymphangiogenesis in Lacrimal Glands in Dry Eye [J]. Plosone，2016，11（2）：e0147846.

[28] Yong Woo Ji，Joon H. Lee，Eun Young Choi，et al. HIF1α-mediated TRAIL expression regulates lacrimal gland inflammation in dry eye disease [J]. Invest Ophthalmol Vis Sci，2020，61（1）：3-12.

[29] Y Seo，YW Ji，SM Lee，J Shiml，et al. Activation of HIF-1a（hypoxia inducible factor-1a）prevents dry eye-induced acinar cell death in the lacrimal gland [J]. Cell Death and Disease，2014，5：e1309-1318.

[30] Fang Wang，Qing-hua Peng，Xiao-lei Yao，et al. Intervention of Buddleja officinalis total flavonoids drug-containing plasma on dry eye apoptosis model on the expression of STAT1 protein phosphorylation [J]. International Journal of Ophthalmology，2010，3（1）：32-35.

[31] Peng Qing-Hua，Yao Xiao-Lei，Wu Quan-Long，et al. Effects of extract of Buddleja officinalis eye drops on androgen receptors of lacrimal gland cells of castrated rats with dry eye [J]. International Journal of Ophthalmology. 2010，3（1）：43-4.

[32] Peng，Qing-hua，Yao，et al. Effects of eye drops of Buddleja officinalis Maxim. extract on lacrimal gland cell apoptosis in castrated rats with dry eye [J]. Journal of Chinese Integrative Medicine，2010，8（3）：244-24.

[33] Xiao-Lei Yao，Qing-Hua Peng，et al. Effects of extract of buddleja officinalis on partial inflammation of lacrimal gland in castrated rabbits with dry eye [J]. International Journal of Ophthalmology，2010，3（2）：114-11.

[34] Genyan Qin，Yasha Zhou，Jun Peng，et al. The Effect of Buddleja officinalis Maxim Eye Drops on Morphology and

Apoptosis in Lacrimal Gland of Experimental Dry Eye Rabbit Model [J]. Journal of Ophthalmology, 2019: 591624.

[35] 张又玮，覃艮艳，彭晓芳，等. 密蒙花滴眼液对去势雄兔干眼泪腺组织中 ICAM-1、IL-6、IL-17 表达的影响 [J]. 湖南中医药大学学报，2019，39（04）：448-452.

[36] 曾志成，彭俊，姚小磊，等. 中药密蒙花离子导入对干眼患者泪液白细胞介素 6、细胞间黏附分子 1 表达的影响 [J]. 中医杂志，2019，60（03）：219-223.

[37] Yun OU-YANG, Jun PENG, Han-Yu TAN, et al. Effect of Flos Buddlejae Granules on Apoptosis Factors Bax, Bcl-2, Fas and FasL inLacrimal Gland Cells of Castrated Male Rabbits [J]. Digital Chinese Medicine，2018（1）115-121.

[38] 彭俊，欧阳云，李文娟，等. 密蒙花滴眼液对去势雄兔泪腺细胞炎症因子的影响（英文）[J]. 国际眼科杂志，2018，18（08）：1359-1364.

[39] 彭俊，欧阳云，谭涵宇，等. 密蒙花颗粒剂对去势雄兔泪腺细胞 TNF-α 及 IL-1β 表达的影响 [J]. 中华中医药杂志，2018，33（03）：874-877.

[40] 彭清华，姚小磊，吴权龙，等. 密蒙花提取物对去势雄兔干眼症的预防作用 [J]. 中华眼科杂志，2008，44（11）：1011-1019.

[41] 彭清华，姚小磊，吴权龙，等. 密蒙花提取物滴眼剂对实验性干眼症大鼠泪腺组织雄激素受体数量的影响 [J]. 中国中西医结合杂志，2012，32（01）：72-75+114.

[42] 姚小磊，彭清华，吴权龙. 密蒙花提取物治疗兔去势所致干眼症 [J]. 眼视光学杂志，2008，10（1）：21-26.

[43] 陈佳文，彭清华，姚小磊，等. 密蒙花总黄酮对去势雄鼠干眼症泪腺 TGF-β1 及其基因表达的影响 [J]. 眼科研究，2010，28（4）：311-314.

[44] 李怀凤，彭清华，姚小磊，等. 密蒙花总黄酮对去势雄鼠干眼症模型角膜和泪腺组织中 TNF-α，IL-1β 表达的影响 [J]. 国际眼科杂志，2009，9（7）：1248-1251.

[45] 彭清华，姚小磊，彭俊，等. 密蒙花提取物滴眼剂对实验性干眼症鼠泪腺组织细胞凋亡的影响 [J]. 国际眼科杂志，2010，10（1）：40-43.

[46] 王方，彭清华，姚小磊，等. 密蒙花总黄酮含药血浆干预干眼症细胞凋亡模型 AR mRNA 表达 [J]. 国际眼科杂志，2011，11（2）：220-222.

[47] 王芬，彭清华，李海中，等. 密蒙花总黄酮含药血浆对干眼症细胞模型 Bax mRNA 及 Bcl-2 mRNA 表达的影响 [J]. 国际眼科杂志，2012，12（10）：1836-1840.

[48] 王方，彭清华，姚小磊，等. 密蒙花总黄酮对去势导致干眼症雄鼠泪腺 BaxmRNA、Bcl-2mRNA 表达的影响 [J]. 眼科新进展，2010，30（3）：201-206.

[49] 姚小磊，彭清华，陈启雷，等. 菊花总黄酮对去势导致干眼症雄兔泪腺细胞 Fas、FasL 表达的影响 [J]. 国际眼科杂志，2014，14（10）：1749-1754.

[50] 姚小磊，彭清华，陈启雷，等. 菊花总黄酮对去势导致雄兔干眼症泪腺细胞 Bax、Bcl-2 表达的影响 [J]. 湖南中医药大学学报，2014，34（7）：12-17，64.

第十五章　结膜病

结膜覆盖于眼睑内和眼球前部，前界起于睑缘，后界止于角巩膜缘，由睑结膜、球结膜及穹窿结膜三部分组成，是一层薄且半透明的黏膜组织。结膜是构成眼表组织的重要结构之一，富含神经、血管及相关淋巴组织，具有润滑眼球、眼表屏障等功能。组织学上结膜可分为上皮层和黏膜下基质层。结膜含有杯状细胞，其分泌的黏蛋白为泪液的基本成分之一，可以保持角膜的光滑，湿润及保护角膜上皮和结膜上皮，为角膜提供氧气和所需的营养物质。

结膜与眼睑、角膜等组织联系密切，结膜上皮延伸至泪道，因此这些部位的疾病容易相互影响，且结膜大部分暴露在外界，易遭受外部因素的影响而致病，最常表现为结膜的炎症，其次为结膜的变性性疾病，还可表现为结膜的出血、增生和肿瘤等。

结膜病的种类虽然多种多样，但大多伴有眼红、眼痒、异物感、烧灼感等表现，眼部常有结膜充血，眼睑水肿，结膜囊分泌物等体征。

结膜病属中医学"外障眼病"范畴，包括胞睑病和白睛疾病。中医学将结膜称为"白睛""白仁""白眼"，属于五轮学说中"气轮"范畴，与肺和大肠相关。白睛疾病多因外感六淫、疫疠之气侵袭，或脏腑亏虚，目失温煦濡养所致。其起病急、发展快，病证有虚有实，或虚实夹杂。实证多采用疏风清热、凉血解毒、除湿止痒等法，虚证多采用滋阴润燥、益气生津等法。虚实夹杂者因在扶助正气的同时兼顾驱邪。

结膜病是眼科常见病，主要包括炎症、外伤、变性等。感染性结膜炎是最常见的结膜疾病，其发病率高，传染性强，因此在治疗的同时，防止传播也是必不可少的。中西医结合对于结膜病的治疗有着独特优势，尤其是对于慢性结膜炎的治疗，中西医结合治疗往往能取得更好的疗效。

第一节　感染性结膜炎

结膜炎（conjunctivitis）是由于眼表的防御能力减弱或外界的致病因素增强，从而导致结膜组织的炎症发生，表现为炎症细胞的浸润、血管的扩张和渗出，是眼部的常见疾病之一。

结膜炎按照来源的不同可分为外源性和内源性，也可由于邻近组织感染蔓延而致。外源性主要是指感染、物理性刺激以及化学性损伤。其中感染性结膜炎是最常见的类型，感染源主要为细菌、病毒、衣原体，也可由于真菌、立克次体和寄生虫感染而发病。物理性刺激主要与外界环境中风沙、烟尘等刺激源有关。化学性损伤则是与医疗用品、酸碱等化学物质有关。内源性主要是指结膜免疫性的病变或全身疾病所引起，如肺结核、梅毒、糖尿病、维生素缺乏症等。除此之外，角膜、眼睑、泪器甚至鼻腔等组织的病变也可蔓延至结膜而引起发病。

结膜炎根据病因可分为感染性、免疫性、化学性或刺激性、全身疾病相关性、继发性和不明原因性结膜炎。按照反应形态不同，可分为乳头性、滤泡性、膜性、瘢痕性和肉芽肿性结膜炎，也可按照病程长短，分为超急性、急性、亚急性或慢性结膜炎，病程短于3周者为急性结膜炎，超过3周者则为慢性结膜炎。

结膜炎常见的临床表现有眼红、眼痒、烧灼感、异物感等，常见的体征有结膜充血、结膜水肿、分泌物增多、滤泡增生及乳头形成等；严重者可有假膜及真膜形成。如累及角膜，则可表现出眼痛、畏光、流泪、眼睑痉挛等症状。

值得注意的是，结膜充血与睫状充血不同，结膜充血是结膜表层血管的充血，靠近角膜缘方向充血减轻，血管可推动，局部滴用肾上腺素可消失。睫状充血是角膜缘血管网的充血，血管不可被推动，局部滴用肾上腺素不消失。当两者同时存在时，称为混合性充血。另外不同病因导致的结膜炎所引起的分泌物性状不同，如细菌性结膜炎引起的分泌物主要为浆液性、黏液性或脓性，病毒性结膜炎引起的分泌物主要为水样或浆液样，过敏性结膜炎引起的分泌物主要为黏稠丝状。这些对于疾病的鉴别有重要意义。

结膜炎的治疗原则主要是针对病因，局部治疗为主，必要时可配合全身用药。滴眼液是治疗结膜炎最基本的给药途径。对于感染性结膜炎，应选用敏感的抗感染滴眼液。在致病微生物尚不明确的情况下，可选用联合用药的方式治疗，待病原体培养和药敏结果明确病原体后再行调整。除滴眼液外，眼膏或凝胶剂型在结膜囊停留时间较长，也有着较好的疗效。当结膜囊分泌物较多时，可用生理盐水或3％硼酸水冲洗结膜囊，但需注意冲洗液不要流入健眼，以免引起交叉感染。病情严重者可在局部用药的基础上，配合全身使用抗生素或抗病毒等药物治疗。

本病属中医学"风热赤眼""天行赤眼""天行赤眼暴翳""脓漏眼"等范畴。实证者多用疏风散邪、清热解毒、凉血止血等方法；虚证者多用补益脏腑、益气滋阴等方法，局部可使用中药熏洗等特色治疗。

传染性结膜炎可造成流行感染，因此提倡：勤洗手、洗脸；必要时隔离，患者使用过的物品必须采取隔离及消毒处理。医务人员检查后也要洗手消毒，防止交叉感染，对人员集中场所需进行卫生宣传、定期检查、加强管理。

细菌性结膜炎

细菌性结膜炎（bacterial conjunctivitis）是由于外界细菌的侵害过强或机体本身的防御能力下降而引起。患者常表现为眼部刺激感，晨起睁眼困难，伴有不同程度的结膜充血和结膜囊脓性或黏脓性分泌物。该病按照病程长短可分为超急性、急性或亚急性和慢性细菌性结膜炎。

一、超急性细菌性结膜炎

超急性细菌性结膜炎（hyperacute bacterial conjunctivitis）是由于淋病奈瑟菌或脑膜炎奈瑟菌感染所引起，其中淋球菌性结膜炎（gonococcal conjunctivitis）更为多见。其发病急，潜伏期短，破坏力强，表现为结膜充血水肿伴有大量脓性分泌物，治疗不及时可引起角膜溃疡，甚者可出现角膜穿孔，严重危害视力；还可引起虹膜睫状体炎、泪腺炎等并发症。

中医眼科古籍中无本病相关记载，根据其发病特点及相关临床表现，后世命名为"脓漏眼"（《中医药学高级丛书·中医眼科学》）。

（一）病因与分类

1. 中医病因病机　外感风热邪毒疫疠之气，风热邪毒上攻于目或火毒炽盛上攻于目，眵泪相染而成。

2. 西医病因及发病机制　致病菌为淋病奈瑟菌或脑膜炎奈瑟菌，淋球菌性结膜炎成人主要通过生殖器-眼接触传播，新生儿主要是经带淋病奈瑟菌的母体产道传播，成人发病率较高。脑膜炎奈瑟菌结膜炎主要经血源性播散感染，也可通过呼吸道感染，多见于儿童。奈瑟菌属通过侵袭眼表，释放毒素，产生蛋白分解酶，导致疾病的发生。病情严重者可扩散全身，甚至引起败血症。

（二）临床表现

1. 症状　眼红、眼痛、畏光、流泪、晨起睁眼困难。

2. 体征　初期眼睑轻度水肿、结膜轻度充血水肿、结膜囊浆液性分泌物，随病情发展，症状迅速加重，眼睑高度水肿、结膜充血水肿加重，结膜囊大量脓性分泌物，可有假膜形成，常伴有耳前淋巴结肿大及压痛。

3. 并发症 治疗不及时或病情严重可导致角膜溃疡、角膜穿孔，以及眼内炎、泪腺炎、前葡萄膜炎、眼睑脓肿，后期可导致失明。

（三）辅助检查

1. 分泌物涂片和结膜刮片 通过 Gram 和 Giemsa 染色可发现革兰氏阴性菌。

2. 细菌培养＋药敏试验 可明确病因，指导用药。

3. 同时伴有全身症状者，可行血培养检查。

（四）诊断与鉴别诊断

1. 诊断要点

（1）有淋病病史或接触史；双眼先后发病，起病急，发展快，病情重，患眼可有眼红、眼痛、畏光、流泪等症状。

（2）体征可见结膜囊大量脓性分泌物、眼睑水肿、结膜充血、耳前淋巴结肿大及压痛。

（3）结膜分泌物涂片及刮片发现革兰氏阴性菌。

2. 鉴别诊断 主要与急性细菌性结膜炎相鉴别。两者都具有发病急，传染性强的特点，但急性细菌性结膜炎没有淋病史或接触史，症状相对较轻，发生并发症概率相对较小，且分泌物涂片及结膜刮片可明确病原体。

（五）治疗

1. 中医治疗

（1）辨证论治：

1）疫毒攻目证：

a. 证候：羞明流泪，灼热刺痛，眼眵增多，白睛红赤，睑内红赤，甚则白睛浮壅高出黑睛；黑睛星翳，或见睑内点状出血及假膜形成；全身伴有恶寒发热、便秘溲赤；舌质红，苔薄黄，脉浮数。

b. 治法：清热解毒。

c. 方药：普济消毒饮（《东垣试效方》）加减。组成：黄连、黄芩、僵蚕、牛蒡子、连翘、陈皮、板蓝根、玄参、柴胡、桔梗、生甘草、马勃、人参、升麻。每日1剂，水煎，分2次温服。

d. 加减：可加生地黄、牡丹皮以清热凉血；加葶苈子以下气行水；黑睛翳重者，可加石决明、芦荟以清肝退翳。

2）火毒炽盛证：

a. 证候：白睛赤脉深红粗大，脓眵不断从睑内溢出，胞睑及白睛红赤浮肿，黑睛溃烂，甚则穿孔；兼见头痛身热，口渴咽痛，小便短赤剧痛，便秘；舌绛，苔黄，脉数。

b. 治法：泻火解毒。

c. 方药：清瘟败毒饮（《疫疹一得》）加减。组成：生石膏、生地黄、玄参、犀角、黄连、栀子、桔梗、知母、连翘、甘草、牡丹皮、鲜淡竹叶、黄芩。每日1剂，水煎，分2次温服。

d. 加减：常酌加紫花地丁、败酱草、金银花、蒲公英以增强清热解毒之力；若白睛赤脉深红粗大甚者，可加赤芍、紫草以增凉血活血之功；黑睛溃陷者，酌加青葙子、石决明、夏枯草以清肝明目退翳；便秘溲赤重者，酌加通草、车前子、生大黄以通利二便。

（2）外治：

1）洗眼法：蒲公英、紫花地丁、野菊花、金银花、败酱草各15 g。水煎，过滤，外洗，每日1～2次。

2）滴眼液：滴用熊胆滴眼液，以起清热解毒明目之效。每日4次，每次1滴。

（3）放血疗法：选用耳尖、肺腧、委中、太阳等穴点刺放血以泻火热之毒。

2. 西医治疗

（1）用无刺激性的冲洗剂如生理盐水或3％硼酸水清洗结膜囊，注意冲洗液勿流入健眼，以免造成交叉感染。

（2）局部治疗：局部使用抗生素滴眼液和眼药膏。可用 5000～10000 U/mL 青霉素滴眼液，或 15％磺胺醋酸钠、0.1％利福平、0.3％诺氟沙星、多黏菌素 B 等滴眼液频繁滴眼，10 分钟 1 次。还可应用 0.5％四环素或红霉素眼膏。

（3）全身治疗：全身使用足量的抗生素，肌内注射或静脉给药。成人大剂量肌内注射青霉素或头孢曲松钠，青霉素有过敏者可选用大观霉素。还可联合口服阿奇霉素、多西霉素或喹诺酮类药物。新生儿用青霉素 G 10000 万 U/(kg·d)，静脉滴注或肌内注射，共 7 日。或用头孢曲松钠（0.125 g，肌内注射）、头孢噻肟钠（25 mg/kg，静脉滴注或肌内注射），每 8 小时（或 12 小时）1 次，连续 7 日。

（六）研究进展

1. 中医研究进展　目前中医主要通过辨证论治进行治疗。由于本病病情较重，发展较快，不可单纯使用中医治疗。目前临床最常采用的方法为中西医结合治疗。通过局部及全身使用抗生素治疗的基础上，配合中药内服，也可选取熊胆滴眼液、鱼腥草滴眼液等清热解毒之眼液滴眼。另外，金银花、蒲公英、紫花地丁等清热解毒之品煎水外洗，以及放血疗法等也可用于治疗本病。

2. 西医研究进展　超急性细菌性结膜炎病情严重，若病情未得到有效控制，可导致角膜溃疡，引发眼内炎，严重危害视力。由于该类急性炎症的传染性较强，发病迅速，局部给药若效果不佳，致病菌就会侵染其他组织造成不良炎症反应，且淋球菌性结膜炎可引起化脓性脑膜炎，若单纯局部用药发生菌血症概率极高，因此需直接采取局部用药与全身治疗结合。超急性细菌性结膜炎局部用药区别于急性和慢性细菌性结膜炎，青霉素和头孢曲松钠是代表性药物，青霉素过敏者也可选用大观霉素，还可联合口服阿奇霉素、多西环素或喹诺酮类药物。另外治疗过程中仍不可忽略其预防性措施，包括个人用眼卫生、交叉感染、消毒管理等。

（七）预防与调摄

1. 严格注意个人及集体卫生，勤洗手、洗脸。

2. 宣传性病防治相关知识。

3. 患者需隔离，以避免传染，医师检查患者时需清洗并消毒双手及使用的器具。

4. 新生儿出生后应常规使用 1％硝酸银眼药水或 0.5％四环素眼膏预防。

（八）预后与转归

1. 若治疗及时，病情早起得到控制，预后一般较好。

2. 若病情未得到控制，发展迅速，出现角膜穿孔、眼内眼等严重并发症，则预后较差。

二、急性或亚急性细菌性结膜炎

急性或亚急性细菌性结膜炎（acute or subacute bacterial conjunctivitis）又称急性卡他性结膜炎，俗称"红眼病"。该病好发于春秋季节，传染性强，容易在集体生活场所传播。发病急，潜伏期短，双眼先后或同时发病。主要是由金黄色葡萄球菌、肺炎链球菌、流感嗜血杆菌等引起。

本病属中医学"暴风客热"范畴，又称"风热赤眼""暴风客热外障"。

（一）病因与分类

1. 中医病因病机　《政治准绳·杂病·七窍门》指出，本病"乃素养不清，躁急劳苦，客感风热，卒然而发病也"。归纳总结为风热之邪外袭，风热相搏，客留肺经，内外相和，上犯于白睛所致。

2. 西医病因及发病机制　致病菌主要为肺炎链球菌、金黄色葡萄球菌、流感嗜血杆菌、摩拉克菌、白喉棒状杆菌等。部分细菌致病有一定的特点，肺炎链球菌感染多见于冬天，儿童发病率高于成人。金黄色葡萄球菌任何年龄均可发病。流感嗜血杆菌感染则多见于春夏时期，在儿童中最常见。摩拉克菌在免疫力低下和酗酒人群中多见。主要是由于细菌侵袭眼表，释放毒素，激活纤维蛋白溶解酶，从而破坏结膜组织，导致炎症的发生。

（二）临床表现

1. 症状　初期表现为异物感、干涩感，随病情进展出现流泪、灼热感、刺痛等眼部不适症状，晨起睁眼困难，视力多不受影响。

2. 体征　眼睑水肿、结膜充血、结膜囊黏液性或脓性分泌物，病情严重者可有假膜形成。

3. 并发症　病情严重时可累及角膜，偶可出现卡他性边缘性角膜浸润或溃疡。流感嗜血杆菌可引起眶蜂窝织炎，部分患儿伴有全身不适症状。

（三）辅助检查

1. 分泌物涂片和结膜刮片　通过 Gram 和 Giemsa 染色可发现细菌和中性粒细胞。

2. 细菌培养可明确致病菌；通过药敏试验选取敏感抗生素，指导用药。

3. 同时伴有全身症状者，可行血培养检查。

（四）诊断与鉴别诊断

1. 诊断要点

（1）双眼先后或同时发病，起病急，或有该病患者接触史。

（2）患眼眼红、眼痛、异物感、烧灼感、流泪、晨起睁眼困难等眼部症状，体征可见结膜充血，结膜囊黏液性或脓性分泌物。

（3）结膜刮片或分泌物涂片找到病原体；细菌培养可见致病菌。

2. 鉴别诊断　主要与超急性细菌性结膜炎相鉴别。两者都具有发病急，传染性强的特点，但超急性细菌性结膜炎有淋病史或接触史，症状相对较重，发生并发症概率相对较高，分泌物涂片及结膜刮片可明确病原体，细菌培养可找到致病菌。

（五）治疗

1. 中医治疗

（1）辨证论治：

1）风重于热证：

a. 证候：痒涩交作，灼热刺痛，羞明流泪，白睛红赤，胞睑肿胀，眵多黏稠；可伴恶寒发热，鼻塞，头痛；舌质红，苔薄白或微黄，脉浮数。

b. 治法：疏风清热。

c. 方药：银翘散（《温病条辨》）加减。组成：金银花、连翘、荆芥、牛蒡子、薄荷、桔梗、淡竹叶、淡豆豉、芦根、甘草。每日1剂，水煎，分2次温服。

d. 加减：白睛红赤甚者，酌加蒲公英、野菊花、紫草等清热解毒之品。

2）热重于风证：

a. 证候：患眼灼热刺痛，羞明流泪，眵多黏稠，胞睑红肿，白睛红赤；可伴溲赤、口渴、便秘；舌红，苔黄，脉数。

b. 治法：清热泻火，疏风解毒。

c. 方药：泻肺饮（《眼科纂要》）加减。组成：羌活、防风、荆芥、白芷、连翘、石膏、黄芩、桑白皮、栀子、赤芍、枳壳、木通、甘草。每日1剂，水煎，分2次温服。

d. 加减：白睛红赤甚者，可重用桑白皮，加葶苈子、桔梗以泻火消肿；加牡丹皮、蒲公英、紫草以清热解毒退赤；便秘者，可加芒硝、大黄以通腑泻热通便。

3）风热俱盛证：

a. 证候：患眼焮热红肿，刺痒交作，泪热眵结，白睛红赤浮肿；兼见恶寒发热，口渴，头痛，鼻塞，便秘溲赤；舌红，苔黄，脉数。

b. 治法：疏风清热，表里双解。

c. 方药：防风通圣散（《宣明论方》）加减。组成：大黄、芒硝、黄芩、栀子、连翘、石膏、滑石、麻黄、防风、薄荷、桔梗、当归、川芎、赤芍、白术、甘草。每日1剂，水煎，分2次温服。

d. 加减：若热毒偏盛，去麻黄、川芎、当归辛温之品，宜加蒲公英、金银花、野菊花以清热解毒；若刺痒较重，加蔓荆子、蝉蜕以祛风止痒。

（2）外治：

1）洗眼法：蒲公英、紫花地丁、野菊花、金银花、败酱草各 15 g。水煎，过滤，外洗，每日 1～2 次。

2）鱼腥草滴眼液：每日 6 次，症状严重者可每小时 2 次。

（3）针灸治疗：

1）针刺治疗：针刺合谷、曲池、太阳、攒竹、丝竹空、风池等穴，泻法为主，每次选 3～4 穴，每日 1 次，7 日为 1 个疗程。

2）放血疗法：选取耳尖、肺腧、太阳、委中等穴放血。

3）耳针：选眼、肝、目 2、肺穴，每日 1 次。

2. 西医治疗

（1）用无刺激性的冲洗剂如生理盐水或 3％硼酸水清洗结膜囊，注意冲洗液勿留入健眼，以免造成交叉感染；急性发作期可冷敷双眼以减轻症状。

（2）局部治疗：局部使用抗生素滴眼液和眼膏。急性期每 1～2 小时 1 次。革兰氏阳性球菌感染者可选用青霉素、0.1％利福平、0.15％磺胺醋酸钠、氯霉素等。革兰氏阴性杆菌感染者可选用氨基糖苷类或喹诺酮类药物，如妥布霉素、庆大霉素、氧氟沙星等。致病菌尚不明确情况下，可选用广谱抗生素，待细菌培养及药敏结果明确病情后，选取敏感抗生素滴眼液；

（3）全身治疗：病情严重者，在局部治疗基础上，配合全身口服或静脉滴注敏感抗生素。

（六）研究进展

1. 中医研究进展　中医主要通过辨证论治治疗该病。中医学认为本病主要是由于外感风热之邪，上犯白睛而发，病性多属实，病位在肺。值得注意的是，本病也可因脏腑亏虚，正气不足，外邪乘袭而成，因此治疗上在祛邪的同时也应注意扶助正气。治疗上多以疏风清热，表里双解为主，给予中药内服，常用的代表方剂有银翘散、泻肺饮、防风通圣散等。中药熏洗、针灸等中医特色疗法对于治疗该病也有着较好的疗效。

2. 西医研究进展　正常人结膜本身可存有细菌，这些细菌可通过释放抗生素样物质以及代谢产物，减少其他致病菌的侵袭。只有在细菌侵袭力过强或人体防御力减弱的情况下，才会导致炎症的发生。急性或亚急性细菌性结膜炎潜伏期通常在数小时至数日不等，病情较超急性细菌性结膜炎轻，较慢性细菌性结膜炎重，常由金黄色葡萄球菌、肺炎链球菌、流感嗜血杆菌、白喉棒状杆菌、摩拉克菌等引起。不同的病菌致病有不同的特点，如金黄色葡萄球菌引起者多伴有睑缘炎；肺炎链球菌引起者有自限性，可有上呼吸道症状；流感嗜血杆菌引起者在儿童中最常见，可引起眶蜂窝织炎；摩拉克菌在免疫力低下的人群中多见。根据不同致病菌感染的特点，配合眼痒、眼红、异物感、流泪等症状，结膜充血水肿、黏液性或脓性分泌物等体征，大多可作出初步诊断。通过结膜刮片和分泌物涂片可明确病菌，明确诊断。药敏试验对于治疗具有重要意义。

（七）预防与调摄

1. 严格注意眼部卫生，勤洗手。

2. 患者私人生活用品注意消毒，防止传染。

3. 医师检查患者时需清洗并消毒双手及使用的器具。

（八）预后与转归

1. 若治疗及时，预后一般较好。

2. 若病情未得到控制，发展迅速，出现角膜穿孔、眼内眼等严重并发症，则预后较差。

三、慢性细菌性结膜炎

慢性细菌性结膜炎（chronic bacterial conjunctivitis）是指病程大于 3 周的细菌性结膜炎，主要是由毒性作用较弱的细菌侵袭或急性结膜炎迁延不愈，发展而来；可继发于慢性泪囊炎、鼻泪管阻塞、睑缘炎或睑板腺功能障碍者。该病症状较急性者轻，双眼或单眼发病，发展较慢，持续时间长，主要是由金黄色葡萄球菌、摩拉克菌感染引起。本病属中医学"赤丝虬脉"范畴，又称"赤丝乱脉"。

（一）病因与分类

1. 中医病因病机　多因风热赤眼或暴风客热治疗不彻底，余热未清，外感风热，邪伏肺经；或饮食不节，脾胃积热，熏灼目络；或肺阴亏虚，阴虚火旺，上犯于目而发病。

2. 西医病因及发病机制　慢性细菌性结膜炎可因毒力较弱的细菌或急性结膜炎演变而来，金黄色葡萄球菌和摩拉克菌是慢性细菌性结膜炎最常见的病原体。摩拉克菌引起者同时可发生眦部睑缘炎，伴睑结膜伪膜形成、外眦部皮肤结痂、溃疡和滤泡增生。金黄色葡萄球菌引起者同时可发生溃疡性睑缘炎或角膜周边浸润。长期不愈可并发泪囊炎、睑内翻、倒睫等周围组织炎症。

（二）临床表现

1. 症状　症状较轻或不明显，主要变现为眼痒、眼干涩、烧灼感、异物感及视疲劳。

2. 体征　初期可见结膜轻度充血，乳头增生，滤泡形成，黏液性或白色泡沫样分泌物；后期可见睑结膜肥厚，无结膜瘢痕及血管翳。

3. 并发症　可并发睑缘炎、泪囊炎、干眼等疾病，病情迁延不愈可出现睑内翻、倒睫、假性上睑下垂。

（三）辅助检查

1. 分泌物涂片和结膜刮片　通过 Gram 和 Giemsa 染色可发现细菌和中性粒细胞；

2. 细菌培养可明确致病菌。

（四）诊断与鉴别诊断

1. 诊断要点

（1）病程较长，临床症状较轻，或有急性结膜炎病史。

（2）体征可见结膜轻度充血、乳头增生、滤泡形成、黏液性或白色泡沫样分泌物；

（3）结膜刮片或分泌物涂片找到病原体。

2. 鉴别诊断　主要与急性细菌性结膜炎鉴别。两者都表现有结膜充血，结膜囊分泌物等体征，但本病症状及体征相对较轻，病程较长。

（五）治疗

1. 中医治疗

（1）辨证论治：

1）肺经风热证：

a. 证候：眼痒、眼干涩，异物感，晨起眼眵增多，白睛轻度红赤；舌质红，苔薄白，脉数。

b. 治法：疏风清热。

c. 方药：桑菊饮（《温病条辨》）加减。组成：桑叶、菊花、薄荷、苦杏仁、桔梗、甘草、连翘、芦根。每日 1 剂，水煎，分 2 次温服。

d. 加减：若眼干涩较重，可加用知母、沙参等滋阴生津之品。

2）肺胃湿热证：

a. 证候：眼痒、眼干涩，异物感，眼眵增多，白睛轻度红赤，病程迁延不愈；可伴口臭、溲赤、便秘；舌质红，苔黄腻，脉濡数。

b. 治法：清热利湿。

c. 方药：三仁汤（《温病条辨》）加减。组成：苦杏仁、滑石、豆蔻、通草、淡竹叶、厚朴、薏苡仁、半夏。每日 1 剂，水煎，分 2 次温服。

d. 加减：白睛红赤较重者，可加黄芩、桑白皮等清热凉血之品。

3）阴虚火旺证：

a. 证候：眼干涩，视物易疲劳，白睛轻度红赤，病情迁延不愈；舌红少苔，脉细数。

b. 治法：滋阴降火。

c. 方药：知柏地黄丸（《医宗金鉴》）加减。组成：知母、黄柏、熟地黄、山茱萸、泽泻、山药、牡丹皮、茯苓。每日1剂，水煎，分2次温服。

d. 加减：若眼痒干涩较重，酌加当归、蝉蜕、蒺藜等祛风止痒；球结膜充血者，加地骨皮、桑白皮清热退赤。

（2）外治：

1）洗眼法：蒲公英、紫花地丁、野菊花、金银花、败酱草各15g。水煎，过滤，外洗，每日1～2次。

2）滴眼液：滴用熊胆滴眼液、鱼腥草滴眼液等清热解毒。

2. 西医治疗

（1）用无刺激性的冲洗剂如生理盐水或3％硼酸水清洗结膜囊，注意冲洗液勿留入健眼，以免造成交叉感染。

（2）局部治疗　局部使用抗生素滴眼液和眼膏。致病菌尚不明确情况下，可选用广谱抗生素，待细菌培养及药敏结果明确病情后，选取敏感抗生素滴眼液；非感染因素引起者，去除诱发因素，局部可用0.25％～0.5％硫酸锌滴眼液滴眼。

（六）研究进展

1. 中医研究进展　中医主要通过辨证论治治疗该病。中医学认为本病主要是由于风热赤眼或暴风客热治疗不彻底，余热未清，外感风热，邪伏肺经；或饮食不节，脾胃积热，熏灼目络；或肺阴亏虚，阴虚火旺，上犯于目而发病，病位在肺。值得注意的是，本病也可因脏腑亏虚，正气不足，外邪乘袭而成，因此治疗上在祛邪的同时也应注意扶助正气。治疗上多以疏风清热，表里双解为主，给予中药内服，常用的代表方剂有桑菊饮、三仁汤等。中药熏洗、针灸等中医特色疗法对于治疗该病也有着较好的疗效。

2. 西医研究进展　慢性细菌性结膜炎多因毒力较弱的细菌或急性结膜炎演变而来，也可因外界物理性刺激，药物性损害或生活环境、饮食起居不规律等非感染因素引起。金黄色葡萄球菌和摩拉克菌是慢性细菌性结膜炎最常见的病原体。治疗基本原则与急性细菌性结膜炎类似，但一般治疗周期更长，病情更顽固，患者的依从性对于治疗的疗效意义重大。

（七）预防与调摄

1. 注意用眼卫生，勤洗手。

2. 彻底治疗急性结膜炎。

（八）预后与转归

1. 若治疗及时，预后一般较好。

2. 若病情未得到控制，发展迅速，出现角膜穿孔、眼内眼等严重并发症，则预后较差。

病毒性结膜炎

病毒性结膜炎（viral conjunctivitis）是一种常见的由病毒感染引起的结膜炎症。病变程度因个人免疫状况、病毒毒力大小不同而存在差异，轻度的病毒性结膜炎有自限性，但典型的较严重患者，甚至留有一定的后遗症状。临床上按病程分为急性和慢性两组，以前者多见，包括流行性角结膜炎、流行性出血性结膜炎、咽结膜热、单纯疱疹性结膜炎和新城鸡瘟结膜炎等。慢性病毒性结膜炎包括传染性软疣性睑结膜炎、水痘-带状疱疹性睑结膜炎和麻疹性角结膜炎等。

一、腺病毒性角结膜炎

腺病毒性角结膜炎是一种重要的病毒性结膜炎，主要表现为急性滤泡性结膜炎，常合并有角膜病变。本病传染性强，可散在或流行性发病。腺病毒是一种脱氧核糖核酸（DNA）病毒，可分为37个血清型，已经从眼部感染灶分离到 2、3、4、7、8、9、14、16、19、29、31、37 型。不同型别的腺病毒引起的病毒性结膜炎可有不同的临床表现，同样的临床表现也可由几种不同血清型的腺病毒所引起。腺病毒性角结膜炎主要表现为两大类型，即流行性角结膜炎和咽结膜热。

（一）流行性角结膜炎

流行性角结膜炎（epidemic keratoconjunctivitis）是一种强传染性的接触性传染病，由腺病毒8、19、29、37 型腺病毒（人腺病毒 D 亚组）引起，潜伏期为 5~7 日。

本病与中医学"天行赤眼暴翳"相似。天行赤眼暴翳的病名首见于《古今医统大全·眼科》，又称"大患后生翳"（《银海精微》）。本病可单眼或双眼同时患病，易传染流行，无明显季节性，各年龄段均可发生，病程较长，严重者可迁延数月以上。愈后常遗留不同程度的角膜云翳，影响视力。

1. 病因与分类

（1）中医病因病机：外感疠气，内兼肺肝火旺，内外合邪，上攻于目而发病。

（2）西医病因及发病机制：本病由腺病毒感染所致，主要由腺病毒 8、19、29、37 型（人腺病毒 D 亚组）引起。通过接触传染，常引起流行。

2. 临床表现　急性发病，潜伏期 5~7 日。

（1）症状：眼红、疼痛、畏光、流泪、异物感，伴有水样分泌物。病变波及角膜，可有视力下降。疾病早期常一眼先发病，数天后对侧眼也受累。

（2）体征：眼睑水肿、结膜充血水肿、结膜下出血。急性期眼睑水肿、结膜充血水肿、48 小时内出现滤泡和结膜下出血，色鲜红，量多时呈暗红色。假膜（有时真膜）形成后能导致扁平瘢痕和睑球粘连。患者常出现耳前淋巴结肿大和压痛，且于眼部开始受累侧较为明显，是和其他类型结膜炎的重要鉴别点，疾病早期或症状轻者无此表现。

（3）并发症：结膜炎于 7~10 日开始消退，约半数患者症状加重，出现腺病毒性角膜炎。表现为：发病数天后，角膜出现弥散的斑点状上皮损害，并于发病 7~10 日后融合成较大的、粗糙的上皮浸润。2 周后发展为局部的上皮下浸润，并主要散布于角膜中央，角膜敏感性正常。发病 3~4 周后，上皮下浸润加剧，形态大小基本一致，数个至数十个不等。这种上皮下浸润可持续数月甚至数年之久，逐渐吸收，极个别情况下，浸润最终形成瘢痕，造成永久性视力损害。儿童可有全身症状，如发热、咽痛、中耳炎、腹泻等。

3. 辅助检查

（1）结膜刮片：见大量单核细胞，有假膜形成时，中性粒细胞数量增加。新生儿结膜炎应进行结膜刮片检查，以鉴别衣原体、淋病奈瑟菌等感染。

（2）病毒培养：有腺病毒 8、19、29、37 型（人腺病毒 D 亚组），可协助明确诊断。

（3）PCR 检测：是印证临床诊断的一项快速和敏感的检测方法，近年发展的原位 PCR 技术敏感性和特异性更高。

4. 诊断与鉴别诊断

（1）诊断要点：目前临床上流行性角结膜炎的诊断主要是根据病史、症状、体征及实验室检查。

1）发病迅速，双眼先后发病，常有相关接触史。

2）眼红、疼痛、畏光、流泪、异物感，水样分泌物、眼睑水肿、结膜充血水肿、结膜下出血，耳前淋巴结肿大和压痛等症。急性滤泡性结膜炎和炎症晚期出现的角膜上皮下浸润是本病的典型特征。

3）实验室病毒分离等检查有助于诊断。

（2）鉴别诊断：

1）流行性出血性结膜炎：70 型肠道病毒（偶由 A24 型柯萨奇病毒）感染引起，除具有结膜炎一般性症状和体征外，主要特征为结膜下出血呈片状或点状，从上方球结膜开始向下方球结膜蔓延。少数人发生前葡萄膜炎，部分患者还有发热不适及肌肉痛等全身症状。

2）慢性滤泡性结膜炎：常见于儿童及青少年，皆为双侧。下穹窿及下睑结膜见大小均匀，排列整齐的滤泡，无融合倾向。结膜充血并有分泌物，但不肥厚，数年后不留痕迹而自愈，无角膜血管翳。

3）急性细菌性结膜炎：又称"急性卡他性结膜炎"。临床表现为患眼红、烧灼感、或伴有畏光、流泪。结膜充血，中等量黏脓性分泌物，夜晚睡眠后，上下睑睫毛常被分泌物黏合在一起。结膜囊分泌物培养细菌阳性。

5. 治疗　中医治疗以肺肝同治，泻火退翳为主。西医以局部用药，抗病毒治疗为主。

（1）中医治疗：

1）辨证论治：

a. 疠气犯目证：

a）证候：目痒碜痛，羞明流泪，眼眵清晰，胞睑微肿，白睛红赤浮肿，黑睛生翳；兼见头痛发热，鼻塞流涕；舌红，苔薄白，脉浮数。

b）治法：疏风清热，退翳明目。

c）方药：菊花决明散（《原机启微》）加减。组成：草决明、石决明、木贼、防风、羌活、蔓荆子、菊花、甘草、川芎、石膏、黄芩。每日1剂，水煎，分2次温服。

d）加减：宜去方中之羌活，常加蝉蜕、蒺藜以祛风退翳；白睛红赤浮肿明显者，加桑白皮、金银花以清肺泻热。

b. 肺肝火炽证：

a）证候：患者碜涩刺痛，畏光流泪，视物模糊，黑睛星翳簇生，白睛混赤；兼见口苦咽干，便秘溲赤；舌红，苔黄，脉弦数。

b）治法：清肝泻肺，退翳明目。

c）方药：修肝散（《银海精微》）或洗肝散（《奇方类编》）加减。组成：防风、羌活、薄荷、麻黄、菊花、栀子、连翘、大黄、赤芍、当归、苍术、木贼、甘草。每日1剂，水煎，分2次温服。

d）加减：常于方中加密蒙花、谷精草，以增疏风清热退翳之功；白睛混赤甚者，宜去方中川芎、红花，加牡丹皮以增强凉血退赤之功。

c. 阴虚邪留证：

a）证候：目珠干涩，白睛红赤渐退，但黑睛星翳未尽；舌红少津，脉细数。

b）治法：养阴祛邪，退翳明目。

c）方药：滋阴退翳汤（《眼科临证笔记》）加减。组成：玄参、知母、生地黄、麦冬、蒺藜、木贼、菊花、青葙子、蝉蜕、菟丝子、甘草。每日1剂，水煎，分2次温服。

d）加减：常于方中加北沙参、天冬以助养阴生津；黑睛有翳、羞明者，宜加石决明、谷精草、海螵蛸以清肝明目退翳。

2）专方专药：鱼腥草注射液。适用于疠气犯目证、肝胆火炽证。用法：鱼腥草注射液20～100 mL。

3）外治：中药熏洗。蒲公英、紫花地丁、野菊花、金银花、败酱草各15 g。水煎，过滤，外洗，熏眼，每日1～2次；

4）针灸治疗：

a. 针刺：以泻法为主，可取合谷、曲池、攒竹、丝竹空、睛明、瞳子髎、风池、太阳、外关、少商，每次选3～4穴，每日针1次；

b. 放血疗法：点刺眉弓、眉尖、太阳穴、耳尖，放血2～3滴以泄热消肿，每日1次；

c. 耳针：选眼、肝、目2、肺穴，留针20～30分钟，可间接捻转，每日1次。

（2）西医治疗：当出现感染时必须采取措施减少感染传播。所有接触感染者的器械必须仔细清洗消毒，告知患者避免接触眼睑和泪液，经常洗手。

1）局部治疗：

a. 抗病毒药：常用药物有 0.15％更昔洛韦眼用凝胶、0.1％阿昔洛韦、干扰素滴眼液。急性期每1～2 小时点眼 1 次，睡前涂眼膏。

b. 皮质类固醇激素的使用：出现严重的膜或假膜、上皮或上皮下角膜炎引起视力下降时可考虑使用，病情控制后应减少糖皮质激素滴眼剂的滴眼频度至每日 1 次或隔日 1 次。应用中应注意逐渐减药，不要突然停药，以免复发；另外还要注意激素使用的不良反应。

c. 局部冷敷和使用血管收缩剂可减轻症状。

2）全身治疗：可配合全身抗病毒治疗。口服无环鸟苷片，每日 5 次，每次 200 mg，连服 1～2 周。

（3）中西医结合治疗方案：庞有慧等通过临床研究提出，采用西医治疗结合疏风解毒胶囊治疗流行性角结膜炎，治疗初期患者抗病毒作用明显，后期通过增强患者免疫调节能力，可一定程度减轻患者角膜损伤程度，从而有效保护患者视力。

6. 研究进展

（1）中医研究进展：目前中医对本病的治疗主要是辨证论治。根据病情进展证候的不同，分为疠气犯目证、肺肝火炽证、阴虚邪留证。治疗上，中药内服的同时，结合中药熏药及针灸治疗，在缓解症状及控制病情方面取得了良好的进展。陆雪琴等研究结果表明，在常规西医治疗基础上，联合口服清热解毒类中药治疗流行性角结膜炎，可明显降低患者总证候积分，且在疼痛、睑结膜充血、耳前淋巴结肿大、胞睑红肿等单项上也具有良好的缓解作用。

（2）西医研究进展：近期研究表明，腺病毒引起的流行性角结膜炎可以发生在各年龄组不同性别中，男性病例占发病总数的 61.2％，女性病例占发病总数的 38.8％。<40 岁男女均呈上升趋势，>40 岁男女均呈下降趋势，31～40 岁人群腺病毒阳性病例数最多。患者职业中以家务及待业、工人为主。流行性角结膜炎传染性强，主要是接触传播，可通过游泳池水，公共洗浴区，公用物品等传播，易在娱乐场所、学校、医院、工厂等集体场所造成暴发流行。随着社会经济发展，越来越多的人随时随地都用智能手机或电脑购物、炒股、聊天、查阅网页新闻等，造成用眼疲劳，养成用眼不卫生的不良习惯，给自己的身体健康带来影响。因此，预防腺病毒的传播显得尤为重要，应通过宣传教育片或媒体等让人们了解：如何养成良好的卫生习惯，学习如何正确的洗手，避免用手揉眼睛，不与他人共用毛巾等生活用品。确诊患者要自觉在家疗养，不要去公共浴池洗澡、游泳。患病期间保持健康的身心，不熬夜、不喝酒、不吸烟，养成良好的用眼习惯。

7. 名老中医治疗经验　陆雪琴认为：清热散结片是由中草药"千里光"加工制成，千里光为菊科草本植物，性寒味苦，具有广谱抗菌作用。陆雪琴等研究结果表明，在常规西医治疗基础上，联合口服清热散结片治疗流行性角结膜炎，可明显降低患者总证候积分，且在疼痛、睑结膜充血、耳前淋巴结肿大、胞睑红肿等单项上也具有良好的缓解作用，且临床有效率可达到 96.88％。

8. 预防与调摄

（1）本病为接触传染，其传染性强，易流行，故应注意隔离。

（2）注意个人卫生，不用脏手、脏毛巾揉擦眼部。急性期患者所用生活用品应注意消毒，如一眼患病，另一眼更须防护，以防患眼分泌物及滴眼液流入健眼。

（3）医护人员接触患者后必须洗手消毒，以防交叉感染。

（4）保持局部清洁，禁止包扎患眼。

9. 预后与转归　本病预后一般良好。若并发腺病毒性角膜炎，角膜损害可持续数月或数年后逐渐吸收或永久遗留。较重者可遗留圆形云翳，一般对视力影响不大。

（二）咽结膜热（pharyngoconjunctival fever）

咽结膜热是由腺病毒 3、4、7 型引起的一种表现为急性滤泡性结膜炎伴有上呼吸道感染和发热的病毒性结膜炎，传播途径主要是呼吸道分泌物。多见于 4～9 岁儿童和青少年。常于夏、冬季节在幼儿园、学校中流行。散发病例可见于成年人。

1. 病因与分类

（1）中医病因病机：外感疠气，内兼肺肝火旺，内外合邪，上攻于目而发病。其病位主要在肺、肝二经。

（2）西医病因及发病机制：本病由腺病毒感染所致，主要由腺病毒 3、4、7 型引起。通过呼吸道分泌物传染，易于在幼儿园、学校中流行。

2. 临床表现

（1）症状：前驱症状为全身乏力，体温上升至 38 ℃ 以上，自觉流泪、眼红和咽痛。

（2）体征：眼部滤泡性结膜炎、一过性浅层点状角膜炎及上皮下混浊、耳前淋巴结肿大。咽结膜热有时可只表现出 1～3 个主要体征。病程 10 日左右，有自限性。

3. 辅助检查　结膜刮片：见大量单核细胞，培养无细菌生长。有假膜形成时，中性粒细胞数量增加。

4. 治疗　中医以疏风清热，泻火解毒为主。西医治疗同"流行性角结膜炎"。

（1）中医治疗：

1）辨证论治：

a. 风重于热证：

a）证候：患眼碜涩灼热，羞明流泪，白睛红赤；发热头痛，咽喉肿痛、吞咽困难；舌质红，苔薄黄，脉浮数。

b）治法：疏风清热，兼以解毒。

c）方药：银翘散（《温病条辨》）加减。组成：金银花、连翘、荆芥、牛蒡子、薄荷、桔梗、淡竹叶、芦根、甘草。每日 1 剂，水煎，分 2 次温服。

b. 湿毒炽盛证：

a）证候：患眼睑浮肿，白睛红赤；高热，口渴面赤，耳前、颌下可扪及肿核；舌红，苔白腻或微黄，脉浮数。

b）治法：祛湿泻火解毒。

c）方药：新加香薷饮（《温病条辨》）加减。组成：香薷、金银花、银翘、鲜扁豆花、厚朴。每日 1 剂，水煎，分 2 次温服。

（2）西医治疗：同"流行性角结膜炎"。

5. 预防与调摄　可参考流行性角结膜炎的治疗和预防措施。发病期间勿去公共场所、泳池等，减少传播机会。

二、流行性出血性角结膜炎

流行性出血性角结膜炎（epidemic hemorrhagic conjunctivitis）是由 70 型肠道病毒（偶由 A24 型柯萨奇病毒）引起的一种暴发流行的自限性眼部传染病，又称"阿波罗 11 号结膜炎"。本病多发于夏秋季节，常见于成年人，传染性极强，潜伏期短，多于 24 小时内双眼同时或先后发病，起病急剧，刺激症状重，但预后良好，属我国丙类传染病。

本病中医学与"天行赤眼"相似。天行赤眼首见于《银海精微·卷之上》，又称"天行后赤眼外障""天行赤目""天行气运""天行赤热证"。

（一）病因与分类

1. 中医病因病机　本病多因猝感疫疠之气，疫热伤络；或肺胃积热，肺金凌木，侵犯肝经，上攻于目而发病。

2. 西医病因及发病机制　病原体为微小型核糖核酸（RNA）病毒中的 70 型肠道病毒，偶由 A24 型柯萨奇病毒引起。通过接触传染，易于流行。

（二）临床表现

1. 症状　自觉症状明显，眼红、眼痛、畏光、流泪、异物感等。

2. 体征　眼睑及结膜充血水肿，结膜下出血呈点状或片状，从上方球结膜开始向下方球结膜蔓延。多数患者有滤泡形成，伴有上皮型角膜炎和耳前淋巴结肿大。

3. 并发症　少数人发生前葡萄膜炎，部分患者还有发热不适及肌肉痛等全身症状，印度和日本曾报告个别病例出现类似小儿麻痹样下肢运动障碍。

（三）辅助检查

结膜分泌物涂片及结膜刮片镜检以单核细胞为主。

（四）诊断与鉴别诊断

1. 诊断要点

（1）正处流行季节，或有接触史。

（2）急性滤泡性结膜炎的症状，同时有显著的结膜下出血，耳前淋巴结肿大等。

（3）实验室检查可协助诊断。

2. 鉴别诊断　流行性角结膜炎：由腺病毒 8、19、29、37 型腺病毒（人腺病毒 D 亚组）感染引起，潜伏期为 5～7 日。疾病早期常一眼先发病，数天后对侧眼也受累，但病情相对较轻。主要症状有充血、疼痛、畏光、伴有水样分泌物，耳前淋巴结肿大和压痛，且于眼部开始受累侧较为明显。炎症晚期出现角膜上皮下浸润。

（五）治疗

中医以疏风清热，泻火解毒为主。西医治疗同"流行性角结膜炎"。

1. 中医治疗

（1）辨证论治：

1）初感疠气证：

a. 证候：患眼碜涩灼热，羞明流泪，眼眵稀薄，胞睑微红，白睛红赤、点片状溢血；发热头痛，鼻塞，流清涕，耳前、颌下可扪及肿核；舌质红，苔薄黄，脉浮数。

b. 治法：疏风清热，兼以解毒。

c. 方药：驱风散热饮子（《审视瑶函》）加减。组成：连翘、牛蒡子、羌活、薄荷、大黄、赤芍、防风、当归尾、甘草、栀子、川芎。每日 1 剂，水煎，分 2 次温服。

d. 加减：宜去方中之羌活、当归尾、川芎，酌加金银花、黄芩、蒲公英、大青叶等，以增强清热解毒之力；若无便秘，去大黄；白睛红赤甚、溢血广泛者，加牡丹皮、紫草以清热凉血退赤。

2）热毒炽盛证：

a. 证候：患眼灼热疼痛，热泪如汤，胞睑红肿，白睛红赤壅肿、弥漫溢血，黑睛星翳；口渴心烦，便秘溲赤；舌红，苔黄，脉数。

b. 治法：泻火解毒。

c. 方药：泻肺饮（《眼科纂要》）加减。组成：羌活、防风、荆芥、白芷、连翘、石膏、黄芩、桑白皮、栀子、赤芍、枳壳、木通、甘草。每日 1 剂，水煎，分 2 次温服。

d. 加减：若白睛溢血广泛，酌加紫草、牡丹皮、生地黄以凉血止血；黑睛生星翳者，酌加石决明、木贼、蝉蜕以散邪退翳；便秘溲赤明显者，酌加生大黄、淡竹叶以清热通腑、利水渗湿。

（2）专方专药：鱼腥草注射液。适用于疠气犯目证、肝胆火炽证。用法：鱼腥草注射液 20～100 mL。

（3）外治：

1）中药熏洗：蒲公英、紫花地丁、野菊花、金银花、败酱草各 15 g。水煎，过滤，外洗，熏眼，每日 1～2 次。

2）超声雾化：鱼腥草注射液或穿心莲制剂 10 mL 配等量生理盐水，眼局部超声雾化，每日 2 次。

3）针灸治疗：同"流行性角结膜炎"。

2. 西医治疗　同"流行性角结膜炎"。

（六）研究进展

1. 中医研究进展 中医学认为，本病多因猝感疫疠之气，疫热伤络；或肺胃积热，肺金凌木，侵犯肝经，上攻于目而发病，故治疗上，多以疏风清热、泻火解毒为法。苑明茹在总结多年临床经验及前人经验的基础上，根据清热解毒、祛风散邪的原则，自拟玉红汤药方：菊花、板蓝根、大青叶、夏枯草各 15 g，牡丹皮、赤芍、二花、羌活、防风各 12 g，甘草 6 g。每日 1 剂，水煎服，早、中、晚分服，连用 1 周。玉红汤内服联合药液洗眼可有效缓解流行性出血性结膜炎患者的临床症状，改善其球结膜厚度，抑制其炎症反应，有利于提高其临床疗效、生活质量水平。

2. 西医研究进展 流行性出血性结膜炎俗称"红眼病"，是眼科常见疾病。一般人体眼部结膜具有一定的防御能力，但当防御力减弱或存在外界致病因素，会造成结膜组织出现炎症。在春夏以及夏秋交替时，是流行性出血性结膜炎的多发季节，易出现流行性暴发。患者临床表现为眼部灼热、异物感、眼红、分泌物增多、结膜充血，严重者还会出现结膜下出血，甚至引起角膜炎。双眼会先后发病，可能伴有发热、头痛等，病程多在 1 周左右。传染源就是患者本人，患者的眼结膜、泪液、眼分泌物含有大量的病毒，通过感染了这些病毒的手、物品、水等途径经接触传播。在学校工作中要重视本病的宣传防治知识，加强个人卫生教育。一旦发现本病患者应立即采取有效隔离措施，减少传播，控制其流行。

（七）名老中医治疗经验

郑伟认为：临床与实验研究表明，五花汤水煎服联合鲜青蒿浓汁熏蒸对流行性出血性结膜炎具有良好的疗效，值得在临床上大力推广使用。

（八）预防与调摄

同"流行性角结膜炎"。

（九）预后与转归

本病有自限性，预后良好。

衣原体性结膜炎

衣原体（chlamydia）是一组极小的，非运动性的，专在细胞内生长的微生物，目前已发现的与人类疾病有关的常见衣原体有沙眼衣原体、肺炎衣原体和鹦鹉热衣原体。其中沙眼衣原体是引起人类沙眼、包涵体性结膜炎和淋巴肉芽肿的重要病因。衣原体被发现对四环素和红霉素尤其敏感，但近年来抗生素的滥用和使用不当造成的耐药性，以及衣原体独特的宿主细胞内依赖性的发育周期，致使衣原体持续性感染增多。

一、沙眼

沙眼（trochoma）是一种由沙眼衣原体感染所致的一种慢性传染性角结膜炎，是世界范围上导致传染性盲目的主要原因之一。其感染率和严重程度与环境卫生、居住条件、清洁水源，个人卫生等密切相关。沙眼在发展中国家如撒哈拉沙漠以南非洲、中东和亚洲仍有很高的发病率。世界卫生组织估计全球大约有 800 万患者因此病致盲。

本病中医学与"椒疮"相似，是一种因风湿热邪侵及胞睑导致睑膜血络瘀滞结成疹粒的眼病。该病名见于《证治准绳·杂病·七窍门》，而《审视瑶函·椒疮症》将其病症及病位均做了描述："此症生于睥内，红而坚者是。有则沙擦难开，多泪而痛。"起病缓慢，多双眼罹患，病程较长且具有传染性。如不及时调治，常损及角膜，遗留翳障，影响视力。

（一）病因与分类

1. 中医病因病机 感受外界风热毒邪，加之脾胃素有积热，内外毒邪上攻胞睑，致脉络壅滞、气血失和发为此病。

2. 西医病因及发病机制 沙眼是由 A、B、Ba、C 型沙眼衣原体感染所致，致病菌可以通过飞沫传播、接触传播、性传播以及母婴垂直传播以及通过接触过眼或鼻腔分泌物的苍蝇传播。沙眼的传播与环境卫生不良、居住拥挤、通风不良、尘埃、营养欠佳、医疗条件差等因素密切相关。沙眼衣原体只感染结膜细胞。其生长繁殖过程主要分为网状体期和原体期。网状体期为沙眼衣原体的幼稚期，不具感染性；原体期是沙眼衣原体的发育成熟期，具有感染性。当人体接触沙眼衣原体后，网状体期沙眼衣原体进入人体靶器官，此时为沙眼衣原体感染潜伏期。待网状体期沙眼衣原体发育成为原体期沙眼衣原体后，就会感染睑结膜上皮细胞。

（二）临床表现

感染沙眼衣原体后潜伏期 5～14 日。

1. 症状　急性期患者多有异物感、畏光、流泪，较多黏液或黏脓性分泌物。慢性期时可无任何不适或仅觉眼易疲劳。

2. 体征　急性期可见眼睑红肿，结膜高度充血，乳头增生，上下穹隆部结膜满面滤泡，合并有弥漫性角膜上皮炎及耳前淋巴结肿大。慢性期充血程度减轻，但与皮下组织有弥漫性细胞浸润，结膜污秽肥厚，细胞浸润严重时可形成肥厚的肉样血管翳（pannus crassus）。同时有乳头增生及滤泡形成，滤泡大小不等，可显胶样，病变以上穹隆及睑板上缘结膜显著，部分可见角膜缘滤泡瘢痕化（Herbert 小凹）。同样病变亦见于下睑结膜及下穹窿结膜，严重者甚至可侵及半月皱壁。反复感染时，炎症反应多迅速而严重，并主要以增殖、形成包涵体的形式致病，加重原有的血管翳及瘢痕形成，甚至失明。

为进一步指导治疗，国际上对沙眼的表征进行分期。临床多采取 MacCallan 分期法（表 15-1）。

表 15-1　　　　　　　　　　　　　　　　　MacCallan 分期法

分　期	体　征
Ⅰ 期：早期沙眼	上睑结膜出现未成熟滤泡，轻微上皮下角膜混浊、弥漫点状角膜炎和上方细小角膜血管翳
Ⅱ 期：沙眼活动期	
Ⅱa 期：滤泡增生	角膜混浊、上皮下浸润和明显的上方浅层角膜血管翳
Ⅱb 期：乳头增生	滤泡模糊，可见滤泡坏死、上方表浅角膜血管翳和上皮下浸润。瘢痕不明显
Ⅲ 期：瘢痕形成	上睑结膜自瘢痕开始出现至大部分变为瘢痕，仅留少许活动病变
Ⅳ 期：非活动性沙眼	上睑结膜活动性病变完全消失，代之以瘢痕，无传染性

我国在 1979 年制定了适合我国国情的沙眼分期标准（表 15-2）。

表 15-2　　　　　　　　　　　　　　　我国沙眼分期法 1979 年版

分　期	依　据	分　级	活动性病变占上睑结膜面积
Ⅰ期（进行活动期）	上穹隆部和上睑结膜有活动性病变（血管模糊、乳头增生、滤泡形成）	轻（+） 中（++） 重（+++）	＜1/3 1/3～2/3 ＞2/3
Ⅱ期（退行期）	有活动性病变，同时出现瘢痕	轻（+） 中（++） 重（+++）	＜1/3 1/3～2/3 ＞2/3
Ⅲ期（完全瘢痕期）	仅有瘢痕而无活动性病变		

3. 并发症和后遗症

（1）倒睫：最常见的是上睑睑内翻倒睫，由于上睑睑内瘢痕化致使睑内翻，而形成倒睫。

（2）上睑下垂：主要由于睑板肥厚畸形及提上睑肌因炎症细胞浸润所致的提上睑力量减弱。

（3）睑球粘连：结膜瘢痕导致穹窿部结膜挛缩畸形，以下穹窿部为著。

（4）角膜混浊：主要由于角膜血管翳及倒睫引起的角膜溃疡所致。

（5）实质性结膜干燥症：由于结膜瘢痕致副泪腺及杯状细胞的大量破坏，形成干眼，不及时治疗可导致角膜云翳甚至角膜结膜化，最终导致失明。

（6）慢性泪囊炎：病变累及泪道黏膜致鼻泪管阻塞或狭窄，引起慢性泪囊炎。

（三）辅助检查

1. 组织涂片　分泌物涂片或结膜刮片染色可见沙眼包涵体。

2. 细胞培养法　可见沙眼衣原体，是检测沙眼衣原体的金标准，但对设备要求高、费时长。

3. 荧光抗体染色、酶联免疫测定可检测到沙眼衣原体抗原。

（四）诊断与鉴别诊断

1. 诊断要点

（1）沙眼具有传染性，所以大部分患者都有明确的病原体接触史。如在沙眼流行区的生活史、与沙眼患者共用洗漱用品、不注意用眼卫生、入厕环境不洁等。可见有异物感、畏光、流泪，较多黏液或黏脓性分泌物等症状。

（2）典型的沙眼，临床上可见睑结膜有乳头和滤泡增生，角膜血管翳及结膜瘢痕，有助于诊断。但早期沙眼的体征尚不显著，有时只能初步诊断为"疑似沙眼"〔上穹窿部及眦部结膜充血，有少量乳头（乳头为正常组织）增生或滤泡，并已排除其他结膜炎者〕。

（3）实验室检查有助于明确病原菌及敏感药物。

（4）1979年中华医学会眼科分会制定了沙眼诊断依据：

1）上穹窿部和上睑结膜血管模糊充血，乳头增生或滤泡形成，或二者兼有。

2）用放大镜或裂隙灯检查可见角膜血管翳。

3）上穹窿部或/和上睑结膜出现瘢痕。

4）结膜刮片有沙眼包涵体。

在第1项的基础上，兼有其他3项中之一者可诊断沙眼。

2. 鉴别诊断

（1）慢性滤泡性结膜炎：学龄儿童及青少年常见，皆为双侧。下穹窿及下睑结膜见大小均匀，排列整齐的滤泡，无融合倾向。结膜充血但不肥厚。晨起眼内有大量分泌物，病期长，可自愈。

（2）结膜滤泡症：在下穹窿部与下睑结膜部可见小而透明的滤泡，结膜正常无充血，患者常无自觉症状。

（3）春季结膜炎：具有季节性，睑结膜增生乳头外形大而扁平，上穹隆部没有病变。分泌物涂片中可见嗜酸细胞增多。

（4）包涵体结膜炎：包涵体性结膜炎急性起病，下穹窿部与下睑结膜滤泡显著，不会出现角膜血管翳，可借助实验室检查鉴别诊断。

（五）治疗

1. 中医治疗

（1）辨证论治：

1）风热客睑证：

a. 证候：眼部微痒涩，胞睑内面脉络模糊，眦部红赤，有少量颗粒生长，色红状如花椒，或有赤脉下垂；舌尖红，苔薄黄，脉浮数。

b. 治法：疏风清热，退赤散结。

c. 方药：银翘散（《温病条辨》）加减。组成：金银花、连翘、荆芥、牛蒡子、薄荷、桔梗、淡竹叶、淡豆豉、芦根、甘草。每日1剂，水煎，分2次温服。

d. 加减：可于方中加生地黄、赤芍、当归以清热凉血退赤。

2）血热瘀滞证：

a. 证候：胞睑厚硬，灼热疼痛，睑内红赤，血络紫暗，颗粒累累成片，色紫红，赤膜下垂或血翳包睛，视物不清；舌质暗红，苔黄，脉数。

b. 治法：清热凉血，活血化瘀。

c. 方药：归芍红花散（《审视瑶函》）加减。组成：当归、赤芍、红花、栀子、黄芩、生地黄、连翘、大黄、防风、白芷、甘草。每日1剂，水煎，分2次温服。

d. 加减：若胞睑厚硬，红赤颗粒累累成片，加生地黄、牡丹皮、桃仁等化瘀退赤；若眵泪多、沙涩羞明较重，加金银花、桑叶、菊花等清热解毒；若赤膜下垂、黑睛生星翳，酌加石决明、密蒙花、谷精草等，增清热明目退翳之功效。

（2）专方专药：

1）银翘解毒丸：适应于风热客睑证。用法：大蜜丸或浓缩蜜丸1次1丸（水蜜丸每次6 g），每日2～3次，以芦根汤或温开水送服。

2）黄连西瓜霜眼药水：滴眼，每日3次。

（3）外治：

1）滴滴眼液：可选用0.5%熊胆眼药水、0.1%利福平眼药水、磺胺类滴眼液。

2）涂药药膏：于晚上睡前涂0.5%金霉素软膏或四环素、磺胺类的眼药膏等。

3）其他外治法：椒疮颗粒累累者，可用海螵蛸棒摩擦法；粟状颗粒多者，可行滤泡压榨术。

2. 西医治疗

（1）局部治疗：可选用0.1%利福平眼药水、0.1%酞丁胺眼药水或0.5%新霉素眼药水及红霉素类、四环素类眼膏，疗程最少10～12周。或采用间断给药法：1%的四环素眼膏每日2次，每月连续5日，每年至少连续用药6个月；或者每日1次，每月连续10日，每年至少连续用药6个月。

（2）全身治疗：急性期或严重炎症性沙眼患者应全身应用抗生素治疗，一般疗程为3～4周。可口服四环素每日1～1.5 g，分4次服用；或者多西环素100 mg，每日2次；或红霉素每日1 g，分4次口服。7岁以下儿童和孕期妇女忌用四环素，避免产生牙齿和骨骼损害。

（3）手术治疗：手术矫正沙眼性倒睫，预防沙眼性倒睫导致的角膜混浊、角膜溃疡，甚至失明。

（六）研究进展

1. 中医研究进展　黄连素具有抗炎、抗病毒、抗菌的作用，有学者发现不同沙眼衣原体感染滴度下，黄连素均可明显抑制沙眼衣原体的作用。因此，黄连素是治疗沙眼衣原体感染疾病的潜在药物。李小平研究结果表明，在常规西医治疗基础上，联合解毒益气中药方（金银花、紫花地丁、黄柏、黄芩、秦皮、白术、太子参），诸药合用，可共奏清热燥湿之功，有效抑制了沙眼衣原体的感染。现代药理学证实，方中金银花、黄柏可抗菌消毒，强化白细胞吞噬作用，降低毛细血管的通透性，有效减轻水肿渗出，且可促进伤口愈合和组织再生；蒲公英、紫花地丁和秦皮等也均具有抗沙眼衣原体活性。

2. 西医研究进展　为了达到控制沙眼的目的，针对沙眼的临床特征，WHO提出了有效的控制沙眼的4个要素即SAFE战略。SAFE由4个英文首字母组成，包括：S（Surgery），即手术矫正沙眼性倒睫，及时预防失明；A（An-tibiotics），即抗生素治疗以减少活动性沙眼感染人群；F（Facial Cleanliness），即面部清洗和清洁眼部；E（Environmental improvements），即环境的改善，通过改进水的供应、卫生和居住环境（包括垃圾的处理、消灭苍蝇、睡眠区的分隔与通风），以能够预防沙眼，这是控制沙眼中需长期进行的最艰巨的工作。实验发现阿奇霉素为氮杂内酯类的一种复合物，是乙琥红霉素的长效衍生物，它不仅对沙眼衣原体有效，而且对于革兰氏阳性菌以及革兰氏阴性菌均有效。为了达到控制沙眼的目的，WHO推荐每千克体重使用20 mg、最高剂量每日1 g的阿奇霉素。与体重相关的阿奇霉素使用剂量现在已被作为经济、安全、有效并且方便的方法为大众所接受。

（七）名老中医治疗经验

韦文贵认为：治疗椒疮，以平肝、祛风、清热、明目为主。治疗方法：早期沙眼患者如视物模糊或干涩发痒，可用白菊4.5 g、桑叶3 g，每日用开水冲代茶饮。如患者羞明，流泪，磨痛感很显著，可用防风4.5 g、羌活4.5 g、连翘6 g、草决明12 g、白菊6 g、蒙花6 g、黄芩4.5 g、桑叶4.5 g，水煎服，

5～7剂，每日1剂。如患者眼泪很多，泪热，眼皮有灼热感，小便短赤，宜用柴胡4.5g、焦栀子9g、羌活6g、生甘草3g、草决明12g、车前子9g、黄芩4.5g、淡竹叶6g、桑叶6g、龙胆6g、木贼6g、蒙花6g、川芎4.5g，水煎服3～7剂。沙眼严重患者，如双眼轻度红肿，或眼皮灼热，眼泪多而热，分泌物增多，小便短赤及发热，应迅速服防风4.5g、羌活4.5g、川芎3g、红花2.4g、当归尾9g、焦山枝9g、生大黄9g、玄明粉9g、连翘6g、六一散9g。

（七）预防与调摄

1. 手术矫正沙眼倒睫是有效预防沙眼性盲的重要手段。

2. 抗生素治疗以减少活动性沙眼感染人群。

3. 增加洗面和清洁眼部次数可有效防治沙眼相互传播。

4. 环境的改善，尤其水和卫生条件的改善。

5. 严格消毒，避免交叉感染。

（八）预后与转归

早期治疗，预后尚可，如果病程迁延，可形成瘢痕影响视力，甚至导致失明。

二、包涵体性结膜炎

包涵体性结膜炎（inclusion conjunctivitis）是沙眼衣原体中D-K抗原型衣原体所致的结膜炎。此型衣原体能引起宫颈炎及尿道炎。眼部感染来自生殖泌尿系统，多为急性发病。包涵体性结膜炎是一种通过性接触或产道传播的急性或亚急性滤泡性结膜炎。临床上分为新生儿和成年人包涵体性结膜炎。

本病与中医学"脓漏眼"相似，因外感热毒，以胞睑、白睛肿胀红赤，眵多如脓为主要特征的眼病。

（一）病因与分类

1. 中医病因病机　外感热毒致肺胃火热炽盛，内夹肝火升腾，内外合邪，上攻于目所致。

2. 西医病因及发病机制　本病是由D-K型沙眼衣原体引起的一种通过性接触或产道传播的急性或亚急性滤泡性结膜炎。好发于性生活频繁的年轻人，多为双侧。衣原体感染男性尿道和女性子宫颈后，通过性接触或手–眼接触传播到结膜。

（二）临床表现

1. 病史　多有病原体接触史，新生儿经产道分娩时也存在感染风险。

2. 症状　大量脓性分泌物，眼睑红肿，睑结膜充血、肥厚、乳头肥大等。

3. 体征

（1）新生儿包涵体结膜炎：潜伏期为出生后5～14日，有胎膜早破时可在出生后第1日即出现体征。感染多为双侧，为急性或亚急性表现，新生儿开始有水样或少许黏液样分泌物，随着病程进展，分泌物明显增多并呈脓性。睑结膜充血、肥厚、乳头肥大，主要见于下穹隆及下睑结膜，严重时可有假膜形成。沙眼衣原体可能同时合并感染新生儿其他部位，应注意检查全身感染。

（2）成人包涵体性结膜炎：潜伏期为接触病原体后1～2周，开始表现为结膜充血，很快眼睑红肿，耳前淋巴结增大，下部睑结膜及穹隆部结膜滤泡形成尤为显著，结膜因细胞浸润而肥厚，结膜囊有大量脓性分泌物。

（三）辅助检查

1. 结膜细胞学检查　部分上皮细胞分内可见衣原体性包涵体。

2. 组织涂片　分泌物涂片可见中性粒细胞。

（四）诊断与鉴别诊断

1. 诊断要点　根据临床表现，借助实验室检查可做出诊断。

（1）新生儿包涵体性结膜炎可见大量脓性分泌物，上皮细胞的胞质内易检出嗜碱性包涵体。

（2）成人包涵体性结膜炎可见大量脓性分泌物，刮片检查可见大量中性粒细胞及包涵体。

2. 鉴别诊断　同"沙眼"。

（五）治疗

1. 中医治疗

（1）辨证论治：

1）疫毒攻目证：

a. 证候：眵多流泪，睑内红赤，白睛红肿疼痛；或兼见恶寒发热，小便短赤；舌质红，苔薄黄，脉浮数。

b. 治法：清热解毒。

c. 方药：普济消毒饮（《东垣试效方》）加减。组成：黄连、黄芩、僵蚕、牛蒡子、连翘、陈皮、板蓝根、玄参、柴胡、桔梗、生甘草、马勃、人参、升麻。每日 1 剂，水煎，分 2 次温服。

d. 加减：可加生地黄、牡丹皮清热凉血。

2）火毒炽盛证：

a. 证候：胞睑及白睛红赤浮肿，白睛赤脉粗大，脓眵量多外溢；或兼见小便短赤疼痛；舌质红，苔黄，脉数。

b. 治法：泻火解毒。

c. 方药：清瘟败毒饮（《疫疹一得》）加减。组成：生石膏、生地黄、玄参、犀角、黄连、栀子、桔梗、知母、连翘、甘草、牡丹皮、鲜淡竹叶、黄芩。每日 1 剂，水煎，分 2 次温服。

d. 加减：便秘溲赤者，可酌加通草、车前子、生大黄以通利二便。

（2）外治：中药熏眼：以金银花、野菊花、紫花地丁、败酱草、蒲公英煎水外洗，以达清热解毒之效。

2. 西医治疗　衣原体感染多合并有呼吸道、胃肠道等部位感染，故临床上多口服抗生素与局部用药相结合。

（1）局部治疗：局部使用抗生素眼药水及眼膏如 15% 磺胺醋酸钠，0.1% 利福平等。

（2）全身治疗：婴幼儿可口服红霉素 [40 mg/(kg·d)] 分 4 次服下，至少用药 14 日。如果有复发，需要再次全程给药。成人口服四环素（每日 1~1.5 g）或多西环素（100 mg，每日 2 次）或红霉素（每日 1 g），治疗 3 周。

（六）研究进展

大量的临床观察显示不同的衣原体型别具有不同的组织嗜性，A-C 主要引起眼结膜炎症，是致盲的原因之一。D-K 型导致泌尿生殖道的感染，同时也是包涵体性结膜炎的主要致病因素。Stephan 等在一项临床研究中发现，可从感染人群的子宫颈、阴道拭子，尿道拭子及尿标本中检测出沙眼衣原体 D-K 型，且 D-E 型有较高的血清 IgG 滴度，这一发现揭示了包涵体性结膜炎的发生发展可能与衣原体引起的局部过敏反应有关。

（七）预防与调摄

1. 加强对年轻人卫生知识尤其是性知识的普及教育。

2. 加强个人卫生管理。

3. 做好产前生殖道衣原体感染检测和治疗，预防新生儿感染。

（八）预后与转归

未治疗的包涵体结膜炎持续 3~9 个月，平均 5 个月。采用标准方案治疗后病程缩短，复发率较低。

三、其他衣原体导致的结膜炎

性病淋巴肉芽肿性结膜炎是一种由衣原体 L_1、L_2、L_3 免疫型性传播的结膜炎症。常由实验等意外感染所致，亦见于生殖器或淋巴结炎急性感染期经手传播。鹦鹉热性结膜炎是由来源于鹦鹉和猫的鹦鹉热衣原体感染导致，最常见的感染人群是鸟类爱好者、宠物店店主和店员、家禽行业的工人。

（一）临床表现

1. 性病淋巴肉芽肿性结膜炎　起病前多有发热等全身症状。局部淋巴结（耳前淋巴结、颌下淋巴结等）肿大、触痛。眼部典型症状为急性滤泡性结膜炎以及结膜肉芽肿性炎症，睑结膜充血水肿，滤泡形成，伴有上方浅层角膜上皮炎症，偶见实质性角膜炎，晚期累及全角膜，形成致密角膜血管翳。重症者伴有巩膜炎、葡萄膜炎、视神经炎。淋巴管闭塞时，发生眼睑象皮病。

2. 鹦鹉热性结膜炎　感染者最早出现肺部症状，表现为干咳和放射线影像肺部呈斑片状阴影，患者还有严重的头痛、咽炎、肌肉痛和脾大。眼部表现为上睑结膜慢性乳头增生浸润、伴上皮角膜炎。

（二）辅助检查

1. 性病淋巴肉芽肿性结膜炎　结膜刮片可见细胞内包涵体，并可作衣原体分离。

2. 鹦鹉热性结膜炎　结膜上皮细胞内见包涵体，衣原体组织培养阳性。

（三）治疗与预防

治疗及预防措施参见包涵体性结膜炎。发病期间勿去公共场所、泳池等，减少传播机会。

第二节　免疫性结膜炎

一、春季结膜炎

春季结膜炎（vernal keratoconjunctivitis）又称春季卡他性结膜炎、季节性结膜炎等，是一种季节性、周期性反复发作的双侧慢性眼表疾病。该病温带地区发病率低，寒冷地区则几乎无病例报道。春夏季节发病率高于秋冬两季，很难找到特殊的变应原。一般青春期前起病，持续5~10年，多为双眼，男孩发病率高于女孩。经过刺激或环境诱发后，患者目痒难忍，可有黏丝状分泌物，夜间症状加重。

本病属中医学"时复目痒"范畴，又称"时复证""痒若虫行证"等。病名见于曾庆华主编的（《中医眼科学》）。其发病特征与《眼科菁华录·时复之病》中所载之"时复症"相似，书中指出"类似赤热，不治自愈，及期而发，过期又愈，如花如潮，久而不治，遂成其害"。其病因病机多由风热时邪，上犯肺经，也可因脾肺蕴积湿热，复受风邪，风湿热邪相抟，停留于胞睑白睛而发此病。

（一）病因与分类

1. 中医病因病机　中医学认为本病系肺卫不固，风热外侵，上犯白睛，往来于胞睑肌肤腠理之间；脾胃湿热内蕴，复感风邪，风湿热邪相抟，滞于胞睑、白睛；肝血不足，虚风内动，上犯于目，发为本病。

2. 西医病因及发病机制　确切病因尚不明确，通常和花粉敏感有关，各种微生物的蛋白质成分、动物皮屑和羽毛等也可能致敏。其免疫发病机制是体液免疫和细胞免疫均参与的超敏反应，即Ⅰ型超敏反应（速发型超敏反应）和Ⅳ型超敏反应（迟发型超敏反应）。

（二）临床表现

1. 症状　眼奇痒难忍，异物感，黏丝状分泌物，严重者畏光、流泪。

2. 体征　分为睑结膜型、球结膜或角结膜缘型及混合型3种。

（1）睑结膜型：病变位于上睑结膜，结膜呈粉红色，上睑结膜巨大乳头呈铺路石样排列，乳头形状不一，裂隙灯下可见乳头直径在0.1~0.8 mm之间，彼此相连，扁平外观，包含有毛细血管丛，严重者上睑结膜可有假膜形成，除非进行冷冻、放疗和手术切除乳头等创伤性操作，一般反复发作后结膜乳头可完全消退，不遗留瘢痕，预后良好。

（2）角结膜缘型：更常见于黑色人种，上下睑结膜均出现小乳头。其重要临床表现是角膜缘周边出现黄白色胶样隆起结节，以上方角膜缘明显，结膜呈污红或黄浊色，病变可拓展波及上1/2周或整个角膜缘。

（3）混合型：睑结膜和角膜同时出现上述两型检查所见。

3. 并发症　各种类型春季结膜炎均可累及角膜，角膜受损最常表现为弥漫性点状上皮角膜炎，甚至形成盾形无菌性上皮损害，多分布于中上 1/3 角膜称为"春季溃疡"。部分患者在角膜缘病变区内出现小的灰白斑点，称为"Hornor-Trantas 点"。

（三）辅助检查

1. 显微镜下结膜分泌物刮片行 Giemsa 染色每高倍视野出现超过 2 个嗜酸性粒细胞，即可诊断。

2. 变应原筛选可筛选出特定的过敏源。

3. 体液免疫和细胞免疫检查可见血清和泪液中 IgG 增高。

（四）诊断与鉴别诊断

1. 诊断要点

（1）双眼奇痒难忍，常伴黏性分泌物，周期性反复发作，一般春夏季发病，秋冬缓解。

（2）睑结膜内面有状如铺路卵石样增生；或角膜边缘出现黄白色胶样隆起结节，结膜呈污红或黄浊色；或两种情况向时存在。

（3）结膜分泌物中有较多的嗜酸性粒细胞、血清和泪液中 IgG 增高。

2. 鉴别诊断

（1）特应性结膜炎：多为常年性，比春季结膜炎病程长。患者的眼睑常有慢性眼睑炎和湿疹，常引起结膜瘢痕、上皮下浸润和下穹窿缩窄；有小乳头，角膜新生血管化通常位于深层，分泌物多为水样。

（2）枯草热性结膜炎：又称季节变应性结膜炎，与抗原接触后迅速发病，主要表现为结膜充血、结膜水肿和偶发眼睑水肿。患者常伴有变应性鼻炎或鼻窦炎，很难观察到角膜的改变。

（五）治疗

本病是一种自限性疾病，短期用药可减轻症状，长期用药则对眼部组织有损害作用。治疗方法的选择需取决于患者的症状和眼表病变严重程度。联合中药辨证论治，有利于减轻症状缩短病程，保证长期疗效及减少复发率。

1. 中医治疗

（1）辨证论治：

1）外感风热证：

a. 证候：眼痒难忍，灼热微痛，有白色黏丝样眼眵，胞睑内面遍生状如小卵石样颗粒，白睛污红；舌淡红，苔薄白，脉浮数。

b. 治法：祛风止痒。

c. 方药：消风散（《外科正宗》）加减。组成：当归、生地黄、防风、蝉蜕、知母、苦参、胡麻、荆芥、苍术、牛蒡子、石膏、甘草、木通。每日 1 剂，水煎，分 2 次温服。

d. 加减：痒甚者酌加桑叶、菊花、蒺藜，以增祛风止痒之功；白睛红赤、灼热明显者，可加牡丹皮、赤芍、郁金以凉血消滞退赤。

2）湿热夹风证：

a. 证候：患眼奇痒难忍，风吹日晒、揉拭眼部后加剧，泪多稠呈黏丝状，睑内面遍生颗粒，状如小卵石排列，白睛污黄，黑白睛交界处呈胶样结节隆起；舌质红，苔黄腻，脉数。

b. 治法：清热除湿，祛风止痒。

c. 方药：除湿汤（《眼科纂要》）加减。组成：连翘、滑石、车前子、枳壳、黄芩、黄连、木通、陈皮、荆芥、防风、茯苓。每日 1 剂，水煎，分 2 次温服。

d. 加减：常于方中加白鲜皮、地肤子、茵陈以增强除湿止痒之力；睑内面遍生状如小卵石样颗粒及有胶样结节隆起者，可加郁金、川芎以消郁滞。

3）血虚生风证：

a. 证候：眼痒势轻，时作时止，睛微显污红；面色少华或萎黄；舌淡脉细。

b. 治法：养血息风。

　　c. 方药：四物汤（《太平惠民和剂局方》）加减。组成：熟地黄、白芍、当归、川芎。水煎，每日1剂，分2次温服。

　　d. 加减：方中宜加蒺藜、防风，以增祛风止痒之功；加炒白术、茯苓、南沙参以健脾益气，使气血生化有源。

　　（2）专方专药：驱风止痒汤，功效为驱风止痒。组成：麻黄、川乌、白茅根、熟薏苡仁，水煎服。药渣熏洗。风寒症状严重，奇痒不可忍，加细辛；结膜表面暗滞加川芎、茯苓；角膜缘有膜高起加木贼。

　　（3）外治：0.5％熊胆滴眼液，每日3次，滴眼。

　　（4）针刺治疗：取承泣、瞳子髎、光明、阳陵泉、大陵、外关、合谷等穴，每日1次，10日为1个疗程。

　　2. 西医治疗

　　（1）局部治疗：

　　1）双效抗过敏药：0.05％盐酸奥洛他定或0.05％氮卓斯汀滴眼液，每日3次。

　　2）皮质类固醇激素：如0.1％地塞米松、1％泼尼龙滴眼液等。急性期患者先局部频繁（每2小时1次）滴眼，应用3～5日后迅速降低滴眼频次（每日2～4次）。注意长期使用会出现青光眼、白内障等严重并发症。

　　3）非甾体抗炎药：普拉洛芬滴眼液，每日3次。缓解眼痒、结膜充血、流泪等症状。

　　4）抗组胺药：0.05％富马酸依美斯汀，每日2～3次。与肥大细胞稳定剂联用效果更佳。

　　5）人工泪液：聚乙烯醇滴眼液（无防腐剂），每日1支。可以稀释肥大细胞释放的炎症介质，同时可改善因角膜上皮点状缺损引起的眼部异物感。

　　6）肥大细胞稳定剂：2％色甘酸钠滴眼液，每日4次。对于已经发作的患者治疗效果较差，目前多主张在春季结膜炎易发季节每日滴用。

　　7）免疫抑制剂：2％环孢素滴眼液，每日4～6次。对经药物治疗后仍有强烈畏光以至于无法正常生活的顽固性春季结膜炎患者有良好的治疗效果。

　　8）局部注射用药：顽固的睑结膜型春季结膜炎患者可在睑板上方注射0.5～1.0 mL短效激素如4 mg/mL地塞米松磷酸钠或长效激素如40 mg/mL曲安奈德。但该治疗方法眼压升高的风险较大。

　　9）物理治疗：冰敷，在有空调房间可使患者感觉舒适。

　　10）治疗效果不佳时，可考虑移居寒冷地区。

　　（2）全身治疗：病情严重者可口服氯雷他定10 mg，每日1次，1～2周为1个疗程。

　　（六）研究进展

　　1. 中医研究进展　　中医治疗春季结膜炎历史久远，认为目痒之为病，多责之风、湿、热（火）、虚。现代治疗上可采用中药超声雾化的方式，根据辨证论治选方，经蒸馏、提取、浓缩、灭菌制成无颗粒的药液，或直接将成品中药注射液作为药液使用，通过超声波使药液形成雾状分子，直接与结膜、角膜接触，作用柔和、稳定、持久，无刺激性。另外有学者认为春季结膜炎可有家族过敏史及免疫病史，因此其他部位过敏性疾病的治疗方法对本病也有一定的借鉴意义，如雷火灸治疗变应性鼻炎、三伏天行捏脊疗法防治过敏性哮喘等，均引发了我们是否可以从该角度治疗春季结膜炎的思考。

　　2. 西医研究进展　　现代研究发现，对于长期用药效果不佳的顽固性春季结膜炎患者，可采取结膜冷冻术：使用二氧化碳在－60 ℃下行球结膜、睑结膜病变组织联合冷冻术，结合妥布霉素地塞米松眼液滴眼，该方法具有高有效率及低复发率。联合治疗可以减少药物使用量，降低副作用，如盐酸奥洛他定联合地塞米松滴眼液，前者有选择性H_1受体拮抗药和肥大细胞稳定剂双重作用，加之激素阻断炎症细胞的趋化，可以促进疗效的改善。

　　（七）预防与调摄

　　1. 发作期为避免阳光刺激，宜戴有色眼镜。

2. 少食或不食辛辣厚味之品，以免加重病情。

3. 缓解期可益气补脾以固其本，对防止复发或减轻复发症状有积极的意义。

（八）预后与转归

本病经积极治疗，预后良好，易反复发作，多无视力损害。

二、过敏性结膜炎

过敏性结膜炎（allergicconjunctivitis）是由于眼部组织接触变应原产生超敏反应而引起的结膜炎症，分迟发型和速发型两种。本节专指由于接触药物或其他抗原而过敏的结膜炎。

本病与中医学"时复症""痒若虫行症""眼内风痒症"相近。《张氏医通·七窍门》"乃痒不可忍，非若时常之小痒，皆有痒极之患"，指出了该病证的主要临床症状。

（一）病因分类

1. 中医病因病机　患者先天禀赋不足，或后天脏腑失调，复感外邪，风热袭目；脾胃受损，湿热蕴蒸，上扰于目所致。

2. 西医病因及发病机制　速发型变应原有花粉、角膜接触镜、清洗液等。迟发型变应原有各种药物，如阿托品、新霉素、广谱抗生素、毛果芸香碱等。也有因使用化妆品、染发剂等引起迟发型结膜变态反应者。

（二）临床表现

1. 症状　双眼极度瘙痒，并有畏光、异物感、烧灼感等刺激症状。

2. 体征　速发型接触致敏物数分钟后迅速发生，表现为眼睑水肿，结膜充血及水肿。少数患者表现为系统性过敏症状。接触药物后 24～72 小时才发生的为迟发型，表现为眼睑皮肤急性湿疹、皮革样变。睑结膜乳头增生、滤泡形成，以下睑为重，有少量浆液和黏液性分泌物。角膜炎不常见，极个别严重病例可出现角膜实质性损害及虹膜炎。停用致敏药物后，症状和体征可自行消失，不留瘢痕，若再次用药可复发。

（三）辅助检查

1. 结膜囊分泌物涂片可见变性上皮细胞和少量多核和单核细胞。

2. 血清中总 IgE 抗体含量增加，结合家族过敏性疾病史或患者其他过敏性疾病史可作为诊断参考。

（四）诊断与鉴别诊断

1. 诊断要点

（1）药物或其他变应原接触史。

（2）临床表现。

（3）脱离变应原后，炎症迅速消退。

（4）结膜囊分泌物涂片见变性上皮细胞和少量多核和单核细胞。

2. 鉴别诊断　感染性结膜炎：本病常以结膜充血和水肿、流泪及分泌物增多（分泌物可如水状，亦可稠如黏液或脓液状，并将上下眼睑黏在一起），甚者结膜下出血，耳前淋巴结肿大和压痛。感染多数从一只眼间始，但很快会传至另一只眼。

（五）治疗

1. 中医治疗

（1）辨证论治：

1）风热外袭证：

a. 证候：眼部奇痒难耐，灼热畏光，分泌物少，黏稠如丝，睑结膜充血、水肿，或破溃流水，球结膜充血，睑结膜可有乳头、滤泡；舌红，苔黄，脉数。

b. 治法：清热、疏风、止痒。

c. 方药：羌活胜风汤（《原机启微》）加减。组成：羌活、独活、柴胡、白芷、防风、桔梗、前胡、荆芥穗、薄荷、川芎、黄芩、白术、枳壳、甘草。每日 1 剂，水煎，分 2 次温服。

d. 加减：眼睑皮肤湿烂、痒甚者，加白鲜皮、地肤子、茵陈、乌梢蛇以增疏风除湿止痒之功。

2）湿热夹风证：

a. 证候：眼内奇痒尤甚，泪多眵稠，胞睑沉重，白睛微黄，色泽污秽，甚则黑白睛交界处呈胶状隆起，睑内遍生颗粒，状如小石排列，兼见小便短赤；舌苔黄腻，脉滑数。

b. 治法：清热利湿。

c. 方药：滑石汤（《圣济总录》）加减。组成：滑石、冬葵果。每日 1 剂，水煎，分 2 次温服。

d. 加减：若球结膜充血明显，加桑白皮、连翘、牡丹皮等以清热泻肺，凉血退赤。

（2）外治：艾叶、苦参、蛇床子、地肤子各 15 g，水煎，过滤澄清，作湿冷敷或加冷开水至 1000 mL 洗眼。

2. 西医治疗

（1）局部治疗：

1）皮质类固醇：0.1%地塞米松滴眼液，每 2 小时 1 次。

2）双效抗过敏药：盐酸奥洛他定或氮卓斯汀滴眼液，每日 3 次。

3）抗组胺药：0.05%富马酸依美斯汀，每日 2～3 次。

4）眼睑皮肤红肿、渗液严重，可用 2%～3%硼酸溶液湿敷。

（2）全身治疗：

1）抗组胺药：西替利嗪或咪唑斯汀，成人和 12 岁以上儿童每次 10 mg，每日 1 次。

2）口服钙剂或静脉注射葡萄糖酸钙。

（六）研究进展

1. 中医研究进展　组胺（histamine）在过敏性结膜炎发病中起关键性作用，主要存在于肥大细胞和嗜碱性粒细胞的颗粒中，当肥大细胞和嗜碱性粒细胞被致敏后，引发细胞脱颗粒释放已合成的组胺。川椒方由蛇床子、防风、荆芥、知母、地肤子、花椒、川芎等组成。宋剑涛研究表明川椒方可有效减少肥大细胞在结膜中聚集和脱颗粒率，减少因肥大细胞脱颗粒释放的介质，并下调结膜组织中 IL-4 和 TNF-αmRNA 的表达水平，有效稳定肥大细胞。

2. 西医研究进展　皮下注射免疫治疗（SCIT）是目前应用最广泛的过敏性疾病的免疫治疗形式。其安全性较好，但全身过敏反应的风险依然存在，必须在医师的监督下执行。SCIT 疗程较长，不良反应风险较高，皮下注射的不适和频繁的就医使患者的依从性较差。目前中国有两类 SCIT 变应原制剂应用于临床，一类为屋尘螨变应原制剂，另一类为双螨变应原制剂，均为进口制剂。

（七）名老中医治疗经验

陈宝贵认为：本病病因在"风"，风盛则痒，病机为本虚标实，标者多由风邪侵袭，又兼内风循经上犯肝窍所致，邪气往来于睑眦腠理之间而发；本虚多为肝肾阴虚。主要是外风触动内风合而为病。临床常用基本方药组成为：杭菊 30 g，谷精草、木贼、草决明、泽泻、女贞子、墨旱莲各 15 g，夏枯草、枸杞子、甘草各 10 g，羚羊粉（冲服）1 g。若热盛，加黄芩、龙胆、蒲公英；痒甚者，加僵蚕、蝉蜕、白蒺藜；风盛者，加荆芥、防风、蔓荆子等。

（八）预防与调摄

1. 避免接触变应原，立刻停用致敏药物。

2. 避免食用辛辣刺激之品。

（九）预后与转归

预后较好，多无视力损害，少有并发症出现。

三、泡性结膜炎

泡性结膜炎（phlyctenular keratoconjunctivitis）是由微生物蛋白质引起的迟发型免疫反应性疾病，

病变以角结膜泡性结节形成为特点。多见于女性、青少年及儿童，特别是偏食、营养不良、体质衰弱或患有结核病史者，又称湿疹性或瘰疬性结角膜炎。常见致病微生物包括结核分枝杆菌、金黄色葡萄球菌、白念珠菌、球孢子菌属，以及 L_1、L_2、L_3 血清型沙眼衣原体等。

本病属中医学"金疳"范畴，又称"金疡、金疡玉粒"。首见于《证治准绳·杂病·七窍门》："金疳，初起与玉粒相似，至大方变出祸患……生于气轮者，则有珠痛泪流之苦。"若病变在角膜缘有新生血管束状伸入，发展成束状角膜炎者，可归属于中医学"风轮赤豆"范畴。本病以单眼发为多，亦有双眼发病者。

（一）病因与分类

1. 中医病因病机　中医学认为本病系肺经燥热，宣发失职，肺火偏盛，上攻于目，气血郁滞而成；肺阴不足，虚火上炎，白睛血络瘀滞不行所致；脾胃失调，土不生金，肺金失养，肺气不利而成；或肺火太盛，金乘肝木所致。

2. 西医病因及发病机制　本病确切病因尚不清楚，一般认为是结膜、角膜上皮组织局部对微生物蛋白质发生的迟发型超敏反应。相关微生物有结核分枝杆菌、金黄色葡萄球菌及真菌、衣原体、寄生虫等。

（二）临床表现

1. 症状　病初发有轻微畏光、灼热、流泪及异物感等刺激症状，侵犯角膜时刺激症状加重，可有严重的畏光、流泪及眼睑痉挛。

2. 体征　球结膜出现局限性隆起的疱疹结节，呈灰红色，周围局限性充血，直径为 1～4 mm。角膜缘处三角形病灶，尖端指向角膜，顶端易溃烂形成溃疡，溃疡破溃后 10～12 日愈合，不留瘢痕。位于角膜缘的疱疹常较小，呈灰白色，周围局限性充血，愈合后角膜部分留有瘢痕，使角膜缘呈虫蚀状。若在角膜上皮下形成浸润或溃疡，向角膜中央区发展，形成一带状混浊，中央有新生血管延伸，称为"束状角膜炎"。

（三）辅助检查

实验室及特殊检查部分患者结核菌素试验阳性。

（四）诊断与鉴别诊断

1. 诊断要点　根据典型的临床表现，如角膜缘或球结膜处实性结节样小泡，伴周围充血等症状，即可诊断。

2. 鉴别诊断　病毒性角膜炎。病变多位于角膜中央部，为树枝状或地图状角膜上皮损害。

（五）治疗

1. 中医治疗

（1）辨证论治：

1）肺燥郁热证：

a. 证候：双目涩痛，泪热畏光，分泌物少而黏结，球结膜浅层有小泡样颗粒隆起，周围局限性充血，或见小泡生于角膜边缘；可兼有口渴鼻干，便秘溲赤；舌红少津，苔薄黄，脉数。

b. 治法：泻肺散结。

c. 方药：泻肺汤（《审视瑶函》）加减。组成：桑白皮、地骨皮、知母、黄芩、麦冬、桔梗。每日 1 剂，水煎，分 2 次温服。

d. 加减：可加牡丹皮、赤芍、郁金等以清热活血，凉血退赤；大便秘结，可加大黄以泻大肠之积热；如小泡生于角膜边缘，可加蒺藜、草决明、木贼、夏枯草等清肝泻火退翳。

2）气火郁结证：

a. 证候：患眼涩痛难开，畏光流泪，颗粒小泡侵及角膜，并有新生血管伸入，口苦咽干，烦躁不宁；舌红，苔黄，脉弦数。

b. 治法：泻肺散结。

c. 方药：龙胆泻肝汤（《医宗金鉴》）加减。组成：龙胆、黄芩、栀子、柴胡、木通、车前子、泽泻、当归、生地黄、甘草。每日 1 剂，水煎，分 2 次温服。

d. 加减：加浙贝母、连翘清热散结，牛蒡子、桑叶清肺火。若球结膜充血明显，加桑白皮、牡丹皮、赤芍以清热退赤。

3）肺阴不足证：

a. 证候：眼部干涩不适，分泌物干结，球结膜生小泡，颗粒不甚高隆，周围充血，病久难愈，反复发作；可有干咳，五心烦热；舌红，少苔，脉细数。

b. 治法：滋阴润肺，兼以散结。

c. 方药：养阴清肺汤（《重楼玉钥》）加减。组成：生地黄、麦冬、生甘草、玄参、贝母、牡丹皮、薄荷、炒白芍。每日 1 剂，水煎，分 2 次温服。

d. 加减：可酌加黄芩、连翘、夏枯草等清热解毒散结。

（2）外治：中药熏洗。红花、丝瓜络各 9 g，忍冬藤 18 g，水煎，熏洗患眼。

2. 西医治疗

（1）局部治疗：皮质类固醇眼药水滴眼是主要的治疗方法。

1）皮质类固醇：1% 地塞米松滴眼液，每 2 小时 1 次。使用激素后 24 小时内主要症状减轻，继用 24 小时病灶消失。

2）非甾体抗炎药：双氯芬酸钠滴眼液，每日 4 次。

3）抗生素：广谱抗生素滴眼液，治疗相邻组织的细菌感染。

（2）全身治疗：治疗诱发此病的潜在性疾病，儿童患者建议做 X-ray 等检查，确定是否患有结核等疾病。补充各种维生素，加强营养，增强体质。

（六）研究进展

目前临床上对泡性角结膜炎发病的主要机制还不是十分的清楚，通常情况下认为，该类疾病的发病是与结膜组织对内源性微生物蛋白质产生的变态反应有一定的关系。变态反应的产生会使患者眼内组织细胞膜产生一种处于游离状态下的花生四稀酸，而后者在经过环氧化酶催化作用之后会生成前列腺素，其中前列腺素 E 目前被临床上认为是导致眼部非炎症反应出现的一个主要的因子。前列腺素的存在还会导致患者的病变部位有新生血管形成，使痛觉感受器对缓激肽等一些致痛物质所具有的敏感性水平显著提高，是目前临床上所知的一些天然物质中最强有力的一种眼部致炎物质，因此患者通常情况下会有程度非常明显的眼部痛痒及异物感等不适症状出现。

（七）名老中医治疗经验

高健生认为：古今医家治疗眼科疾病时祛风清热药使用较多，从肝论治眼病多，但从阳气、阳虚论治者相对较少。眼病患者中老年人多、慢性病多、疑难病多，若不辨明阴阳寒热，一味使用寒凉药物，反而更伤人体阳气，加重病情。故而在治疗多种眼疾时需注意顾护阳气，组方中寒热并用，既清在上之热，同时使用附子、细辛、干姜、花椒等辛热之药助肝脾阳气。如用《伤寒论》中的麻黄附子细辛汤治疗泡性角结膜炎、视神经炎等病，疗效甚佳。常用益气升阳举陷法，如对气虚日久而阳虚的患者，益气、补脾阳、温肾阳，补火生土，常选用附子、淫羊藿、川草乌等。尤其需应用散阴寒、温中止痛、暖脾止泻之花椒，集温阳、通阳、引阳于一身。并根据目为上焦，居阳位，重视升阳药、引经药的应用，祛风药不局限于升麻、柴胡，还可以用蔓荆子、防风、白芷、羌活等。

（八）预防与调摄

1. 加强锻炼，增强体质。

2. 适当补充多种维生素。

3. 宜少食辛辣炙煿之品，以防助热伤阴。

（九）预后与转归

本病早期积极治疗，预后尚可。

第三节　翼状胬肉

翼状胬肉（pterygium）是一种向角膜表面生长的与结膜相连的纤维血管样组织，是一种慢性炎症性病变，常发生于鼻侧的睑裂区。流行病学表示，随着年龄的增长，其患病率呈显著增高的趋势，常见于中老年人及户外工作者，男性多于女性。翼状胬肉的存在不仅影响美观，还会引起角膜散光导致视力下降，如果胬肉遮盖视轴区，会严重影响患者视力。

本病与中医学"胬肉攀睛"相似，属结膜变性疾病。本病名首见于《银海精微·卷之上》，又称胬肉侵睛外障、蚂蟥积证、肺瘀证、目中胬肉等。《张氏医通·七窍门》中对其症状及治法的记载简单明了"胬肉攀睛证，多起于大眦，如膜如肉，渐侵风轮，甚则掩过瞳神，初起可点而退，久则坚韧难消，必用钩割"。

一、病因与分类

1. 中医病因病机　心肺蕴热，风热外袭，内外合邪，热郁血滞，脉络瘀滞，渐生胬肉；劳欲过度，心阴暗耗，肾精亏虚，水不制火，虚火上炎，脉络瘀滞，致生胬肉。

2. 西医病因及发病机制　翼状胬肉的确切病因与发病机制目前尚未完全清楚，但流行病学显示，有两个因素与它的发生有密切关系：一是所居住地区的地理位置，二是暴露于日光及风沙下的时间。热带地区的居民及长时间从事户外工作的人翼状胬肉的发病率均高，这显示日光中的紫外线可能是引起翼状胬肉的主要原因。局部角膜缘干细胞受损，失去屏障作用可能也是发病基础。另外，遗传也是其发病中不可忽视的一个因素，家族成员中有翼状胬肉的人较正常人更易发生翼状胬肉。其他尚有许多因素包括局部泪液异常、Ⅰ型变态反应、人乳头瘤病毒感染等都被认为与胬肉的发生有重要联系。也有人认为是结膜组织的增殖变性弹力纤维发育异常而产生的弹力纤维变性所致。

二、临床表现

1. 症状　一般无明显自觉症状，或仅有轻度异物感，当病变接近角膜瞳孔区时，因引起角膜散光或直接遮挡瞳孔区而引起视力下降。睑裂区肥厚的球结膜及其下纤维血管组织呈三角形向角膜侵入，当胬肉较大时，可妨碍眼球运动。

2. 体征　典型的胬肉可分为头、颈、体三部分，它们之间没有明显的分界。翼状胬肉的体部通常起自球结膜。偶尔起自半月皱襞或穹隆部结膜（特别是复发胬肉）。在角巩膜缘翼状胬肉的体部转为颈部。翼状胬肉的头部指的是位于角膜的部分，此处的胬肉与下面的角膜紧密相连。色素性铁线（Stocker 线）指的是含金属的色素在上皮的沉积，它的存在常常是胬肉生长缓慢的表现。胬肉外形上的不同常常提示了病变发展的不同阶段：进展期胬肉充血肥厚，静止期胬肉色灰白，较薄，呈膜状。

3. 并发症　眼部刺激症状、角膜散光。

三、辅助检查

裂隙灯显微镜下见：睑裂区呈翼状的纤维血管组织侵入角膜。

四、诊断与鉴别诊断

（一）诊断要点
1. 有热带地区居住史或长时间户外工作史。
2. 睑裂区呈翼状的纤维血管组织侵入角膜，当胬肉较大时，可妨碍角膜运动。
（二）鉴别诊断
1. 假性胬肉　假性胬肉是由于外伤、手术、炎症伤及角膜缘区而导致的结膜与角膜粘连。与真性胬肉的不同在于：它没有清晰的头、体、尾的外形特点；可以发生在角膜的任何位置；之前常常有明确的外伤及炎症病史；另外假性胬肉的下方常常可以被探针通过。

2. 睑裂斑 睑裂斑位于睑裂区角膜两侧的球结膜，微隆起于结膜，呈黄白色的三角形外观。它的成因也与长期户外活动有关，但睑裂斑很少侵及角膜。

3. 结膜肿瘤 一些结膜的肿瘤在发病初期易与翼状胬肉相混淆，但良性肿瘤一般很少侵犯角膜，而恶性肿瘤生长迅速，呈不规则外观。病理检查可明确诊断。

五、治疗

（一）中医治疗

1. 辨证论治

（1）心肺风热证：

1）证候：患者眵泪较多，眦痒羞明，胬肉初生，渐渐长出，攀向黑睛，赤脉密布；舌苔薄黄，脉浮数。

2）治法：祛风清热。

3）方药：栀子胜奇散（《原机启微》）加减。组成：蒺藜、蝉蜕、谷精草、炙甘草、木贼、黄芩、草决明、菊花、栀子、川芎、羌活、荆芥穗、密蒙花、防风、蔓荆子。每日1剂，水煎，分2次温服。

4）加减：若赤脉密布，可加赤芍、牡丹皮、郁金以散瘀退赤；便秘者，去羌活、荆芥穗，酌加大黄以通腑泄热。

（2）阴虚火旺证：

1）证候：患眼涩痒间作，胬肉淡红菲薄，时轻时重；心中烦热，口舌干燥；舌红少苔，脉细。

2）治法：滋阴降火。

3）方药：知柏地黄丸（《医宗金鉴》）加减。组成：知母、黄柏、熟地黄、山茱萸、泽泻、山药、牡丹皮、茯苓。每日1剂，水煎，分2次温服。

4）加减：若心烦失眠显著，可加麦冬、五味子、酸枣仁以养心安神。

2. 外治 中药方雾化熏眼。金银花15 g，麦冬、苍耳子各10 g，冰片0.3 g，黄芩、秦皮、薄荷、菊花各10 g，加水400 mL进行煎煮，煮沸后采用文火煎15分钟，待药液冷却煎取浓汁，进行高温消毒。雾化时间15分钟，每日1次，7日为1个疗程。

（二）西医治疗

胬肉尚小而静止时一般不需治疗，但应尽可能减少风沙、阳光等刺激。胬肉进行性发展，侵及瞳孔区，可以进行手术治疗，但有一定的复发率。

1. 手术治疗 手术方式主要有以下几种。

（1）传统翼状胬肉切除术：目前来看，传统的翼状胬肉切除术包括巩膜暴露法、翼状胬肉切除以及翼状胬肉转埋法，在临床上很少用。

（2）翼状胬肉切除联合羊膜移植术：于术前3日给予患眼左氧氟沙星滴眼液滴眼。20 g/L利多卡因注射液局部浸润麻醉后，用齿镊钝性分离角膜表面胬肉头部，直至角膜缘，剪开胬肉体两侧球结膜，钝性分离胬肉体部直达半月皱襞，切除所有胬肉组织。清理干净，完全暴露巩膜和角膜创面。在行常规翼状胬肉切除术后，取一较暴露区略大的羊膜平铺于创面，上皮面朝上，然后用10 - 0尼龙线缝合固定植片。

羊膜抗原性甚微，基质中多种蛋白酶抑制剂能调节成纤维细胞表达因子，抑制纤维组织增生、新生血管形成及瘢痕化，抑制胬肉术后复发，是目前应用较广泛的手术方式之一。

（3）翼状胬肉切除联合结膜瓣移植术：术中移植的游离或带蒂球结膜瓣具有阻止翼状胬肉组织向角膜生长的屏障作用，能有效抑制胬肉复发。

（4）翼状胬肉切除联合准分子激光治疗性角膜切削术（PTK）：准分子激光能达到微米级切削效

果，应用 PTK 及生物液膜技术可去除术中残留的变性机化组织，使角膜创面平滑，缩短角膜上皮修复时间，恢复角膜透明性，阻止新生血管侵入，抑制翼状胬肉术后复发。目前，该术式仍处在临床研究阶段，短期疗效显著，长期疗效有待观察。

此外，翼状胬肉切除联合角膜缘干细胞移植、β 射线照射、局部使用丝裂霉素等，可以减少胬肉复发率。近期研制出的 TGF-β 抑制剂可以通过抑制细胞增殖、胶原合成及炎症细胞浸润来控制翼状胬肉的发展。

六、研究进展

（一）中医研究进展

刘淑艳发现临床上采取分对照组和治疗组治疗，2 组均予施行撕拉式并钝性分离切除联合丝裂霉素手术，治疗组在手术治疗的基础上，于术前 1 周至术后 2 周口服中药蝉花散，每日 1 剂，水煎，分 3 次服用。蝉花散：栀子、甘草、川芎、木贼、密蒙花各 8 g，谷精草、炒蒺藜、防风、炒决明子、羌活、黄芩、蔓荆子、荆芥穗各 10 g，菊花 15 g，蝉蜕 20 g。结果显示治疗组治愈率 92.86%、再次复发率 7.14%，对照组治愈率 77.50%、再次复发率 22.50%。提示蝉花散可促进球结膜、角膜手术创面的愈合，并可进一步降低复发性翼状胬肉术后再复发的比例，是一种治疗复发性翼状胬肉的有效方法。

（二）西医研究进展

日光中的紫外线被认为是导致翼状胬肉发病最主要的致病因素，大量紫外线的照射可引起角膜上皮增生、前弹力层变性及角膜基质中血管的形成。国外学者发现翼状胬肉好发于睑裂鼻侧的角膜缘，这是由于从侧面照射于眼前部的光线经颞侧透过角膜折射至鼻侧角膜缘，其光线强度可放大几十倍，对干细胞功能产生严重破坏，使得成纤维细胞向角膜生长，生长过程中由于成纤维细胞生长因子的紊乱表达，从而导致新血管的生成及翼状胬肉的产生。该病治疗方式仍以手术为主，传统手术存在高复发率的问题，目前临床上多采取结膜瓣转移术或羊膜移植术等结合术后给予一些抗代谢药物如丝裂霉素 C 等，或使用新一代的靶向药物，主要是抑制成纤维细胞增殖的药物进行治疗，目前在临床上使用较多的是生长因子抑制剂类药物，通过药物对眼内新生血管增殖的抑制作用，达到防止复发的目的。

七、名老中医治疗经验

黄叔仁认为：翼状胬肉多发于目内眦，少数起自目外眦，"五轮"中内、外眦为血轮，属心，心与小肠相为表里。且手太阳小肠经循行中，有分枝经过目内外眦。故假设本病的内在因素为"心移热于小肠的瘀热证"，选用加味导赤散（改为汤剂）处方组成为生地黄、木通、草梢、竹叶芯（或淡竹叶）、当归尾、红花、赤芍、黄芩（酒炒）、蝉蜕（去翅足）、车前子（炒，布包）。局部痒，结膜囊有分泌物者，加蒺藜、蕤仁霜、荆芥；胬肉体部充血严重者，加酒制大黄。每日 1 剂，水煎，分 2 次饭前温服。

八、预防与调摄

1. 注意眼部保护，避免强紫外线或风沙等刺激。
2. 忌辛辣、烟酒等刺激性食物。
3. 避免用眼过度。
4. 胬肉术后复发的患者不宜立即再次手术，需待其静止 6 个月后再考虑手术。

九、预后与转归

本病经早期积极治疗，愈后尚可。

第四节　结膜松弛综合征

结膜松弛综合征（conjunctivochalasis）是指球结膜过度松弛和/或下睑缘张力高，造成松弛球结膜堆积在眼球与下睑缘和内、外眦部之间形成皱褶，引起眼表泪液学异常，并伴有眼部不适等症状的疾病。1998 年，Meller 和 Tseng 对结膜松弛综合征进行了详细的分析，认为本病多见于老年人，松弛的球结膜形成皱褶，最常发生于下睑缘的上方，可以引起异物感、刺激或疼痛、结膜下出血、泪溢等症状。常累及双眼，被误认为是正常的老年性改变而被临床医生忽视。

本病属中医学"白涩症"范畴。该名首见于《审视瑶函·白痛》："不肿不赤，爽快不得，沙涩昏蒙，名曰白涩。"该书还根据病情发展的不同阶段，分别以"白涩""干涩昏花""神水将枯"命名。《灵枢·五癃津液别》："五脏六腑之津液，尽上渗于目。"目前中医眼科医家认为脏腑功能失调是白涩症的主要病因。

一、病因与分类

1. 中医病因病机　因久病或年老体衰，导致肺阴不足、肝血不足、脾虚失运、肾精亏虚等证，致使精血不足、目失滋养。

2. 西医病因及发病机制　结膜松弛综合征的病因目前仍不清楚，有学者认为结膜松弛综合征属于光化学损伤相关性疾病，另一种观点认为眼表面发生炎症造成胶原酶活性的增加，结膜中的胶原降解有关。此外，弹力纤维的减少、眼球运动及睑板腺功能障碍、下睑缘张力增高、结膜淋巴管受压迫、自身免疫性疾病等可能是结膜松弛综合征的病因。

二、临床表现

1. 症状　眼部干涩、异物感、泪溢，久视后则诸症加重，炎症加重可出现刺痛、灼痛感或结膜下出血等更重的刺激症状。

2. 体征　球结膜过度松弛成皱褶堆积在眼球与下睑缘、内、外眦部之间，当向下注视时，突出的松弛结膜更加明显，泪河异常残缺不完整。眼表出现干燥、充血、水肿、失去光泽、上皮角化，还可能造成下泪小点的阻塞，影响泪液的吸收和排出。由于长期的炎症和眼睑的摩擦，结膜皱褶中弯曲的血管发生炎症变脆而易于破裂造成形成眼睑、球结膜水肿、角膜干凹斑等。

3. 并发症和后遗症　干眼、结膜下出血、边缘性角膜溃疡等。

三、辅助检查

1. 裂隙灯检查　在为患者进行裂隙灯检查时应注意以下几点：①泪河宽度，正常 20.3 mm；②角膜改变，通常表现为上皮角化、水疱、溃疡、浑浊、血管翳等；③泪小点发生肿大；④睑球粘连；⑤结膜异常，通常表现为结膜充血，发生乳头增生、结膜下出血、结膜囊结膜松弛堆积形成皱褶；⑥睑缘皮肤黏膜移行处是否前移。

2. Schirme 试验　用 Schirmer Ⅰ试验（S Ⅰ T）检对泪液基础分泌情况进行检测，用 Schirmer Ⅱ试验（S Ⅱ T）对泪液的反射性分泌情况进行检测。

3. 泪膜破裂时间　此法能够对泪膜的稳定性进行检测。一般情况下 BUT＞10 秒为正常。

4. 眼表活体染色　当患者角膜上皮细胞缺损时用荧光素染色呈阳性。虎红及丽丝胺绿染色阳性反映干燥及坏死的角膜上皮细胞，虎红染色还能显示无黏蛋白覆盖的上皮细胞。

5. 泪液清除率　此法能够判断泪液清除是否发生延迟。该方法使用荧光光度计测定法进行检测。

四、诊断与鉴别诊断

（一）诊断要点

1. 患者主诉泪溢或眼干涩、异物感、刺痛等。

2. 眼球下方球结膜松弛成皱褶被夹在眼球与下睑缘间，阻碍泪液流向或直接堵塞下泪小点开口处，眼球上转球结膜松弛消失或明显减轻，眼球下转球结膜松弛明显。下睑缘缺少正常的泪液新月面，仅见一些堆积在结膜上的泪液。室内观察 5～10 分钟有泪液自睑裂溢出。

3. 观察角膜、泪腺及泪点正常，冲洗泪道通畅，无引起鼻泪管开口处阻塞的鼻腔病变或异常者，睑缘无内、外翻及倒睫。

（二）鉴别诊断

本病主要与结膜炎、角膜炎相鉴别。对于结膜松弛综合征同时还伴有结膜炎的患者常常未对结膜松弛综合征下诊断。也可见于角膜炎，炎症期刺激症状重，裂隙灯下可见角膜上皮缺损，伴或不伴前房反应，荧光素钠染色阳性，角膜刮片培养可帮助诊断。

五、治疗

（一）中医治疗

1. 辨证论治：

（1）肝肾亏虚证：

1）证候：眼干涩畏光；头昏眼花，口干咽燥，腰膝酸软；舌质红少津无苔，脉细。

2）治法：滋补肝肾。

3）方药：精杞明目汤（《中医方剂大辞典》）加减。组成：黄精、枸杞子、麦冬、茯苓、炙甘草、墨旱莲、川芎。每日 1 剂，水煎，分 2 次温服。

4）加减：若见眼表干燥、异物感，加沙参、麦冬增强滋生津之功。

（2）肺脾气虚证：

1）证候：眼干涩，畏光；自汗，四肢无力，精神倦怠，食少便溏，干咳无痰；舌淡有齿痕，脉细无力。

2）治法：益肺健脾。

3）方药：生脉散（《内外伤辨惑论》）合归脾汤（《济生方》）加减。组成：人参、麦冬、五味子、白术、茯神、黄芪、龙眼肉、酸枣仁、人参、木香、甘草、当归、远志、生姜、大枣。每日 1 剂，水煎，分 2 次温服。

4）加减：若见结膜充血、水肿，加天花粉、蒲公英增强消肿清热之功。

（二）西医治疗

结膜松弛综合征的治疗分为保守治疗和手术治疗。轻度患者出现干眼症状，给予人工泪液、角膜润滑剂、含皮质类固醇的滴眼液等，后者由于长期滴用易引起激素反应性青光眼，故不宜长期使用。中、重度的结膜松弛综合征患者保守治疗无效，可考虑实施手术，去除多余的结膜，但术前一定要排除其他可能引起流泪的疾病。手术方式有多种，大多需要切除多余的结膜。Braunschweig（1921 年）提出下方球结膜距角膜缘 5 mm 处作一新月形球结膜切除，至今仍有人沿用，但结膜切除过多容易出现明显的结膜瘢痕、下睑瘢痕性睑内翻、下方结膜囊狭窄、眼球运动障碍等并发症。为此，近年来有些学者提出新的手术方式，包括结膜缝线固定术、角膜缘结膜梯形切除术、结膜切除羊膜移植术和眼轮匝肌移位缩短术等，不同的手术方法各有优缺点，适合于不同的患者。

1. 保守治疗

（1）人工泪液：局部使用人工泪液可以明显缓解患者眼部干涩、异物感等症状，可长期使用。

（2）生长因子：局部使用生长因子可修复因长期的炎症和眼睑的摩擦导致的角膜的损伤。

（3）激素和抗过敏药：局部使用可以缓解充血、水肿、瘙痒、疼痛等症状，有强大的抗炎作用。但前者长期滴用易引起激素反应性青光眼，故不宜长期使用，且要注意防止医源性干眼。

（4）湿房镜：可缓解因结膜松弛暴露导致的刺痛、边缘性角膜溃疡。

（5）治疗性角膜接触镜：可通过推移半月形结膜松弛褶皱使其暂时消失。

（6）亲水性软性接触镜：帮助上皮愈合，延长药物在眼表的停留时间，防止和治疗小的角膜穿孔。

（7）局部热敷、按摩：运用热敷和按摩促进眼部血液循环。

2. 手术治疗

（1）结膜新月形切除术：按个体差异（结膜松弛的范围、部位及程度）将松弛球结膜行双弧形切除，从而解除泪小点的机械性阻塞，改善泪道功能，恢复眼表的泪液存储与排泄功能，明显改善眼部不适。目前该术式是国内治疗 CCH 最常见的手术方式，具有简便、易行、安全、有效及术后复发率低的优点。但也仍有缺点：手术后 CCH 仍有复发倾向、球结膜切除量不易掌握、结膜切除切口的愈合有不确定因素。另外因结膜松弛变薄，开眼睑后松弛结膜的位置容易变动。如患者伴有出血及结膜下血肿，则很难准确把握切除的部位，对医师的手术经验要求较高。

（2）结膜缝线固定术：手术不切除多余的球结膜，用可吸收缝线直接将其固定于距角膜缘 8 mm 的浅层巩膜上。该手术方法适用于松弛部位局限在中央的轻、中度 CCH 患者。通过缝线的刺激引起局部炎症反应，使松弛的结膜拉紧，并固定在巩膜上，从而达到治疗目的。该手术不切除结膜，具有损伤小，手术操作简单、快捷，可加深下穹窿的优点。缺点如下：手术缝线需穿过巩膜，有穿破眼球及损伤下直肌的危险；固定缝线的吸收过程较长，会引起患者的刺激症状；对重度 CCH 患者的治疗效果欠佳，长期疗效难以确定，有复发倾向；缝合巩膜的深度和针数及总长度对术后的疗效均有影响，要求医师有一定的显微操作经验；患者的年龄越大，固定的球结膜越容易松脱，造成复发。

（3）眼轮匝肌移位缩短术：适用于因下睑缘张力过高引起的 CCH 患者。缺点是易形成下眼睑缘外翻及眼睑瘢痕形成等并发症。

（4）结膜切除联合结膜巩膜固定术：因联合手术作结膜切除，局部炎症反应和瘢痕形成相对较重，粘连较牢固。该手术方法简单、安全，是治疗 CCH 的新方法。与结膜新月形切除术及结膜缝线固定术的缺点类似。

（5）CCH 定量定位切除术：CCH 定量定位切除术需借助 CCH 定量定位切除仪来完成，该手术方法做到了定量、定位切除结膜，可防止因过度切除结膜造成的穹窿变浅，因而避免了眼球运动障碍及切口对合不佳，又能防止结膜切除过少。手术切口完整光滑，切口对位较好，结膜贴覆平整，无牵拉皱褶。切口愈合较快，手术后早期就能获得稳定的疗效。具有安全、简便、准确、有效的优点，便于经验不足的医师进行手术操作。

（6）结膜梯形切除术：根据结膜的松弛程度，拉平松弛的结膜，梯形切除多余的球结膜，该手术方法适用于 CCH 局限在一个部位的轻、中度 CCH 患者。手术时若切除过多的球结膜则易产生结膜瘢痕形成、下穹窿缩窄及眼球运动障碍等并发症，该方法易损伤角膜缘组织，故疑有角膜缘干细胞功能障碍患者应慎用。

（7）双极电凝术：双极电凝术对松弛结膜的损伤和刺激可引起局部炎症反应，使局部瘢痕化，借电凝产生的瘢痕收缩使松弛结膜的皱褶消失，最终达到治疗目的。损伤小，无须缝线，操作简单、快捷。但早期患者电凝刺激症状较重。结膜修复时间长，对重度 CCH 患者及下睑缘张力过高引起的 CCH 患者治疗效果欠佳。

（8）结膜结扎术：此方法是对于患者松弛的球结膜缝线结扎。随访早期患者术眼有轻度的异物感，并伴有结膜充血、水肿及缝线脱落等并发症，随访 1～3 个月时部分患者结扎处的松弛结膜消失，取而代之的是一个圆形的疤痕。术后的并发症大部分于 4 周内消失。

六、研究进展

（一）中医研究进展

目前中医对本病的治疗主要是辨证论治。有学者在人工泪液常规滴眼的基础上加用以养阴生津法组成的精杞明目汤（由黄精、枸杞子、麦冬、茯苓、炙甘草、墨旱莲、川芎组成）口服治疗结膜松弛综合征。在治疗方案中黄精、枸杞子、麦冬滋补肝肾，养阴生津，共同为君药补益先天之精血；水谷精微为精血化生之源，茯苓、炙甘草健脾益气，以助生化；阴虚易生风生内热，取墨旱莲补肝肾之阴的同时以凉血清热；使以川芎上行头目，引药上行。全方共奏：滋补肝肾，培补先天之精血；健脾益气，以助精血生化之源。结膜松弛综合征的泪液中羊齿状结晶明显减少，出现黏蛋白异常。精杞明目汤治疗后，泪液中羊齿状结晶明显增加。可见精杞明目汤可明显改善结膜松弛综合征泪液中的羊齿状结晶，改善泪液中的黏蛋白。

（二）西医研究进展

结膜松弛综合征在老年人群中存在较高的患病率，其严重程度与年龄及一些眼表疾病（翼状胬肉、睑缘异常、泪道病变）有一定的相关性，而与性别及一些全身性疾病（原发性高血压、糖尿病）无明显相关性，其临床症状、眼表泪液动力学变化与其结膜松弛的严重程度有一定的相关性，同时发现患者的结膜组织有实质性的病理改变。对于临床上不同程度的结膜松弛综合征患者，采用中西医结合，保守治疗与手术治疗相结合，分级治疗的方法是安全有效的，值得临床推广应用。对于特殊类型结膜松弛综合征-翼状胬肉合并结膜松弛综合征的患者，采取翼状胬肉切除、松弛部结膜瓣转移联合巩膜固定手术，并结合治疗性角膜绷带镜治疗，具有较高的安全性和有效性。

七、名老中医治疗经验

胡德富认为：提出用中西医结合的手段对结膜松弛综合征进行治疗。采用内服中药活血化瘀，通经散瘀、局部湿热敷及结合按摩等方法，可以起到改善患者局部血液循环，增加局部供血的作用。根据患者症状采用以桃红四物汤加减，桃仁破血解瘀，红花活血通经散瘀，生地调经利尿，黄芪益气，茯苓利水渗湿，全方具有益气养阴，活血利水，化瘀行滞，尤适合高龄老人由于脉道瘀滞而引起的结膜松弛症状。另外，利用药渣局部热敷能够进一步促进眼部血液循环，而后采用眼部局部按摩，其疗效更为显著。

八、预防与调摄

1. 积极治疗眼部原发病，特别是慢性结膜炎、眼球运动障碍、睑板腺功能障碍等的治疗不能忽视。
2. 注意防晒，减少眼部的光损伤。
3. 平日可运用热敷和按摩促进眼部血液循环。

九、预后与转归

结膜松弛综合征好发于老年人，是人体自然老化的过程。该病采用中西医结合，保守治疗与手术治疗相结合，预后较好，但易复发，要注意平日的预防和调护。

参考文献

［1］庞有慧. 疏风解毒胶囊治疗流行性角结膜炎的临床观察［J］. 中华中医药杂志，2017，32（1）：366-368.

［2］陆雪群，陈冲达，龚梁. 清热散结片对流行性角结膜炎的中医证候疗效及泪液蛋白影响分析［J］. 中华中医药杂志，2019，37（2）：457-459.

［3］LI Shoujun, DONG Weibo, XIA Yingping, et al. Epidemiological investigation of an outbreak of pharyngoconjunctival fever caused by adenovirus type 3［J］. Disease Surveillance，2017，32（8）：703-705.

［4］郑伟. 五花汤水煎服联合鲜青蒿浓汁熏蒸治疗流行性出血性结膜炎疗效分析［J］. 中药材，2014，37（7）：1309-1311.

［5］苑明茹. 玉红汤联合药液洗眼治疗流行性出血性结膜炎的疗效分析［J］. 中医临床研究，2019，11（19）：5-7.

［6］Resnikoff S, Pascolini D, Etya'ale D, et al. Global data on visual impairment in the year 2002［J］. Bull World Health Organ，2004，82（11）：844-851.

［7］广州中医学院. 简明中医眼科学［M］. 上海：上海人民出版社，1971：137.

［8］Munoz B, Solomon A W, Zingeser J, et al. Antibiotic dosage in trachoma control programs: height as a surrogate for weight in children［J］. Invest Ophthalmol Vis Sci，2003，44：1464-1469.

[9]　张燕，鲜雨琦，高磊琼，等. 四种中药单体成分体外抑制沙眼衣原体作用的筛查 [J]. 第三军医大学学报，2018，40 (14)：1271 - 1278.

[10]　李小平. 解毒益气中药联合阿奇霉素治疗围产期沙眼衣原体感染临床研究 [J]. 亚太传统医药，2016，12 (04)：120 - 121.

[11]　韦文贵. 中医治疗沙眼的经验介绍 [J]. 黑龙江医刊，1958 (1)：24 - 26.

[12]　Stephan P V，Esmée L，Caroline J B，et al. Serovar D and E of serogroup B induce highest serological responses in urogenital Chlamydia trachomatis infections [J]. BMC Infect Dis，2014，14 (1)：3.

[13]　Rajendran，Punitan，Haslinda，et al. Efficacy of supratarsal injection of triamcinolo acetonide and dexamethasone sodium phosphate treating paediatric vernel keratoconjunctivitis suburban Malaysia [J]. 国际眼科杂志，2018，18 (4)：607 - 609.

[14]　贺光玉. 结膜冷冻治疗春季卡他性结膜炎的疗效观察 [J]. 国际眼科杂志，2013，13 (12)：2522 - 2524.

[15]　吴开力，李坤珂. 重视过敏性结膜炎的诊断与治疗 [J]. 中华实验眼科杂志，2018，36 (9)：661 - 665.

[16]　宋剑涛，沈志平，高建生，等. 川椒方对过敏性结膜炎小鼠 IL4-JAK1-STAT6 信号通路的影响 [J]. 中国中医眼科杂志，2013，23 (4)：240 - 243.

[17]　王慧珍，吴志华. 非甾体抗炎药与激素类药物治疗泡性结膜炎的疗效对比 [J]. 药品评价，2017 (15)：40 - 42.

[18]　聂爱芹，李强，李伟. 角膜缘自体结膜移植和羊膜移植治疗原发性翼状胬肉的疗效 [J]. 国际眼科杂志，2018，18 (3)：189 - 192.

[19]　任延军，孙兰萍，刘桂芬，等. 应用准分子激光角膜切削术治疗翼状胬肉的临床观察 [J]. 国际眼科杂志，2010，10 (2)：364 - 365.

[20]　郭霞. 中药眼表超声雾化在翼状胬肉术后中的应用及效果 [J]. 当代护士 (中旬刊)，2016 (9)：78 - 79.

[21]　Sekelj S，Dekaris I，Kondza-Krstonijevi E，et a1. Ultravi-olet light and pterygium [J]. Coll Antropol，2007，31 (Suppl1)：45 - 47.

[22]　刘淑艳. 蝉花散结合手术治疗复发性翼状胬肉临床观察 [J]. 中国中医眼科杂志，2012，22 (5)：335 - 337.

[23]　黄叔仁，张晓峰. 加味导赤散治疗进行性翼状胬肉的临床观察 [J]. 中国中医眼科杂志，1992 (3)：21 - 22.

[24]　罗毅. 结膜松弛综合征的临床研究 [J]. 临床眼科杂志，2006，14 (2)：58 - 60.

[25]　张柳，杨为中，刘淑娟. 中西医结合治疗结膜松弛症伴 MGD 相关干眼相关干眼的疗效分析 [J]. 中药与临床，2017，8 (1)：56 - 60.

[26]　胡浩，胡德富. 中西医结合治疗老年结膜松弛症 [J]. 中国中医眼科杂志，2008，18 (5)：42 - 43.

[27]　钱志刚，柯敏. 结膜松弛症的临床及病理研究 [J]. 临床眼科杂志，2010，18 (1)：23 - 25.

[28]　项敏泓，张兴儒，李青松，等. 精杞明目汤治疗肝肾阴虚型结膜松弛症的临床观察 [J]. 中国中医眼科杂志，2011，21 (5)：26 - 28.

[29]　张淼，刘淑华，邹迎，等. 结膜松弛症手术方式的选择 [J]. 中华眼科医学杂志 (电子版)，2015，5 (2)：41 - 45.

[30]　陈序，周善璧. 结膜松弛症治疗进展 [J]. 国际眼科杂志，2010，10 (1)：119 - 122.

第十六章 角膜病

角膜（cornea）位于眼球前部，和巩膜一起构成眼球最外层的纤维膜，是眼球重要的屈光间质之一。组织学上角膜从前到后可分为上皮层、前弹力层、基质层、后弹力层和内皮层5层结构。上皮层表面还覆盖有一层稀薄的泪膜，泪膜在光学上具有重要的意义，它能消除上皮前表面微小的不规则，有利于形成良好的视力。角膜是无血管的组织，组成简单但排列却非常规则，从而保证其良好的透光性和屈光性。

上皮细胞层分为细胞层和基底膜，上皮层损伤后可以再生，不留瘢痕，损伤修复的机制为位于角膜上皮基底层角膜缘干细胞扩增移行所致。角膜前弹力层位于基质层的前面，其主要作用是作为上皮细胞基底膜附着的基础，由于其胶原纤维来自与于胚胎时期的角膜上皮，因此损伤后不能再生。前弹力层对机械性损伤的抵抗力较强，而对化学性损害的抵抗力则弱。角膜基质层是人体组织中结构最规整，最透明的一种组织，约占全角膜厚度的9/10，角膜基质中的胶原纤维主要包括Ⅰ型胶原，也有Ⅲ、Ⅴ型胶原。他们有规律地与角膜表面平行排列，胶原纤维的有序排列是角膜透明的基础。基质层损伤后由瘢痕组织修复填补，使角膜失去透明性。角膜后弹力层位于基质层后面，由角膜内皮细胞分离而来，损伤后可以再生。内皮层为单层内皮细胞。一般认为，人类角膜内皮细胞出生后不能再生，内皮细胞受损后留下的位置，由临近内皮细胞的扩展及移行来填补。如各种原因所致的内皮细胞损伤超过一定限度，使邻近内皮细胞不能填补缺损区，不能形成一层完整的单层细胞层，可使水分子渗透入基质层而出现角膜水肿，视力减退甚至失明。

角膜没有血管，免疫学上处于相对的"赦免状态"。因此，角膜移植是器官移植中成功率最高的一种，角膜移植是重要的治疗及复明手段，但在某些抗原刺激下，特别是当角膜出现新生血管时，角膜移植后易发生免疫排斥反应。由于角膜周边部和角膜中央部在免疫学上的显著差异，使得一些感染性角膜病容易发生于角膜中央区，而角膜周边部或者是角膜缘易发生免疫性角膜病。

角膜上皮有三叉神经感觉末梢分布，是机体神经末梢分布密度最高的器官之一，因此角膜的炎症容易导致末梢神经暴露，故大多伴有畏光、流泪、眼睑痉挛等症状。但单疱病毒性角膜炎除外，因为该病使角膜知觉减退。

中医学认为角膜又称黑睛、黑眼、黑仁、黑珠、乌睛、乌珠、青睛、神珠。黑睛疾病的特点：一是发病机会多，二是恢复慢，三是自觉症状剧烈。黑睛疾病的致病因素，以外感六淫为多见，六淫之中，以风热为多。黑睛疾病的局部表现主要是翳障。黑睛疾病的发展演变，一般说来，病情初起，黑睛出现星点翳障，病位表浅，若能及时治疗，多可痊愈，不留瘢痕翳障。若治不及时，或正虚邪盛，则病情继续发展，翳障扩大再生，即便愈后也遗留较厚的瘢痕翳障。黑睛在五轮中属风轮，内应于肝，肝胆相表里，故黑睛疾病与肝胆功能失常关系密切，辨证也常从肝胆病机着手。黑睛疾病的治疗，必须辨证求因，针对病因治疗。

角膜疾病是眼科常见疾病。主要有炎症、外伤、先天性异常、变性和营养不良、肿瘤等。其中感染性角膜炎发病率较高。角膜病也是我国主要致盲眼病之一，全面加强角膜病的防治研究是防盲工作的重点。中西医结合在角膜病防治方面有独到之处，积极采用中西医结合方法开展角膜病的防治，对防盲治盲工作有重要意义。

第一节　感染性角膜炎

角膜炎（keratitis）为各种致病因素所导致的角膜组织的炎症病变的总称，在角膜病中占有重要的地位。

（一）病因

角膜炎的病因主要有以下3类：

1. 感染源性　感染性角膜炎在我国仍然是常见的致盲眼病，该病不但发病率高，致盲率高，严重者还可导致角膜穿孔眼球萎缩。感染性角膜炎的病原体包括细菌、真菌、病毒、衣原体、棘阿米巴以及结核分枝杆菌和梅毒螺旋体等。细菌性角膜炎的主要致病菌以表皮葡萄球菌为首位，真菌性角膜感染在我国有逐年上升的趋势，目前真菌性角膜感染以镰刀菌居多，其次为曲霉。单纯疱疹性角膜炎是最主要、最常见的病毒性角膜炎，其发病率高、复发率高，反复发作后可致盲。

2. 内源性　一些全身病可波及角膜，如维生素A缺乏引起角膜软化或者干燥，一些自身免疫性缺陷病也可导致角膜炎症改变如类风湿关节炎等。

3. 局部蔓延　角膜可被邻近组织的炎症所波及如结膜炎、巩膜炎、虹膜睫状体炎等。

（二）病理

角膜炎的病因虽然不同，但其病理通常具有共性。一般分为浸润期、溃疡期、溃疡消退期和愈合期4个阶段。

1. 浸润期　致病因子侵入角膜后，首先引起角膜缘血管网充血，炎性渗出物及炎症细胞随即进入角膜病变区，产生的酶和毒素扩散，形成局限性灰白色混浊，称为角膜浸润（corneal infiltration）。患眼有明显的刺激症状，治疗后角膜浸润可以吸收，角膜可恢复透明。

2. 溃疡形成期　坏死的角膜上皮和组织脱落形成角膜溃疡（corneal ulcer）。病灶区角膜水肿，溃疡进一步向深层侵袭，致使角膜基质进行性溶解变薄，暴露有一定韧性的后弹力层，在眼内压作用下后弹力层向前膨出呈透明水珠状。继续发展则发生角膜穿孔，如破口位于角膜中央，可形成角膜瘘（corneal fistula），偏中央可产生虹膜嵌顿。角膜穿孔后极易发生眼内感染，可致全眼球萎缩而失明。

3. 溃疡消退期　经有效药物治疗，以及患者自身免疫力，角膜炎症得到控制，溃疡部位逐渐被瘢痕组织或伴新生血管所充填。

4. 愈合期　角膜炎症得到一控制，浸润逐渐吸收，溃疡部位由瘢痕组织修复，溃疡区上皮再生。溃疡面愈合后，根据溃疡深浅程度的不同，而遗留厚薄不等的瘢痕。若浅层瘢痕性混浊薄如云雾，通过混浊部分仍能看清虹膜纹理者称为角膜云翳（corneal nebula）。混浊较厚略呈白色，但仍可窥见虹膜者称为角膜斑翳（corneal）。角膜混浊如白瓷，不能透见虹膜者称角膜白斑（corneal leucoma）。如果角膜斑痕组织中有虹膜组织嵌顿，便形成粘连性角膜白斑（adherent leucoma），如粘连虹膜广泛，房水流出受阻，则可引起继发性青光眼。高眼压作用下，混杂在角膜瘢痕组织中的虹膜一同膨出形成黑色隆起，成为角膜葡萄肿（corneal staphyloma）。

（三）症状

角膜炎最常见的症状为眼痛、畏光、流泪、眼睑疼挛和视物模糊，典型体征为睫状充血、角膜浸润和角膜溃疡，最基本和最常用的检查为裂隙灯联合荧光素染色。一般而言，角膜局限性的脓肿性病灶多提示革兰氏阳性菌性感染，角膜炎进展迅速，角膜基质液化性溶解坏死多提示革兰氏阴性菌性感染。真菌性角膜炎通常是羽毛状或牙膏状角膜浸润，伴有卫星病灶或伪足。

（四）治疗

角膜炎的治疗原则为：去除病因，积极控制感染，减轻炎症反应，促进溃疡愈合，减少瘢痕形成。治疗时应针对不同病原体选用相应抗感染药物，细菌性角膜炎应选用敏感的抗生素治疗。选用抗生素的原则：①根据疾病临床表现及医师临床经验；②最好根据实验室检查结果明确病原菌选用敏感抗生素治疗。真菌性角膜炎局部使用抗真菌药，病情严重者配合全身用药。但目前缺乏高效、低毒、广谱抗真菌药物。单纯疱疹性角膜炎可使用高选择性抗疱疹病毒药治疗，联合应用干扰素可提高疗效，目前防止复发是本病治疗的重点。

皮质类固醇的应用应严格掌握适应证，细菌性角膜炎急性期一般不宜使用糖皮质激素，慢性期病灶愈合后可酌情使用。真菌性角膜炎禁用皮质激素。单纯疱疹性角膜炎原则上只能用于非溃疡型的角膜基质炎。

角膜溃疡正确使用局部烧灼，有利于去除病灶。

本病属中医学"聚星障""凝脂翳""湿翳"等范畴。治疗早期多以祛风清热为主，中期常用清肝泻火、通腑泻热、清热利湿为法，后期常用退翳明目之法。

角膜炎是我国主要致盲眼表疾病之一，中西医结合在角膜炎防治方面积累了丰富经验，对防盲治盲工作有重要意义。

一、细菌性角膜炎

细菌性角膜炎（bacterial keratitis）是由细菌感染引起的化脓性角膜炎症，又称细菌性角膜溃疡（bacterial corneal ulcer）。本病起病急，变化多，病情多较危重，如果得不到有效的治疗，可发生角膜溃疡穿孔、虹膜嵌顿、眼内炎、眼球萎缩等。即使病情控制良好，也可残留轻重不等，范围不一的角膜瘢痕、角膜新生血管或角膜葡萄肿等后遗症，严重影响视力甚至失明。

本病中医学与"凝脂翳"相似。该病名首见于《证治准绳·杂病·七窍门》，而《审视瑶函·凝脂翳症》对其症状特点和预后均有较详细的描述，并提出清肝泻火的四顺清凉饮子作为治疗凝脂翳的主方，后世医家应用至今。《目经大成》观察了本病后弹力膜突出，极易破孔这一临床特征。现代中医眼科医家的著述，如《角膜病证治经验》《中医眼科临床实践》等对研究本病有重要参考意义。

（一）病因与分类

1. 中医病因病机　黑睛外伤，风热邪毒乘隙入目，素有漏睛者，更易发病；风热外邪入里化热，或素有肝胆火炽，上炎于目，灼伤黑睛；久病耗气伤阴，正虚邪留，黑睛溃陷，久不愈合。

2. 西医病因及发病机制　细菌性角膜炎的致病菌很多，最主要的有四类：细球菌科（葡萄球菌，细球菌等）、链球菌属、假单胞菌属、肠道细菌科。大部分细菌性角膜炎由这四类细菌引起，多为角膜外伤后感染或角膜异物伤后感染所致。某些局部、全身因素及用药史常常成为细菌性角膜炎的发病诱因，如泪囊炎、干眼、接触镜、全身长期使用免疫抑制剂等，目前随着抗生素及激素的滥用，一些条件致病菌引起的感染也日渐增多，如甲型溶血性链球菌、类白喉棒状杆菌、沙雷菌、克雷伯菌等。细菌进入眼部后，所产生的黏附因子和宿主细胞表面的糖类、蛋白质结合，扰乱白细胞的移动，激活纤维蛋白溶解酶，诱导细胞因子的产生，毒素和酶的扩散，破坏角膜完整性，形成溃疡。在人体的自然免疫和特异性免疫联合抗生素等药物作用下，阻止细菌的繁殖和基质胶原的破坏，溃疡区逐渐由瘢痕组织充填。

（二）临床表现

1. 症状　一般起病急骤，症状明显。常有角膜外伤史，新生儿淋病奈瑟菌感染多有经产道分娩史。自觉眼痛、畏光、流泪、视物模糊、眼睑痉挛等，伴较多脓性分泌物。

2. 体征　眼睑、球结膜水肿，睫状充血或混合性充血，病变早期角膜上出现边界清楚的上皮溃疡，溃疡下出现边界模糊、致密的浸润灶，周围组织水肿。浸润灶迅速扩大，形成溃疡，多伴脓性分泌物。

（1）革兰氏阳性球菌角膜感染：常表现为圆或椭圆型局灶性脓肿病灶，伴有边界清楚的灰白色基质浸润和病灶周围上皮水肿。葡萄球菌引起者可导致严重的基质脓肿和角膜穿孔。肺炎链球菌引起者病灶表现为椭圆形、带匍行性边缘的中央基质溃疡，后弹力膜有放射性皱褶，常伴前房积脓。

（2）革兰氏阴性菌角膜感染：典型的表现为快速发展的角膜液化性坏死，如铜绿假单胞菌所致的角膜溃疡，伤后数小时或1~2日内发病，且发展迅速，患者有剧烈眼痛，畏光流泪，睑红肿，球结膜混合性充血水肿。由于铜绿假单胞菌产生蛋白分解酶，使角膜呈现迅速发展的浸润及黏液性坏死，溃疡浸润灶及分泌物略带黄绿色，前房积脓严重，如感染控制不良，数日内可导致全角膜坏死穿孔、眼球内容物脱出、眼球萎缩或发生全眼球炎。

3. 并发症和后遗症　可出现虹膜睫状体炎、前房积脓、虹膜嵌顿、角膜白斑、角膜葡萄肿、粘连性角膜白斑、眼内炎、眼球萎缩等。

（三）辅助检查

1. 组织涂片　从浸润灶刮取坏死组织，涂片染色找细菌，结合临床特征大体能做出初步诊断。

2. 细菌培养加药敏　能确定病原菌及敏感药物。

3. 组织活检　用 2 mm 显微环钻，采集活动性溃疡边缘，标本分别送微生物和病理检查。能提高诊断阳性率。

4. 角膜共焦显微镜　为一种无创性检查方法，适用于早期病因诊断；并可在病程的不同阶段多次使用，作为衡量治疗是否有效的一个指标。

（四）诊断与鉴别诊断

1. 诊断要点

（1）病史与症状：角膜外伤或角膜异物剔除史，发病急，症状明显，自觉眼痛、畏光、流泪、视物模糊、眼睑痉挛等。

（2）体征：水肿、充血，角膜浸润灶及溃疡，多伴脓性分泌物。

（3）实验室检查：有助于明确病原菌及敏感药物。

2. 鉴别诊断　主要与病毒性角膜炎、真菌性角膜炎相鉴别。

（1）病毒性角膜炎：多有上呼吸道感染初始症状，角膜上皮弥漫性广泛剥脱或角膜基质浑浊水肿，分泌物清稀呈水样。

（2）真菌性角膜炎：多有绿色植物或霉腐物外伤史，起病缓慢，刺激症状不重，病变区域多见干燥豆腐渣样，伴有伪足及卫星灶，多伴有前房积脓。

（五）治疗

1. 中医治疗

（1）辨证论治：

1）风热壅盛证：

a. 证候：病变早期，羞明流泪，视物模糊不清，角膜生翳，如覆薄脂，边缘不清；头目疼痛；舌质红，苔薄黄，脉浮数。

b. 治法：祛风清热。

c. 方药：新制柴连汤（《眼科纂要》）加减。组成：柴胡、黄连、黄芩、赤芍、蔓荆子、栀子、龙胆、木通、甘草、荆芥、防风。每日 1 剂，水煎，分 2 次温服。

d. 加减：若见白睛混赤，加金银花、蒲公英增强清热解毒之功。

2）肝胆火炽证：

a. 证候：病变中期，羞明流泪明显，热泪如汤，视物模糊，翳如凝脂，边缘不清，结膜混合充血，虹膜肿胀，可伴前房积脓；头目疼痛，口苦咽干，小便黄赤；舌质红，苔黄，脉弦数。

b. 治法：清肝泻火。

c. 方药：龙胆泻肝汤（《医方集解》）加减。组成：龙胆、黄芩、栀子、泽泻、木通、车前子、当归、生地黄、柴胡、生甘草。每日 1 剂，水煎，分 2 次温服。

d. 加减：若见黄液上冲，大便干结，加生石膏、知母、大黄以泻火通腑。

3）热盛腑实证：

a. 证候：病变中期，翳脂深大，边缘不清，色带黄绿，前房积脓量多，眼睑红肿，结膜混合充血，虹膜肿胀；头目剧痛，羞明流泪明显，口苦咽干，便秘溲赤；舌质红，苔黄，脉数有力。

b. 治法：清热解毒，泻火通腑。

c. 方药：四顺清凉饮子（《审视瑶涵》）加减。组成：当归、龙胆、黄芩、桑白皮、车前子、生地黄、赤芍、枳壳、炙甘草、熟大黄、防风、川芎、木贼、柴胡、羌活。每日1剂，水煎，分2次温服。

d. 加减：若见黄液上冲，遮满瞳神，口干便燥，加天花粉、生石膏、芒硝以增清热生津、泻火通腑之功。

4）气阴两虚证：

a. 证候：病变后期，角膜翳陷久未愈合，轻微睫状充血，眼内干涩；体倦便溏，或口燥咽干；舌淡红，脉细。

b. 治法：偏阴虚者，滋阴退翳；偏气虚者，益气退翳。

c. 方药：偏阴虚者用滋阴退翳汤（《张皆春眼科证治》）加减。组成：酒生地黄、当归、酒白芍、麦冬、知母、天花粉、木贼、谷精草、玄参；偏于气虚者用托里消毒散（《万病回春》）去陈皮：金银花、黄芪、天花粉、防风、当归、川芎、白芷、厚朴、桔梗、穿山甲、皂角刺。每日1剂，水煎，分2次温服。

d. 加减：宜加木贼、蝉蜕以祛风退翳。

（2）专方专药：

1）鱼腥草注射液：适用于风热壅盛证、肝胆火炽证、热盛腑实证。用法：鱼腥草注射液20～100 mL，5%～10%葡萄糖注射液100 mL，静脉滴注，每日1次。

2）清开灵注射液：适用于肝胆火炽证、热盛腑实证。用法：清开灵注射液20～40 mL，加入0.9%生理盐水100 mL，静脉滴注，每日1次。

（3）中药熏洗：蔓荆子、防风各10 g，金银花、野菊花、千里光各15 g，板蓝根20 g。清热解毒祛风之品水煎，过滤，先熏后洗患眼，每日1～2次。

2. 西医治疗　细菌性角膜炎对眼组织危害大，早期有效治疗至关重要。初诊的细菌性角膜炎应根据临床表现、溃疡形态给予广谱抗生素治疗，然后再根据细菌培养＋药敏试验等实验室检查结果，及时调整使用敏感抗生素。值得注意的是，临床实践中发现一些药敏试验敏感的抗生素实际治疗效果并不理想，而一些相对不敏感的抗生素治疗效果却更为满意。这是因为抗生素的药效除了与对细菌的敏感性有关以外，使用剂型、浓度、组织穿透性、患者使用依从性也是重要的影响因素。病情控制后，局部维持用药一段时间，防止复发，特别是铜绿假单胞菌性角膜溃疡。中药的作用在于祛风清热解毒退翳，调整全身功能状态。中西医结合治疗，积极控制感染，促进溃疡愈合，减少瘢痕形成。

（1）局部治疗：

1）抗生素类药物：局部使用抗生素是治疗细菌性角膜炎最有效途径（表16-1），使用剂型包括滴眼液、眼膏、凝胶剂和缓释剂。急性期用高浓度抗生素滴眼液频繁滴眼，每15～30分钟滴眼1次。滴眼液是治疗细菌性角膜炎最常用及最有效方法，眼膏和凝胶剂可增强药物在眼表停留时间，特别适合夜晚及儿童使用。

表16-1　　　　　　　　　　　　　　　　　细菌性角膜溃疡抗生素一览表

病原菌	抗生素	滴眼液浓度	结膜下注射剂量	静脉滴注剂量
革兰氏阳性球菌	头孢唑啉	50 mg/mL	100 mg/0.5 mL	1 g/6 h
	克林霉素		40 mg/0.5 mL	3 g/d
	万古霉素	50 mg/mL	25 mg/0.5 mL	
	青霉素G	100 000 U/mL	500 000 U/0.5 mL	200～600万 U/4 h
革兰氏阴性球菌	头孢曲松		100 mg/0.5 mL	1～2 g/d
	头孢他啶	50 mg/mL	100 mg/0.5 mL	1 g/8 h

续表

病原菌	抗生素	滴眼液浓度	结膜下注射剂量	静脉滴注剂量
革兰氏阴性杆菌	妥布霉素	9~14 mg/mL	20 mg/mL	
	喹诺酮类	3 mg/mL		
	头孢他啶	50 mg/mL	100 mg/0.5 mL	1 g/8 h
	庆大霉素	14 mg/mL	20 mg/mL	3~7 mg/(kg·d)
	氯霉素	5 mg/mL	1100 mg/0.5 mL	1 g/6 h
	多黏菌素 B	1~2 mg/mL		
多种微生物	头孢唑啉＋喹诺酮类	参考各药浓度	参考各药剂量	
	头孢唑啉＋妥布霉素	参考各药浓度	参考各药剂量	
分支杆菌	丁胺卡那霉素	20 mg/mL	20 mg/0.5 mL	5 mg/(kg·d)

2）球结膜下注射：可提高角膜和前房的药物浓度，适用于病情严重或不适合滴眼的患者使用，每日或隔日 1 次。

3）扩瞳：复方托品酰胺滴眼液，每日 3 次。并发虹膜睫状体炎者应给予 1％阿托品滴眼液或眼膏散瞳，每日 3 次，睡前涂眼膏，可以减少疼痛、缓解睫状肌痉挛和防止虹膜后粘连。

4）胶原酶抑制剂：5％依地酸钠、乙酰半胱氨酸滴眼液，每日 3~6 次。阻滞角膜组织破坏，抑制溃疡发展。

5）非甾体抗炎药：0.1％双氯芬酸钠眼药水、普南扑普灵眼药水。可镇痛及抑制虹膜炎症。

6）降低眼压：碳酸酐酶抑制剂如派立明滴眼液，β 受体阻滞药如 0.5％噻吗心胺眼药水减少房水生成，降低眼压。

7）亲水性软性接触镜：帮助上皮愈合，延长药物在眼表的停留时间，防止和治疗小的角膜穿孔。

8）局部清创：角膜溃疡明显者，应用 20％硫酸锌或 5％碘酊烧灼溃疡面。但应注意烧灼深度和范围，防止造成进一步的损伤。

（2）全身治疗：抗生素全身治疗用药途径主要为静脉滴注或肌内注射。

1）适应证：适用于眼内或全身播散可能的严重角膜炎，角巩膜穿透伤病史或穿孔的角膜炎，细菌毒力极强感染的角膜炎如淋病奈瑟菌、铜绿假单胞菌等感染，炎症波及到角膜缘或巩膜。

2）临床选药原则：

a. 病原体未明的革兰氏阳性菌感染首选头孢霉素，革兰氏阴性菌角膜炎首选氨基糖苷类，氟喹诺酮类对革兰氏阴性菌和许多革兰氏阳性菌都有抗菌作用，尤其对耐药葡萄球菌也有作用。

b. 链球菌属、淋病奈瑟菌属引起的角膜炎首选青霉素 G，对于耐药的淋病奈瑟菌感染可使用头孢三嗪（菌必治），万古霉素对革兰氏阳性球菌有良好的杀灭作用，尤其对耐药的表皮葡萄球菌和金黄色葡萄球菌如耐甲氧西林的菌株有较高的敏感性。如角膜溃疡有穿孔趋势，降低眼压，配合醋甲唑胺（25 mg）口服，每日 3 次。

（3）手术治疗：

1）结膜瓣遮盖术：适用于濒于穿孔的溃疡特别是穿孔靠近周边部者，以及各种原因不能进行角膜移植手术的患者。

2）羊膜移植术：适用于久治不愈的角膜溃疡濒于穿孔者，可采用一层或多层羊膜移植。需要注意的是，羊膜只是一层组织膜，没有抗菌活性，移植必须要在感染完全控制的条件下方能进行。

3）治疗性角膜移植：药物治疗无效，病情急剧发展，可能或已经溃疡穿孔，虹膜嵌顿者，可行板层角膜移植或全层角膜移植术。

（六）研究进展

1. 中医研究进展　目前中医对本病的治疗主要是辨证论治。亦有学者采用西药治疗的同时，配合龙胆泻肝汤加减：甘草 6 g，车前子、黄芩、龙胆、柴胡、泽泻、木通、栀子各 10 g，生地黄、当归各 15 g。大便秘结者，加大黄（泡服）、玄明粉各 10 g；口渴明显者，加生石膏（先煎）30 g，天花粉 10 g；眼球胀痛明显者，加夏枯草 20 g；前房积脓、溃疡面大、尿赤便结、口苦苔黄、脉弦数者，加金银花、野菊花、蒲公英、紫花地丁各 15 g，连翘、鱼腥草各 20 g；前房积脓减少、溃疡面缩小、尿赤便结、口苦苔黄等肝胆毒热表现减轻者，去木通、泽泻；前房积脓消退、溃疡面逐渐愈合者，去黄芩、栀子、柴胡，加玄参、麦冬各 15 g，丹参 20 g，蝉蜕、密蒙花各 10 g；前房积脓消退、溃疡面久不愈合兼有四肢倦怠无力者，去栀子、黄芩、木通，加黄芪 30 g，党参、枸杞子各 10 g。

时杰等制作兔的细菌性角膜溃疡模型，测定针刺治疗后角膜组织中丙二醛（malondinaldehyde，MDA）含量和胶原酶活性，结果发现针刺联合抗生素治疗能更有效地减少组织脂质过氧化和活性胶原酶生成。结论：针刺治疗能够影响角膜组织胶原酶的活性，联合抗生素应用对细菌性角膜溃疡有较好的疗效。值得指出的是，由于细菌性角膜溃疡发病急，进展快，治疗不当往往导致严重并发症，中医药治疗在于辅助作用，选用敏感抗生素局部及全身治疗最为关键，必要时配合手术治疗。

2. 西医研究进展　进一步规范临床治疗程序，初诊的细菌性角膜炎患者给予广谱抗生素治疗，然后再根据细菌培养＋药敏试验结果，调整使用敏感抗生素。对于多种微生物致病者，主张头孢唑啉＋喹诺酮类或妥布霉素治疗，如果溃疡侵入深层即将穿孔或穿孔者，采用羊膜移植、板层角膜移植或穿透性角膜移植。根据北京同仁医院 1995 年 1 月至 2000 年 10 月眼科门诊就诊的化脓性角膜溃疡或角膜炎患者标本 1430 例病原微生物检查及药物敏感性试验结果分析：化脓性角膜溃疡常见致病细菌为金黄色葡萄球菌、表皮葡萄球菌、肺炎链球菌、铜绿假单胞菌、肠道杆菌等，其他细菌包括棒状干燥杆菌、类白喉棒状杆菌、沙雷菌、莫-阿双杆菌、克雷伯菌等，主要致病菌为表皮葡萄球菌和铜绿假单胞菌，革兰氏阳性球菌仍是角膜溃疡主要致病菌，其中表皮葡萄球菌占首位，且有上升趋势。革兰氏阳性球菌敏感药物有利福平、庆大霉素、妥布霉素、氟哌酸、环丙沙星及氧氟沙星，但不同细菌对各种抗生素的敏感性不同，如金黄色葡萄球菌和肺炎链球菌对利福平和氧氟沙星药物敏感性较高，对红霉素和氯霉素药物均耐药。表皮葡萄球菌对大部分抗生素呈中度敏感，对环丙沙星和替考拉宁药物敏感。铜绿假单胞菌对庆大霉素药物的敏感性下降，对妥布霉素药物敏感。虽然对 20 世纪 90 年代广泛应用氟喹诺酮类药物大部分敏感，但由于氟喹诺酮类抗生素有诱导耐药现象，因此应引起注意。

（七）名老中医治疗经验

文日新认为：对角膜溃疡的辨证应结合辨病。淫热反克或阳明炽热所致角膜溃疡，多属细菌性。多系热毒侵及风轮，证属淫热反克，治宜泻火解毒，用四顺清凉饮子加味治之。生地黄、龙胆、大黄（后下）各 15 g，赤芍、当归、黄芩、枳壳、羌活、桑白皮、车前子（包煎）、柴胡各 10 g，鱼腥草、金银花各 30 g，连翘 20 g。连服 10 剂，凝脂翳逐渐缩小，白珠红赤退尽。热病伤阴，宜养阴退翳；方用四物汤加减，连服 20 剂，角膜仅留斑翳而愈。

（八）预防与调摄

1. 预防和治疗角膜外伤，注意劳动保护。处理角膜异物时，注意无菌操作，防止角膜感染。

2. 慢性泪囊炎患者应彻底治疗。

3. 住院患者特别是铜绿假单胞菌感染者，应采取隔离措施，预防院内交叉感染。

（九）预后与转归

细菌性角膜溃疡如早期发现，早期治疗，预后尚可，如果失治误治，病程日久或细菌毒力较强，溃疡深及全层，范围较大，预后较差，溃疡发于瞳孔中央者，愈后多留翳脂，影响视力。

二、真菌性角膜炎

真菌性角膜炎（fungal keratitis）是一种由致病真菌引起的感染性角膜病变，致盲率极高。由于皮质类固醇激素、抗生素的广泛使用，以及诊断技术和水平的不断提高，真菌性角膜炎的发病率有增高的趋势。发病前多有植物性外伤及角膜溃疡久治不愈史。一旦患病，则病程较长，治疗不当，可因真菌性眼内炎而失明。

本病与中医学"湿翳"相似。其病名首见于《一草亭目科全书》。古代文献对本病描述不多。现代中医眼科名家李传课《角膜炎证治经验》一书有一定参考意义。

（一）病因与分类

1. 中医病因病机　多因植物性眼外伤或滥用激素、抗生素药物史，特别是夏秋季节，气候炎热潮湿，湿热毒邪乘伤侵入黑睛，或久病湿邪内蕴化热，熏灼黑睛所致。本病一般邪恋难去，故病情缠绵，病程长。

2. 西医病因及发病机制　本病由真菌感染所致，受地理因素影响，以热带、亚热带地区发病率高，100 余种真菌可引起眼部感染，感染眼部的真菌主要分三大类。

（1）一类：透明丝状真菌，包括镰刀菌、曲霉、青霉属、支顶孢属和放射菌属。

（2）二类：弯孢属主要为月状弯孢霉菌。

（3）三类：假丝酵母属主要为白假丝酵母。

前两类引起的角膜感染多见于农民和户外工作者，工作环境闷热潮湿，主要的发病诱因为外伤或长期使用激素、抗生素，导致眼表免疫改变或菌群失调。第三类感染多继发于病毒性角膜炎、暴露性角膜炎、干眼等患者，亦可见于患糖尿病或其他免疫性疾病导致全身免疫力低下者。我国首位致病真菌为镰孢菌属，其原因是化肥和农药的广泛使用，导致土壤中对镰孢菌属起拮抗作用的假单胞菌属减少，从而镰刀菌大量滋生所致。真菌进入角膜后大量繁殖，引起组织坏死和炎症反应，进一步侵蚀周围组织，导致炎症向深层及周边发展。真菌可以穿过 Descemet 膜进入前房和眼后段，引起真菌性眼内炎。

（二）临床表现

1. 病史　多有植物性眼外伤史，如树枝、稻草等，或长期使用激素和抗生素病史。

2. 症状　起病缓慢，刺激症状较轻，异物感、视物模糊。

3. 体征　混合充血。角膜浸润灶呈白色或乳白色，致密，表面欠光泽呈牙膏样或苔垢样外观，溃疡周围因胶原溶解而出现浅沟或因真菌抗原抗体反应而形成免疫环，有时在角膜感染灶旁可见伪足或卫星样浸润灶，角膜后可有斑块状脓样沉着物。前房积脓呈灰白色较黏稠。部分真菌感染不同菌属有一定特征性。弯孢属感染病变多局限于浅基质层，呈乳毛状浸润，进展较慢，角膜穿孔等并发症发生率低，对那他霉素敏感。茄病镰刀菌性感染病程进展较快，易引起角膜穿孔。曲霉性感染进展速度较茄病镰刀菌性慢，药物疗效较好。丝状真菌穿透性强，可进入前房侵犯虹膜和眼内组织，形成顽固的真菌性虹膜炎、眼内炎、并发性白内障、继发性青光眼等。

（三）辅助检查

1. 角膜刮片　革兰染色和吉姆萨染色是早期诊断真菌最常用最快速的方法，其他染色法还有 10％～20％氢氧化钾湿片法、乌洛托品银染色、荧光钙白染色、PAS 染色等。

2. 真菌培养　30 ℃～37 ℃培养 3～4 日即可见真菌生长，培养时间为 4～6 周，阳性者取材镜检及联合药敏试验。

3. 角膜组织活检　适用于角膜刮片和培养均为阴性，而临床又高度怀疑者。亦可采用硝酸纤维膜盖在角膜溃疡表面，取材送检。

4. 角膜共焦显微镜　为一种无创性检查，可发现病灶内真菌病原体。

5. PCR 技术　可缩短检测等待时间，对样品中真菌 DNA 进行扩增筛选阳性结果，其敏感性高于真菌培养，但特异性低。

6. 其他　还有免疫荧光染色、电子显微镜检查等。

（四）诊断与鉴别诊断

1. 诊断要点

（1）常有植物性等角膜外伤病史或角膜手术病史或长期大量使用广谱抗生素、皮质类固醇激素及免疫抑制剂病史。

（2）起病相对缓慢，病程长，刺激症状常较轻，抗细菌治疗无效。

（3）角膜病灶呈灰白色，微隆起，外观干燥且粗糙似牙膏状，表面坏死组织易刮除，周围可见伪足或卫星灶，角膜后可见斑块状沉着物，伴有黏稠的前房积脓。

（4）刮片或者是活检可能做到菌丝，培养可能有真菌生长，或其他辅助检查有助于诊断。

2. 鉴别诊断　细菌性角膜炎：发病前多有角膜外伤史及慢性泪囊炎病史，起病急，发展快，变症多，易于发生前房积脓和溃疡穿孔，无反复发作，细菌培养阳性等。

（五）治疗

1. 中医治疗

（1）辨证论治：

1）湿重于热证：

a. 证候：患眼畏光流泪，疼痛较轻，混合充血或睫状充血，角膜表面稍隆起，形圆而色白，表面如豆腐渣样；多伴不思饮食，口淡无味；舌苔厚腻而白，脉缓。

b. 治法：祛湿清热。

c. 方药：三仁汤（《温病条辨》）加减。组成：苦杏仁、飞滑石、通草、豆蔻、淡竹叶、厚朴、生薏苡仁、半夏。每日1剂，水煎，分2次温服。

d. 加减：泪液黏稠者，加黄芩、茵陈以清热利湿；口淡纳差者，可加茯苓、苍术以健脾燥湿。

2）热重于湿证：

a. 证候：患眼碜涩疼痛，畏光不适，流泪黏稠，混合充血，角膜混浊，表面粗糙不平，状如豆腐渣，多伴前房积脓；常伴小便黄大便秘结；舌红苔黄腻，脉濡数。

b. 治法：清热化湿。

c. 方药：甘露消毒丹（《温热经纬》）加减。组成：飞滑石、淡黄芩、绵茵陈、石菖蒲、川贝母、木通、广藿香、连翘、豆蔻、薄荷、射干。每日1剂，水煎，分2次温服。

d. 加减：黄液上冲较甚者，加薏苡仁、桔梗、玄参以清热解毒排脓；大便秘结者，加大黄泡服。

（2）外治：中药熏眼。用苦参、金银花各15 g，白鲜皮20g，车前草、龙胆各20 g，秦皮10 g。煎水，熏眼，以增强清热祛湿之功。

2. 西医治疗　真菌性角膜炎临床治疗较棘手，一方面有时诊断比较困难，另一方面即使诊断明确，用药及时，但仍有部分患者病情不能控制。这可能和致病真菌侵袭力强、毒性、耐药性以及患者伴发的炎症反应强烈有关。真菌性角膜炎一旦确诊应采取中西医结合的方法积极治疗，局部或全身使用抗真菌药物，中医治疗主要从湿热论治，清热利湿为治疗本病的主要方法，根据湿热的熟轻熟重而调整治法。在中西药物治疗的同时，应该根据病情的不同特点采取不同的手术治疗，包括清创术、结膜瓣遮盖术和角膜移植术。本病在病变局限时已得到控制者，可以获得较好的预后，若出现真菌侵入眼内导致真菌性角膜炎者，则预后非常差，甚至导致眼球摘除。

（1）局部治疗：

1）抗真菌药：0.25%两性霉素B滴眼液、5%那他霉素滴眼液、2%酮康唑滴眼液、0.2%氟康唑滴眼液、0.5%咪康唑滴眼液、1%咪康唑眼膏、1%氟胞嘧啶滴眼液。目前0.25%两性霉素B、5%那他霉素滴眼液为抗真菌性角膜炎的一线药物。如病原菌是丝状菌属，则首选5%那他霉素滴眼液，如病原菌是酵母菌属，则可选用以上各类滴眼液。抗真菌药联合使用可增强协同作用，降低毒副作用，减少药物用量，目前较为肯定的联用方案有氟胞嘧啶＋两性霉素B或氟康唑，利福平＋两性霉素B等。滴眼液30～60分钟滴眼1次，增加病灶区药物浓度，晚上涂抗真菌眼膏。感染明显控制后逐渐减少使用次数。或者球结膜下注射咪康唑5～10 mg或二性霉素B 0.1 mg，隔日1次。

2）免疫抑制剂：环孢素（CsA）和FK506滴眼液。二者实验证实可明显抑制茄病镰刀菌、尖胞镰刀菌及烟曲霉的生长，对白假丝酵母则无效，但和氟康唑联用时可增强抗假丝酵母菌效果。

3）0.02％聚己甲基双胍（PHMB）可显著抑制镰刀菌的生长。

4）1％碘胺嘧啶银眼膏对曲霉和镰孢菌有良好治疗作用。

5）1％氯己定或洗眼也有一定抗真菌作用。

6）局部睫状肌麻痹剂如2％后马托品、1％阿托品滴眼液或眼膏，每日3次，睡前涂眼膏。

（2）全身治疗：咪康唑静脉滴注，10～30 mg/（kg·d），分3次给药，每次用量不超过600 mg，每次滴注时间0.5～1小时；或0.2％氟康唑100 mg，静脉滴注，每日2次；或伊曲康唑100～200 mg口服，每日1次。

（3）手术治疗：手术治疗目的是控制炎症和维持眼球的完整性。术后表面和全身应用抗真菌药要持续一段时间，术后局部皮质类固醇应用仍有争议，可以局部应用FK506和环孢素，可抑制真菌生长和免疫抑制减轻炎症反应。目前手术治疗有以下几种：

1）清创术：早期病变局限，可刮除病变组织，清除病原体，促进药物渗透和吸收。

2）结膜瓣遮盖术：清除角膜真菌，增强局部血供，提高药物的渗透性和局部药物浓度，达到杀灭真菌以及促进伤口愈合的目的，缺点是遗留角膜瘢痕。

3）羊膜移植术：感染已完全控制后，用于溃疡创面的修复，辅助上皮生长。

4）板层角膜移植：适用于病灶可以板层切除的病例。

5）治疗性角膜移植：适用于角膜溃疡接近或已经穿孔者，可采用穿透性角膜移植术，切除病灶的范围最少应包括病灶周围0.5mm的透明角膜。

（六）研究进展

1. 中医及中西医结合研究进展　詹敏总结12例真菌性角膜溃疡的中西医结合治疗，中医辨证施治，以清热祛湿、通腑泻热、凉血活血为治法；同时使用抗真菌药物，结果9例治愈遗留不同程度斑翳，2例病情好转，1例因病灶溶解穿孔行结膜囊遮盖术后病情稳定。结论中西医结合治疗真菌性角膜溃疡能加速症状好转，缩短疗程，提高疗效。釜底抽薪法对于该病存在腑热便结的患者有明显的改善症状、减轻炎症反应的作用。孔玉锋对20例真菌性角膜溃疡患者在西医常规治疗基础上，予中药内服外熏。内服方药早中期用甘露消毒丹加减（处方：广藿香、石菖蒲、豆蔻、连翘、黄芩、滑石、川木通、射干、川贝母、茵陈、薄荷）；后期用消翳汤加减（处方：木贼、密蒙花、羌活、防风、荆芥、蔓荆子、当归、柴胡、赤芍、生地黄）。同时外用中药熏蒸、湿热敷（处方：荆芥、防风、羌活、广藿香、金银花、黄芩、蒲公英、川芎）。结果：20例患者的角膜溃疡均在7周内愈合；其中8例有前房积脓者于1周内吸收干尽，1～2周内，溃疡明显好转。全部患者经视力检查，3例患者云翳不显，视力恢复如初，其余17例均有不同程度提高。全部病例均未发生角膜穿孔。随访6～12个月，未见复发。结论：中西医结合治疗真菌性角膜溃疡，疗效好。

2. 西医研究进展　世界各地区致病真菌存在较大差异——印度等地曲霉是主要致病真菌，而在北美以白假丝酵母为主，我国首位致病真菌为镰孢菌属。目前，各种真菌的实验室检查新技术在临床的使用极大地丰富了实验室诊断技术，主要有刮片染色、活检、培养、共焦显微镜检查和多聚酶链反应（PCR）技术。国外研究认为，PCR技术对角膜真菌的快速诊断有良好的应用前景。最近几年国外采用几丁质鉴别真菌，不同荧光标记的凝集素可以与不同几丁质特异性结合，发出特异荧光，以快速诊断并鉴别真菌，有较高的特异性。治疗上主张多烯类与咪唑类联合应用。如药物疗效不好，应根据病情采用不同的手术治疗，目前有病灶清创，结膜遮盖，羊膜移植，角膜板层或全层移植，结膜囊应用适宜浓度碘酊或苯扎溴铵冲洗亦有一定效果。

（七）名老中医治疗经验

1. 李传课　认为本病以湿热为主，但须分辨湿热之孰轻孰重，湿重于热者，主以祛湿，辅以清热，喜用苍术、广藿香、厚朴、陈皮、茯苓、薏苡仁、防风、羌活、茵陈、黄芩为基本方加减；热重于湿者，重以清热，助以化湿，常用苦参、栀子、黄芩、广藿香、佩兰、茵陈、滑石、薏苡仁、大黄、金银花、连翘加减。常用外治宜中西结合。

2. 韦文贵　认为风火热毒盛者当急用釜底抽薪之法，"泻火解毒汤""眼珠灌脓方"可随证选用。因为"风为百病之长""火为热毒之源"，风火热盛用清热解毒之法如扬汤止沸，所谓与薪既燃，非杯水所能熄，惟有釜底抽薪，才能火灭风熄。对风火热毒较轻者，以"红肿翳障方"为主，即可收到满意的效果。此外在随证选药方面，如眵多泪少者，宜选加金银花、连翘、蒲公英、紫花地丁、大青叶、野菊花等以清热解毒；泪多眵少者，可选加防风、荆芥、细辛、羌活、薄荷、藁本、蔓荆子、蝉蜕、菊花等以祛风止泪；便秘火盛者，重用大黄配以玄明粉以泻火解毒；眼部疼痛者，加蔓荆子祛风清热而止痛。

（八）预防与调摄

1. 预防和避免角膜外伤，特别是植物性外伤。

2. 眼部疾病特别是角膜病患者禁止滥用激素及抗生素，以防止真菌的继发感染。

3. 本病忌用皮质类固醇。

4. 溃疡近穿孔或已穿孔者，禁止施压眼部。

（九）预后与转归

本病病程较长，治疗周期长，治疗效果较差，愈后多不良，治疗不当多致角膜穿孔。

三、单纯疱疹性角膜炎

单纯疱疹性角膜炎（herpes simplex keratitis，HSK）是由单纯疱疹病毒（herpes simplex virus，HSV）引起的角膜感染，简称单疱角膜炎；是一种严重的世界性致盲性眼病，其发病率和致盲率均占角膜病首位；是临床上的常见病，常为单眼发病，少数患者可有双眼先后或同时发病，无性别差异，可发生于任何年龄组。因目前尚无控制复发的特效药物，常因反复发作，角膜混浊逐渐加重而终至失明。

本病与中医学"聚星障"相似。聚星障的病名首见于《证治准绳·七窍门》，之后的《审视瑶函》《目经大成》《张氏医通》等著作均沿用此病名。当代的中医眼科学教材聚星障多指本病。而《原机启微》的"风热不制之病""七情五贼劳役饥饱之病"所论述的病因病机、临床特征、治疗方药等，对本病的证治有重要指导意义。《银海指南》所记载的黑睛生翳的医案，其方药对本病久治不愈者的治疗，有参考价值。现代中医眼科名家的著述，如《中医眼科临床实践》《韦文贵眼科临床经验选》《眼科临证录》《张皆春眼科证治》《角膜病证治经验》《中医眼科全书》等，对研究本病的证治有重要参考意义。

（一）病因与分类

1. 中医病因病机　中医学认为，聚星障发病系因外感风热，上犯黑睛，致生星翳；肝经伏火，复受风邪，内外合邪，交攻于目；或因饮食不节，内伤脾胃，酿成脾胃湿热，土反侮木，熏蒸黑睛；或因素体阴虚，热病伤阴，阴津亏乏，兼挟风邪所致。

2. 西医病因及发病机制　HSV是一种常感染人类的DNA病毒，分为两个血清型（HSV-1和HSV-2）。大多数眼部感染由HSV-1型引起，HSV-2偶尔引起眼部感染。HSV引起感染分为原发和复发两种类型。原发性的HSV-1型感染常发生在6个月至5岁的小儿，绝大部分无临床症状。HSV在进入末梢神经后，沿轴突到达神经元胞体，并进入颈上神经节和三叉神经节内的神经元胞核内，在神经节内，病毒呈潜伏状态。当机体抵抗力下降、全身或局部使用糖皮质激素及免疫抑制剂时，潜伏的病毒活化，并沿着神经轴突逆行至感觉神经末梢，引起HSV复发性、溶细胞性感染。免疫因素尤其是细胞免疫在疾病发生发展过程中起重要作用。

（二）临床表现

1. 症状　本病可有发热、疲劳、外伤、精神压力、月经、免疫缺陷病、全身或局部使用糖皮质激素及免疫抑制剂，以前患过单疱角膜炎等病史。轻者没有症状或眼内轻度异物感、畏光、流泪、视物模糊。重者眼疼、灼热、眼睑痉挛、视力明显下降。

2. 体征　结膜充血，角膜混浊、浸润、水肿。角膜依不同的病变有多种表现形态如树枝状、地图状、盘状等。

3. 并发症　角膜新生血管、虹膜睫状体炎、基质瘢痕、穿孔以及继发细菌感染等。

4. 临床分型　本病分为原发感染和复发感染两种类型。

（1）原发感染：HSK 原发感染常见于幼儿，有全身发热和耳前淋巴结肿大，唇部或皮肤单纯疱疹病毒感染，但有自限性。眼部受累表现为急性滤泡性结膜炎，假膜性结膜炎，眼睑皮肤疱疹，部分患儿出现点状或树枝状角膜炎，不到 10% 的患者发生角膜基质炎和葡萄膜炎。

（2）复发感染：有多种表现形式，常见的类型有如下几种。

1）上皮性角膜炎（epithelial keratitis）：最早表现为角膜疱疹（corneal vesicles），一般数小时后疱疹扩大融合，中央上皮脱落，形成典型的树枝状溃疡（dendritic ulcer），溃疡边缘的上皮内存在着活化的病毒，树枝状溃疡进一步扩大，可形成地图状角膜溃疡（geographic nlcer）。此外上皮性角膜炎还可表现为边缘性角膜溃疡（marginal ulcer），典型的临床表现为溃疡下方的浅基质层浸润及附近的角膜缘充血，溃疡可为树枝状。

2）神经营养性角膜病变（neurotrophic keratopathy）：病变既不是免疫性的，也非感染因素，而是角膜神经损伤、泪液减少所致；长期的局部用药，尤其是抗病毒药物可加重角膜病变。本病早期角膜表面粗糙、失去正常的光泽，随后可发生点状上皮糜烂，进一步可发展为持续性上皮缺损及基质溃疡，称为神经营养性溃疡。

3）基质性角膜炎（stromal keratitis）：表现为坏死性基质性角膜炎和免疫性基质性角膜炎两种形式。坏死性基质性角膜炎（necrotizing stromal keratitis）临床较少见，表现为角膜溃疡、坏死、致密的基质层浸润，严重者可发生角膜变薄甚至穿孔。免疫性基质性角膜炎（immune stromal keratitis）本病多有上皮性角膜炎的病史，临床表现为基质浸润、盘状水肿，常伴有前房的炎症反应，还可出现免疫环和基质新生血管。

4）角膜内皮炎（endotheliitis）：本病特点为基质水肿及相应角膜后 KP，而非水肿区的角膜后则没有 KP，伴有虹膜炎，基质水肿可表现为盘状、弥漫性，扇形或半圆形（角膜后 KP 呈线样分布）。临床上分为 3 种类型：盘状角膜内皮炎（disciform endotheliitis）、弥漫性角膜内皮炎（diffuse endotheliitis）和线状角膜内皮炎（linear endotheliitis）。

（三）辅助检查

1. 组织培养　不但可以分离出病毒，还可以鉴定出病毒类型，有利于确诊。

2. 免疫学方法　可以检测出病毒抗原的存在，协助诊断，使用抗病毒药后，病毒培养结果可为阴性，此时病毒抗原阳性的结果就可确诊。

3. 分子生物学技术　聚合酶链式反应（polymerase chain reaction，PCR）可以扩增和确定角膜、房水、玻璃体及泪液中病毒的 DNA，是印证临床诊断的一项快速和敏感的检测方法，近年发展的原位 PCR 技术敏感性和特异性更高。

（四）诊断与鉴别诊断

1. 诊断要点　目前临床上 HSK 的诊断主要是根据病史、角膜病变的形态及更可靠的实验室诊断。

（1）有反复发作的病史和复发的诱因，如发热、疲劳，抗生素治疗无效。

（2）具有典型的角膜病变形态学特征，如树枝状、地图装、圆盘状等，病变区角膜知觉减退。

（3）实验室病毒分离等检查有助于诊断。

2. 鉴别诊断

（1）细菌性角膜炎：发病前多有角膜外伤史及慢性泪囊炎史，起病急，发展快，变症多，易于发生前房积脓和溃疡穿孔，无反复发作，细菌培养阳性等。

（2）棘阿米巴性角膜炎：发病前多有角膜外伤史，或戴角膜接触镜史、游泳史等，早期角膜炎的症状与体征不符，疼痛较重，早期的浸润呈现沿角膜神经分布，呈指向角膜中央的放射状浸润，可出现化脓性角膜溃疡，甚至穿孔，不易发生新生血管等，尤其是实验室检查有利鉴别。

（五）治疗

本病的治疗必须采取有效措施：取中西医药之长，及时控制炎症，抑制病毒在角膜内的复制，防止并发症，减少瘢痕形成，增进视功能。中医药在治疗单纯疱疹性角膜炎方面有肯定疗效，能抗病毒，减轻症状，一定程度防止复发，减轻角膜瘢痕，提高视功能。西医治疗本病在于合理选择抗病毒药及皮质类固醇，适时采用手术治疗，有利于缩短病程，防止并发症。

1. 中医治疗

（1）辨证论治：

1）外感风热证：

a. 证候：角膜浅层骤生细小星翳，或散或聚，混合充血，羞明流泪，沙涩不适；伴恶风发热，头痛鼻塞，口干咽痛；苔薄黄，脉浮数。

b. 治法：疏风清热。

c. 方药：银翘散（《温病条辨》）加减。组成：连翘、金银花、桔梗、薄荷、淡竹叶、生甘草、荆芥穗、淡豆豉、牛蒡子。每日1剂，水煎，分2次温服。

d. 加减：抱轮红赤明显者，可加大青叶、板蓝根、紫草以增加清热解毒之功；多泪羞明，眼痛头痛，眼睑难睁者，加羌活、防风以疏风祛邪，或改用羌活胜风汤。

2）肝胆火炽证：

a. 证候：角膜星翳联缀溃陷，扩大加深，呈树枝状或地图状，色白或微黄，混合充血；热泪频流，羞明难睁，眼痛沙涩；溲赤胁痛，口苦咽干；舌红苔黄，脉弦数。

b. 治法：清肝泻火。

c. 方药：龙胆泻肝汤（《医方集解》）加减。组成：龙胆、黄芩、栀子、泽泻、木通、车前子、当归、生地黄、柴胡、生甘草。每日1剂，水煎，分2次温服。

d. 加减：大便秘结者，加大黄、生石膏以泻火通便；服药后胃中不适，加茯苓、枳壳以护胃气。

3）湿热蕴蒸证：

a. 证候：角膜生翳溃腐，状如地图，或角膜肿胀增厚，混浊不清，形如圆盘，睫状充血，热泪胶粘，反复发作，病情缠绵；头重胸闷，纳少便溏；舌红苔黄腻，脉濡数。

b. 治法：化湿清热。

c. 方药：三仁汤（《温病条辨》）加减。组成：苦杏仁、飞滑石、通草、豆蔻、淡竹叶、厚朴、生薏苡仁、半夏。每日1剂，水煎，分2次温服。

d. 加减：黑睛腐溃，肿胀红赤显著者，可选加茵陈、栀子、黄芩、黄连以清湿热；舌苔白滑者，加苍术、陈皮、广藿香以增燥湿之力。

4）阴虚夹风证：

a. 证候：角膜生翳，迁延不愈，或时愈时发，轻度睫状充血，眼内干涩，口干咽燥；舌红少津，脉细或细数。

b. 治法：滋阴祛风。

c. 方药：加减地黄丸（《杂病源流犀烛》）加减。组成：女贞子、熟地黄、地黄、醋郁金、地骨皮、麸炒山药、茯苓、醋五味子、麸炒泽泻。每日1剂，水煎，分2次温服。

d. 加减：抱轮红赤明显者，加知母、黄柏以降虚火，或用养阴清肺汤（《重楼玉钥》）：生地黄、麦冬、玄参、生甘草、贝母、牡丹皮、薄荷、炒白芍。红赤不显者，加赤芍、丹参、木贼、蝉蜕以活血退翳；高热病后，兼见气短乏力者，加党参、麦冬、五味子以益气生津。

（2）专方专药：主要用于外感风热及肝胆火炽证型。鱼腥草注射液20～100 mL，用5%～10%葡萄糖注射液100 mL，静脉滴注，每日1次；清开灵注射液20～40 mL，加入0.9%生理盐水100 mL，静脉滴注，每日1次；抗病毒冲剂，开水冲服，每包12 g，每次1～2包，每日3次。

（3）针灸治疗：可选用睛明、四白、丝竹空、攒竹、合谷、足三里、光明、肝俞等穴。每次局部取

2穴，远端取2穴，交替使用，根据病情虚实，酌情使用补泻手法。

（4）中药熏洗：用薄荷5 g，紫草6 g，连翘、黄芩各10 g，金银花、大青叶各15 g，蒲公英30 g。水煎，先熏后洗，每日1～2次，每次20分钟，使用时应注意药物过滤。亦可煎水作湿热敷。

2. 西医治疗

（1）局部治疗：

1）抗病毒药：常用药物有无环鸟苷，又称阿昔洛韦是目前最有效的抗单纯疱疹病毒药，滴眼液为0.1%，眼膏为3%。其他常用药物有三氟胸腺嘧啶核苷、环胞苷，滴眼液为0.05%，眼膏为0.1%；碘苷又称疱疹净，滴眼液为0.1%，眼膏为0.5%；三氮唑核苷滴眼液为0.1%及0.5%，眼膏为0.5%；鱼腥草眼药水。急性期每1～2小时点眼1次，睡前涂眼膏。

2）皮质类固醇激素的使用：有利于抗炎和免疫抑制，减轻基质坏死、瘢痕形成和血管化，主要用于基质和内皮性角膜炎，以能控制炎症的最低浓度和最少用药次数为原则，而且必须配合抗病毒药物，一旦炎症控制应逐渐减量至停药。

3）干扰素：有非特异性的广谱抗病毒活性，联合应用抗病毒药可显著缩短疗程，目前有的宁滴眼液，每日4～6次。

4）环孢素：0.5%～2%滴眼液，每日3～4次。

5）阿托品眼药水或眼膏：在并发虹膜睫状体炎时使用，白天滴眼药水每日3次，睡前涂眼膏。

6）球结膜下注射：0.2%阿糖胞苷或鱼腥草注射液，每次0.5 mL，隔日1次。

7）局部清创：角膜溃疡明显者，应用20%硫酸锌或5%碘酊烧灼溃疡面，但应注意烧灼深度和范围，防止因烧灼造成的进一步损伤。

8）光动力灭活：许多异三轮列染料（heterotricyclic dye）在接触可见光时可消除单纯疱疹病毒的感染性。该技术被称为光动力灭活（photodynamic inactivation），是光自动氧化的过程。但使用染料具有一定副作用，可导致严重的上皮病变，偶尔可造成虹膜炎。

（2）全身治疗：严重病例阿昔洛韦200 mg口服，每日4次，或阿昔洛韦400 mg口服，每日2次，持续1年，可减少HSK复发率。

（3）手术治疗：

1）结膜瓣遮盖术：适用于濒于穿孔的溃疡以及各种原因不能进行角膜移植手术的患者。

2）板层角膜移植术：主要适用于角膜有小穿孔的患者。

3）穿透性角膜移植术：适用于已穿孔或严重角膜瘢痕影响视力者。

4）羊膜移植术：适用于久治不愈的持续性上皮缺损或神经营养性上皮病变。

（六）研究进展

1. 中医及中西医结合研究进展 近年来，中医药治疗HSK在基础理论、药理实验及临床治疗等各领域，都做了大量的研究和观察，取得了一定的进展。主要集中在药物治疗学方面，其中一个显著进展是结合实验室研究探讨中药复方、单味药、单体以及不同剂型的疗效。如曾庆华等从单味中药黄精中提取黄精多糖制成滴眼液，对实验性家兔HSK进行治疗观察，结果表明：浓度为0.8%的黄精多糖滴眼液对实验性HSK有显著疗效，治疗第6天开始疗效明显优于0.1%无环鸟苷滴眼液（$P<0.01$），且无毒副反应，这可能与该药的直接抑毒和提高机体免疫功能有关。提出0.8%黄精多糖滴眼液可能是目前较理想和极具开发前景的治疗HSK药物。抗复发研究：闫明等在通过组织培养技术和HSK的动物实验模型，证明了复明Ⅱ号（成分为金银花、黄芪、黄芩等）不但具有较好的抗HSV-1作用，而且具有较好的抑制潜伏病毒再活的作用。并指出复明Ⅱ号对HSV-1再活的抑制作用，除了一定程度上杀伤病毒，减轻了HSV-1对神经节细胞的感染和建立潜伏感染外，更重要的是与中药学的整体调控作用密切相关。另外，在眼科辨证方面，有学者从三焦辨证及卫气营血辨证，探讨了单纯疱疹性角膜炎的中医辨证治疗，无疑为丰富中医对本病的辨证内容做出了有益的尝试。但如何筛选出疗效确切的方药，仍有大量工作要做。如何阻止HSV的潜伏，以及抑制HSV的再度活化和繁殖，仍是本病今后需要探讨研究

的难题。

2. 西医研究进展

（1）单纯疱疹性角膜炎（HSK）流行病学的研究进展：人是 HSV 惟一的自然宿主，人群的感染率高达 90% 以上。眼部为主要感染途径之一，近年有增多趋势，HSV 在表皮或真皮细胞内复制而感染神经末梢，正常角膜有 HSV-1 潜伏。血清流行病学研究指出，发展中国家 HSV 抗体阳性率 15～30 岁高达 90%，而同一年龄组的发达国家 HSV 的抗体阳性率 50%～60%。

（2）诊断方面：病毒分离培养，免疫荧光法测 HSV-1 抗原、测抗 HSV-IgG 的量、测 HSV 特异性的泪液分泌型 IgA（sIgA），原位杂交，PCR 技术检测角膜、房水、玻璃体等病毒 DNA，特别是近年发展的原位 PCR 技术敏感性和特异性更高，共焦激光角膜显微镜能对角膜各层进行活体检查。

（3）治疗方面：近年来一些旨在改善 ACV 双相溶解性，提高药物生物利用度的研究成为热点，抑制病毒复制，拮抗病毒活性，抗复发药物如谷胺酰胺拟似物 L-DON、乳铁蛋白等已进入实验室研究。口服无环鸟苷（ACV）可以减少眼部单疱病变的复发，尤其对基质性 HSK 的患者更有益，儿童亦可使用。另外利用基因工程制取无毒力活疫苗，进行机体主动免疫显示了良好的应用前景。

（七）名老中医治疗经验

1. 韦文贵　认为本病属于肝肺热盛，外感风邪，内外合邪，上攻目窍而成，或阴虚肝旺，风邪外侵，风热交织，上乘目窍；若麻疹、肺炎等热性病后，阴津耗损，热毒内炽，感受风邪，均可导致本病。治疗原则均以祛风清热、滋阴活血、退翳明目为主。"

2. 庞赞襄　认为属肺阴不足，津液缺少，风邪侵目；或肝火内炽，外受风邪，风热相搏，上攻于目；或脾胃虚寒，运化失职，寒邪凝滞，阳气下陷；或脾胃失调，风邪易侵，邪火上承于目所致，辨证为肺阴不足，外挟风邪型；肝火内炽，风邪外侵型；脾胃虚寒型；脾胃失健，外挟风邪型。常以养阴清热汤、钩藤汤、健脾湿化消翳汤、归芍八味汤加减治疗。

3. 姚和清　认为本病发病原因，多数由于外感所致，其中以风热，湿热与邪热熏蒸最为多见。由于以上原因导致局部气血瘀滞，出现白睛与黑睛星点翳障等症。分为风热上扰、湿热上扰、肝火上炎、肺胃积热及肝肾阴虚，常以桑菊饮、银翘散、四苓散、龙胆泻肝汤、杞菊地黄汤随证加减治疗。

（八）预防与调摄

1. 锻炼身体，增强体质，避免发烧及过度疲劳等，是预防本病的重要措施之一。

2. 感冒发热时如有眼部不适，及时到医院就诊。

3. 注意皮质类固醇激素的合理及正确使用。

4. 饮食宜清淡而富有营养，忌食辛辣等刺激性食品。

（九）预后与转归

本病经积极治疗，愈后尚佳，容易反复发作，应增强体质，避免感冒诱发。病变较深者，多留翳障而影响视力。

四、棘阿米巴角膜炎

棘阿米巴角膜炎（acanthamoeba keratitis）是由棘阿米巴原虫感染所致的一种慢性、进行性角膜溃疡。1974 年在世界上首次报道，近年该病发病率有逐年增多的趋势，临床表现复杂，诊断和治疗比较困难，病程长。

本病中医古籍无相应描述。近代中医眼科专家著述亦较少涉及。

（一）病因与分类

1. 中医病因病机　根据本病临床特征和中医理论，发病早期乃风热外袭，风轮受损，中晚期多由湿热交蒸，阴津受损，侵袭黑睛所致。

2. 西医病因及发病机制　棘阿米巴在自然界中普遍存在，目前已经从土壤、水、谷物、家畜、灰尘、和角膜接触镜清洗液中分离出这种微生物。棘阿米巴的存在形式有两种：滋养体（trophozoite）和包囊（cyst）。滋养体是棘阿米巴的活动期，当环境不适合滋养体存在时，滋养体形成包囊，处于静止状态，对干燥、高温、和化学物质包括抗生素药物具有很强的耐受性。目前已知棘阿米巴属有近 20 种，其中可引起角膜感染的有 5 种，以卡氏棘阿米巴最为常见。目前确定有 13 种基因型棘阿米巴，多数棘阿米巴角膜炎与 T_4 型有关，T_3，T_6，T_{11} 在个别患者中致病。

大多数患者发病前有诱因，与外伤及佩戴角膜接触镜有关，机体免疫功能降低为发病基础，目前主要感染原因为佩戴角膜接触镜所致。

（二）临床表现

1. 病史　常有角膜接触被棘阿米巴污染的水源，特别是佩戴角膜接触镜史。

2. 症状　患眼有异物感、畏光、流泪伴视力减退，眼痛剧烈。多数病程达数月之久。

3. 体征　角膜浸润先表现为上皮水疱、混浊，缺损上皮病灶融合呈假树枝状或地图状，继而发展为盘状角膜炎或基质内脓肿。角膜病灶早期表现为酷似病毒性角膜炎上皮型病灶，或者出现单个或多个点状、星状乃至斑状灰白色上皮下浸润灶，或沿神经纤维浸润，表现为浸润从角膜旁中心基质沿角膜神经分布区向角膜缘放射，而相应区域上皮保持完整，角膜感觉明显减退，但临床发生率仅有 2.0%～6.6%，一般认为放射状角膜神经炎是棘阿米巴角膜炎的特征。本病典型病灶为角膜中央或旁中央的环形浸润混浊，环的中央部分比较透明，环与周围透明角膜的界限比较清楚，外观酷似病毒性角膜炎的实质型，病情继续发展，环形病灶变成白色圆盘状病灶，圆盘的直径为 4～6mm，盘距角膜缘各方的距离大致相等，盘与其周围角膜的境界比较清楚，病灶区上皮粗糙，实质层水肿增厚，甚至形成脓肿、角膜溃疡、溶解，但很少形成坏死性溃疡穿孔者。可有后弹力层皱褶、角膜后沉着物及前房积脓。可发生上皮反复剥脱。

4. 并发症　较少病例发生棘阿米巴性角巩膜炎，临床表现为弥漫性前巩膜炎，个别有后巩膜炎，神经炎，症状重，治疗棘手，发生机制尚不清。

（三）辅助检查

1. 组织涂片　常用的染色方法有吉姆萨染色、PAS 染色、革兰染色和荧光钙白染色（荧光显微镜检查），可见棘阿米巴。

2. 组织活检　用环钻钻取角膜做组织活检，三重染色，可见棘阿米巴。

3. 组织培养　用铺上大肠杆菌的无营养琼脂，可使标本棘阿米巴生长。

4. 角膜共焦显微镜　有助于棘阿米巴角膜炎的活体诊断。

（四）诊断与鉴别诊断

1. 诊断要点

（1）病史与症状：常有角膜接触被棘阿米巴污染物体史，有时病因不清。患眼有异物感、畏光、流泪伴视力减退，剧烈眼痛。常为单眼发病，多数病程长。

（2）体征：初期表现为上皮混浊，假树枝状或局部点状浸润，逐渐扩展成基质浸润及沿角膜神经分布的放射状浸润，角膜中央或旁中央的环形浸润混浊，环的中央部分比较透明，环与周围透明角膜的界限比较清楚，病情继续发展，环形病灶变成白色圆盘状病灶，圆盘的直径为 4～6 mm，盘距角膜缘各方的距离大致相等，盘与其周围角膜的境界比较清楚，病灶区上皮粗糙，实质层水肿增厚。可有后弹力层皱褶、角膜后沉着物，常有前房积脓。

（3）诊断：建立在从角膜病灶中取材涂片染色、活体共焦显微镜检查找到棘阿米巴原虫或从角膜刮片培养出棘阿米巴的基础上。

2. 鉴别诊断　如表 16-2 所示。

（五）治疗

棘阿米巴包囊对各种治疗药物的抵抗力都很强，因此棘阿米巴角膜炎治疗较为棘手。

1. 中医治疗

（1）辨证论治：

表 16－2　　　　　　　　　　棘阿米巴角膜炎与单纯疱疹性角膜炎、真菌性角膜炎的鉴别

	棘阿米巴角膜炎	单纯疱疹性角膜炎	真菌性角膜炎
病原菌	棘阿米巴原虫	单纯疱疹病毒	真菌
诱因	佩戴角膜接触镜、角膜外伤、接触污物	感冒、发热、劳累	植物性角膜外伤、滥用抗生素激素
病程	迁延难愈	长、易复发	起病缓、发展慢
自觉症状	严重神经痛	疼痛、畏光、流泪	轻
病变形态	假树枝状、局部点状、放射状浸润，角膜环形浸润	星状、树枝状、地图状、盘状混浊	如腐渣、表面干燥、粗糙、易刮下
治疗反应	药物治疗反应不明显	抗病毒有效	抗真菌有效

1）风热外袭证：

a. 证候：角膜浅层水疱，细小星翳或如树枝，抱轮红赤；羞明流泪，沙涩不适；舌质尖红，苔薄黄，脉浮数。

b. 治法：疏风清热。

c. 方药：银翘散（《温病条辨》）加减。组成：连翘、金银花、桔梗、薄荷、淡竹叶、生甘草、荆芥穗、淡豆豉、牛蒡子。每日 1 剂，水煎，分 2 次温服。

d. 加减：如黑睛水肿，流泪重，苔白润，脉滑数，加羌活、苍术、滑石以增强祛湿之功。

2）湿热挟风证：

a. 证候：常单眼发病，眼痛难睁，角膜生翳，中央溃陷，四周高起，久溃难敛，睫状充血或混合充血；羞明流泪，沙涩不适；舌质红，苔黄腻，脉濡数。

b. 治法：清热利湿，杀虫解毒。

c. 方药：甘露饮（《太平惠民和剂局方》）加减。组成：熟地黄、生地黄、天冬、麦冬、石斛、黄芩、枇杷叶、茵陈、枳壳、甘草。每日 1 剂，水煎，分 2 次温服。

d. 加减：眼痛流泪者，加荆芥、防风祛风散邪；黄液上冲者，加知母、生石膏以清胃泻火；大便秘结者，加大黄、玄明粉通腑泻热。

（2）中药熏洗：苍术、木贼各 13 g，荆芥、金银花各 15 g，黄芩 16 g，千里光 20 g。煎水，澄清过滤，清洗患眼，或煎水作湿热敷。

2. 西医治疗

（1）局部治疗：需要 2～3 种生物杀灭剂联合应用，治疗时间长，并逐渐减量，疗程 4 个月以上。

1）0.02％氯己定（洗必泰），每 30 分钟日夜滴眼持续 2～3 日，然后每小时 1 次，待症状明显改善后逐渐减少为每日 4～6 次。

2）二咪或联咪类药：0.15％羟乙醛酸双溴丙咪或 0.1％羟乙磺酸丙氧苯米滴眼液。

3）咪唑类：1％咪康唑或酮康唑滴眼液。

4）抗生素类：1％新霉素、1％多黏菌素 B、1％杆菌肽滴眼液。

5）局部清创：适用于疾病早期，可试行病灶区角膜上皮刮除。

6）洗眼：可采用 0.02％～0.1％氯己定（洗必泰）、0.5％～2.5％聚维酮碘，50 mL 洗眼，每日 2 次。

皮质类固醇的应用有加重病情的危险，一般不主张使用。

（2）全身治疗：

1）口服咪唑类抗真菌药，在治疗中起辅助作用，需联合用药酮康唑 200 mg 口服，每日 2 次。

2）抗厌氧菌药物：甲硝唑 0.4 mg 口服，每日 3 次。

3）镇痛药：非甾体抗炎药如吲哚美辛（消炎痛）25 mg 口服，每日 3 次；或吲哚美辛栓 100 mg

纳肛，每日 1 次。

（3）手术治疗：目前国内缺乏有效的抗阿米巴药，手术治疗仍不失为一种主要的治疗方法。在药物治疗无效，角膜炎症进行性加重的情况下，应及时手术，切除病灶，控制炎症，挽救视力和眼球。如炎症尚未累及全层角膜，可行板层角膜移植术；若炎症累及全层角膜，应行穿透性角膜移植术。

（六）研究进展

1. 棘阿米巴角膜炎诊断和治疗进展　诊断方面主要采取角膜刮片，角膜活组织检查，原虫培养，共聚焦显微镜观察，基因诊断方法。

（1）药物治疗：棘阿米巴原虫对一般抗菌药物、氯化物、化学消毒剂、H_2O_2 等均不敏感，包囊的抵抗力尤强。临床实践证明单独使用某种药物难以起到满意的疗效，因此多采用多种抗棘阿米巴药物联合使用的治疗方法。目前，使用较为广泛的抗棘阿米巴药包括以下几类。①局部消毒防腐剂类：羟乙磺酸丙氧苯脒、氯己定等；②咪唑类：克霉唑、米康唑、酮康唑、氟康唑等；③抗生素类：硫酸新霉素、段杆菌肽、多黏菌素 B、聚六甲基双胍（PHMB）等。咪唑类和抗生素类药物可在局部给药的基础上配合全身给药。对于早期诊疗的患者，采用以上药物联合治疗或局部角膜病灶清创术后结合药物治疗多能取得较好的治疗效果。治疗往往需要持续数月时间，可使眼痛、畏光、流泪等症状好转，角膜浸润好转，溃疡缩小，视力提高，从而减少患者角膜移植率。对于棘阿米巴与细菌、真菌、单纯疱疹病毒混合感染的患者，同时给予相应的病因治疗。多数学者认为皮质类固醇能增加棘阿米巴的致病性使病变进展，应该尽量避免使用。但 Park 等通过回顾性对比研究表明，皮质类固醇适用于对止痛药无效及有严重角膜或前房炎症的患者，皮质类固醇并不会增加药物治疗的失败率。对于合并有由于棘阿米巴角膜炎引起或合并有自身免疫性疾病如巩膜炎等情况，免疫抑制剂的应用是必需的。但此类药物的使用必须在有足够抗棘阿米巴药物使用的基础上进行。

（2）手术方面：角膜移植术是目前最主要的手术方法。根据病情可选择板层或穿透性角膜移植术。对于病情严重且对药物治疗不敏感的患者，为挽救眼球，提高视功能，角膜移植术是必需的。有学者采用穿透性角膜移植术中冷冻宿主角膜植床边缘的方法减少手术后复发。眼内容剜出或眼球摘除术：适用于角膜穿孔、眼内炎患者。

2. 棘阿米巴的分型及鉴定研究进展　在种属的水平鉴定棘阿米巴的方法已经相对成熟，如鞭毛试验即可鉴定区分棘阿米巴属和耐格里阿米巴属，但在种的水平上，如果仅凭形态学特点，很难做出鉴定。目前，国外学者已结合应用多种方法，对棘阿米巴进行种的鉴定及分型，如形态学方法、抗原抗体反应、同工酶谱、基因测序、线粒体或基因组 DNA 限制性内切酶片段长度多态性（RFLP）及荧光原位杂交（FISH）等。目前认为，利用 DNA 序列差异是最有希望对棘阿米巴在属以下水平进行确切分型的方法。这些方法包括限制性内切酶片段长度多态性（RFLP）、DNA 测序及随机引物扩增多态性（RAPD）等。棘阿米巴线粒体 DNA RFLP 表型可以在分子水平对其确切分型。

很多实验室已经应用多种方法对棘阿米巴进行基因分型，旨在研究不同类型虫株所致疾病的不同临床表现及对药物的敏感性。随着实验室检测手段的完善，在不久的将来，将有可能对棘阿米巴依形态学和基因特点进行分类，然后采取更有针对性的治疗。

（七）预防与调摄

1. 避免接触被阿米巴污染的水源。

2. 避免接触被阿米巴污染的角膜接触镜及清洗镜片的药液。

3. 预防眼外伤。

4. 临床角膜炎常规治疗效果欠佳时，应考虑棘阿米巴感染的可能。

（八）预后与转归

本类疾病目前缺乏特效药物治疗，容易失治误治，早期治疗得当，愈后尚可，晚期愈后较差，总体愈后不良。

第二节 免疫性角膜炎

一、角膜基质炎

角膜基质炎（interstitial keratitis）是角膜基质非化脓性炎症，特点为角膜基质细胞浸润和血管化，通常不累及角膜上皮和内皮。多属于抗原抗体反应。发病年龄一般在5～20岁之间，初期为单眼发病，数周或数月后常累及双眼，病程长。女性发病多于男性。由于角膜基质瘢痕形成，不同程度影响视力，甚至失明。

本病属中医学"混睛障"范畴，又称"混障证""混睛外障""混睛"。历代医家论述颇多，其中《秘传眼科龙木论》指出本病病因"此是毒风在肝脏"治疗上主张"服凉肝散，点七宝膏，服退翳丸"对后世医家颇有启发。《审视瑶函》点服药物与《证治准绳》相同，治疗宜服地黄散，外点七宝膏。《医宗金鉴》所述病因与《秘传眼科龙木论》相似，认为系肝脏毒风所致。现代医家的著述，如《中医眼科临床实践》《角膜病证治经验》《中医眼科全书》及李传课主编《中医药学高级丛书·中医眼科学》等，对研究本病的证治，有一定参考价值。

（一）病因与分类

1. 中医病因病机 中医学认为本病系肝经风热，上扰于目，侵袭黑睛；肝胆热毒，循经上攻，气血瘀滞；湿热内蕴，熏蒸于目，上损黑睛；阴津耗损，虚火上炎，发为本病。

2. 西医病因及发病机制 先天性梅毒为最常见的病因，其他病原体如单纯疱疹、结核、带状疱疹、麻风亦引起本病。血液循环抗体与抗原在角膜基质内发生的剧烈免疫反应导致本病的发生与发展。

（二）临床表现

1. 症状 早期即可有眼痛、畏光、流泪等刺激症状，视物模糊。

2. 体征 早期在角膜实质层可见典型的扇形角膜炎症浸润，角膜后KP，角膜基质深层新生血管如红色毛刷状，随着炎症进展，病变扩展至角膜中央，角膜混浊水肿，炎症消退后，部分患者遗留厚薄不同的瘢痕，萎缩的血管在基质层内表现为灰白色纤细丝状物，称为幻影血管。先天性梅毒常合并Hutchinson齿、马鞍鼻、口角皲裂、马刀胫骨等先天梅毒体征。后天性梅毒所致者临床少见，多单眼受累，常侵犯角膜某一象限，症状较轻，伴前葡萄膜炎。结核所致者多单眼发病，基质层出现灰黄色斑块状或结节状浸润灶，新生血管多有分支，晚期角膜遗留厚瘢痕。

3. 并发症 易伴发前葡萄膜炎。

（三）辅助检查

1. 梅毒血清学检查 梅毒血清学检查对于诊断二期、三期梅毒，以及判定梅毒的发展和痊愈，判断药物的疗效都有十分重要的意义。梅毒血清学检查包括非梅毒螺旋体血清学试验和梅毒螺旋体血清学试验。前者常用于临床筛选及判定治疗的效果。后者主要是用于判定试验，但是它不能判定治疗效果，一旦患有梅毒，这一试验将终身阳性。

2. 特异性密螺旋体抗体实验 密螺旋体抗体血凝试验为梅毒的特异性确诊试验。该试验检测的是患者血清中的梅毒螺旋体特异性抗体，如出现阳性反应，结合临床可确诊梅毒。由于本试验检测的是血清中的抗体，而抗体一旦产生可持续数年甚至终生，故该试验不宜用于治疗效果的监测。

3. 结核菌素试验 此项检查是应用结核菌素进行皮肤试验，来检测受试者是否被结核分枝杆菌感染及对结核分枝杆菌有无细胞免疫功能的一种方法。常规试验为取结核菌素（OT）5个单位注射于前臂皮内，48～72小时观察结果。无反应为阴性；如局部出现红肿硬结＞5 mm者为阳性反应。具体标准：5～10 mm为阳性（＋），11～20 mm为阳性（＋＋），＞20 mm为阳性（＋＋＋），水疱或溃烂为（＋＋＋＋）或强阳性。

OT试验阳性反应表明受试者曾感染过结核分枝杆菌，但不一定患有结核病。正常人反应一般为

（＋）～（＋＋），我国城市成年人结核分枝杆菌感染率为 80％，故本试验在成年人中意义不大，但可作为婴幼儿结核病诊断的参考。强阳性者可能患有活动性结核，应进一步检查。阴性说明未感染过结核分枝杆菌或感染初期；细胞免疫功能低下的老年人或肿瘤患者；严重的结核病患者或使用免疫抑制剂致免疫功能下降者。

以上检查有助于病因学的确定及治疗效果的观察。

（四）诊断与鉴别诊断

1. 诊断要点

（1）先天性梅毒性角膜基质炎多发生于 5～20 岁青少年，双眼受累，合并有牙齿及小腿胫骨等先天性梅毒改变，后天性少见，单眼发病。结核所致者单眼多见。

（2）眼痛、畏光、流泪明显。

（3）多从角膜周边基质开始发生浸润，渐向中央扩展，伴新生血管。

（4）辅助检查有助于病因学的确定。

2. 鉴别诊断　单纯疱疹性角膜基质炎：病原菌为单纯疱疹病毒感染，同时或以前患过角膜上皮炎，反复发作；分以下两种类型：

（1）非坏死性角膜基质炎：可见角膜基质中央水肿，不伴炎症细胞浸润和新生血管，后弹力层可有皱褶。

（2）坏死性角膜基质炎：表现为角膜基质内单个或多个黄白色坏死浸润灶，可伴一或多条新生血管但非毛刷状。

（五）治疗

本病病程长，病因治疗至关重要，合理使用激素可减轻角膜基质和虹膜的炎症，联合中药辨证论治，有利于减轻症状缩短病程，防止并发症。

1. 中医治疗

（1）辨证论治：

1）肝经风热证：

a. 证候：角膜深层混浊，睫状充血，眼痛，羞明流泪；鼻塞流涕；舌质红，苔薄黄，脉浮数。

b. 治法：疏风清热。

c. 方药：羌活胜风汤（《脾胃论》）加减。组成：羌活、独活、藁本、防风、甘草、蔓荆子、川芎。每日 1 剂，水煎，分 2 次温服。

d. 加减：若为梅毒引起，重加土茯苓以解毒驱梅；白睛红赤明显者，加金银花、连翘、蒲公英以清热解毒。

2）肝胆热毒证：

a. 证候：角膜深层肿胀混浊，混合充血，患眼刺痛流泪，白睛混赤；口苦咽干，便秘溲黄；舌质红，苔黄，脉弦数。

b. 治法：清肝解毒，凉血化瘀。

c. 方药：银花解毒汤（《外科医镜》）加减。组成：金银花、生地黄、当归、赤芍、天花粉、柴胡、黄芩、升麻、犀角、麦冬、知母、生甘草。每日 1 剂，水煎，分 2 次温服。

d. 加减：若为梅毒引起，重加土茯苓以解毒驱梅；黑睛肿账者，加车前子、芜蔚子利水消肿；黑睛赤脉多者，加当归尾、桃仁、红花以活血化瘀；口渴欲饮者，加生石膏、知母以清热。

3）湿热内蕴证：

a. 证候：角膜深层混浊，肿胀增厚，睫状充血或混合充血，患眼账痛，流泪羞明；头重胸闷，纳少便溏；舌质红，舌苔黄腻，脉濡数。

b. 治法：清热化湿。

c. 方药：甘露消毒丹（《温热经纬》）加减。组成：飞滑石、淡黄芩、绵茵陈、石菖蒲、川贝母、木通、广藿香、连翘、豆蔻、薄荷、射干。每日1剂，水煎，分2次温服。

d. 加减：黑睛肿胀明显者，加车前子、泽泻以利水渗湿；食少纳呆者，加陈皮、茯苓以行气化湿；若湿热日久，阴津渐耗，原方去木通、滑石，加麦冬、石斛、生地黄以养阴生津。

4）阴虚火旺证：

a. 证候：日久不愈，病情迁延，或反复发作，角膜肿胀不显，深层混浊轻重不一，患眼干涩隐痛，轻度睫状充血；口燥咽干；舌红少津，脉细数。

b. 治法：滋阴降火。

c. 方药：滋阴降火汤（《寿世保元》）加减。组成：当归、川芎、白芍、黄柏、知母、熟地黄、天花粉、生甘草、玄参、桔梗。每日1剂，水煎，分2次温服。

d. 加减：四肢乏力，脾虚气弱者，加党参、茯苓、山药健脾益气；腰膝酸软者，加菟丝子、枸杞子滋补肝肾；病至后期酌加蝉蜕、木贼等退翳之品。

（2）外治：鱼腥草滴眼液，每日4～6次。

2. 西医治疗

（1）局部治疗：

1）皮质类固醇激素：如0.1％地塞米松、1％泼尼松龙滴眼液等，每日4～6次。

2）扩瞳剂：复方托品酰胺滴眼液，每日3次。合并葡萄膜炎者应用1％阿托品滴眼液或眼膏，白天点滴眼液3次，睡前涂眼膏。

3）球结膜下注射：曲安耐德0.3～0.5 mL靠近上方角膜缘球结膜下注射，每2周1次。

（2）全身治疗：

1）梅毒所致者，遵照全身驱梅治疗原则——梅毒一经确诊即应进行驱梅治疗。治疗梅毒首选药物为苄星青霉素，本品供肌内注射用，成人60万～120万U/次；儿童30万～60万U/次，每2周或1个月注射1次。临用前加注射用水适量，制成混悬液，宜用粗针头作深部肌内注射。使用苄星青霉素前应询问患者有无青霉素过敏史。对青霉素过敏及皮试阳性者禁用苄星青霉素，可改用大环内酯类抗生素治疗（如罗红霉素口服，成人每次150 mg，每日2次；儿童每次2.5～5 mg/kg，每日2次。饭前服用）。

2）结核所致者，全身抗结核治疗。结核病的治疗方案通常分两个阶段：强化治疗阶段和巩固治疗阶段。其标准疗法为：开始3个月为强化治疗阶段，链霉素0.5 g，肌内注射，每日1次，异烟肼，每次0.1 g，每日3次，饭后服，联合对氨基水杨酸口服，每日8～12 g，分3～4次饭后服。三药联合使用。以后为巩固治疗阶段，可停用链霉素，而持续用两种口服药，直到疗程结束。一般对痰菌阴性的轻症病例，总疗程为12个月；对痰菌阳性的重症病例则须18个月。

（3）手术治疗：角膜移植。适用于角膜瘢痕形成造成视力严重障碍者。

（六）研究进展

陈兵报道LASIK后可发生弥漫性角膜基质炎。1998年Smith等首次报道发生于LASIK术后早期的一种少见的并发症"弥漫性角膜基质炎（difffuslamel larkeratitis，DLK）"引起了临床的重视，另又有"撒哈拉沙漠综合征（sands of Sahara syndrome）"的称谓，病变部位在角膜瓣下基质层，LASIK术后利用激素联合抗生素行瓣下冲洗，有利于减少本病发生率。治疗上有学者主张应用环孢素，环孢素是目前研制的新型免疫抑制剂，具有选择性作用于Th淋巴细胞，不造成角膜损害，避免了激素的副作用。研究表明，环孢素对Th的抑制作用主要是抑制静止Th细胞分化增殖，以及抑制Th细胞受抗原刺激后产生淋巴因子而发挥作用。同时环孢素溶剂能促进角膜上皮再生，加速角膜病变的愈合。有资料表明，环孢素点眼剂治疗角膜基质炎发生继发感染的机会较激素为少，在常规应用抗病毒药的同时，应用环孢素抑制角膜免疫反应，效果良好，在本病治疗中可以取代激素类药物。

（七）名老中医治疗经验

1. 李传课　认为本病多由肝经风热或肝胆热毒蕴蒸于目，蒸灼津液，瘀血凝滞而成；或邪毒欠伏，耗损阴液，肝肾阴虚，虚火上炎所致。临床分为肝经风热、肝胆热毒与虚火上炎3型。主张梅毒所致者，加土茯苓治疗。外用退云散（《眼科临证录》）或清凉眼药膏（《中华人民共和国药典》）滴眼，病变早期即主张用1%阿托品滴眼液散瞳。

2. 庞赞襄　认为本病主要由肝经毒热，上攻于目，或肺阴不足，肝火上炎所致。并认为临床以肝经热毒型多见，主张以银花解毒汤加减；肺阴不足型多以养阴清肺汤加减。急性炎症期配合1%阿托品滴眼液散瞳，以防止瞳神干缺，如系先天性梅毒引起，配合青霉素注射，结核引起者，配合链霉素注射。庞老这种配合西药的病因学治疗方法对后世很有启发。本病晚期主张健脾升阳，活络消翳为主，方用羌活胜风汤加减。

（八）预防与调摄

1. 积极预防与治疗梅毒、结核等原发病。

2. 本病病程长，应坚持治疗，定期随诊。

3. 饮食宜清淡，忌辛辣刺激之品。

4. 患者畏光强烈，可戴深色眼镜减少光线刺激。

（九）预后与转归

本病经积极治疗，预后尚可，易反复发作，多次发作常导致角膜斑翳影响视力，坏死型角膜基质炎愈后较差。

二、蚕蚀性角膜溃疡

蚕蚀性角膜溃疡（mooren's ulcer）是一种慢性、进行性、边缘性、疼痛性角膜溃疡，是一种治疗比较棘手的眼病；主要见于年轻或老年患者，多单眼发病，大约25%患者可双眼先后发病。通常有剧烈眼痛，畏光，流泪等症状。本病以周边角膜灰白色浸润起病，然后发生角膜上皮脱落和基质溶解，逐渐向中央发展直至整个角膜，最终形成广泛性角膜瘢痕，严重影响视力。

本病与中医学"花翳白陷"相似。花翳白陷的病名首见于《秘传眼科龙木论》，但在此以前的古代医籍如《太平圣惠方》《圣济总录》中已有花翳的形状及病机的描述，后世多源于此。由于本病外显症状比较明显，故古代医家论述颇多，《秘传眼科龙木论》《银海精微》《证治准绳》《审视瑶函》《目经大成》对花翳白陷的发生发展、局部特征、治疗方法作了较为详细的描述，对本病的证治有重要参考意义。现代中医眼科名家的著述，如《角膜炎证治经验》《中医眼科临床实践》《中西医角膜病学》《中医眼科全书》等，对本病证治的研究，有参考价值。

（一）病因分类

1. 中医病因病机　风热毒邪侵袭于目，肺肝素有积热，金盛克木，黑睛溃陷；脏腑积热，蓄于肺肝，循经上袭，风轮气轮受损；素体阳虚，或过用寒凉损伤阳气，肝经受损，黑睛溃陷，气血瘀滞。

2. 西医病因及发病机制　目前本病确切病因不清，可能的因素包括外伤，手术或感染如寄生虫感染、梅毒、结核、带状疱疹、丙型肝炎等，改变了正常角膜的抗原，导致补体活化，中性粒细胞浸润和释放胶原酶等免疫反应，角膜坏死释放出更多的抗原，这一恶性循环继续进行，直至角膜基质破坏。研究发现，患者的结膜含有大量的浆细胞、淋巴细胞和组织细胞浸润，邻近角膜溃疡灶的结膜有胶原溶解酶产生，患者血清中显示角膜、结膜上皮抗体，而且血清的免疫复合物水平比正常人群高。近年的研究表明，病变的角膜基质出现12 ku的异常可溶性蛋白，以及IL-4和IFN-r的表达，以上提示该病可能是体液免疫为主，细胞免疫为辅的自身免疫性疾病。

（二）临床表现

1. 症状　剧烈眼痛，畏光流泪，视力下降。

2. 体征　病变初期，周边部角膜浅基质层浸润，几周内浸润区角膜上皮缺损，溃疡形成，缺损区与周边角膜之间无透明角膜间隔，先向四周扩展，而后向角膜中央蔓延，溃疡向深层发展，可引起角膜穿孔，如继发感染穿孔的可能性更大。浸润缘呈潜掘状，在溃疡进行的同时，先前的基质溃疡面形成浓密的纤维血管膜。

单眼患病者常见于老年人，男女比例相似，病程进展缓慢；双眼发病者，进展迅速，常伴有寄生虫血症，治疗效果差。

（三）辅助检查

1. 裂隙灯检查　排除细菌性周边部角膜溃疡。

2. 红细胞沉降率、类风湿因子、补体结合试验、抗中性粒细胞胞质抗体、结核抗体、荧光螺旋抗体吸收试验等，以便排除其他疾病。

（四）诊断与鉴别诊断

1. 诊断要点

（1）多发生于中年或老年，单眼或两眼先后发病。

（2）起病前可无明显诱因，病程长，刺激症状严重，疼痛剧烈，夜间更甚。

（3）早期仅在角膜缘出现灰色斑点浸润。然后逐渐扩展发生溃疡，溃疡特点为由角膜缘向两侧及中央发展，形似蚕食桑叶形状，进行性边缘呈穿凿状，病变一边发展一边修复，并有大量新生血管。严重者可发生穿孔。

（4）排除引起周边部角膜溃疡的胶原血管性疾病如类风湿关节炎、Wegener 肉牙肿等疾病。

2. 鉴别诊断

（1）Terrien 周边角膜变性：是一种周边角膜变薄疾病，通常位于上方周边角膜，双眼发病，一般无眼痛和炎症。角膜上皮完整，变薄区缓慢向中央角膜进展，但往往遗留中央岛状角膜，进行缘非穿凿状，常伴有角膜新生血管。

（2）感染性角膜溃疡：多有外伤史，起病急，发展快，溃疡呈脓性，刮片或培养可找到病原菌。

（3）胶原血管性疾病引起的周边性角膜溃疡：本病常以局部的结膜炎或表层巩膜炎起病，继而出现角膜浸润，常有眼痛，角膜上皮脱落，角膜基质溶解和溃疡，由周边向中央发展。合并周边性角膜溃疡的胶原血管性疾病包括类风湿关节炎、Wegener 肉芽肿、结节性多动脉炎、复发性多软骨炎、系统性红斑狼疮。

（五）治疗

本病缺乏特效治疗，治疗较棘手。中西医结合，局部、全身及手术综合疗法，有一定疗效。

1. 中医治疗

（1）辨证论治：

1）肺肝风热证：

a. 证候：角膜边缘骤生翳障，逐渐溃陷扩大，睫状充血或混合充血；畏光流泪，碜涩疼痛；舌红苔薄黄，脉浮数。

b. 治法：疏风清热。

c. 方药：加味修肝散（《银海精微》）加减。组成：羌活、防风、桑螵蛸、栀子、薄荷、当归、赤芍、甘草、麻黄、连翘、菊花、木贼、白蒺藜、川芎、大黄、黄芩、荆芥。每日1剂，水煎，分2次温服。

d. 加减：白睛红赤肺火偏甚者，加桑白皮，加重黄芩用量（以清肺热）；黑睛溃陷渐大者，加龙胆（以清肝火）。

2）热炽腑实证：

a. 证候：角膜生翳溃陷，从四周蔓生，善变速长，遮掩瞳神，混合充血，视物模糊，碜涩畏光，热泪频流，头目疼痛；多伴发热口渴，溲黄便结；舌红苔黄，脉数有力。

b. 治法：通腑泻热。

c. 方药：泻肝汤（《秘传眼科龙木论》）加减。组成：防风、大黄、茺蔚子、黄芩、黑参、桔梗、芒硝。每日1剂，水煎，分2次温服。

d. 加减：白睛混赤严重，黑睛溃陷迅速者，可加桑白皮、夏枯草泻肺清肝。

3）阳虚寒凝证：

a. 证候：角膜生翳溃陷，状如蚕蚀，病久迁延，结膜充血；视物模糊，头眼疼痛；全身兼见四肢不温；脉沉细，舌淡无苔和白滑苔。

b. 治法：温经通络。

c. 方药：当归四逆汤（《伤寒论》）加减。组成：当归、桂枝、芍药、细辛、通草、大枣、炙甘草。每日1剂，水煎，分2次温服。

d. 加减：伴气血瘀滞者，加红花、苏木活血通脉；黑睛混浊翳障者，加木贼、蝉蜕、谷精草以退翳消障。

（2）外治：

1）滴滴眼液：清热解毒类中药鱼腥草、千里光、黄芩甙滴眼液，每日4～6次。

2）中药熏洗：金银花20 g，蒲公英25 g，防风15 g，黄连10 g，当归尾12 g。煎水过滤洗眼，或湿热敷。

3）眼睑湿热敷，眼睑清洁。

2. 西医治疗

（1）局部治疗：

1）皮质类固醇：1％醋酸泼尼松龙滴眼液，每1小时1次。

2）胶原酶抑制剂：2％半胱胺酸滴眼液，每日4～6次。

3）免疫抑制剂：1％～2％环孢素油制剂或FK506滴眼液，每日3～4次。

4）抗生素：白天滴眼液，睡前涂眼膏。预防细菌感染，主张睡前涂四环素眼膏对抗胶原酶的活性。

5）散瞳药：复方托品酰胺滴眼液，每日3次，活动瞳孔。

（2）全身治疗：

1）皮质类固醇：每日口服泼尼松60～100 mg，共5～7日，如果溃疡开始愈合，皮质类固醇逐渐减量，每周减10 mg直至停药。

2）免疫抑制剂：环磷酰胺2 mg/（kg·d），每日2次，调整药物剂量以控制炎症，同时维持白细胞数3500/dL以上，连用4～6周。其他尚可用甲氨蝶呤、环孢素等。

3）维生素A，成人每日1000～25000 U，分3次服用，连服数周及数月；维生素B_2，每次10 mg，口服，每日3次；维生素C，每次0.2g，口服，每日3次。

（3）手术治疗：

1）角结膜切除术：结膜切除范围包括溃疡两侧各超过2个钟点位，向后暴露3～4 mm巩膜，联合病变角巩膜浅层刮除。适用于轻型患者。

2）新鲜羊膜移植：角膜病灶清创，病灶相邻球结膜做4～6 mm切除，然后用羊膜覆盖角结膜创面并缝合之。适用于周边部、小范围、浅病灶。

3）板层角膜移植：适用于溃疡深达1/2角膜，范围较大者，可采用新月型、指环型或全板层，局部球结膜切除可联合羊膜移植。

4）全层角膜移植：适用于角膜已穿破者。

5）角膜移植者，移植片均应带有正常角膜缘（含干细胞）组织。手术后继用1％～2％环孢素油制剂或FK506滴眼液预防复发。

（六）研究进展

1. 中医研究进展　殷伯伦所创"环割加烙术"的环，是指球结膜与角巩缘360°范围均要切开分离；割，指切除部分球结膜下的筋膜和角膜病变区，尤其是使菲薄的球结膜与球结膜下的筋膜组织分离一环周，距角膜5～6 mm范围，并割除之，特别值得一提是并非割切巩膜板层。后距角膜5 mm，缝合球结膜与巩膜板层1周，达到筋膜组织不再向角膜攀生为目的是治愈本病的关键；烙，为烧灼巩膜表面的血管。王高采用割烙术，术后外点塞替派及激素滴眼液，口服中药除风益损汤收到比较满意的疗效。

2. 西医研究进展　基础研究方面，目前已证实细胞免疫和体液免疫参与了本病的发病，患者血清中 T 抑制细胞减少，病变局部大量的角膜上皮细胞、基质细胞、球结膜上皮细胞异常表达 HLA-DR 或 HLA-DQ 抗原，患者血清抗角膜基质特异蛋白的抗体滴度升高。病变的角膜基质出现 12 ku 的异常可溶性蛋白，以及 IL-4 和 IFN-r 的表达。应用间接免疫荧光技术检测蚕蚀性角膜溃疡与正常角膜中Ⅲ型胶原、层粘连蛋白、纤维连接蛋白的分布。阳性结果应用图像分析系统进行定量分析，结果：Ⅲ型胶原在正常角膜中无表达，在蚕蚀性角膜溃疡中分布在基质溃疡处。层粘连蛋白在正常角膜基底膜微量表达，在蚕蚀性角膜溃疡基底膜和 Bowman 膜表达增多。纤维连接蛋白在正常角膜基底膜呈连续线状分布，在蚕蚀性角膜溃疡上皮层及基质溃疡处有表达，而在基底膜未见表达。表明蚕蚀性角膜溃疡上皮基底膜在其发病机制中可能发挥作用，值得进一步深入研究。治疗上近来有报道用血浆交换、骨膜移植、Gore-Tex 垫（Gore-Tex Patch）移植等治疗蚕蚀性角膜溃疡，有一定疗效，而球结膜切除、羊膜移植、角膜板层移植及全层移植在临床治疗蚕蚀性角膜溃疡有比较成功的经验。滴眼液环孢素及 FK506 显示良好的应用前景。

（七）名老中医治疗经验

李传课认为：本病多由肝经伏热，又感风邪；脾失健运，肝失疏泄，木郁生火，火灼津液成痰，痰火上承，蕴蒸目窍；素体阳虚，寒伤厥阴，循经上侵目窍所致。认为临床主要分寒热二证。热证以肺肝风热、痰火蕴蒸势多见，寒证主要是肝寒血虚。临证分三型论治：肺肝风热证，治宜祛风清热，方用《银海精微》加味修肝散加减；痰火蕴蒸证，治宜清热化痰，方用《目经大成》治金煎加减；肝寒血虚证，治宜温经通脉，方用《伤寒论》当归四逆汤加减。

（八）预防与调摄

1. 本病病程长，应坚持治疗，直至角膜愈合。

2. 注意眼压及角膜变薄情况，防止外力及角膜穿孔。

3. 忌食辛辣刺激之品，以防助火。

（九）预后与转归

本病多与免疫反应有关，治疗效果欠佳。

三、金黄色葡萄球菌性边缘性角膜炎

金黄色葡萄球菌性边缘性角膜炎又称边缘性卡他性角膜炎或卡他性角膜溃疡，是宿主对金黄色葡萄球菌抗原的细胞免疫反应，是继发于抗原抗体反应和抗原抗体反应引起的多形核白细胞反应。抗原和抗体结合通过趋化作用引起中性粒细胞浸润。与泡性角膜炎有类似之处。

中医对本病暂无相关论述。

（一）病因与分类

金黄色葡萄球菌性角膜炎的病因是金黄色葡萄球菌感染，通常是由慢性睑结膜炎所引起。角膜浸润处可见中性粒细胞。宿主对金黄色葡萄球菌抗原产生的抗体反应与角膜浸润有关。有报道，溶血性链球菌也可以引起周边角膜溃疡，与金黄色葡萄球菌性边缘性角膜溃疡相似。患者眼睫毛处常有细菌，90％的患者分离出金黄色葡萄球菌和表皮葡萄球菌。

（二）临床表现

1. 症状　金黄色葡萄球菌性角膜炎患者有轻度到中度的眼痛、畏光、异物感、结膜充血等。症状无特异性。

2. 体征　金黄色葡萄球菌性角膜炎以周边角膜浸润起病，浸润常位于 2 点、4 点、8 点、10 点位。浸润与角膜缘之间有 1～2 mm 的透明角膜。角膜浸润可为单发或多发，平行于角膜缘而扩展，浸润可融合。随着角膜炎的迁移，浸润部位的角膜上皮脱落，形成角膜溃疡或角膜基质变薄。角膜缘血管长入溃疡区。前房通常安静。在严重的病例，溃疡偶尔可穿孔。

金黄色葡萄球菌性边缘性角膜炎的患者，常伴有葡萄球菌性睑缘炎的体征，睫毛根部红疹，红斑，睑缘不规则，睑板腺分泌物黏稠，睫毛脱落等。

（三）辅助检查

1. 裂隙灯检查　排除蚕食性角膜溃疡。

2. 细菌培养　眼睑和球结膜可培养出金黄色葡萄球菌。

（四）诊断与鉴别诊断

1. 诊断要点

（1）患者常伴有溃疡型睑缘炎的病史及体征。

（2）患者有轻度到中度的眼痛、畏光、异物感、结膜充血等。

（3）周边角膜浸润起病，浸润常位于 2 点、4 点、8 点、10 点位。浸润与角膜缘之间有 1～2 mm 的透明角膜。角膜浸润可为单发或多发，平行于角膜缘而扩展，浸润可融合，形成角膜溃疡或角膜基质变薄，角膜缘血管长入溃疡区。

（4）睑缘和结膜囊细菌培养可检出金黄色葡萄球菌。

2. 鉴别诊断

（1）单纯疱疹性角膜炎：为树枝状或地图状角膜上皮损害，角膜感觉减退，基质浸润可扩展到角膜缘。

（2）感染性角膜溃疡：多有外伤史，起病急，发展快，溃疡呈脓性，刮片或培养可找到病原菌。通常有中度到重度的前房炎症反应，角膜基质的浸润可以扩展到角膜缘。

（3）胶原血管性疾病引起的周边性角膜溃疡：本病常以局部的结膜炎或表层巩膜炎起病，继而出现角膜浸润，常有眼痛，角膜上皮脱落，角膜基质溶解和溃疡，由周边向中央发展。合并周边性角膜溃疡的胶原血管性疾病包括：类风湿关节炎、Wegener 肉芽肿、结节性多动脉炎、复发性多软骨炎、系统性红斑狼疮。

（4）蚕食性角膜溃疡：角膜溃疡从角膜周边向中央呈潜掘状扩展加深，病变严重且为进行性。角膜溃疡与角膜缘之间没有透明间隔区。对皮质类固醇眼药水治疗的反应较差，通常需要全身应用免疫抑制剂来控制角膜炎症和溃疡。

（五）治疗

1. 中医治疗

（1）辨证论治：

1）肺肝风热证：

a. 证候：角膜边缘骤生翳障，逐渐溃陷扩大，睫状充血或混合充血；畏光流泪，碜涩疼痛；舌红苔薄黄，脉浮数。

b. 治法：疏风清热。

c. 方药：加味修肝散（《银海精微》）加减。组成：羌活、防风、桑螵蛸、栀子、薄荷、当归、赤芍、甘草、麻黄、连翘、菊花、木贼、白蒺藜、川芎、大黄、黄芩、荆芥。每日 1 剂，水煎，分 2 次温服。

d. 加减：白睛红赤肺火偏甚者，加桑白皮，加重黄芩用量以清肺热；黑睛溃陷渐大者，加龙胆以清肝火。

2）热炽腑实证：

a. 证候：角膜生翳溃陷，从四周蔓生，善变速长，遮掩瞳神，混合充血，视物模糊，碜涩畏光，热泪频流，头目疼痛；多伴发热口渴，溲黄便结；舌红苔黄，脉数有力。

b. 治法：通腑泻热。

c. 方药：泻肝汤（《秘传眼科龙木论》）加减。组成：防风、大黄、芫蔚子、黄芩、黑参、桔梗、芒硝。每日 1 剂，水煎，分 2 次温服。

d. 加减：白睛混赤严重，黑睛溃陷迅速者，可加桑白皮、夏枯草泻肺清肝。

3）阳虚寒凝证：

a. 证候：角膜生翳溃陷，状如蚕蚀，病久迁延，结膜充血；视物模糊，头眼疼痛；全身兼见四肢不温；脉沉细，舌淡无苔和白滑苔。

b. 治法：温经通络。

c. 方药：当归四逆汤（《伤寒论》）加减。组成：当归、桂枝、芍药、细辛、通草、大枣、炙甘草。每日1剂，水煎，分2次温服。

d. 加减：伴气血瘀滞者加红花、苏木活血通脉；黑睛混浊翳障者，加木贼、蝉蜕、谷精草以退翳消障。

（2）外治：

1）滴滴眼液：清热解毒类中药鱼腥草、千里光、黄芩甙滴眼液，每日4～6次。

2）中药熏洗：金银花20 g，蒲公英25 g，防风15 g，黄连10 g，当归尾12 g。水煎，过滤，洗眼或湿热敷。

3）眼睑湿热敷，眼睑清洁，冲洗结膜囊。

2. 西医治疗

（1）局部治疗：皮质类固醇眼药水滴眼是主要的治疗方法。

1）皮质类固醇：1%醋酸泼尼松龙滴眼液，每1小时1次。

2）胶原酶抑制剂：2%半胱胺酸滴眼液，每日4～6次。

3）免疫抑制剂：1%～2%环孢素油制剂或FK506滴眼液，每日3～4次。

4）抗生素：白天滴广谱抗生素眼液，睑缘涂抗生素眼膏。治疗睑结膜炎对减少角膜浸润和溃疡的复发是必要的。

（2）全身治疗：

1）皮质类固醇：每日口服泼尼松60～100 mg，共5～7日。如果溃疡开始愈合，皮质类固醇逐渐减量，每周减10 mg直至停药。

2）免疫抑制剂：环磷酰胺2 mg/(kg·d)，每日2次，调整药物剂量以控制炎症，同时维持白细胞数3500/dL以上，连用4～6周。其他尚可用甲氨蝶呤、环孢素等。

3）抗生素：对于复发性睑结膜炎患者可口服广谱抗生素，每日3次。

（六）研究进展

临床研究发现，此种溃疡有明显复发，也有过融合成环状边缘溃疡的报告。用Gram和Giemsa染色做角膜刮片检查，见有多形核白细胞，但无细菌，角膜培养也无细菌生长。一般认为本病是对葡萄球菌抗原过敏患者的一种抗原抗体反应，有补体激活和多形核白细胞浸润，在溃疡中已证实有抗体和C_3补体的存在。治疗在于消除睑缘炎症，局部清洗，涂抗生素眼膏如红霉素，局部应用肾上腺皮质类固醇制剂如醋酸泼尼松龙治疗，对角膜溃疡有明显疗效。近年来有研究用多层羊膜联合结膜瓣覆盖治疗周边溃疡性角膜炎疗效确切，安全有效，具有临床应用价值。

（七）预防与调摄

1. 本病病程长，应坚持治疗，直至角膜愈合。

2. 注意眼睑及泪囊的感染性疾病的治疗和预防。

3. 忌食辛辣刺激之品，以防助火。

（八）预后与转归

本病早期积极治疗，预后尚可。

第三节　神经营养性角膜炎与暴露性角膜炎

一、神经营养性角膜炎

神经麻痹性角膜炎（neuroparalytic keratitis）为三叉神经损伤，导致角膜的敏感性下降及营养障碍，角膜上皮干燥及易受机械性损伤所致的一类角膜炎。属非感染性角膜炎。

中医对本病暂无相关论述。

（一）病因病理

本病由三叉神经损伤所致，引起三叉神经损伤的原因有外伤、手术、炎症或肿瘤。三叉神经损伤后，受三叉神经支配的角膜失去知觉及反射性瞬目的防御作用破坏，而致上皮容易损伤。另外，由于三叉神经可能有调节角膜营养代谢的作用，三叉神经的损伤，一定程度引起角膜的营养障碍，故极易继发感染。尚有遗传性因素可以导致本病，包括遗传性感觉神经缺失和家族性自主神经异常。

（二）临床表现

1. 症状　三叉神经遭受外伤、手术、炎症或肿瘤等破坏导致角膜失去知觉及反射性瞬目功能。角膜敏感性下降，角膜知觉减退，主观症状轻微。

2. 体征　角膜干燥、病变多位于中央或旁中央下方的角膜，角膜上皮点状糜烂逐渐融合成大片上皮缺损灶。

3. 并发症　暴露性角膜病变渐严重，或有角膜溃疡病可伴前房积脓。

临床分为 3 期：①Ⅰ期泪膜破裂时间缩短，角结膜着色，角膜点状混浊；②Ⅱ期持续上皮缺损，基质水肿，产生无菌性前房反应；③Ⅲ期基质溶解，角膜穿孔。

遗传性感觉神经缺失者，由于有髓鞘神经纤维的减少，角膜上皮缺损范围大，持续时间长。家族性自主神经异常的患者，眼部表现为角膜知觉减退及哭泣时无泪，角膜病变可表现为点状甚至化脓性角膜溃疡。全身尚可见情绪不稳定，高血压，多汗，皮肤色斑、反复呼吸道感染及痛觉不敏感等特点。

（三）辅助检查

前房积脓者应排除继发细菌或真菌感染，做相应的微生物培养及药物敏感试验。

（四）诊断要点

1. 有三叉神经受损（炎症、外伤、肿瘤压迫、手术损伤等）病史。

2. 角膜知觉缺失，瞬目反射减弱。

3. 早期角膜上皮点状荧光素着色，进而大片脱落，继发感染可造成化脓性角膜溃疡。

4. 体征严重，症状相对较轻。

（五）治疗

治疗目的：保护和维持角膜的湿润及眼表的稳定，积极治疗导致三叉神经损害的原发疾病。

1. 局部治疗

（1）不含防腐剂的人工泪液、眼膏：如玻璃酸钠滴眼液，每日 4～6 次。睡前涂维生素 A 棕榈酸脂眼用凝胶等。

（2）抗生素滴眼液、眼膏：适用于角膜上皮缺损者，目的为预防感染。白天滴眼液，每日 3～6 次，睡前涂眼膏。

（3）配戴软性角膜接触镜。

（4）角膜上皮缺损早期可行患眼包扎。

（5）神经生长因子如 bFGF、EGF 等滴眼。

（6）A 型肉毒毒素行提上睑肌内注射，造成暂时性上睑下垂。方法：上睑内外眦部眼轮匝肌内各注射 A 型肉毒毒素 0.1 mL（2.5～5 u）。

（7）如病情已演变成化脓性角膜溃疡，则按角膜溃疡原则处理。

2. 手术治疗

（1）药物治疗无效可行睑缘缝合术减少泪液蒸发，防止眼表干燥以保护角膜。

（2）羊膜遮盖术：适用于久治不愈的角膜上皮缺损。

（3）板层角膜移植术：适用于溃疡较深可能穿孔者。

（六）研究进展

本病目前诊断、病因病理较明确。有学者应用羊膜移植治疗本病 6 眼，术后 1～2 日有 3 例羊膜下小水疱形成，经针刺放液后贴敷，水疱消失。余 3 例均贴敷良好，均于 9～15 日羊膜渐溶解，角膜上皮愈合，除 1 例留有轻度浅层薄翳外，余均完全恢复透明。视力由术前的 0.02～0.08 提高至 0.25～1.0。亦有报道用自体血清点眼治疗或佩戴硅水凝胶隐形眼镜，效果尚可。

（七）预防与调摄

1. 加强保护，防止头面部外伤。

2. 积极治疗炎症、肿瘤可能引起三叉神经功能障碍者。

（八）预后与转归

本病常常失治误治，病久亦可引起大泡性角膜病变，致使视力丧失。

二、暴露性角膜炎

暴露性角膜炎（exposure keratitis）是角膜失去眼睑保护而暴露在空气中，导致角膜干燥、上皮脱落，继发感染所致的角膜炎症。

中医无相应论述，可参照角膜炎有关章节。

（一）病因病理

引起角膜暴露的常见原因有眼睑缺损、甲状腺相关眼病或眼眶肿瘤引起眼球突出、眼睑外翻、手术源性上睑滞留或闭合不全、面神经麻痹、深昏迷或深麻醉不能自主眨眼等，导致角膜上皮干燥、粗燥，上皮脱落，继发感染而致本病。

（二）临床表现

1. 病史　有角膜暴露的原发病。

2. 症状　畏光，流泪，视物模糊。

3. 体征　病变多位于下 1/3 角膜，检查见暴露部位的角、结膜干燥、粗燥，失去光泽，结膜充血、肥厚，角膜上皮点状逐渐成片状缺损，伴新生血管形成，可继发细菌或真菌感染，表现为相应角膜溃疡症状和体征。

（三）辅助检查

继发细菌或真菌感染，做相应的微生物培养及药物敏感试验。

（四）诊断要点

1. 导致角膜暴露的原发病。

2. 下 1/3 角膜及周围结膜干燥，少光泽，伴角膜新生血管形成。

3. 与神经麻痹性角膜炎鉴别：后者有三叉神经受累病史，角膜知觉消失，体征严重但症状相对较轻。

（五）治疗

1. 去除暴露因素，保护和维持角膜的湿润及泪膜的稳定。

2. 根据角膜暴露的原因做眼睑缺损修补术、眼睑植皮术等，如因上睑下垂手术所致应立即手术处理恢复闭睑功能。

3. 滴人工泪液，睡前涂眼膏保护。

4. 佩戴软性角膜接触镜。

5. 角膜溃疡形成按角膜溃疡原则处理。

（六）研究进展

暴露性角膜炎的发生主要与全身麻醉手术、外伤眼表损伤、手术后，或神经损伤麻痹以及甲亢性突眼密切相关，治疗多以预防调护为主，必要时眼表重建，修复缺损眼睑，保持眼部湿润，对于 Gravers 眼病诱发角膜炎，治疗比较棘手，当行眶减压手术，改善突眼。有研究用金因舒治疗暴露性角膜炎疗效良好。其主要活性成分 rhEGF 可与眼表组织靶细胞膜表面的 rhEGF 特异性受体（rhEGFR）结合，引起一系列生化反应。它能够增加细胞膜及亚细胞膜上的物质转运，促进糖酵解，促进 RNA 的合成，促进细胞外大分子物质的合成，最终促进细胞进行趋化、分裂、增殖等组织修复、重建所需的生物学反应。从而促进眼表角结膜上皮细胞、角膜内皮细胞等多种细胞向损伤部位移动，缩短眼表损伤愈合时间；并可促进眼表组织细胞有丝分裂和胞外基质合成，加速眼表损伤愈合；它可通过调节胶原纤维的降解与更新，使胶原纤维以线形方式排列，增强角膜抗张强度，减少角膜瘢痕和新生血管网的形成，金因舒内含甘油及甘露醇，不添加任何防腐剂，无不良反应。可有效补充泪膜成分，保护泪膜功能的完整性，从而保护角膜上皮，有效防止角膜损伤，并可加速促进角膜上皮损伤的修复。

（七）预防与调摄

1. 本病病程长，应坚持治疗，直至角膜愈合。

2. 注意眼压及角膜变薄情况，防止角膜穿孔。

3. 全身麻醉手术或者脑中风后遗症眼睑不能闭合患者、甲亢突眼患者应注意保护。

4. 忌食辛辣刺激之品，以防助火。

（八）预后与转归

本病积极治疗，消除病因，治疗得当，愈后尚可。

第四节　角膜上皮病变

角膜上皮病临床表现多样，各国的分类及命名均不相同，国内至今也无统一的分类和命名。作者参考国内外文献，以角膜上皮病的病理改变为基础，结合裂隙灯、荧光素染色检查所见，将角膜上皮病分为八种类型：点状上皮糜烂（punctate epithelial erosions）、浅层点状角膜炎（superfical punctate keratitis）、上皮下浸润（subepithelial infiltrate）、角膜上皮脱落（corneal epithelial ablasion）、丝状角膜病变（filamentary keratopathy）、持续性上皮缺损（persistent corneal defects）、大泡性角膜病变（bullous kera topa thy）、浅层角膜溃疡（superficial coreal ulcer）。

一、浅层点状角膜炎

浅层点状角膜炎（superficial punctate keratitis，SPK）及 Tyhgeson 浅层点状角膜炎是常见的眼表疾病。多双眼发病，任何年龄，任何性别，任何季节均可发生。一般病程较长，部分可反复发作达数年之久。结膜反应轻微或不受累，症状自发性缓解或加剧。为角膜的活动性炎症，但不诱发角膜新生血管。

本病与中医学"白涩症"相似。病名首见于《审视瑶函·白痛》："不肿不赤，爽快不得，沙涩昏朦，名曰白涩。"而《证治准绳·杂病·七窍门》在"白眼痛"中对白涩症已有描述，但未以白涩症单独列出。当代中医眼科名家李传课的《角膜炎证治经验》和《中医药学高级参考丛书·中医眼科学》及张仁俊、徐锦堂主编的《中西医角膜病学》对研究本病有一定参考价值。

（一）病因与分类

1. 中医病因病机　中医学认为，本病病位在黑睛，位于浅表，易受风热邪毒侵袭，以至黑睛表层生翳。黑睛属肝，肝肾同源，白睛红赤不显，病程长，故发病与肝肾精血不足有关。阴虚之体，易感风邪，着于风轮，形成本病，阴虚夹风为常见的发病原因。

2. 西医病因及发病机制　　浅层点状角膜炎及 Tyhgeson 浅层点状角膜炎目前病因不明，后者可能与病毒感染有关。病变局限于上皮层，SPK 的发生与感染无关。Tyhgeson 浅层点状角膜炎结膜刮片显示有非典型的上皮细胞，胞浆中有空泡，偶有中性粒细胞、单核细胞、变性的上皮细胞和黏液。另外 HLA-DW3 和 HLA-DR3 抗原与 Tyhgeson 浅层点状角膜炎有关。

（二）临床表现

1. 症状　　部分患者有异物感、畏光、流泪，视力轻度下降。

2. 体征　　SPK 角膜上皮散在分布圆形或椭圆形，细小的结节状或灰色点状混浊，中央隆起，突出于上皮表面，荧光素染色阳性，病变位于角膜中央部或视轴区，附近角膜上皮表现为树枝状或放射状外观，有自愈倾向但可反复发作，病变缓解期，角膜上皮完全修复或遗留轻微的瘢痕。Tyhgeson 浅层点状角膜炎，角膜混浊点呈圆形或椭圆形，直径 0.1～0.5 mm，轻度隆起，极少或无荧光素染色，病情时轻时重，新旧病灶交替出现，病变缓解期不留瘢痕。

3. 无结膜充血或少数病例轻度充血。

（三）辅助检查

裂隙灯显微镜下行荧光素染色有助诊断。

（四）诊断与鉴别诊断

1. 诊断要点

（1）患眼可有异物感、畏光、流泪，视力轻度下降。

（2）病灶位于角膜上皮层和前弹力层，或实质浅层，呈细点状或灰白色斑点状，轻度隆起，部分斑点荧光素染色阳性，病变主要集中在瞳孔区。

2. 鉴别诊断　　腺病毒性角结膜炎（或流行性角结膜炎）：本病无结膜炎症状，无耳前淋巴结肿大或眼睑肿胀，角膜病灶呈细点状或灰白色斑点状，而腺病毒性角结膜炎表现为上皮下较大的浸润病灶。

（五）治疗

本病以局部治疗为主，皮质类固醇有较好的效果，但应采用低浓度短疗程，注意可能的并发症。角膜上皮刮除术对本病疗效不肯定。抗微生物或抗病毒药不宜使用，部分药物可引起角膜上皮剥脱，甚至如碘苷（idoxuridine，IDU，疱疹净）尚可产生上皮下瘢痕。本病症状轻微，病程长，多属于正虚邪袭的虚证，阴虚为本，挟风为标，中医治疗当扶正祛邪为主。

1. 中医治疗

（1）辨证论治：

1）风热外袭证：

a. 证候：病变初起，角膜表层星点翳障，荧光素着色，结膜轻度充血；眼内干涩灼热，怕光流泪；舌质红，苔薄黄，脉浮数。

b. 治法：疏风清热。

c. 方药：桑白皮汤（《审视瑶函》）加减。组成：桑白皮、泽泻、玄参、甘草、麦冬、黄芩、旋复花、菊花、地骨皮、桔梗、茯苓。每日 1 剂，水煎，分 2 次温服。

d. 加减：若流泪畏光较重，可加金银花、大青叶、荆芥增强清热祛风之效。

2）肝肾阴虚证：

a. 证候：角膜生翳，久不愈合，或新旧病灶交替出现，结膜充血不显；患眼干涩羞明，频频眨目；或伴腰膝酸软，头晕耳鸣；舌红苔薄，脉细。

b. 治法：滋补肝肾。

c. 方药：杞菊地黄丸（《麻疹全书》）加减。组成：枸杞子、菊花、熟地黄、山茱萸、牡丹皮、山药、茯苓、泽泻。每日 1 剂，水煎，分 2 次温服。

d. 加减：沙涩羞明显著者，加防风、薄荷祛风邪；兼干咳少痰等肺阴虚表现者，加沙参、麦冬滋肺阴。

3）阴虚夹风证：

a. 证候：角膜表层细小星点，时轻时重，反复不愈，眼内干涩不爽，羞明流泪；舌红少苔，脉细。

b. 治法：滋阴祛风。

c. 方药：加减地黄汤（《类证治裁》）加减。组成：生地黄、山药、牡丹皮、山茱萸、茯苓、杜仲、续断、五味、阿胶。每日 1 剂，水煎，分 2 次温服。

d. 加减：口咽干燥明显者，加麦冬、生地黄。抱轮微红，加金银花、栀子以清热。红赤消退后养阴以治本。

（2）专方专药：杞菊地黄丸 9 g，口服，每日 2 次；明目地黄丸 6 g，口服，每日 2 次。

（3）针灸治疗：睛明、太阳、攒竹、承泣、肝俞、肾俞、足三里等穴。每次取 3～4 穴，每日 1 次，采用平补平泻手法。

（4）中药薰洗：鱼腥草 25 g，金银花 20 g，防风 15 g，广霍香 8 g。水煎，先薰后洗患眼，每日 2 次。

2. 西医治疗

（1）局部治疗：

1）皮质类固醇：如 0.1％倍他米松（betamethasone）或 0.5％泼尼松龙（prednisolone）滴眼液，每日 4～5 次，起效后逐渐减量至停药。

2）保护和促进角膜上皮修复的药物：生长因子（如 bFGF、EGF 等）、自家血清、纤维连接蛋白（FN）、透明质酸纳滴眼液，选 1～2 种滴眼，每日 3～5 次。

3）人工泪液滴眼液，如含有硫酸软骨素、透明质酸钠、甲基纤维素等的滴眼液，可有效缓解症状。

4）配戴治疗性软性角膜接触镜。

（2）全身治疗：维生素 A，成人为 1000～25000 U/d，分 3 次服用；维生素 B_2 每次 10 mg，口服，每日 3 次；维生素 C，每次 0.2 g，口服，每日 3 次。

（六）研究进展

1. 中医研究进展　任征等采用决明滴眼液治疗浅层点状角膜炎。决明滴眼液为一种新研制的中药复方滴眼剂，其处方来源于《秘传眼科龙木论》中之千里光汤。千里光汤由石决明子、菊花、甘草、海金砂组成。取其中的主要药物石决明、菊花等组方，从 1992 年起对该方进行实验研究，在先进行家兔急性毒性和长期毒性试验，局部刺激性试验及部分药效学试验的基础上，开展了用决明滴眼液治疗浅层点状角膜炎的临床研究。共观察浅层点状角膜炎患者 106 例 138 只眼，对照组为 0.3％利福平眼药水，结果有效率治疗组 91％，对照组 43％。本组病例使用决明滴眼液点眼后，眼部刺激症状消失，角膜荧光素染色阴性，视力增进，说明决明滴眼液具有祛风、清热、退翳、明目等功效。黄湘铭等自拟消炎明目退翳汤：蝉蜕、木贼、荆芥各 10 g，防风 15 g，金银花、蒲公英、菊花各 20 g，密蒙花 6 g。使用方法：先用温水浸泡 30 分钟，急火煎开 5～10 分钟，不去药渣趁热用蒸气薰患眼（睁眼，避免烫伤），待药温滤去药渣，用软布或棉球浸药液洗患眼（药液可进入眼球表面）。1 剂药薰洗 2 日，每次薰洗 20 分钟，每日 3 次，10 日为 1 个疗程，每次薰洗前将药液煎开即可。经过 2 个疗程用药，85％以上患眼达到治愈。

2. 西医研究进展　最近几年基础方面国内研究报道不多，临床上激素局部使用对本病疗效肯定，但可能使病程延长，并可能引起白内障、青光眼等潜在并发症。非甾体抗炎药可能具有一定的辅助疗效，软性治疗性接触镜有助于症状的缓解，抗病毒药不宜使用。

（七）名老中医治疗经验

李传课认为：本病多因风邪犯目，或阴虚津液不足，又兼风邪引起。临证从三型论治：肺经风热、肺肾阴虚及阴虚夹风，其中阴虚夹风为临床最为常见的证型。外治方面，如角膜荧光素着色阳性者，不宜用粉剂类中药滴眼液，以防不溶颗粒磨擦局部病损区，加重病情。

（八）预防与调摄

1. 少食辛辣及油煎炸之品，以防化热伤阴。

2. 畏光明显时，可佩戴有色眼镜，以减少光线刺激。

3. 避免熬夜及过用目力，上网时间不可太长。

4. 注意眼部卫生，防风沙烟尘刺激。

（九）预后与转归

该病多病程较长，治疗棘手，但愈后尚可。

二、丝状角膜炎

丝状角膜炎（filamentary keratitis）是指角膜表面产生丝状物，丝状物由变性的上皮、黏液和胶质纤维组成。特点为丝状物一端附着在角膜表面，另一端游离。临床症状较严重，易复发，为一种慢性反复性角膜病变。

中医学古籍无相应描述。

（一）病因与分类

1. 中医病因病机　风热外袭，肺卫不固，黑睛受损，发为本病；肺阴不足，金不生水，肺肾两虚，目失所养，兼夹风邪。

2. 西医病因及发病机制

（1）常见的发病原因：持续闭睑，眼部纱布绷带包扎时间过长，上方角膜缘角结膜炎，干眼，药物毒性角膜炎，神经营养性角膜炎，干燥性角膜炎，某些病毒感染，角膜接触镜，白内障、角膜移植及PRK术后等。

（2）发病基础：与以下因素有关。①角膜上皮异常增殖或变性；②角膜局部基质层胶原组织变性；③基底膜与前弹力膜结合异常；④泪膜异常。

（二）临床表现

1. 症状　异物感，畏光流泪。闭眼时症状减轻，瞬目时症状加重。

2. 体征　角膜上可见色泽较灰卷曲的丝状物，一端附着于角膜上皮层，另一端游离，可被推动。细丝长短不一，数量不一，发病部位不定。丝状物及其根部附着处可被荧光素染色，丝状物脱落后根部染色更加明显。

（三）辅助检查

裂隙灯显微镜联合荧光素或孟加拉红染色有助诊断。

（四）诊断与鉴别诊断

1. 诊断要点

（1）可能存在干眼、病毒性结膜炎、外伤及手术等原因。

（2）患眼有异物感，畏光流泪。

（3）局部检查可见丝状物，一端附着于角膜上皮层，另一端游离，荧光素染色阳性。

2. 鉴别诊断　细菌性角膜溃疡：本病患者亦有眼痛、畏光及流泪，角膜表面坏死物黏附，但坏死物不会出现一端附着于角膜上皮层，另一端游离的典型丝状物表现。

（五）治疗

1. 中医治疗

（1）辨证论治：

1）风热外袭证：

a. 证候：角膜表面附着灰白色丝状物，睫状充血，眼异物感伴畏光流泪；舌质红，苔薄黄，脉浮数。

b. 治法：祛风清热。

c. 方药：桑菊饮（《温病条辨》）加减。组成：桑叶、菊花、苦杏仁、连翘、薄荷、桔梗、甘草、芦根。每日 1 剂，水煎，分 2 次温服。

d. 加减：伴头痛者，加羌活、白芷以祛风止痛；白睛红赤明显者，加金银花、大青叶以清热解毒；便秘尿黄者，加大黄、车前子通腑利尿。

2）肺肾两虚证：

a. 证候：角膜表面附着灰白色丝状物，时发时缓，结膜轻度充血，眼干涩，视物模糊；可伴干咳少痰，腰膝酸软；舌红少苔，脉细。

b. 治法：滋养肺肾，兼祛风邪。

c. 方药：十珍汤（《审视瑶函》）加减。组成：天冬、麦冬、牡丹皮、知母、甘草、人参、地骨皮、生地、赤芍、当归。每日 1 剂，水煎，分 2 次温服。

d. 加减：若沙涩羞明显著者，加薄荷、防风以祛风邪。

（3）中药薰洗：蒲公英 20 g，薄荷 8 g，金银花、紫草各 15 g，防风 10 g。水煎，先熏后洗，每日 2 次（使用前注意药物过滤，防药渣伤眼）。

2. 西医治疗

（1）局部治疗：

1）病因治疗：查找病因并针对病因治疗，如戴接触镜时间过长，局部及全身用药不当，包眼时间过长等应及时矫正。

2）拭除丝状物：表面麻醉下用湿润棉签或显微镊拭去角膜丝状物，然后结膜囊涂抗生素眼膏包眼 12～24 小时。

3）黏液溶解剂：10％半胱胺酸滴眼液可减低丝状物黏性，每日滴眼 4 次。

4）营养角膜上皮的药物：bFGF 等。

5）高渗剂：5％氯化钠滴眼液、眼膏，白天滴眼液 3～4 次，睡前涂眼膏。

6）人工泪液：透明质酸钠滴眼液、卡波姆、羟糖苷滴眼液、羧甲基纤维素滴眼液等，每日 4～5 次。

7）软性角膜接触镜：适用于角膜上皮剥脱者，可减轻症状。

8）抗生素滴眼液、眼膏：预防感染。

（2）全身治疗：适当补充维生素类药口服。

（3）手术治疗：反复发作患者可采用准分子激光治疗性角膜切削术（PTK），前基质层角膜穿刺术（ASP）。

（六）研究进展

1. 中医研究进展　丝状角膜炎属中医学"聚星障"范畴，其发病原因为或由湿热蕴积复感风热毒邪所致或由肝热内蕴上攻于目所致（或风热毒邪侵犯黑睛所致）。多数患者发病前表现有发热或外感史，或由于角膜外伤或过度疲劳而发病，且有过反复发作史。石决明散治疗丝状角膜炎疗效确切，安全性高且疗程短，临床上值得进一步推广应用。此外丝状角膜炎极易反复发作，特别是体质虚弱者更易感染。为此平时应加强锻炼，通过增强体质也是预防此病复发的重要方法。

2. 西医研究进展　丝状角膜炎最近几年临床发病率有增多的趋势，其中一个重要的发病原因是，由于准分子激光手术的大量开展，术后发生丝状角膜炎的比率增加，PRK 及 LASIK 术后均可发生丝状角膜病变，LASIK 患者多位于角膜瓣边缘附近，其长短不一，末端游离，附着处有上皮下灰白色混浊。PRK 患者发生在角膜切削区，周边及中央均可发生。准分子激光角膜屈光术后丝状病变的发生可能为术后角膜上皮修复过程中的一过性失控状态，手术过程中对角膜上皮、基底膜、前弹力层、基质层的损伤及上皮修复过程其他因素干扰了角膜上皮生长和凋亡的有序平衡。术中的规范操作及术后的正确处理有利于丝状角膜炎的预防和治疗。有研究认为当角膜上皮细胞受到损伤在眼睑结膜的运动摩擦下会形成丝状核，丝状核可与结膜上皮、勃液素、部分炎症细胞及脱氧核糖核酸（DNA）纤维相结合从而形成丝状物脑创伤患者的眼睑开闭力量、频率均发生异常其会使角结膜上皮细胞受到更大的摩擦力从而促进丝状物的形成。贝复舒可促进角膜上皮干细胞增殖刺激纤维细胞、基质细胞增殖调整角膜胶原纤维板层排列顺序使之逐渐接近正常排列顺序，加速角膜修复病变细胞抑制丝状物产生，让角膜细胞排列回归正常消除异常增殖。应用贝复舒眼液治疗丝状角膜炎可有效缩短治疗时间。

（七）预防与调摄

1．积极治疗眼部疾病，如干眼、角结膜炎等。

2．因其他眼病需包眼者，包扎时间应适当。

3．饮食宜清淡，多吃蔬菜和水果。

4．忌食辛辣刺激之品。

（八）预后与转归

本病经积极治疗愈后尚可，多不影响视力，但容易反复。

三、大泡性角膜病变

大泡性角膜病变（bullous keratopathy）是由于各种原因导致角膜内皮细胞失代偿，引起角膜基质和上皮下持续性水肿及形成泡状隆起的状态。实际上大泡性角膜病变不是原发性的角膜上皮病变，而是角膜内皮细胞失代偿所继发的上皮病变。

古代中医眼科对本病无记载。

（一）病因与分类

1．中医眼科根据本病特点，认为肝胆湿热，上熏角膜；肝阴不足，目失濡养。水液浸渍，酿成本病。

2．引起本病的常见原因有眼前段手术尤其是白内障摘除、术中机械损伤、人工晶体植入、白内障术后玻璃体接触角膜、绝对期青光眼、角膜内皮炎、单纯疱疹病毒或带状疱疹病毒感染、角膜移植术后内皮排斥反应、前房内硅油损伤内皮、激光引起的角膜内皮损伤、角膜内皮营养不良等。足够数量的正常内皮细胞是保障内皮细胞功能的重要物质基础，当以上原因导致内皮细胞损害，降至其生理量限值以下时，内皮失去液体屏障和主动液泵功能，而引起不同程度水肿，导致本病。全身情况差，特别是合并糖尿病等患者更易发生。

（二）临床表现

1．病史　各种导致内皮损伤的原因特别是内眼手术史。

2．症状　视力下降，晨起明显，午后稍轻。疼痛，羞明，流泪，难于睁眼，特别是角膜上皮水泡破裂时最为明显。

3．体征　角膜基质增厚水肿，上皮弥漫性水肿，表面粗糙，有大小不等之水疱。角膜后层皱褶混浊，模糊不清。

（三）辅助检查

裂隙灯显微镜下病变明显。

（四）诊断与鉴别诊断

1．诊断要点

（1）可能存在干眼、病毒性结膜炎、外伤及手术等原因。

（2）患眼有异物感，畏光流泪。

（3）局部检查可见丝状物，一端附着于角膜上皮层，另一端游离，荧光素染色阳性。

2．鉴别诊断　细菌性角膜溃疡：本病患者亦有眼痛、畏光及流泪，角膜表面坏死物黏附，但坏死物不会出现一端附着于角膜上皮层，另一端游离的典型丝状物表现。

（五）治疗

1．中医治疗

（1）辨证论治：

1）肝胆湿热证：

a. 证候：角膜水肿，表面水疱较多，睫状充血，眼疼痛甚伴畏光流泪；便秘尿赤；舌质红，苔黄腻，脉滑数。

b. 治法：清肝利胆化湿。

c. 方药：龙胆泻肝汤（《医方集解》）加减。组成：龙胆、黄芩、栀子、泽泻、木通、车前子、当归、生地黄、柴胡、生甘草。每日 1 剂，水煎，分 2 次温服。

d. 加减：伴头痛者，加羌活、白芷以祛风止痛；白睛红赤明显者，加金银花、大青叶清热解毒；便秘尿黄者，加大黄、车前子通腑利尿。

2）肝血亏虚证：

a. 证候：角膜水肿如雾状，表面水疱一个或多个，轻度睫状充血，眼干涩疼痛，畏光流泪；面色少华；舌质淡，脉细。

b. 治法：补血养肝。

c. 方药：明目地黄丸（《万病回春》）加减。组成：熟地黄、山茱萸、牡丹皮、山药、茯苓、泽泻、枸杞子、菊花、当归、白芍、蒺藜、石决明。每日 1 剂，水煎，分 2 次温服。

d. 加减：舌质偏红，加牡丹皮、玄参滋阴凉血；水泡多者，加车前草、泽泻利水；黑睛混浊明显，加蝉蜕、木贼明目退翳。

2. 西医治疗

（1）局部治疗：

1）高渗剂：50％高渗葡萄糖、90％甘油或 5％～8％氯化钠配成滴眼液，每日 6 次，睡前涂 5％氯化钠眼膏，有利于减轻角膜水肿。

2）角膜上皮及角膜内皮营养剂：重组牛碱性成纤维细胞生长因子滴眼液（贝复舒）滴眼液，每日 4～6 次。

3）抗生素滴眼液：角膜上皮缺损时预防感染。

4）非甾体抗炎药：0.1％双氯酚酸纳滴眼液，每日 3 次。

5）白内障术后手术损伤所产生的大泡性角膜病变，早期大剂量激素局部及全身使用效果好。

6）角膜接触镜：使用高含水性轻薄角膜接触镜，可吸收角膜水分，减少水疱，防止眼睑与水疱摩擦所致的水泡破裂。

（2）全身治疗：泼尼松，小剂量 20～30 mg，晨起顿服（注意全身不良反应）。

（3）手术治疗：

1）角膜层间烧灼术：目的在于角膜层间形成一薄层的纤维结缔组织，阻挡水分向前渗漏。

2）角膜层间晶状体囊膜植入术：形成层间屏障，阻挡水分向前渗漏。

3）穿透性角膜移植术：是目前治疗该病的有效方法，能切除病变组织，代之以正常的内皮细胞。

4）深板层角膜内皮移植术：是治疗该病的有效方法，有利于恢复内皮功能。

（六）研究进展

大泡性角膜病变的发病机制主要是角膜内皮损伤或者功能障碍导致角膜内皮主动转运功能障碍或者角膜内屏障功能障碍导致长期顽固性角膜水肿。角膜层间术式的不断发展以及与羊膜、结膜瓣遮盖的联合应用，有利于重建健康的眼表，缓解或解除刺激症状，但无法恢复令人满意的视力。PKP 与角膜内皮移植从根本上消除了内皮失代偿的原因。角膜内皮移植采用成分移植，并不断的使用新技术、新方法改良各个阶段的手术操作，尽可能的减少手术创伤，使手术更易操作，视功能恢复更加理想，并发症发生概率不断下降。近年来角膜外科和角膜移植术的一个显著趋势。但也有植片易脱落，不可避免的内皮细胞损伤，术后植片排斥反应等并发症。目前生物工程和基因治疗的研究正在进行，将体外培养的 CEC 或者血管内皮细胞通过向前房内注入的方法直接种植于角膜内皮面，眼科医师无须做移植手术，而只要向前房注射药物，促使内皮细胞分裂增殖，来恢复角膜内皮的功能，达到治疗 BK 的目的。如何恢复患者角膜内皮功能才是解决的根本办法。

（七）名老中医治疗经验

1. 刘佛刚　认为本病属中医眼科之黑睛陷翳。发病已久，病程较长，病情缠绵者，多为虚实夹杂，应根据患者的具体情况，治以补泻兼施，或祛邪扶正，使祛邪不伤正，扶正不留邪。或由于素体阳虚，风寒之邪稽留于目所致，加之年事已高，如不扶阳助正，则风寒之邪凝滞，病程缠绵，难以速愈。可选用麻黄附子细辛汤加味，温经散寒，祛翳明目；肾阴生化功能得以温煦，生机得复，正气驱邪，疾病在较短时间内得以愈合。同时刘老也告之，温阳之方，亦只能中病即止，不可久服。因附子、麻黄、细辛毕竟为辛甘温热之品，久用则耗阴伤津，年老体弱之人更应注意，慎之又慎。

2. 彭清华　认为内眼手术后角膜水肿属中医学"黑睛疾病""真睛破损"等范畴。眼部手术过程本身是造成眼部创伤的过程。眼目的功能以气血为本，目受血而能视，气和则目明。眼部手术必然会使目内组织损伤，气血受损，从而因卫气衰惫，腠理失密，卫外功能失司，而致风热邪毒乘虚而入，阻遏气机，气机不畅则脉络瘀阻，气血运行失常，组织功能紊乱，代谢障碍，血瘀则津液不行，水液滞留而渗于黑睛，导致角膜水肿。故内眼术后角膜水肿的根本病理机制为"脉络受损，血瘀水停"。对于内眼手术后角膜水肿治疗应遵循"活血利水"为要，早期兼顾祛风清热、消肿明目之法，选方多用《原机启微》除风益损汤（熟地黄、当归、川芎、赤芍、藁本、前胡、防风）或《审视瑶函》归芍红花散（当归、大黄、栀子、黄芩、红花、赤芍、甘草、白芷、防风、生地黄、连翘）加减；配以车前子、泽泻、茯苓、猪苓、益母草、红花、泽兰、牛膝、瞿麦等利水消肿之品。对于顽固性角膜水肿，迁延日久水肿不退、手术时间较长、术中出血过多或糖尿病患者，当活血利水基础上，兼顾益气养阴、退翳明目之法，选方退翳明目汤加减选用黄芪、党参、生地黄、熟地黄、枸杞子等益气养阴，谷精草、蝉蜕、木贼、秦皮、决明子、青葙子、密蒙花、夜明砂、蛇蜕等退翳明目。

（八）预防与调摄

1. 本病病程长，应坚持治疗。

2. 注意眼压情况，防止继发性青光眼发生。

3. 预防内眼手术中对角膜内皮细胞的损伤。

4. 忌食辛辣刺激之品，以防助火，多食新鲜富含维生素的素菜及水果。

（九）预后与转归

本病愈后不良，多需角膜移植治疗。

第五节　角膜变性与营养不良

一、角膜老年环

角膜老年环（cornea arcus senilis）是角膜周边部基质内的类脂质沉着，是一种年龄相关有遗传倾向的退行性变化。年龄越大患病率越高，超过 80 岁老人几乎 100％有老年环。

古代中医眼科对本病无记载。

（一）病因与分类

发病原因与脂代谢紊乱，特别是低密度脂蛋白异常有关。

（二）临床表现

双眼发病，病变先出现在角膜上下方，然后才连接成环状，约 1 mm 宽，呈灰白色，与角膜缘之间有一狭窄透明带相隔。偶尔见于青壮年，特称"青年环"，但病变仅局限于角膜缘的一部分，一般属于先天异常。

（三）治疗

本病无需治疗。

二、带状角膜变性

带状角膜变性（band-shaped keratopathy）是一种主要累及前弹力层的表浅角膜钙化变性，多继发于各种眼部或全身系统性疾病。

古代中医眼科对本病无记载。

（一）病因与分类

本病常见原因为：

1. 慢性炎症性眼部疾病，如葡萄膜炎、角膜炎等。

2. 维生素 D 中毒，结节病，甲状旁腺功能亢进症。

3. 长期使用含汞滴眼液。

4. 眼内长期硅油存留。

5. 遗传性疾病，如遗传性原发性带状角膜变性。

6. 慢性肾衰竭所致的高钙血症。

（二）临床表现

1. 症状　可有异物感、畏光、流泪、视物模糊。

2. 体征　早期在睑裂部角膜缘前弹力层，出现细点状灰白色钙质沉着，病变外侧与角膜缘之间有一透明区，内侧呈火焰状逐渐向中央角膜发展，两端融合成一个完整的带状混浊，由于钙盐沉着逐渐变成白色斑片状。

（三）诊断与鉴别诊断

1. 诊断要点

（1）可能存在干眼、病毒性结膜炎、外伤及手术等原因。

（2）患眼有异物感，畏光流泪。

（3）局部检查可见丝状物，一端附着于角膜上皮层，另一端游离，荧光素染色阳性。

2. 鉴别诊断　细菌性角膜溃疡：本病患者亦有眼痛、畏光及流泪，角膜表面坏死物粘附，但坏死物不会出现一端附着于角膜上皮层，另一端游离的典型丝状物表现。

（四）治疗

1. 积极治疗原发病。

2. 早期病例局部使用依地酸二钠（EDTA）滴眼液，每日 4～6 次，目的在于通过螯合作用去除钙质。

3. 角膜混浊严重者，滴表面麻醉药后刮去角膜上皮，用浸有 2.5％依地酸二纳棉片浸洗角膜，局部包扎至角膜上皮愈合。

4. 佩戴含依地酸二钠的接触镜或胶原帽。

5. 角膜中央区混浊严重者可行板层角膜移植术，或准分子激光切削。

（五）预防与调摄

1. 本病病程长，多为多次手术或者黑睛疾病病久后遗症。

2. 忌食辛辣刺激之品。

（六）预后与转归

本病为多种眼病后期，代谢障碍所致，患者视力多不良。

三、边缘性角膜变性

边缘性角膜变性（marginal degeneration）又称 Terrien 边缘变性（Terrien marginal degeneration,

TMD），是一种少见的角膜变性，以双侧周边部角膜扩张膨隆、基质变薄、穿孔、虹膜脱出、新生血管生长和脂质沉着为特征，往往眼球严重受损。表现为慢性及双侧性，但双眼可先后发病，进展缓慢，病程长。男女发病比为 3∶1，发病年龄 10～70 岁，约 70％在 40 岁之前发病。

古代中医眼科对本病无记载。

（一）病因与分类

边缘性角膜变性发病原因至今不明确，可能与以下因素有关：

1. 免疫性疾病　TMD 好发于角膜边缘，角膜缘是免疫反应活跃的部位，TMD 的发生与风湿性疾病有关。

2. 炎症性疾病　部分患者伴有刺激症状，病理切片可发现炎性细胞。

3. 泪液异常　TMD 部分患者泪液中溶酶体高于正常。

4. 其他　角膜缘营养障碍、变性等有关。

TMD 早期角膜变薄区前弹力膜和基质裂解为原纤维，角膜基质胶原纤维被吞噬破坏，基质内可见变形的角膜细胞、空泡样细胞、纤维细胞、多形核细胞、巨噬细胞、浆细胞、淋巴细胞等。但角膜内皮形态及数量正常。

（二）临床表现

1. 症状　视力慢性进行性下降，不规则散光且无法矫正，一般无明显疼痛及畏光。

2. 体征　单眼或双眼对称性角膜边缘部变薄膨隆，鼻上象限多见，若干年后形成全周边缘性角膜变薄扩张，伴浅层新生血管，最薄区仅残留上皮和后弹力层，易穿孔。

（三）诊断与鉴别诊断

1. 诊断要点　视力慢性进行性下降，角膜边缘部变薄膨隆。

2. 鉴别诊断　与蚕蚀性角膜溃疡的鉴别：后者病程长，疼痛剧烈，溃疡特点为由角膜缘向两侧及中央发展，形似蚕食桑叶形状，进行缘边缘如穿凿状，病变边发展边修复。

（四）治疗

目前比较公认的治疗方法是角膜移植术和表面角膜镜片术。

1. 角膜移植术　目的为重建角膜的正常厚度和曲率、减少散光、修补穿孔。本病应争取在角膜穿孔前行新月型或指环状板层角膜移植术，如穿孔范围较大且伴眼内容物脱出者，则需行部分穿透性角膜移植术。

2. 表面角膜镜片术　目的为增加病变区角膜厚度，防止角膜组织膨隆，但远期疗效尚有待观察。

（五）研究进展

Terrien 氏边缘角膜性变性特征是角膜上部边缘最先混浊和血管新生，形成一沟，其表面下皮仍完整。随着沟的加深，角膜边缘部分逐渐变薄，与中央隆起的角膜之间有一灰白色界线，可能有脂质沉着。沟的中央也显示有浓厚黄白色不规则的脂质沉着。由于沟底变薄，抵抗不住眼内压，角膜向前扩张膨出，终至穿孔破裂，虹膜脱出。组织病理学检查，极少或无炎症浸润，角膜上皮无损，在扩张部位的角膜厚度减至正常的 1/4，上皮层增加至 14～15 层细胞，基底膜和前弹力层消失，基质也只有 2～3 层板层组织，可见有许多毛细血管，但无明显白细胞浸润。基质板层显示破裂与原纤维形成，后弹力层可变薄、断裂、脱离与消失，内皮也可显示变性体征。除非角膜有穿孔危险，本病无须特殊治疗。上半部角膜全厚移植或深板层扇形移植术均可采用。

（六）预防与调摄

1. 本病病程长，应坚持治疗，直至角膜愈合。

2. 注意眼压及角膜变薄情况，防止暴力撞击眼球，防止角膜穿孔。

3. 多食富含维生素的食物。

（七）预后与转归

本病进展缓慢，需要长期观察，对于角膜持续变薄穿孔患者，可考虑角膜板层移植治疗。

四、角膜营养不良

角膜营养不良（corneal dystrophy）是一类与遗传有关的双眼性、原发性角膜病变，具有特征性的病理组织改变。一般发病双眼对称，多侵犯角膜中央，表现为家族遗传性，起病多在 20 岁以前。病变缓慢发展，起初只侵犯角膜一层，晚期可累及多层。除非继发感染，一般无明显炎症现象及新生血管。

目前临床上多采用解剖部位分类法，将本病分为角膜前部、实质层及后部角膜营养不良 3 类，每一类又有多个病种，本节各举一种常见的典型病种介绍如下。

古代中医眼科对本病无记载。

（一）上皮基底膜营养不良（epithelial basement membrane dystrophy）

本病又称地图样–点状–指纹状营养不良（map-dot-finger print dystrophy），是最常见的前部角膜营养不良。

1. 病因与分类　本病可能为常染色体显性遗传，组织病理学检查可见基底膜增厚，半向上生长，基底膜下微小囊肿形成。

2. 临床表现　双眼对称性发病，成年女性多见。

（1）症状：视力下降，异物感，畏光，流泪，常反复发作。

（2）体征：角膜中央上皮层及基底膜内可见灰白色点状、斑状、地图样、指纹状混浊，上皮反复性剥脱。

3. 治疗

（1）早期一般无须特殊治疗。

（2）高渗剂：5％氯化钠滴眼液和眼膏，白天滴眼液，每日 4～5 次，睡前涂眼膏。

（3）人工泪液滴眼，每日 3 次。

（4）软性角膜接触镜：适用于上皮剥脱者。

（5）上皮刮除术：表面麻醉下行上皮刮除，涂抗生素眼膏后绷带包扎。

（6）准分子激光（PTK）：去除糜烂角膜上皮。

（7）板层角膜移植：适用于严重病例。

（二）颗粒状角膜营养不良（granular dystrophy）

本病属角膜基质层营养不良的常见类型，10～20 岁发病，早期症状不明显，双眼对称性发展，青春期后才表现典型。

1. 病因与分类　本病属常染色体显性遗传，外显率高，为 5q31 染色体位点上的角膜上皮素基因发生改变所致，国内有连续数代遗传的家系报道。病理组织学检查角膜颗粒为玻璃样物质，但颗粒物的确切性质和来源仍然不清，可能是细胞膜蛋白或磷脂异常合成或代谢的产物。

2. 临床表现

（1）10～20 岁发病，双眼对称性发展，青春期后明显。

（2）症状：早期无症状，随病情发展视物模糊。角膜上皮糜烂时可出现眼红与羞明。

（3）体征：角膜中央前弹力层下出现灰白色点状、圆形或不规则团块，形态各异，逐步向角膜实质深层发展，病灶之间角膜完全正常透明。

3. 辅助检查　取标本行组织病理检查有特征性改变。

4. 治疗

（1）早期无须治疗。

（2）角膜营养剂：适用于角膜上皮出现糜烂时。

（3）抗生素：可睡前涂抗生素眼膏预防继发感染。

（4）角膜移植术：适用于视力下降明显影响工作与生活时。但术后可复发。

（三）Fuch 角膜内皮营养不良（Fuch's endothelial dystrophy）

本病是以角膜内皮的进行性损害，最后发展为角膜内皮失代偿为特征的营养不良性疾病。

1. 病因与分类　可能为常染色体显性遗传。病理组织学检查显示角膜后弹力层散在灶样病灶，形成角膜小滴，凸向前房，其尖端内皮细胞变薄，内皮细胞总数减少。

2. 临床表现　双眼患病，病程发展缓慢。

（1）症状：早期无自觉症状，基质和上皮水肿时，视力下降，虹视和雾视；发展为大泡性角膜病变时，出现疼痛、畏光及流泪。

（2）体征：角膜后弹力层出现滴状赘疣，推压角膜突出于前房；后弹力层广泛增厚；有时内皮面有色素沉着。

3. 辅助检查　裂隙灯显微镜检查病变更清楚。

4. 诊断与鉴别诊断

（1）诊断要点：主要可根据家族遗传病史及眼部角膜特征性改变进行诊断。

（2）鉴别诊断：上皮基底膜营养不良主要与浅层上皮糜烂相鉴别。均有角膜上皮糜烂剥脱，后者多有药物及眼表损伤病史，前者多有家族遗传史。颗粒状角膜营养不良与浅点状角膜炎相鉴别，都可见角膜灰白色圆点状混浊，前者多双眼发病，病变位于前弹力层下，后者多为角膜上皮病变。Fuch 角膜内皮营养不良后期亦可发大泡性角膜病变，但多双眼发病，无手术外伤等，根据病史可进行鉴别。

5. 治疗

（1）早期病例无症状，可不治疗。

（2）角膜水肿病例，可用高渗脱水治疗。5% 氯化钠或蜂蜜滴眼液，每日 3 次。

（3）发生大泡性角膜病变者，可拭戴治疗性角膜接触镜，局部滴高渗剂，抗生素滴眼液防继发感染。

（4）视力严重受损的中晚期病例，可行穿透性角膜移植。

6. 研究进展　角膜营养不良是一种遗传性疾病，随着分子遗传学研究技术的发展及各种检查技术的更新，对角膜营养不良的临床表型、相关基因及其突变的研究有了较大进展，不同基因型相继出现。角膜上皮营养不良多与 12q13 和 17q12 基因相关，颗粒状角膜营养不良与 BIGH3 和 RSSSW 基因突变相关，格子状角膜营养不良 Ⅰ 型呈现 BIGH3-R124C 的点突变，中间型（Ⅰ/ⅢA）呈现 PSO1T，N622H，A546T，H626R 点突变，Ⅱ型呈现 GSN 相关基因突变并定位于染色体 9q34。Fuch 角膜内皮营养不良 COL8A2 基因中的位点突变有关。对于角膜营养不良的治疗，上皮型可目前有采用准分子激光治疗，对于严重影响视力者可考虑深板层及穿透性角膜移植治疗。人工角膜移植的治疗也是方向之一。

7. 预防与调摄

（1）本病多有家族性遗传病史，应注意家族遗传可能。

（2）注意眼部防止外伤。

（3）注意均衡营养。

8. 预后与转归　本病预后与发病部位相关，角膜内皮营养不良预后较差，上皮型相对较好。

五、角膜软化症

角膜软化症（keratomalacia）是由于维生素 A 严重缺乏，造成以角膜干燥混浊、软化坏死为主要特征的眼病，是全身营养不良的局部表现。多见于小儿，双眼同时受累。若能早期治疗，愈后良好；若延误治疗，则发生角膜溶解、坏死、穿孔，极易形成粘连性角膜白斑或角膜葡萄肿，严重影响视力。

本病属中医学"疳积上目"。历代中医眼科病名较多，如《秘传眼科龙目论》称为"小儿疳眼外障"，《银海精微》称为"小儿疳伤"等，均对本病症状及治疗等论述颇丰。

（一）病因与分类

1. 中医病因病机　小儿脏腑娇嫩，脾常不足，脾气亏虚，精微失运，肝血不足，目失濡养而致本病。

2. 西医病因　本病主要是缺乏维生素 A 导致。

（1）摄入不足：不合理喂养，婴幼儿挑食。

（2）合成利用下降：如急、慢性腹泻，肝脏疾病等。

（3）消耗及排除过多：患麻疹、肺炎、中毒性消化不良等迁延性或消耗性疾病，同时未合理补充维生素 A。

（二）临床表现

1. 症状　多发生于婴幼儿，双眼发病，有导致维生素 A 缺乏的病因及全身营养不良的体征。早期发生夜盲，暗适应功能下降。患眼有睑痉挛，结膜充血，畏光等症状。

2. 体征　泪液明显减少，结膜无光泽，睑裂部球结膜内外侧可见基底朝向角膜缘的三角形泡沫状上皮角化斑，称为 Bitot 斑。角膜知觉减退或消失，角膜上皮干燥、混浊，继之发生溶解、坏死、穿孔，虹膜脱出，形成粘连性角膜白斑，角膜葡萄肿，严重者眼球萎缩。

3. 并发症　继发感染，角膜溃疡，且常发生前房积脓。

WHO 将眼表改变分为 3 个阶段：①结膜干燥，无或有 Bitot 斑；②角膜干燥，点状上皮脱失角膜干凹斑；③角膜溃疡，伴有不同程度角膜软化。

（三）诊断与鉴别诊断

1. 诊断要点　维生素 A 缺乏及角膜软化可作为诊断要点。

2. 鉴别诊断　夜盲与发生于小儿的视网膜色素变性相鉴别，眼部裂隙灯检查及眼底检查可加以鉴别。

（四）治疗

本病治疗原则是纠正全身营养失衡，补充维生素 A，防止严重并发症，病因治疗是关键，请儿科或内科会诊，加强全身原发病的治疗。眼局部治疗的关键是促进角膜上皮的修复，防止穿孔。

1. 中医治疗

（1）辨证论治：

1）肝血亏虚证：

a. 证候：角膜少光泽，夜盲，眼内干涩，眨目频频；舌质淡红，苔薄白，脉细。

b. 治法：滋补肝血。

c. 方药：猪肝散（《幼科直宫》）加减。组成：谷精珠、黑大豆、蛤蜊壳，煎水煮猪肝 200 g 食之。

d 加减：若食欲不振，加鸡内金 6 g、苍术 3 g 以健脾化湿；脐周疼痛，加使君子 3～6 g 以杀虫消积。

2）脾气不足证：

a. 证候：角膜雾状混浊，白睛干燥少光泽，夜盲，眼内干涩；纳呆厌食，大便溏；舌淡苔薄，脉弱。

b. 治法：补脾益气。

c. 方药：参苓白术散（《幼科发挥》）加减。组成：人参、白术、茯苓、山药、白扁豆、甘草、桔梗、薏苡仁、莲子。每日 1 剂，水煎，分 2 次温服。

d. 加减：脘腹账满，加厚朴以理气健脾；四肢不温，完谷不化，加熟附片以温阳健脾；若兼烦躁不宁，舌红者，乃脾虚肝旺，宜健脾清肝，方用肥儿丸（《普济方》）加减：六神曲、川楝子、青皮、陈皮、使君子、麦芽、黄连、芜荑、三棱、莪术、巴豆。

2. 西医治疗

（1）局部治疗：

1) 鱼肝油滴剂：每日 6 次滴眼。

2) 抗生素滴眼液及眼膏：白天滴眼液，每日 3～5 次，睡前涂眼膏，以预防感染。

注意：勿加压眼球，以免角膜穿破，必要时用眼拉钩拉开眼睑后再滴眼。

（2）全身治疗：补充大量维生素 A，每日肌内注射 2.5～5 万 U，连续治疗 7～10 日。口服复合维生素 B，每次 1 片，每日 3 次。

（五）研究进展

中医学认为，本病多由饮食不节，损伤脾胃；或喂养不当，饮食偏嗜，营养失调；或以久病体虚，脾胃虚弱；或麻毒上攻，引起脾虚肝热，酿成疳疾，上犯于目而致。根据其病因病机，可分为肝虚虫积、脾虚湿困、脾虚肝热、湿热疫毒上攻以及肝血亏损（肝硬化并发症）5 型。

（六）名老中医治疗经验

姚和清认为：本病由于营养障碍的，改善患儿的营养，可予以石决明夜灵散，方中可用鸡肝代替羊肝；患者身体虚弱或婴儿失乳的予以五味异功散；由于疳积者首当消疳驱虫，次则消补兼施，如四味肥儿丸、银柴散；由于肺炎者当清燥救肺之类；泄泻日久者当理脾化湿、补脾健胃，如藿朴四苓散、胃苓汤、七味白术散等。

（七）预防与调摄

1. 本病应坚持治疗，促进角膜上皮愈合。

2. 注意眼压，避免外伤，防止角膜穿孔。

3. 多食富含维生素 A 的食物。

（八）预后与转归

本病经早期积极对症及原发病治疗，愈后尚可。

第六节　角膜缘上皮细胞功能障碍性疾病

角膜缘上皮细胞位于角膜与巩膜交界处角膜缘部位，其功能是为角膜上皮提供其细胞来源。维持角膜缘上皮细胞正常功能的重要因素包括正常的泪液、神经支配及相应处基质正常。对角膜缘上皮细胞功能的了解是近年来眼表疾病学科最重要的进展之一，同时也出现了新的手术方式用于治疗角膜缘上皮细胞功能障碍。角膜缘上皮细胞功能障碍是眼科学中的重要疾病，它将引起一系列的眼表改变，严重者会引起失明。

古代中医眼科对本病无记载。

一、病因与分类

（一）中医病因病机

中医缺乏对本病的认识。

（二）西医病因及发病机制

引起角膜缘上皮细胞功能障碍的原因主要包括以下几种：

1. 眼表面外伤　引起角膜缘上皮细胞破坏最为常见的外伤为眼表面的化学伤（酸性及碱性化学伤）、热烧伤。

2. 角膜缘基质微环境异常　角膜缘处基质的异常将会引起角膜缘上皮细胞功能异常。导致角膜缘基质微环境异常的原因很多，其中最常见的为发育性、激素性、神经源性、血管或炎症性因素等。

3. 免疫性损伤　免疫性损伤主要发生在结膜组织，引起结膜组织的瘢痕形成，眼表面的正常生理功能被破坏。

4. 戴角膜接触镜　长期配戴角膜接触镜将导致角膜缘处的微创伤及缺氧，使角膜缘上皮细胞受损伤，引起角膜缘上皮细胞功能障碍。

5. 医源性　手术及局部的药物均可导致角膜缘上皮细胞功能障碍，如角膜缘处的冷冻、反复的角膜缘切口等。局部的药物治疗也可引起角膜缘上皮细胞功能障碍，局部药物对角膜缘上皮的影响包括药物本身及药物中的防腐剂。毛果芸香碱、抗生素、皮质类固醇激素、β受体阻滞药、抗代谢药是最常见的对角膜上皮及角膜缘上皮细胞有影响的药物。

6. 角膜上皮的新生物　角膜上皮内的新生物逐渐生长到达角膜缘也可引起角膜缘上皮细胞功能障碍。

对角膜缘上皮细胞功能障碍性疾病的分类主要有病因分类法和细胞印迹分类法两类。

（1）根据引起角膜缘上皮细胞功能障碍的发病原因分类：

1）先天性角膜缘上皮细胞功能障碍：由先天的因素引起，主要见于无虹膜、角膜巩膜化及外胚层发育不良患者。

2）眼表外伤性角膜缘功能障碍：眼表的化学伤、热烧伤常导致严重的角膜缘上皮细胞损伤，从而引起角膜缘上皮细胞功能障碍。严重的眼前段机械性外伤如对角膜缘上皮细胞破坏的范围较大时也会导致角膜缘上皮细胞功能障碍。

3）免疫性角膜缘上皮细胞功能障碍：免疫性角膜缘上皮细胞功能障碍由各种原因（如神经营养性、免疫复合物介导、T 细胞介导）而导致的眼表面损伤，主要包括：

a. 瘢痕性天疱疮及类天疱疮：发病率在（1∶12000）～（1∶20000），眼部疾病的发病率为（1∶20000）～（1∶46000），发病年龄一般为 65 岁以上，但也有 5 岁发病的报道。65％～90％患者有眼部损伤，25％患者有非黏膜性皮肤损伤，70％～90％ 患者伴有口腔疾患。

b. Steven-Johnson 综合征：是一种免疫介导的，急性期呈泡状改变的疾病。主要影响皮肤和黏膜。发病率为每年 0.6％～5％。发病率高峰在 20～30 岁之间，男性发病为女性的 3 倍。

c. 类风湿关节炎：发病率为每年 1％，女性的发病率为男性的 2～3 倍，且患病率随着年龄的增长而增加。

4）医源性角膜缘上皮细胞功能障碍医游、性角膜缘上皮细胞功能障碍：

a. 手术引起：角膜缘部位的多次手术或治疗损伤了角膜缘上皮细胞或基质微环境。

b. 局部的药物引起：局部药物的毒性会导致角膜缘上皮细胞的损伤，常同时伴有角膜及结膜上皮细胞的改变，干眼及角膜表面新生血管形成。

（2）应用印迹细胞学方法根据上皮细胞的表型分类：

1）眼表鳞状上皮化生：眼表面的鳞状上皮化生是正常非角化眼表上皮病理性转变成角化上皮。结膜的鳞状上皮化生同时伴有杯状细胞的丧失。眼表鳞状上皮化生主要由泪膜不稳定引起，也可由内源性或外源性导致的瘢痕性角、结膜炎症引起，如化学伤、眼天疱疮等。这些疾病引起鳞状上皮化生的病理机制尚不清楚，但与眼表组织的瘢痕化、强烈的基质炎症或血管供应丧失密切相关。

2）角膜上皮细胞结膜化：表现为结膜上皮侵入角膜代替正常的角膜上皮，在角膜部位的上皮内可发现杯状细胞，这些疾病可以进一步分成两大类。

a. 角膜缘上皮细胞障碍是由于角膜缘上皮细胞本身缺乏引起：①由于手术破坏导致的角膜缘上皮细胞数量丧失；②角膜缘的多次冷冻；③化学伤或热烧伤；④ Stevens-Johnson 综合征或毒性物质引起角膜缘上皮细胞破坏；⑤抗代谢药物（5-Fu）的毒性作用；⑥长期配戴角膜接触镜导致的角膜病变；⑦严重的微生物感染；⑧免疫源性引起的角膜缘病变；⑨局部药物引起的角膜缘上皮细胞损害。

b. 角膜缘基质微环境异常导致的角膜缘上皮细胞失代偿：①先天性无虹膜症；②遗传性内分泌功能障碍合并的角膜炎；③神经营养性角膜病变（神经性或缺血性）；④放射导致的角膜病变；⑤周边性角膜炎症和溃疡或慢性角膜缘炎；⑥翼状胬肉和假性翼状胬肉；⑦特发性角膜病。

二、临床表现

1. 症状　眼红、异物感、干燥感、眼不适、畏光和视力下降。

2. 体征 早期表现为结膜充血，由角膜周边开始逐渐向角膜中央发展的角膜上皮病变，角膜缘处充血及边界模糊，其部分区域有新生血管进入角膜边缘，一些患者可伴有角膜表面的新生血管膜。中期表现为角膜表面不规则、角膜上皮反复糜烂、持续性角膜溃疡、基底膜的破坏以及纤维血管组织长入，结膜充血明显，伴有干眼体征。晚期表现为角膜表面新生血管化，眼表面干燥。

临床常见的全身性疾病引起的眼部临床表现。

(1) 瘢痕性天疱疮及类天疱疮：可单侧发病，但大多数患者为双眼发变。病程较长，最终会导致双眼失明。此病的特点为慢性进行性结膜下疤痕。早期患者表现为异物感，热烧感，黏液性分泌物，结膜充血及血管扩张，结膜囊内（主要是下穹窿部）黏液性丝状物形成，结膜增厚及结膜下纤维化，在睑结膜及球结膜下可见或隐约可见微小呈白色的纤维瘢痕。纤维瘢痕逐渐收缩导致穹窿部变浅，最后发生睑球粘连。随着病情的发展，眼表面上皮发生鳞状化生，睑缘变形引起睑内翻或睑外翻，倒睫形成，睑板腺口及泪小点阻塞。角膜上皮病变及新生血管化。可能发生角膜感染及角膜穿孔。患者可同时累及口腔，发生脱屑性牙龈炎及颊黏膜的溃疡。修正的 Foster 系统将瘢痕性类天疱疮分为 4 期，第一期为结膜上皮下纤维化但无穹窿缩窄；如同时有穹窿部缩窄为第二期。根据穹窿缩窄的程度此期又可分为 A（0～25％）、B（25％～50％）、C（50％～75％）、D（＞75％）4 级。出现睑球粘连为第三期，根据第二期方法再分为 A～D 4 级。出现睑粘连和眼表上皮细胞角化为第四期，即最后一期。如果一个 30％穹窿缩窄和轻度睑球粘连的患者可诊断为Ⅲ期 A。

(2) Stevens-Johnson 综合征：此类患者早期出现多形性红斑，持续 1～6 周。眼部病变的急性期常持续 2～3 周，累及整个眼表组织，包括眼睑、结膜和角膜。眼睑的典型改变为水肿和红斑，睑缘和睑结膜有溃皮和溃疡。15％～80％的患者出现双侧化脓性或假膜性结膜炎，常引起继发感染性结膜炎，很少结膜滤泡。由于结膜的破坏引起睑球粘连。大部分患者可出现角膜病变，可继发细菌性角膜炎及导致角膜穿孔，一般不引起眼内炎。Stevens-Johnson 综合征患者的慢性期，其病变特点与瘢痕性类天疱疮基本相同。累及眼睑可出现疤痕性睑内翻或睑外翻，复发性倒睫和睑板腺功能障碍，结膜瘢痕化伴下穹窿缩窄，最后引起严重的干眼，睑板腺功能障碍和泪小管瘢痕化。Stevens-Johnson 综合征后期引起角膜表面新生血管膜，角膜表面及基质的新生血管形成。由于干眼，角膜常发生溃疡，且长期不愈合，角膜基质变薄，严重引起角膜穿孔。

(3) 类风湿关节炎：患者可出现干眼的各种症状，如异物感、灼烧感、刺痛、黏液沉积、畏光、痛痒和干燥等。有些患者同时伴有其他自身免疫性疾病，如伴发 Sjögren 综合征等，如合并多种自身免疫性疾病，将使病情发展更快及更加难于控制，引起极其严重的干眼。用荧光素钠、丽丝胺绿或孟加拉玫瑰红等活组织染色可观察到角膜及结膜病变程度。类风湿关节炎患者可同时发生巩膜病变，且病变变化较大。临床表现包括局灶性、弥散性或结节性表层巩膜炎或巩膜炎。极少数患者可出现坏死性巩膜炎。其他的临床表现包括血管炎，皮下结节，还累及呼吸及神经系统。

三、诊断与鉴别诊断

(一) 诊断要点

1. 病史 尤其全身性疾病病史、局部长期药物史、外伤及手术等。

2. 症状 眼红、异物感、干燥感、眼不适、畏光和视力下降。

3. 体征 结膜充血，角膜缘或角膜表面新生血管，角膜表面干燥不规则、角膜上皮反复糜烂、持续性角膜溃疡。

4. 实验室检查及皮肤结膜组织活检。

(二) 鉴别诊断

干眼：患者也会出现眼红、异物感、干燥感、眼不适、畏光和视力下降等。一般不会出现角膜新生血管及溃疡，干眼相关检查有助于鉴别。

四、治疗

由于引起角膜缘上皮细胞功能障碍的原因多种多样，而各种原因的治疗不完全相同。治疗的目标有恢复眼表的正常组织结构，恢复眼表面泪膜的结构及功能，恢复眼表面组织的正常神经支配。由局部药物引起的患者应立即停止使用对角膜上皮及角膜缘上皮细胞有影响的药物。对于外伤引起者，立即去除致伤物。对于全身因素引起者，应积极治疗原发病。

（一）中医治疗

1. 辨证论治

（1）肺肝风热，血热壅滞证：

1）证候：赤膜下垂或从四周向角膜中央生长，沙涩痒痛，视物模糊，流泪羞明；舌质红，苔黄，脉数。

2）治法：疏风清热，凉血化瘀。

3）方药：归芍红花散（《审视瑶函》）加减。组成：当归、大黄、栀子、黄芩、红花、赤芍、甘草、白芷、防风、生地黄、连翘。每日1剂，水煎，分2次温服。

4）加减：若赤膜粗大白睛红赤，加龙胆以清肝热；黑睛混浊，视物模糊者，加蝉蜕、密蒙花以退赤退翳。

（2）心肝积热，热瘀互结证：

1）证候：角膜血翳满布，白睛紫赤，畏光羞明，目珠刺痛；口苦咽干；舌红苔黄，脉数。

2）治法：清心泻肝，凉血化瘀。

3）方药：破血红花散（《银海精微》）加减。组成：当归、川芎、赤芍、枳壳、紫苏叶、连翘、黄连、黄耆、栀子、大黄、苏木、红花、白芷、薄荷、升麻。每日1剂，水煎，分2次温服。

4）加减：若心中烦热，小便短赤，加生地黄、淡竹叶以泻心火；目珠疼痛者，加夏枯草以清热。

（3）肝肾阴虚证：

1）证候：病程日久，角膜新翳已退，宿翳形成，翳面晦暗欠光泽，边缘清楚，眼部干涩，红痛转轻；口咽干燥，皮肤干燥；舌红，脉细数。

2）治法：滋阴退翳明目。

3）方药：滋阴退翳汤（《张皆春眼科证治》）加减。组成：酒生地黄、当归、酒白芍、麦冬、知母、天花粉、木贼、谷精草、玄参。每日1剂，水煎，分2次温服。

4）加减：新生血管明显者，加苏木、红花以活血退翳。

2. 外治

（1）外点犀黄散或涩化丹，每日3～4次，以磨障退翳。若见星翳丛生点黄连西瓜霜眼药水、千里光眼药水。外用消朦眼膏、八宝眼膏点眼，每晚睡前1次。

（2）自家血清点眼。

（二）西医治疗

1. 局部治疗

（1）人工泪液：透明质酸钠滴眼液、卡波姆、羟糖苷滴眼液、羧甲基纤维素滴眼液等，每日4～5次。

（2）营养角膜上皮的药物：bFGF等。

（3）抗生素滴眼液、眼膏预防感染。

（4）低浓度的皮质类固醇激素，氟米龙眼液等。

（5）胶原酶溶解抑制剂：乙酰半胱胺酸滴眼液，每日滴眼4次。

2. 全身治疗　全身的治疗根据不同的病因而不同，如瘢痕性类天疱疮出现严重的皮肤病常用氨苯枫口服治疗。急性期应全身应用糖皮质激素如泼尼松。对于自身免疫反应引起的角膜缘上皮功能障碍患者，可以全身应用免疫抑制剂如环孢素或 FK-506，也可选用环磷酰胺治疗。

巩膜病变的治疗包括全身用非甾体抗炎药、甾体抗炎药和免疫抑制剂。

3. 手术治疗　对于角膜缘功能障碍患者的手术治疗包括角膜缘上皮细胞本身的手术及对各种并发症的手术。手术一般均应在眼表组织反应完全静止后才进行手术。对于严重的急性化学伤患者的手术处理则应尽早进行，一般在伤后 7～10 日均可以进行手术治疗。

（1）角膜缘上皮细胞移植术：自体角膜缘上皮移植效果较好，对于那些有双侧和广泛角膜缘缺乏的患者，角膜表面重建有赖于异体来源（活体可进行 HLA 配型，供体不需要配型）。角膜缘移植也可同时联合角膜移植。

（2）羊膜移遮盖或植术：适用于角膜溃疡长期不愈合，或有发展的可能患者，以促进角膜溃疡的愈合。

（3）羊膜作载体培养角膜缘上皮细胞移植。

（4）全层角膜移植：对于角膜有可能穿孔或已穿孔患者。

（5）角膜移植者，移植片均应带有正常角膜缘（含干细胞）组织。手术后继用 1‰～2‰环孢素油制剂或 FK506 滴眼液预防排斥反应。手术后应局部应用自家血清促进眼表的恢复。

（6）并发症：倒睫可采用电解，反复拔除及手术矫正。手术矫正睑内翻及睑球粘连。对于眼睑位置正常患者还可选择泪小管栓子及行泪点封闭。

五、研究进展

角膜创伤修复过程是一个由生长因子、化学因子、细胞因子、神经肽等介导的细胞与细胞间的相互作用。眼表重建手术仍将是眼表与角膜疾病手术治疗的主要手段。角膜上皮移植术（keratoepithelioplast，KEP）是将供体角巩膜交界宽 2～3 mm 的角膜缘组织，带薄层基质，全部或部分移植于受体眼的角膜缘，提供角膜上皮生长的种子细胞，使受体眼迅速上皮化，形成稳定眼表。目前人们利用细胞培养技术，将自体或异体的角膜缘干细胞进行体外扩增，然后种植于适当载体上，再移植到受体角膜缘，称为角膜缘干细胞移植。移植后的免疫排斥反应则是影响此类手术成功率的关键。我国学者在移植排斥反应的药物开发方面进行了长期的研究，如环孢素缓释剂、FK506、Kringle5 等的开发，尤其是近年来对角膜新生血管和淋巴管等与角膜排斥反应等关系的研究，获得了有意义的结果，但在发病机制方面的研究仍无重大突破。

六、预防与调摄

1. 本病因积极寻找病因，注意原发病的治疗。
2. 尽量避免眼部外伤，损伤眼表。
3. 尽量控制医源性的眼表损伤，避免长期应用有防腐剂的滴眼剂。

七、预后与转归

本病预后欠佳，应积极控制原发病，注意眼表重建。

参考文献

[1] 张文华，潘志强，王智群，等. 化脓性角膜溃疡常见致病菌的变迁 [J]. 中华眼科杂志，2002，38（1）：9-15.

[2] 李良长，王林珍，吴丽君. 龙胆泻肝汤加味治疗化脓性角膜溃疡 33 例 [J]. 湖北中医学院学报，2001，3（1）：38.

[3] 时杰，王秋. 观察针刺治疗对角膜组织中胶原酶活性的影响 [J]. 中国针灸，2001，21（1）：47.

[4] 彭清华，秦裕辉. 中医名家十讲 [M]. 北京：人民卫生出版社，2011.

[5] 詹敏，王秀琴. 中西医结合治疗真菌性角膜溃疡 12 例 [J]. 陕西中医学院学报，2005，28 (2)：20-21.

[6] 孔玉锋. 中西医结合治疗真菌性角膜溃疡 20 例疗效观察 [J]. 新中医，2005，37 (11)：55-56.

[7] 李传课. 角膜炎证治经验 [M]. 北京：人民卫生出版社，1990.

[8] 中国中医研究院广安门医院. 韦文贵眼科临床经验选 [M]. 北京：人民卫生出版社，2006.

[9] 曾庆华，于晓林，李翔，等. 黄精多糖滴眼液治疗实验性家兔单纯疱疹性角膜炎的研究 [J]. 中国中医眼科杂志，1998，8 (1)：7-9.

[10] 闫明，孙野，夏德昭，等. 复明Ⅱ号抑制 HSV-1 再活的实验研究 [J]. 中国实用眼科杂志，1997，15 (6)：335-337.

[11] 庞赞襄. 中医眼科临床实践 [M]. 石家庄：河北人民出版社，1978.

[12] 姚和清. 眼科证治经验 [M]. 上海：上海科学技术出版社，1979.

[13] 张恩英，徐克继. 近 10 年我国棘阿米巴角膜炎的进展 [J]. 热带医学杂志，2004，4 (1)：103-105.

[14] 王高. 割烙术为主治疗蚕蚀性角膜溃疡 [J]. 中国中医眼科杂志，1995，5 (3) 143.

[15] 陈兵. LASIK 后弥漫性角膜基质炎的预防 [J]. 中国实用眼科杂志，2004，22 (5)：361.

[16] 韩雪. 多层羊膜联合结膜瓣覆盖治疗周边溃疡性角膜炎分析 [J]. 中国实用医药，2015，10 (1)：66-67.

[17] 翟彦君，王俊恩，刘红兵. 羊膜移植治疗神经麻痹性角膜炎 [J]. 眼外伤职业眼病杂志，2005，27 (9)：701.

[18] 石林山，钱雪，程萍，金因舒治疗暴露性角膜炎临床观察 [J]. 吉林医学，2011，32 (17)：3463-3464.

[19] 任征，金大源，童蟾素，等. 决明滴眼液治疗浅层点状角膜炎的临床研究 [J]. 中西医结合眼科杂志，1997，15 (4)：196-197.

[20] 黄湘铭，梁善荣，杨少远. 消炎明目退翳汤外治浅层点状角膜炎 42 例 [J]. 山东中医杂志，1997，16 (9)：403.

[21] 史健，许前. 石决明散治疗丝状角膜炎 68 例临床疗效观察 [J]. 中国医疗前沿，2012，7 (8)：51，88.

[22] 裴丽萍. 丝状角膜炎 78 例临床治疗观察 [J]. 基层医学论坛，2014，18 (8)：955-956.

[23] 葛坚. 眼科学 [M]. 北京：人民卫生出版社，2005：174-201.

[24] 刘祖国. 眼表疾病学 [M]. 北京：人民卫生出版社，2003：369-551.

[25] 李传课. 中医眼科学 [M]. 北京：人民卫生出版社，1999：473-534.

[26] 彭清华. 中西医结合眼科学 [M]. 北京：中国中医药出版社，2010：473-534.

[27] Banerjec K，Deshpande S，Zheng M，et al. Herpetic stromal keratitis in the absence of viral antigen recognition [J]. Cell Immunol，2002，219：108-118.

[28] Tanure Mag，Cohene J，Sude Shs，et al. Spectrum of fungal keratitis ai Wills eye hospital，Philadelphia，Pennsylvania [J]. Cornea，2000，19：307-312.

[29] 谢立信. 真菌性角膜炎 [J]. 中华眼科杂志，2003，39 (10)：638-640.

[30] Butler T K，Spencer N A，Chan C C. Infertive keratitis in old patients：a 4 year review. 1998—2002 [J]. Br J Ophthalmol，2005，89 (5)：591-596.

[31] 吕岚. 化脓性角膜炎的手术治疗 [J]. 眼科，2005，14 (3)：201-203.

[32] Walker M B，Wilson S E. Incidence and prevention of epithalial growth within the interface after laser in situkeratomileusis [J]. Cornea，2000，19：170-173.

第十七章 眼表损伤

眼表损伤是指眼表的眼睑、结膜和角膜受到物理性或化学性因素的侵蚀，造成眼表组织器质性及功能性的损害，严重者可以导致失明。物理及化学性损伤、微生物感染可以引起眼表功能的异常，一些免疫性疾病包括全身及眼局部的疾病，药物的毒性及医源性损害等也可以引起眼表上皮及泪膜功能的异常，导致眼部刺激症状及影响视功能。

由于眼的位置暴露，临床上眼表损伤很常见，因此眼表损伤的预防重于治疗。预防眼表外伤首要的是宣传教育人们，增强爱眼意识，普及眼防范知识。眼外伤的流行病学调查表明，在工农业生产、体育运动中，以及儿童和老年人的眼外伤都有各自的发病特点，加强安全宣传教育，严格操作规程，完善防护措施，能有效减少眼表外伤。对儿童应重点预防，禁止儿童玩危险玩具、放鞭炮、玩弹弓等。

中医学中无眼表损伤的相关病名，但具体的治疗散见于相关眼病章节中。

第一节 眼表外伤

眼表外伤是指眼表的眼睑、结膜和角膜受到外来物理性或化学性因素的侵害，造成眼表组织器质性及功能性的损害。临床上通常按照致伤原因或轻重程度进行分类。按致伤原因可以分为机械性眼表外伤和非机械性眼表外伤两类，前者包括眼钝挫伤、穿通伤和异物伤等；后者有眼热烧伤、化学伤、辐射伤和毒气伤等。按损伤轻重程度分为轻、中、重3级，轻度眼表外伤指眼睑、结膜、角膜等表浅部位的擦伤及Ⅰ度碱烧伤。中度眼表外伤指眼睑、结膜的撕裂伤、角膜浅层的异物伤及Ⅱ度碱烧伤。重度眼表外伤包括眼挫伤及Ⅲ度碱烧伤。

本节主要从眼异物伤、机械性非穿通性眼外伤、机械性穿通性眼外伤和眼酸碱化学伤4个方面来介绍。

一、眼表异物伤

眼表异物伤属于开放性眼外伤，但具有特殊性，因为异物进入眼内除机械性损伤外，还有异物存留的毒性损害及诱发感染引起各种并发症和后遗症，后果严重。眼异物伤临床根据异物存留位置不同，常常分为眼前部及表浅组织异物、眼内异物和眶内异物，本节主要介绍眼前部及表浅组织异物。

本病与中医学"异物入目"类似。该病名见于《中医临证备要》，又称眯目飞扬、飞丝入目、物偶入睛、飞尘入目、眯目飞尘外障等。

（一）病因与分类

1. 中医病因病机　异物入目后，按揉眼球易致风热之邪侵袭，郁久化热或夹杂湿邪变生他疾，致病情缠绵难愈。

2. 西医病因及发病机制　多由于日常生活、工作中防护不慎或回避不及，尘埃沙土、煤灰粉渣、金属碎屑、麦芒、谷壳或昆虫之类进入眼内所致。

（二）临床表现

1. 症状　异物黏附于结膜者，常有异物感、疼痛、流泪等症相对较轻；若异物黏附或嵌顿在角膜表层，则异物感、疼痛、畏光流泪等症状较重。

2. 体征　若异物黏附于结膜、角膜表层，可见结膜充血，在结膜、角膜表层可查见异物；若异物嵌于角膜，可见结膜充血或睫状充血，时间较长则在角膜异物周围有边缘不清的翳障，异物若为铁屑，则其周围可见棕色锈环。

3. 并发症　若引发感染，可变生感染性角膜炎，出现房水混浊、角膜后壁沉着物、瞳孔缩小等变症。

（三）辅助检查

本病应在裂隙灯下仔细检查，尤其是睑板下沟、穹窿部、半月皱壁等部位易藏留异物。

（四）诊断

诊断要点：①有明确的异物入目史，伤眼有异物感、疼痛、畏光流泪等症状；②在睑板下沟、穹窿部、半月皱壁、结膜或角膜表层见异物附着或嵌顿。

（五）治疗

1. 中医治疗　辨证论治：清除结膜或角膜异物后，若并发凝脂翳（细菌性角膜炎）或湿翳（真菌性角膜炎）时，根据四诊参照相关章节进行辨证论治。

2. 西医治疗　以及时清除异物、防止感染为原则。

（1）黏附于结膜的异物，可用氯化钠注射液冲洗，或用无菌盐水棉签或棉球粘出；异物在角膜表层，可滴 0.5%～1% 丁卡因液 1～2 次后，用无菌棉签粘出，并涂抗生素眼膏或滴眼液，眼垫包封。

（2）嵌于角膜表层的异物可采用角膜异物剔除术，须按无菌操作施行。先用氯化钠注射液冲洗结膜囊，再滴 0.5%～1% 丁卡因液 1～2 次后，头部固定不动，双眼睁开，注视一固定目标，术者用左手分开患者上、下睑，右手持消毒异物针或注射针头从异物一侧呈 15° 剔除异物，针尖朝向角膜缘方向，切忌针头垂直伸入，以免刺穿角膜。若有铁锈应剔除，注意勿损伤正常组织。术毕涂抗生素眼膏，症状重者可在结膜下注射抗生素，以眼垫封盖。

（3）次日复查，观察有无异物残留，以及创面愈合情况。若见并发角膜感染者，按角膜感染处理。

（六）预防与调摄

1. 在异物入目机会较多的场地工作时，须戴防护眼镜。

2. 若有异物入目，须及时正确处理，切勿乱施揉擦或随意挑拨，以免加重病情或变生他症。

（七）预后与转归

异物剔除，大多创面愈合。若并发细菌性角膜炎，治疗后可能留有翳障。

二、眼表钝挫伤

眼钝挫伤是由机械性的钝力直接伤及相关部位，造成眼组织的器质性病变及功能障碍。眼挫伤是眼外伤的常见病症，其患病率约占眼外伤的 1/3。挫伤除在打击部位产生直接损伤外，钝力通过在眼内和球壁的传递，也会引起间接损伤。眼挫伤主要包括眼前段挫伤、眼后段挫伤、眼球破裂伤和眼附属器挫伤，本节主要介绍眼睑和角膜挫伤。

本病与中医学"撞击伤目"类似。古典医籍中虽无"撞击伤目"的病名记载，但有关眼部外伤的记载较多，因撞伤部位的不同而有"被物撞打""振胞瘀痛""惊震外障""触伤其气"等病名。其临床表现和预后与钝力的大小、受伤的部位等因素有关。

（一）病因与分类

1. 中医病因病机　《证治准绳·杂病·七窍门》指出本病的病因病机为"偶被物撞打，而血停滞于睑睥之间，以致胀痛也"以及"盖打动珠中真气，络涩滞而郁遏，精华不得上运，损及瞳神而为内障之急"。钝力撞击损伤眼球可致气血受伤，组织受损，以致血溢络外、血瘀气滞，此为本病的主要病机。

2. 西医病因及发病机制　临床多因球类、拳头、棍棒、石块、金属制品、皮带等钝性物体撞击眼部；或因高压液体、气体冲击眼部；或因头面部突然撞击墙体等硬性物；或因眼部邻近组织损伤或头面部受到强烈震击所致。

（二）临床表现

1. 症状　伤及眼睑、结膜者，轻则微感胀痛，重则疼痛难睁；伤及角膜则畏光流泪、视力下降，且有刺痛感。

2. 体征

（1）眼睑受伤：轻则眼睑青紫；重则眼睑青紫高肿，有时对侧眼睑亦可青紫肿胀或伴见上睑下垂。

（2）结膜受伤：可见结膜下出血，量少者则呈片状分布，色鲜红；量多者布满整个结膜，色泽暗红。

（3）角膜受伤：可见角膜水肿，呈条状或片状混浊，伴有睫状充血。

3. 并发症　若发生感染，重者可变生感染性角膜炎引起角膜溃疡等。

（三）诊断与鉴别诊断

1. 诊断要点

（1）有钝物撞击头目史，眼部有肿胀、疼痛、视力下降等症状。

（2）可见眼睑青紫肿胀、结膜下出血以及角膜水肿等体征。

2. 鉴别诊断　本病主要与眼球穿通伤相鉴别。两者都有眼外伤的病史，但本病为钝性物体所伤，预后较好。而眼球穿通伤为锐利物体或高速飞溅金属物体所伤，伤眼可见伤口甚则眼球内容物脱出于眼外，伤后预后较差。

（四）治疗

1. 中医治疗

（1）撞击络伤证：

1）证候：胞睑青紫，肿胀难睁；或结膜下出血，色鲜红。

2）治法：早期止血，后期化瘀。

3）方药：

a. 止血用生蒲黄汤（《中医眼科六经法要》）加减。组成：生蒲黄、墨旱莲、生地黄、荆芥炭、丹参、牡丹皮、郁金、川芎。每日1剂，水煎，分2次温服。

加减：若出血较多，可加血余炭、仙鹤草以加强止血之功。

b. 化瘀用祛瘀汤（《中医眼科学讲义》）加减。组成：川芎、当归、桃仁、赤芍、生地黄、墨旱莲、泽泻、丹参、仙鹤草、郁金。每日1剂，水煎，分2次温服。

加减：若目中积血较多者，可加三棱、莪术、枳壳以增强行气祛瘀之力；若有化热倾向、大便秘结者，可加大黄泻下攻积。

（2）血瘀气滞证：

1）证候：上睑下垂，眼球斜视；或角膜水肿、混浊，视物不清；或眼胀痛。

2）治法：行气活血，化瘀止痛。

3）方药：血府逐瘀汤（《医林改错》）加减。组成：当归、川芎、生地黄、赤芍、红花、桃仁、桔梗、牛膝、枳壳、柴胡、甘草。每日1剂，水煎，分2次温服。

4）加减：上睑下垂、眼球斜视者，可酌加防风、葛根、白芷、附子、僵蚕，以祛风散邪、缓急通络。

2. 西医治疗

（1）眼睑挫伤：眼睑瘀血和肿胀较明显时，伤后应先冷敷，后热敷有裂伤应尽早清创缝合。

（2）角膜挫伤：对擦伤的治疗可涂抗生素眼膏后包扎，促进角膜上皮愈合。一般1～2日即可修复，当擦伤波及到前弹力层时则愈合较慢。挫伤波及到基质层，则为角膜深层挫伤。受伤部位角膜水肿、增厚及混浊，后弹力层皱褶，多由于角膜急剧内陷，内皮和后弹力层破裂所致。重的挫伤治疗可用糖皮质激素滴眼液滴眼，前房有炎症时应用散瞳剂。

（五）研究进展

朱秀兰等采用加味四物汤（当归、川芎、赤芍、生地黄、麦冬、女贞子、五味子、枸杞子、丹参、党参、黄芪、菊花、甘草）联合西药治疗眼钝挫伤后低眼压，取得较好疗效。李丽采用桃红四物汤加减［三七（冲服）3 g，葛根、甘草、当归、赤芍、川芎各 10 g，桃仁、红花、银杏叶、黄芪、刺蒺藜各 15 g］辅助治疗 VEP 异常眼钝挫伤患者发现该方有助于改善视力，提高眼钝挫伤的疗效；VEP 检查结果证实对视经损伤具有确切的改善作用。陈在根运用血府逐瘀汤［当归、川芎、桃仁、生地黄各 10 g，牛膝、丹参、车前子（包煎）各 12 g，红花、赤芍、枳壳各 6 g，柴胡 3 g，桔梗 4 g］治疗眼钝挫伤引起的视网膜震荡疗效显著。孙玉凤运用西药配合活血化瘀中药（升麻 3 g，肉桂 5 g，菊花 6 g，天花粉、赤芍、牡丹皮、防风、密蒙花、甘草、川芎各 10 g，红花、当归各 12 g，）治疗眼钝挫伤致前房出血取得较好疗效。罗向霞进行分期治疗眼钝挫伤前房出血，出血进行期煎服十灰散加减（牡丹皮、白茅根、茜草、侧柏叶、栀子、荷叶各 10 g，大蓟、小蓟、棕榈皮各 15 g），连服 3～5 日；出血静止期以血府逐瘀汤加减，连服 3～7 日；另外对于后期积血基本吸收者，使用滋阴补血调理剂，如杞菊地黄丸，或石斛夜光丸。孟辉等运用活血化瘀中药（桃仁、红花、薄荷、川芎各 6 g，生地黄、丹参、当归各 10 g）离子导入治疗眼钝挫伤效果显著。

（六）预防与调摄

1. 加强宣传教育，严格执行安全操作制度，做好安全防护。

2. 患者饮食以清淡为宜，保持大便通畅。

3. 前房积血者宜用眼垫遮盖双眼，半卧位休息。

（七）预后与转归

预后好坏与损伤部位、程度、治疗时机等因素相关。眼睑、结膜受伤，一般预后好。伤及角膜者预后不良。处理及时，方法得当则预后相对较好，否则直接影响预后。

三、眼球穿通伤

眼球穿通伤是由锐器造成眼球壁的全层裂开，使眼内容物与外界沟通，可伴或不伴有眼内损伤或组织脱出。以刀、针、剪或高速飞进的细小金属碎片等刺伤常见。同一致伤物有进入伤口和穿出伤口形成双穿孔者，称为眼球贯通伤。预后取决于伤口部位、范围和损伤程度，有否感染等并发症，以及治疗是否及时适当。眼球穿通伤最严重的并发症是交感性眼炎。

本病与中医学"真睛破损"类似。《证治准绳·杂病·七窍门》称其为"物损真睛"，又称偶被物撞破外障、被物撞破。《目经大成·物损真睛》："其为细尖之物所触，浅小可治，若伤大而深，及内损神膏、外破神珠者，纵然急治，免得枯凸，明终丧尔。"

（一）病因与分类

1. 中医病因病机　《审视瑶函·为物所伤之病》："今为物之所伤，则皮毛肉腠之间，为隙必甚，所伤之际，岂无七情内移，而为卫气衰惫之原，二者俱召，风安不从。"眼球穿通伤后易致风热邪毒乘虚而入，致伤物又多污秽，则致邪毒入侵，热毒炽盛，化腐成脓。因此，眼球穿通伤不仅使气血、经络、组织受伤，而且常出现邪毒为患之候。

2. 西医病因及发病机制　本病多因锐利物体，如刀、剪、锥、针等刺破眼球或高速飞溅之金属碎屑、碎石飞射入眼所致。致伤物对眼球组织的直接损害可导致角膜、巩膜破裂，玻璃体积血、视网膜脱离等；致伤物带菌进入眼内或细菌直接经伤口入眼，可引起眼内感染，眼球内异物存留可造成组织损伤，其中金属异物危害性大；患眼的穿通伤或眼内异物，有时导致健眼发生严重的葡萄膜炎，称为交感性眼炎，可导致健眼的视功能损伤。

（二）临床表现

1. 症状　伤眼多有剧烈疼痛，牵及头部，畏光流泪，眼睑难开，视力骤降；若感伤健眼，则健眼亦出现畏光流泪、头目疼痛、视力下降等症。

2. 体征　伤眼可见大小、形状不一的伤口，有的可合并眼睑穿透伤。伤口可在巩膜、角膜、角巩膜缘处，可见房水溢出，前房变浅，或虹膜脱出、嵌顿，或晶状体脱出、玻璃体外溢，甚至眼球塌陷变软。

3. 并发症　若致伤物污秽并发感染，则伤后1~2日见眼睑肿胀，结膜充血水肿，房水混浊，前房积脓，虹膜肿胀、纹理消失，眼球突出，转动受限，伴见头痛及高热等症，或眼球变软、塌陷或呈眶蜂窝织炎等。若伤口不大，或伤口经正规处理治疗后眼部症状仍不减轻，甚或加重者，应考虑伴有眼内异物。若并发交感性眼炎时，则可见健眼视力急剧下降，睫状充血或混血充血，角膜后壁附有细小沉着物，瞳孔缩小，房水混浊，玻璃体混浊，视盘水肿，视网膜出现黄白色点状渗出等改变。

（三）辅助检查

1. 影像学检查　若考虑有眼内异物，应做眼部 X 线片或超声波检查，必要时行 MRI 检查，以明确异物属性和部位。

2. 血常规　可见白细胞总数及中性粒细胞比例增高。

（四）诊断与鉴别诊断

1. 诊断要点

（1）有外伤史及眼珠破损伤口。

（2）伤眼视力障碍，并有相应症状。

（3）部分患者可有眼内异物。

2. 鉴别诊断　本病主要与眼钝挫伤相鉴别，两者致伤物不同，易于鉴别。

（五）治疗

眼球穿通伤是眼科的急症，应以手术治疗为主，术后加强中医辨证治疗；若发生交感性眼炎，可参照相关病症进行辨证论治。

1. 中医治疗

（1）风热乘袭证：

1）证候：伤眼疼痛，眼睑难睁，畏光流泪，视力骤降，结膜、角膜破损，或眼内容物脱出；舌苔薄白或薄黄，脉弦紧或弦数。

2）治法：活血散瘀，止痛益损。

3）方药：除风益损汤（《原机启微》）加减。组成：熟地黄、当归、川芎、白芍、前胡、防风、藁本。每日1剂，水煎，分2次温服。

4）加减：可加菊花、金银花、黄芩、夏枯草以祛风清热解毒；加红花、苏木、郁金以增散瘀止痛之功；亦可用归芍红花散加减以祛风清热、凉血活血。

（2）热毒壅盛证

1）证候：伤眼剧痛，视力骤降，伤口污秽浮肿，眼睑肿胀，结膜充血或睫状充血，瞳孔缩小，房水混浊，前房积脓，眼球突出，运动受限；伴见头痛；舌红苔黄，脉弦数。

2）治法：清热解毒，凉血化瘀。

3）方药：经效散（《审视瑶函》）合五味消毒饮（《医宗金鉴》）加减。组成：柴胡、犀角、赤芍、当归尾、大黄、连翘、金银花、紫花地丁、野菊花、蒲公英、天葵子、甘草。每日1剂，水煎，分2次温服。

4）加减：常以生地黄、玄参、牡丹皮代替方中犀角；若便秘溲赤，可加芒硝、木通、车前子以通利二便，使邪热下泄；伤眼剧痛者，可加没药、乳香以化瘀止痛。

2. 西医治疗

（1）清创缝合：用0.9%氯化钠注射液轻轻冲洗伤眼，清除一切污物。黑睛伤口小于3 mm，对合良好，无眼内容物脱出，前房存在者，可不缝合，治以散瞳、涂抗生素眼药膏、包扎伤眼；伤口大于3 mm，且有视功能者，应尽早在无菌条件下处理脱出的眼内物和缝合并进一步手术。如确实无法恢复视功能，眼球已变形者，应按知情同意规程，及时劝说患者行眼球摘除。

（2）局部治疗：用抗生素滴眼液，每日6次，症状严重者可每小时2次；用1%硫酸阿托品滴眼液散瞳。同时可根据病情选用糖皮质激素滴眼液滴眼。

（3）全身治疗：全身用足量的广谱抗生素和糖皮质激素。并注射破伤风抗毒素或破伤风免疫球蛋白。

（六）研究进展

卓卫等通过分析604例眼球穿通伤患者眼内病原菌分布发现球内感染以葡萄球菌属最为常见，革兰氏阳性菌敏感率较高的药物为万古霉素，革兰氏阴性杆菌敏感率较高的药物为亚胺培南和头孢哌酮。李婷等通过临床观察发现眼球穿通伤患者治疗前后血清中Th1、Th2亚群细胞因子的动态变化与疾病发生及病程进展有密切联系，并且经抗感染治疗后可降低Th1、Th2炎性因子的大量分泌和白细胞、中性粒细胞的增殖，有利于降低自身免疫性交感性眼炎的发生。林育华等通过在外伤性出血性眼球穿通伤动物模型中，玻璃体腔注射蛇毒降纤酶和万古霉素可以促进玻璃体腔出血的吸收、降低外伤性PVR程度和减低感染性眼内炎症发生率。李婕和黄玉娟等学者通过观察23G玻璃体切割术治疗眼球穿通伤患者的疗效发现影响最终视力的主要因素是受伤后出现视网膜脱离、异物＞5.0 mm和术后PVR的出现。

赵俊生采用王不留行散加减结合常规西医疗法治疗眼球穿通伤术后患者具有较好的临床疗效。王不留行散：王不留行6～10 g，续断10～15 g，桑白皮10～20 g，黄芩6～10 g，白及6～9 g，枳壳6～10 g，防风9～15 g，生三七粉3～6 g。随症加减，眼部出血早期，加泽兰、白茅根、虎杖、大蓟、小蓟；出血中期，加桃仁、红花、三棱、莪术；出血晚期，加夏枯草、海藻、昆布；眼底有渗出者，加茯苓、泽泻；眼部炎症明显者，加连翘、金银花；眼压低者，加枳壳、党参；眼压高者，加夏枯草、车前子；伤口愈合不佳者，加山药、白及；瞳孔散大者，加五味子。张洪星和熊腊英等学者通过临床观察除风益损汤加味（熟地黄、当归、白芍、藁本、川芎、前胡、防风、黄连、黄芩）治疗眼球穿通伤取得较好效果。侍广全等通过常规西药配合除风益损汤加减［熟地黄、白芍（或赤芍）、当归、川芎各10 g，藁本、防风、前胡各9g。加减：白睛红赤者，加黄芩、生栀子各9 g，龙胆12 g。头痛、流泪者，加荆芥10 g，白芷9 g，菊花12 g，薄荷6 g。胃纳欠佳者，去熟地黄，加生地黄10 g，陈皮、木香、炒白术各9 g，砂仁6 g。大便干燥者，加大黄、淡竹叶各9 g，芒硝6 g］治疗眼球穿通伤后色素膜炎取得较好疗效。王三吉通过常规西药配合中药［磁石（醋煅）60 g，葛根30 g，桃仁、车前子（包）、川芎、甘草各10 g，生地黄、当归、茯苓、白芍各15 g，红花、三七粉（冲）各3 g］治疗眼球穿通伤亦取得较好效果。

（七）预防与调摄

1. 建立健全生产和操作过程的规章制度，遵守操作规程，加强劳动保护，避免眼外伤的发生。

2. 加强儿童、学生的安全教育，避免玩弄锐利、有弹伤性、爆炸性的物品。

3. 饮食以清淡为宜，保持大便通畅。

（八）预后与转归

本病预后与功能恢复情况与损伤原因、部位、严重程度密切相关，同时还与是否合并感染，治疗及时得当与否有直接关系。本病治疗过程，创口的修复并不等于功能恢复，即便创口处理得当，创口愈合，视功能还会受到影响，甚至失明。故本病预后一般不良，尤其是对视功能的影响，严重者可导致眼球萎缩，极少数患者可因交感性眼炎而威胁健康。

四、眼表酸碱化学伤

眼表化学性烧伤由化学物品的溶液、粉尘或气体接触眼部所致。多发生在化工厂、实验室或施工场所，其中以酸、碱烧伤最为常见。酸对蛋白质有凝固作用，低浓度时仅有刺激作用，高浓度能使组织蛋白凝固坏死。由于凝固的蛋白不溶于水，能阻止酸继续向深层渗透，组织损伤相对较轻。碱能溶解脂肪和蛋白质，可促使其渗透到深层和眼内，使细胞分解坏死，相比之下，碱烧伤的后果要严重得多。

本病中医学称为"酸碱伤目"症，见于国家标准《中医临床诊疗术语》。

（一）病因与分类

1. 中医病因病机　中医学认为酸、碱、石灰等皆为火性阳热之物，伤及眼部则损伤血肉、灼伤血脉。

2. 西医病因及发病机制

（1）碱性化学伤致伤物主要有氢氧化钾、氢氧化钠、石灰、氨水等。此类物质与眼组织接触后，除与组织蛋白结合外，还可与组织中的类脂质发生皂化反应而向深部组织渗透，故伤势常较严重。

（2）酸性化学伤致伤物主要有硫酸、硝酸、盐酸以及某些有机酸。酸与眼组织接触后与组织蛋白发生凝固反应，可以阻挡酸继续向深部组织渗透、扩散，因此造成的损害相对较轻。但若量多，浓度高，作用时间长，同样可造成严重损害。

（二）临床表现

1. 症状　轻者仅感眼部灼热刺痛，畏光流泪；重者伤眼剧烈疼痛，畏光流泪，视力急剧下降。

2. 体征　轻者结膜充血，角膜轻度混浊，表层点状脱落；重者眼睑红肿或起泡糜烂，结膜充血水肿或显苍白，失去弹性，角膜广泛混浊，甚至完全变白坏死。

3. 并发症　若伤及深部组织，出现前房积脓，瞳孔缩小，虹膜后粘连，晶状体混浊，甚或眼珠萎缩等症。病至后期可形成角膜白斑，或有新生血管长入，严重影响视力。愈后可发生睑球粘连。

（三）诊断与鉴别诊断

1. 诊断要点

（1）有明确的化学物质与眼部接触史。

（2）眼部刺痛，畏光流泪，视力下降。

（3）可出现结膜充血或睫状充血，角膜混浊或坏死等症。

2. 鉴别诊断　酸性损伤与碱性损伤的鉴别主要根据病史。其临床表现的区别是：酸性损伤的创面边界清楚且浅，可不扩大加深，坏死组织容易分离脱落，眼内组织反应较小而轻；碱性损伤的创面边界不清且较深，易扩大加深，坏死组织不易分离，眼内组织反应重，易引起瞳孔缩小，虹膜后粘连，晶状体混浊及继发性青光眼等。

（四）治疗

1. 中医治疗　以清热解毒、凉血散瘀为主，方用黄连解毒汤（《外台秘要》）合犀角地黄汤（《备急千金要方》）加减。组成：黄连、黄柏、黄芩、栀子、犀角、熟地黄、赤芍、牡丹皮。每日1剂，水煎，分2次温服。后期可加木贼、密蒙花、青葙子以退翳明目；若见葡萄膜炎等变证者可参照有关章节论治。

2. 西医治疗　本病治疗的关键在于急救冲洗，以彻底清除化学物质、减轻眼部组织损伤、预防并发症、提高视力为原则。

（1）急救冲洗：最迫切和有效的急救措施是伤后立即就地用清水彻底冲洗，冲洗越迅速、彻底，预后越好。最好就地用氯化钠注射液或自来水冲洗；若条件不具备，也可用其他清洁干净水冲洗；或让患者将眼部浸于水中，反复开合眼睑。应注意充分暴露穹窿部结膜，冲洗清除残余的化学物质。

（2）中和冲洗：在急救处理后可进行中和冲洗。若为酸性伤，可用2%～3%碳酸氢钠液冲洗；碱性伤用3%硼酸液冲洗；石灰致伤用3.7%依地酸二钠液冲洗。

（3）创面清创处理：在眼部彻底冲洗后即进行适当的创面清创处理，清除颗粒样物质和失活的眼表组织，并进行抗感染治疗。

（4）药物治疗：早期用1%阿托品每日散瞳。局部和全身应用抗生素控制感染。用糖皮质激素，以抑制炎症反应和新生血管形成。但在伤后2～3周内，角膜有溶解倾向时应停用。维生素C可抑制胶原酶，促进角膜胶原合成，可全身及局部大量应用，在伤后做结膜下注射，效果较好。为防止角膜穿孔，可滴用2%枸橼酸钠；或2.5%～5%半胱氨酸等胶原抑制剂点眼。也可点用自家血清、纤维连接蛋白等，有一定的疗效。

（5）手术治疗：病变中期应清除坏死组织，防止睑球粘连。如果球结膜有广泛坏死，或角膜上皮坏死，可做早期切除。若在2周内出现角膜溶解变薄，需行全角膜板层移植术，并保留植片的角膜缘上皮，以挽救眼球。也可作羊膜移植术，口腔黏膜或对侧球结膜移植术。每次换药时用玻璃棒分离或安放隔膜防止睑球粘连。后期针对并发症进行治疗，如手术矫正睑外翻、睑球粘连分离治疗法或增视性角膜移植术等。若出现继发性青光眼时，应用药物降低眼压，或行其他抗青光眼手术。

（五）研究进展

对于眼表化学性烧伤主要以预防为主，一旦发生眼表化学性烧伤第一时间应及时清洗患眼，冲洗进入眼内的化学物质。席兴华等通过临床观察发现对严重角、结膜碱性化学伤眼早期进行板层角膜联合羊膜移植，可有效地清除坏死的角、结膜组织和炎症细胞，减少和防止并发症发生，改善患者的预后。周宏健等亦通过低温保存羊膜联合干细胞全角膜板层移植治疗眼化学伤患者能有效修复眼化学伤表面病变结构，重建眼球表面而获理想的临床疗效。扶城宾等证实通过100％自体血清治疗眼化学伤持续性角膜上皮缺损安全、有效，可促进角膜上皮缺损修复，减少并发症。而龙崇德等通过实验研究证实以羊膜为载体培养胚胎干细胞移植到早期严重眼化学伤的眼表，ES细胞诱导分化为角膜上皮样细胞。ES细胞联合羊膜移植能抑制角膜新生血管、减轻炎症反应、减少角膜溃疡穿孔。钟小艺通过临床观察发现羊膜移植术联合高浓度自体血清治疗早期严重眼化学伤，能显著提高患者的植片存活率，改善患者术后视力恢复。陆依等通过临床观察亦发现早期羊膜移植对于恢复视力，重建眼表，降低伤后并发症具有明显疗效。张伟等则是通过羊膜移植联合亲水性角膜接触镜治疗各种早期眼烧伤安全、有效。

（六）预防与调摄

1. 建立健全规章制度，加强防护措施，避免发生化学性眼损伤。

2. 少食辛辣刺激性食品，注意眼部卫生。

（七）预后与转归

本病为眼科急重症，其病情的轻重和预后与化学物质的性质、浓度、量的多少，以及与眼接触时间的长短、急救措施是否恰当等因素有关。

第二节　放射性眼表损伤

放射性眼表损伤（radiation injury）又称电光性眼炎（electric opthalmia）或雪盲，指电磁波谱中各种射线直接照射眼部造成的损害如微波、各种光线及放射线等，均会引起不同程度的损伤。其作用原理可分为物理的热作用，如红外线、微波损害；化学的光化学作用，如紫外线损害；电离的生物作用，如X线、γ射线、镭、中子流等损害。本节重点介绍紫外线造成的辐射性眼损伤，其病变的轻重与紫外线的强度、照射时间的长短以及与接受紫外线的距离有关。症状一般持续6～8小时，在1～2日内逐渐消失。本病中医学称"辐射伤目"。

（一）病因与分类

1. 中医病因病机　本病病名古代医籍文献并无确切记载，现代中医学将其定名为"辐射伤目"。眼被紫外线照射后，可引起眼睑、结膜、角膜浅层病变。其病症似风火之邪外袭，猝然伤目之患。

2. 西医病因及发病机制　电焊、高原、雪地及水面反光可造成眼部紫外线损伤，紫外线对组织有光化学作用，使蛋白质凝固变性，角膜上皮坏死脱落。

（二）临床表现

1. 症状　受紫外线照射后，经过一定的潜伏期（最短半小时，最长不超过24小时，一般为3～8小时）而出现症状。轻者眼部不适，畏光流泪，灼热疼痛；重者眼内剧痛，睑肿难睁，畏光流泪，视物模糊，或有虹视、闪光幻觉等。

2. 体征　眼睑红肿或有小红斑，瘙痒难睁，结膜混合充血、角膜上皮点状脱落，荧光素钠染色呈点状着色，部分患者可见瞳孔缩小。

（三）诊断与鉴别诊断

1. 有接受紫外线照射病史。潜伏期一般为 3～8 小时，不超过 24 小时。

2. 眼部异物感、畏光、流泪、剧烈疼痛。

3. 眼睑痉挛，结膜混合充血、水肿，角膜上皮点状脱落，荧光素钠染色呈点状着色。

（四）治疗

发作时应以止痛为主，主要依靠自身组织的修复。

1. 中医治疗

（1）辨证论治：

1）病之初期：多为风火外袭，猝犯于目所致，故以祛风清热、退翳止痛之法治之，方选新制柴连汤（《眼科纂要》）加减：柴胡、黄连、黄芩、赤芍、栀子、龙胆、木通、荆芥、防风、甘草。可加蝉蜕、木贼以散翳明目。

2）病之后期：多为风火伤津耗液，津液不能上荣于目，故以养阴退翳明目之法治之，方选消翳汤（《眼科纂要》）加减：木贼、密蒙花、当归尾、生地黄、蔓荆子、枳壳、川芎、柴胡、荆芥、防风、甘草。若白睛红赤未尽者，可加菊花、黄芩以清解余邪。

（2）外治：可用新鲜人乳频滴患眼。

2. 西医治疗

（1）点用抗生素滴眼液或眼药膏，以防感染。眼睑有水疱者亦可用眼膏外涂。同时滴用促进角膜上皮愈合的滴眼液或眼用凝胶。

（2）剧烈疼痛者，可滴用 0.25%～0.5% 地卡因滴眼液，但不宜多滴。

（3）局部冷敷可止痛。

（五）研究进展

对于电光性眼炎的治疗，目前主要从止痛、促进角膜修复和预防感染 3 个方面着手。对于止痛，目前临床主要采用低浓度麻醉药局部使用。如陈向东等在预防感染的基础上通过布比卡因球结膜下注射治疗重症电光性眼炎取得良好的疗效。简彪等使用 0.1% 肾上腺素滴眼治疗电光性眼炎效疗确切，且不影响角膜上皮愈合，无发生过敏反应的风险。耿丽娜通过将 2% 利多卡因注射液和 0.1% 盐酸肾上腺素注射液按照 9:1 比例配制成滴眼液，取得较好的疗效。董家旺等通过以蜂蜜配伍普鲁卡因、麻黄素等制成防治灵滴眼液，取得较好的疗效。此外，王凯等也以蜂蜜、氯霉素、盐酸丁卡因、盐酸麻黄碱等配制成复方蜂蜜滴眼液治疗本病总有效率达 100%，说明蜂蜜对本病具有较好的疗效。

中医治疗通常采用穴位放血或中药外敷等方法。如姜德全等采用耳尖放血治疗，取得良效。王远华通过双侧商阳、太阳点刺放血加真空火罐吸拔配合乳汁点眼（新鲜乳汁加炉甘石粉、冰片粉少许）取得了良效。孙跃进用王不留行贴压双侧神门、肾、肝、眼等耳穴，对眼痛较剧不能忍受者，加行双侧睛明穴注射利多卡因 0.5 mL 治疗亦取得很好的疗效。舒正文用 95% 乙醇 500 mL，红花 10 g，防风、白芷各 30 g 制成的红防醇液湿敷治疗电光性眼炎 108 例取得较好的疗效。巴景斌等采用鸡屎藤 15 g，红花 5 g，冰片 1 g 组成的中药浓缩液冷敷治疗电光性眼炎 61 例亦取得了良效。

（六）预防与调摄

1. 焊接操作者和 10 m 范围以内的工作人员应戴防护面罩，车间可用吸收紫外线的涂料粉刷墙壁。

2. 在雪地、冰川、沙漠、海面作业的人员工作时应戴好防护眼镜。

（七）预后与转归

本病病情的轻重与紫外线照射时间的长短有关，治疗以预防感染、止痛和促进角膜上皮修复为主，预后较好。

第三节　药物性眼表损伤

药物通过抑制或杀灭侵入机体的病原，阻断疾病的发生和发展，修复调节机体的生理功能等，以达到治疗疾病的目的。除此目的之外，药物对于机体来说都是多余和有害的。药物有害的一面表现为机体对其产生的毒副反应。在治疗眼病时，除了全身用药之外，局部用药包括眼药水、眼膏或直接药物局部组织内注射等，是目前最广泛采用的用药途径。与全身药物的毒副反应相比较，眼科局部用药产生的眼部毒副反应有其作用机制和临床表现的特殊性，识别眼科局部用药毒副反应的临床表现，提高对临床合理用药的认识，避免和治疗毒副反应诱发的眼科疾病，是目前临床眼科医师面临的一个紧迫的问题。本节主要介绍眼科局部用药的毒副反应所诱发的眼表损伤。

中医学中无药物性眼表损伤的病名，但散见于相关章节中如"风赤疮痍"、"目痒症"等。

（一）病因与分类

1. 中医病因病机　药物作用于人眼，致睛珠营卫气血运行异常，药邪乘机侵入人体而致病。临床根据药物属性及致病后的临床表现不同，主要分为风热性和湿热性药邪两种。风热性药邪引起者，以眼红肿、痒、痛为主；湿热性药邪引起者，以眼红肿，起水泡，刺痛，眵泪多为主。

2. 西医病因及发病机制　能引起眼表损伤的药物有眼局部应用的抗生素、局部麻醉药、阿托品、毛果芸香碱等制剂。眼药除了药物本身具有毒性之外，在制作过程中为了稳定药物的性能或较长时间不被外界微生物污染，绝大部分眼药多含有添加剂或防腐剂。因此，眼药的毒副作用可由药物本身引起也可由其所含的添加剂（主要是防腐剂）引起。研究表明，防腐剂的毒性有时较药物本身还要大。

眼药及防腐剂的毒副反应主要通过下列机制对角结膜的细胞和组织造成损害：①破坏泪膜稳定性或直接损害对泪膜稳定性起重要作用的上皮细胞微绒毛；②破坏上皮细胞之间的紧密连接；③抑制细胞的有丝分裂；④促使结膜下的淋巴细胞向浆细胞转化和聚集；⑤药物作为半抗原与上皮基底膜结合，通过免疫反应机制诱发抗原抗体复合物反应；⑥药物作为全抗原诱发过敏反应。

（二）临床表现

1. 症状　早期仅表现为眼部不适，如易疲劳、异物感、烧灼感等，随着药物毒性的加重表现为明显的眼痒、异物感、畏光、流泪、眼痛，伴有水样或轻度黏液性分泌物。

2. 体征　眼睑皮肤出现荨麻疹和水肿，结膜混合性充血水肿，乳头、滤泡增生。

3. 并发症　严重者可导致瘢痕形成，角膜上皮呈弥漫性的点状或斑点状缺损，甚至出现角膜后沉淀物、前房积脓、溃疡及穿孔等。

（三）诊断与鉴别诊断

1. 诊断要点

（1）有长期频繁滴用多种滴眼剂史。

（2）患眼有明显的眼痒、异物感、畏光、流泪、眼痛等症状。

（3）眼睑皮肤出现荨麻疹和水肿，结膜混合性充血水肿，乳头、滤泡增生，甚至瘢痕形成，角膜上皮缺损。

2. 鉴别诊断　本病主要与细菌性结膜炎相鉴别。细菌性结膜炎是由细菌感染引起，两者均可出现眼痒、异物感、畏光、流泪、眼痛以及结膜充血等症状。但本病具有长期频繁滴用多种滴眼剂史，此为两者主要鉴别点。

（四）治疗

1. 中医治疗

（1）辨证论治：

1）风热外袭证：

a. 证候：眼睑红赤，出现丘疹，水疱，刺痒，灼热畏光，分泌物少，黏稠如丝，睑结膜充血，水肿，或破溃流水，球结膜充血，睑结膜可有乳头、滤泡；舌红，苔薄黄，脉浮数。

b. 治法：祛风止痒，清热解毒。

c. 方药：羌活胜风汤（《原机启微》）加减。组成：羌活、独活、柴胡、白芷、防风、桔梗、前胡、荆芥、薄荷、川芎、黄芩、白术、枳壳、甘草。每日 1 剂，水煎，分 2 次温服。

d. 加减：常加金银花、连翘、紫花地丁加强清热解毒之功。

2）湿热壅盛证：

a. 证候：眼睑红肿，痛痒，疱疹脓疱溃疡；兼有胸闷纳呆，大便干结；舌红苔白腻或黄腻，脉滑数。

b. 治法：清热除湿，祛风止痒。

c. 方药：加减四物汤（《医宗金鉴》）加减。组成：生地黄、当归、赤芍、川芎、苦参、牛蒡子、薄荷、荆芥、防风、天花粉、连翘。或除湿汤（《眼科纂要》）加减：连翘、滑石、车前子、枳壳、黄芩、黄连、木通、陈皮、荆芥、防风、茯苓。每日 1 剂，水煎，分 2 次温服。

d. 加减：可加土茯苓、苦参、金银花、蒲公英等加强清热解毒除湿之功。

2. 西医治疗　立即停用所有正在使用的眼科局部用药。使用不含防腐剂的、能促进角膜上皮修复的人工泪液。若眼部炎症明显，畏光、流泪严重，尤其当出现眼睑水肿和结膜高度充血时，低浓度激素的局部使用将使非特异性的炎症反应得到抑制，有利于角膜上皮的修复。若药物毒性已导致角膜溃疡，应涂敷不含防腐剂的抗生素眼膏，并进行单眼纱布包扎，必要时，可口服少量激素，并进行严密的临床观察。眼睑过敏症状严重时，配合全身使用抗过敏药物治疗。

（五）研究进展

目前对于药物性眼表损伤，轻症患者在停用药物后，可以使用促进角膜上皮修复的药物，如碱性成纤维细胞生长因子滴眼液、重组人表皮生长因子滴眼液等。如果角膜损伤严重时，可进行羊膜移植甚或板层角膜移植等以修复角膜。

（六）预防与调摄

1. 本病的关键在于预防，在诊断不明时避免随意乱用和滥用药物。

2. 避免不规范配制的各类眼药或过期药物的临床使用。

3. 治疗过程中饮食宜清淡，避免肥甘厚味之品。

（七）预后与转归

当出现眼表药物损害时，应及时停用所有正在使用的眼药，积极应用不含防腐剂的人工泪液及角膜修复剂，一般对视力影响较小，预后较好。

参考文献

[1] 朱秀兰，乌日娜，孙玉生. 加味四物汤联合西药治疗眼钝挫伤后低眼压 [J]. 中国中医眼科杂志，1995，5（4）：240.

[2] 李丽. 桃红四物汤加减辅助治疗对 VEP 异常眼钝挫伤患者的影响 [J]. 中国中医药科技，2018，25（6）：858 - 859.

[3] 陈在根. 中西医结合治疗视网膜震荡 48 例 [J]. 辽宁中医杂志，2005，32（7）：698 - 699.

[4] 孙玉凤. 中西医结合治疗眼钝挫伤致前房出血 20 例 [J]. 河北中西医结合杂志，1997，6（3）：419 - 420.

[5] 罗向霞. 中药治疗挫伤前房出血临床体会 [J]. 实用中西医结合临床，2003，3（2）：36.

[6] 孟辉，杨来庆，张红顺. 中药离子导入治疗眼钝挫伤的护理观察 [J]. 河北中医，2014，36（8）：1244 - 1245.

[7] 卓卫，徐和平，杨兰翎，等. 604 例眼球穿通伤患者眼内取材标本病原菌分布及药敏试验结果分析 [J]. 国际检验医学杂志，2012，33（9）：1049 - 1052.

[8] 李婷，孙万邦，尹峥，等. 血清 Th1、Th2 亚群细胞因子在眼球穿通伤患者治疗前后的临床观察 [J]. 临床眼科杂志，2017，25（1）：12 - 14.

［9］ 林育华，招志毅. 玻璃体腔注射万古霉素和蛇毒降纤酶治疗兔眼球穿通伤并发症的效果［J］. 国际眼科杂志，2010，10（10）：1882-1884.

［10］ 李婕，季苏娟，洪艺洋，等. 23G 微创玻璃体切割术治疗眼球穿通伤伴球内异物的临床疗效分析［J］. 中西医结合心血管病杂志，2018，6（23）：1-3.

［11］ 黄玉娟，孔祥斌，梁康福. 23G 玻璃体切除术治疗金属异物致眼球穿通伤的疗效及预后［J］. 国际眼科杂志，2018，18（8）：1537-1540.

［12］ 赵俊生. 王不留行散加减结合常规西医疗法治疗眼球穿通伤术后 30 例［J］. 中医药导报，2013，19（1）：107-108.

［13］ 张洪星，张红岩. 中西医结合治疗眼球穿通伤 2 例［J］. 中国中医眼科杂志，2006，16（2）：101-102.

［14］ 熊腊英. 中西医结合治疗眼球穿通伤 109 例体会［J］. 中西医结合眼科杂志，1993，3：158-159.

［15］ 侍广全，法逸颖. 中西医结合治疗眼球穿通伤后色素膜炎临床分析［J］. 中国中医眼科杂志，1995，5（3）：153-155.

［16］ 王三吉. 中西医结合治疗眼球穿通伤后玻璃体混浊 36 例体会［J］. 甘肃中医，2001，14（5）：18-19.

［17］ 席兴华，曹燕娜，唐罗生，等. 板层角膜联合羊膜移植治疗早期严重角结膜碱性化学伤［J］. 中南大学学报，2004，29（6）：704-706.

［18］ 周宏健，林赛萍，何光辉，等. 低温保存羊膜联合带干细胞全角膜板层移植治疗眼化学伤临床观察［J］. 中国实用眼科杂志，2003，21（10）：739-741.

［19］ 扶城宾，喻卫霞，邹志玲. 高浓度自体血清在眼化学伤持续性角膜上皮缺损治疗中的应用［J］. 国际眼科杂志，2013，13（3）：459-461.

［20］ 龙崇德，葛坚，高前应. 胚胎干细胞联合羊膜移植治疗早期严重眼化学伤的实验研究［J］. 中山大学学报，2005，26（2）：188-192.

［21］ 钟小艺. 羊膜移植术联合高浓度自体血清治疗早期严重眼化学伤的临床观察［J］. 中国医药科学，2017，7（12）：218-221.

［22］ 陆依，黄波，吴闵星，等. 新鲜羊膜移植治疗急性期眼化学伤的临床观察［J］. 国际眼科杂志，2016，16（10）：1967-1969.

［23］ 张伟，张静，张大传. 羊膜移植联合亲水性软性角膜接触镜治疗早期眼烧伤［J］. 实用防盲技术，2013，8（4）：156-158.

［24］ 陈向东，唐罗生，卜继普. 布比卡因球结膜下注射治疗重症电光性眼炎［J］. 眼外伤职业病杂志，2008，30（10）：791-792.

［25］ 简彪，张冉，仵晓燕. 0.1% 肾上腺素滴眼液治疗电光性眼炎临床疗效分析［J］. 现代医药卫生，2017，33（19）：3013-3015.

［26］ 耿丽娜. 电光性眼炎药物治疗配方 1 则［J］. 中国现代医药杂志，2008，10（10）：112.

［27］ 董家旺，周清保，钱涛. 防治灵滴眼液防治电光性眼炎的应甩研究［J］. 眼外伤职业眼病杂志，1996，18（3）：179-180.

［28］ 王凯，牛福喜，郭平华. 复方蜂蜜滴眼液治疗电光性眼炎 166 例［J］. 中国药业，2008，17（13）：78.

［29］ 姜德全，张斌，刘学洪. 耳尖放血治疗部队基层电光性眼炎应用举隅［J］. 按摩与康复医学，2019，10（5）：52-53.

［30］ 王远华. 放血配合乳汁点眼治疗电光性眼炎［J］. 天津中医药，2004，21（4）：310.

［31］ 孙跃进. 耳穴贴压加穴位注射治疗电光性眼炎［J］. 张家口医学院学报，1995，12（2）：39.

［32］ 舒正文. 红防醇液湿敷治疗电光性眼炎 108 例［J］. 中国医学创新，2009，12（6）：79.

［33］ 巴景斌，王晓航. 中药冷敷治疗电光性眼炎 61 例［J］. 中国中医药科技，2013，20（6）：672-673.

［34］ 杨培增，范先群. 眼科学［M］. 北京：人民卫生出版社，2018.

［35］ 彭清华. 中医眼科学［M］. 北京：中国中医药出版社，2016.

［36］ 彭清华. 中西医结合眼科学［M］. 北京：人民卫生出版社，2019.

［37］ 刘祖国. 眼表疾病学［M］. 北京：人民卫生出版社，2003.

第十八章　眼表肿瘤

眼表肿瘤指的是一大批生长在眼睑、泪腺和眼球表面的各种新生物，不一定都是真正意义上的良性或恶性肿瘤。眼表的这些新生物主要来源于先天性和获得性两大增生性病变。获得性病变按照其来源又可细分为眼表上皮性、色素性、血管性、纤维性、神经性、组织细胞性、黏液样的、肌（原）性的、脂肪瘤的、淋巴样、白血病性、转移性和继发性肿瘤；色素性肿瘤包括痣、种族性黑色素沉着、原发性获得性色素沉着、黑色素瘤和其他眼表新生物如黑色素沉着症和继发性色素沉着，最常见的非色素性肿瘤包括鳞状细胞癌和淋巴瘤。这些眼表肿瘤均有各自的临床和组织学特征。

第一节　眼睑肿瘤

眼睑良性肿瘤较为多见，大多数良性肿瘤起源于皮肤，包括了眼睑皮肤的各种结构，如表皮、真皮、附件（包括皮脂腺、外分泌汗腺）、相关色素细胞。随年龄的增长，发病趋势增加。良性眼睑肿瘤可为实性或囊性、单发或多发。某些眼睑良性肿瘤有恶性化趋势，如果眼睑病变外观发生改变，如大小增加、形状不规则或不对称，或出血，应立即活检。常见的眼睑良性肿瘤有色素痣、黄色瘤、皮样囊肿、眼睑血管瘤、乳头状瘤等。

眼睑恶性肿瘤中最常见的是基底细胞癌，占发病率的 95%，剩余的 5% 包括鳞状细胞癌、睑板腺癌和其他少见的肿瘤如 Merkel 细胞癌和汗腺的肿瘤。许多恶性肿瘤和良性肿瘤的外观相似，单从临床表象很难区分，高度可疑病例需要通过活检证实。常见的恶性肿瘤有基底细胞癌、鳞状细胞癌、睑板腺癌及黑色素瘤等。

治疗方法包括手术切除、冷冻治疗、放疗、化学治疗（简称化疗）。能够抑制致癌病毒复制、杀死正在增生的细胞、阻断血管生成或者阻断营养肿瘤的血管供应的药物也正在研究开发之中。手术切除时，切除边缘要冷冻切片证实肿瘤的切除是否彻底。治疗时除考虑肿瘤的预后外，还要考虑保护眼睑的功能和外观。

一、良性肿瘤

（一）色素痣（nevus）

1. 病因与分类　先天出性结构组织缺陷。

色素痣有 3 个来源：痣细胞、表皮黑色素细胞及真皮黑色素细胞。所有 3 种细胞均起源于神经嵴。表皮病灶或来源于痣细胞，或来源于黑色素细胞。真皮病灶仅起源于黑色素细胞。组织学可将色素痣分为以下几种类型：

（1）交界痣：来自表皮的深层，不侵犯真皮。

（2）真皮内痣：最常见，黑色素细胞存在于真皮内，呈不连续巢状分布或单层立方细胞。

（3）混合痣：有交界痣和真皮内痣的特征，可在表皮和真皮内发现痣细胞群落。

（4）蓝痣：来源于真皮深层的黑色素细胞，并在抵达表皮前滞留在真皮内。

（5）太田痣：眼部皮肤黑色素细胞增多症。

2. 临床表现　一般在出生时即存在，少数在青春期出现。婴儿时期生长较快，以后生长渐慢，至成年期逐渐静止，一部分尚可自行萎缩，极少数会演变成恶性黑色素瘤。发生在外眦部睑缘者较多。表面扁平或隆起，有黑色素，或有毛生长。在避免刺激影响下，罕有恶变。

（1）交界痣：扁平、色素斑疹、圆形或椭圆形，生长缓慢，直径可达 6 mm。

（2）真皮内痣：外观呈穹窿形、无蒂、疣状，或息肉状。某些病变中可见毛发。色素沉着范围的程度从肉色到浅棕色。

（3）混合痣：常累及大龄儿童及年轻成人。如果累及上下睑缘相同部分（镜像）称为 Kissing 痣。混合痣有发展为黑色素瘤的可能。

（4）蓝痣：蓝紫色丘疹或结节。无恶性化倾向。

（5）太田痣：（眼部皮肤黑色素细胞增多症）眼睑和眶周皮肤的淡蓝色污点。皮肤病变的恶性化极少见。脉络膜黑色素瘤发病率增多与之有关。

3. 诊断与鉴别诊断

（1）扁平或稍隆起，为棕黑色或深黑色肿块，可有毛发生长。经常刺激可发生恶变，此时痣迅速变大，见毛细血管扩张，甚至有出血倾向。

（2）在眦部，有时占上下睑各半，称为分裂痣。此胚胎期上下睑尚未分开之前即已形成。

（3）眼睑上颌部褐青痣（又称太田痣），常发生于出生时或稍晚，为淡褐色、青灰色至蓝褐色，无浸润的色素斑片。无自觉症状。

4. 治疗

（1）静止的色素痣无须治疗。

（2）迅速增大者应做彻底切除，并送病理检查。

（3）为美容可用激光及冷冻治疗，也可用艾灸。

（4）睑分裂痣可做整形治疗。

（二）黄色瘤

1. 病因　属脂肪代谢障碍性皮肤病。为结缔组织变成脂肪和色素沉淀所致。

2. 临床表现　本病多见于老年妇女。常见于双眼上睑或下睑内眦部，上睑者偏多，两侧呈对称性，扁平而又略隆出于皮肤表面，且与眶缘平行，生长缓慢，色黄。除睑部皮肤外，于身体他处同时可找到类似病灶，可多至数块。有时伴有糖尿病或胆固醇过多症。去除后不能防止再生。

3. 诊断与鉴别诊断

（1）发生在上睑或下睑近内眦部皮肤，常双侧对称，扁平，轻度隆起，色黄，上睑更为多见。

（2）无自觉症状，进展缓慢。

4. 治疗

（1）应注意饮食调配。

（2）为美容考虑，可行手术切除、冷冻、激光或 X 线放疗，但不能防止再生。

（3）肝素有促进脂肪代谢、消除血脂的作用，在无出血素质和不伴有凝血迟缓各种疾病的患者，可用肝素注射液，取 0.1 mL（含 625 u）注于黄色瘤的下方，每周 1 次，较小者注射 5～6 次，大者需 10 次左右，瘤的范围可缩小甚至消失。

（三）皮样囊肿

1. 病因　为先天发育异常。源于胚裂，出生时即存在。可见囊壁有毛囊、皮脂腺、汗腺，囊内有角蛋白、脂质、毛发等。

2. 临床表现　属眼睑上比较常见的先天性发育异常。婴儿时期生长缓慢。患者多为儿童。多见于上睑外侧，次为上睑内侧，也可发生在睑其他部位或眶内。囊肿为圆形或椭圆形，质软、隆起，位置深浅与大小不一，表面皮肤平滑正常，触之可移动，不与囊肿发生粘连。手术切除后，或因手术切除中未去净囊壁而有部分患者复发者。

3. 诊断与鉴别诊断

（1）诊断要点：

1）多在骨缝附近生长，多发于眶外上角，也见于眶内上角或眶内。

2）大小不一，初起时小，坚实如豌豆，逐渐长大，呈圆形或椭圆形，表面光滑，界限清楚，与皮肤不粘连，但与骨壁相连。

3）穿刺时，或可抽出酸臭、黄色如牛油样液体。

（2）鉴别诊断：皮样囊肿有时被误诊为脑膜膨出，其鉴别要点为脑膜膨出。①多发于眶内上角，固定于眶骨处不能移动；②有搏动；③压迫时肿物缩小；④必要时在绝对灭菌下用针刺探查，可见有清亮的脑脊液流出。

4. 治疗　手术切除。

（四）眼睑血管瘤（hemangioma of lid）

1. 病因与分类　属先天性畸形，多具有遗传特征。

血管瘤主要分为毛细血管型和海绵状血管型。前者为扩张的许多大小分化不全的毛细血管和内皮细胞组成，色紫红，常可发现少量炎症细胞浸润。后者病变多在真皮下或皮下组织内，由内皮细胞衬里，管壁有平滑肌的大血管腔组成，有明显的血栓形成和钙化，色蓝紫，质软，表面隆起。

2. 临床表现　睑血管瘤多见于儿童，好发于上睑部。由于其扩展或伴发其他部位血管瘤则表现不同的重后果。

（1）毛细血管型血管瘤：累及范围不一，或仅眼睑极小部位，或遮盖整个颜面，也有侵及第五颅神经各分支区。因所处位置深浅不同而呈现颜色不同，浅者呈鲜红色或淡紫色，少数深达真皮下则呈暗紫色或浅蓝色。形状扁平不隆出皮肤表面者，称为火焰痣或葡萄酒红痣；如在皮肤表面呈乳头样突起似草莓状者，称为草莓痣。有些经过数年后，逐渐被纤维组织代替而萎缩。

（2）海绵窦型血管瘤：为结节状或分叶状紫蓝色肿块，质软，有时略具弹性，指压后肿块变小，低头咳嗽或哭时可见增大，色亦变深。若为进行性发展可使上睑下垂，影响视功能。也有于幼年时被纤维组织代替而日渐萎缩者。

（3）Sturge-Weber综合征血管瘤：广泛地分布于三叉神经支配区内，合并同侧结膜、巩膜、脉络膜或视网膜毛细血管瘤，常引起同侧青光眼。伴有脑膜血管瘤者可有癫痫发作。颅内血管瘤可以发生钙化。

3. 诊断与鉴别诊断

（1）诊断要点：

1）毛细血管型血管瘤：①浅者为鲜红色，深者为浅蓝或暗紫色，或为扁平状（称火焰痣），或为隆起如草莓状（称为草莓痣），压之褪色；②出生即有，半岁内生长快，1岁后则生长缓慢，有些可于数年后逐渐被纤维组织代替而萎缩。

2）海绵窦型血管瘤：①位于真皮下层，为结节状或分叶状紫蓝色肿块，质软，指压后肿块变小；②低头、咳嗽或哭时肿块增大。

3）Sturge-Weber综合征：①分布于三叉神经支配区，伴有该侧结膜、巩膜、脉络膜或视网膜毛细血管瘤，同侧青光眼；②伴有脑膜血管瘤者可有癫痫发作，颅内血管瘤可以发生钙化。

（2）鉴别诊断：应注意是否还伴有眼眶、眼球、脑膜、脑部血管瘤的存在，而应做血管造影检查，以明确诊断。

4. 治疗

（1）发生于婴幼儿和青春期的血管瘤常能自行消退，治疗时应予考虑。

（2）毛细血管瘤可用冷冻治疗。对X线敏感者，也可用^{90}锶敷贴。

（3）海绵窦型血管瘤宜用手术切除。

（五）乳头状瘤（papilloma）

1. 病因　本病为病毒感染所致。病毒刺激皮肤 Malpighi 层，使之增生而形成，呈小叶状，小叶间有中隔分开。

2. 临床表现　本病多位于睑缘，呈粉红色或灰色圆形小肿块，其中央凹陷似脐，因有传染性，故每发现数瘤群集于眼睑，挤压该瘤时有颗粒状分泌物自凹陷处流出，且常伴有结膜炎或角膜炎，去除肿瘤后炎症便会消退。然而有些隐蔽于睫毛行列间是很小的病变，病程缓慢，可数月无症状，有时亦可自行消退。

3. 诊断与鉴别诊断

（1）多位于睑缘，呈粉红色或灰色圆形小肿块，其中央凹陷似脐。常数瘤群集于眼睑。

（2）常伴有结膜炎或角膜炎，摘除肿瘤后炎症便会消退。

4. 治疗　用小尖刀将软疣挑破，排出内容物，用碘酊或硝酸银棒涂抹。

二、恶性肿瘤

（一）基底细胞癌

基底细胞癌（basal cell carcinoma）是累及眼附属器最常见的恶性肿瘤，约占眼睑恶性肿瘤的90%及眼睑肿瘤的29%。基底细胞癌转移的发生率估计低于0.1%。最常转移的部位是局部淋巴结，其次是肺、骨、皮肤、肝、脾及肾上腺。发生转移后平均存活时间为1.6年。

1. 病因　可能与眼睑皮肤较薄、暴露较多、容易受到慢性损伤有关。光化学损伤是基底细胞癌发生中最重要的罹患因素，其中290～320 nm（UVB）紫外线皮肤致癌作用最强。其他如常接触致癌物质如沥青等，或戴眼镜者的眼镜框对鼻梁眼睑间皮肤所造成的刺激，又如烧伤瘢痕、寻常狼疮、乳头状瘤，老年角化病等原有损害有可能成为其诱因。

基底细胞癌是由小的、形状规则细胞组成的坚固小叶构成，细胞嗜碱性，胞质缺乏，呈巢状排列。细胞小，核着色深，细胞呈圆柱多角形，核染质网十分丰富。基底膜破裂是其恶性的主要特征。癌巢呈分支状或棒杵状，向下浸润较浅，且到同一平面为止。另有较罕见的癌细胞含大量色素，为色素性基底细胞癌。

2. 临床表现　此癌占眼睑恶性肿瘤的大多数，多见于老年人，好发于下睑（50%～60%）及内眦（25%～30%），其次为上睑（15%）和外眦（5%）。病程长，发展慢，无疼痛不适。病变初起为一轻度隆起，半透明，珍珠样小硬结，周围血管曲张，表面覆有痂皮鳞屑，肿瘤前部可超出其血液供应过度生长，数周或数月后，其表面所覆的痂皮脱落后，中央部呈现溃疡，并逐渐扩大，称为蚕蚀性溃疡。溃疡边缘隆起内卷，外观呈火山口状，上有毛细血管及痂皮，揭之易出血。溃疡表面如合并感染或反复性出血，则有血性脓痂，去痂后溃疡底部见有粗糙不平的硬性肉芽组织。常有黑色素，发展缓慢，不觉疼痛，数年后才扩展到深部，破坏睑、眶及颜面组织，极少累及淋巴结。如骨组织已受累或癌组织已侵入颅内，治疗效果较差或可致死亡，但经过及时治疗的基底细胞癌，预后较好。

3. 诊断与鉴别诊断

（1）诊断要点：

1）常见于老年人，多发生于下睑内眦部皮肤与黏膜交界处。

2）开始为浅黄色或淡灰色蜡样小结节，数周或数月后中央部凹陷，表面出现溃疡，边缘内卷。溃疡基底浅、坚硬、粗糙不平呈颗粒状，或呈肉芽状及菜花状，常有色素沉积。

3）病程漫长，无疼感。合并感染或反复出血可有脓痂或血痂。

4）一般不累及邻近的淋巴结，也不向远处移行。

5）晚期溃疡扩展到深部，可破坏眼睑、眼球、眼眶及颜面的软组织或骨。

（2）鉴别诊断：

1）眼睑基底细胞癌与黑痣及黑色素瘤相鉴别：眼睑基底细胞癌在典型溃疡尚未形成前的早期病例，有色素者易被误诊为黑痣或黑色素瘤。

2）眼睑基底细胞癌与鳞状细胞癌或恶性黑色素瘤相鉴别：当不适当处理或受过外伤的眼睑基底细胞癌病变迅速增大，从而失去侵蚀性溃疡的一般临床表现时，其感染则可引起反复出血和剧烈疼痛，以及局部淋巴结的炎症性肿大，临床外观和鳞状细胞癌、恶性黑色素瘤相似者，应仔细鉴别。

上述鉴别诊断需要密切结合病史及细致了解不同发展阶段的病变特点和演变过程。对疑难病例，需要注意正确地进行活组织切片检查，才能最后确定诊断。

4. 治疗

（1）控制性病变切除＋眼睑成形是最常用和有效的方法，手术切除边缘组织的冷冻切片十分重要。

（2）本病对放射线敏感，多用于侵犯肿瘤较深，病理报告未切除干净，或肿瘤范围很大难以切除干净者。

（二）鳞状细胞癌

鳞状细胞癌（squamous cell carcinoma）是一种表皮角化细胞恶性新生物，占眼睑皮肤肿瘤的9％，是第二位常见眼睑恶性肿瘤。本病可直接或沿神经浸润眼眶，扩散至周围淋巴结及远端转移。

1. 病因　炎症或瘢痕损害为诱因，如眼睑热烧伤、放疗灼伤之后，或见于狼疮瘢痕、眼睑疣等。通常认为紫外线（290～320 nm及320～400 nm）对皮肤有致癌作用，紫外线通过直接损害DNA或损伤表皮内的朗汉斯巨细胞改变细胞免疫诱导皮肤癌变。光化学性角质病和Bowen病被认为是癌前病变，有潜在分化为浸润鳞状细胞癌的可能。

癌细胞呈巢状排列，其外面一层细胞排列较整齐；向内为许多杂乱无章的多角形细胞层；再向内细胞染色更红，有程度不等的角化，并见角化珠。该角化珠是由扁平的无细胞核的多角形细胞所构成，围绕着中央的角质心子，呈向心的分层排列。分化较低或非常低的鳞状细胞癌可无典型上皮珠形成，但在个别癌细胞却可见到细胞内角化现象。癌巢向下浸润，可在表皮附近，或达到眼睑皮下及眼肌深层组织内，向各个方向呈浸润性生长，并常波及神经外围的淋巴腔隙内，引起眼痛和头痛症状。其间质变异很大，可有纤维组织增生及硬变；在癌巢的进行性边缘有淋巴细胞、浆细胞及嗜伊红细胞浸润，在早期，淋巴细胞及浆细胞较多。

2. 临床表现　多发于老年人，男多于女，累及下眼睑较上眼睑多见，有睑缘受累的倾向，好发于睑缘皮肤黏膜移行处。发展快，侵袭性强。初起时呈疣状、结节状或乳头状，周围伴扩张的毛细血管，无任何不适症状。继则逐渐增大，成为菜花状。表面有溃疡，溃疡边缘饱满稍外翻。表面破溃出血常有继发感染，散发恶臭。晚期肿瘤向深部和邻近组织蔓延，破坏眼睑、眼球、眼眶等，以致达到颅内。早期虽不疼痛，但侵及眶上及眶下神经时则有剧烈疼痛。数年或十几年后，患者可死于恶病质、出血或继发感染引起的脑膜炎。该病虽可侵及淋巴结组织，但远处转移并不多见。

3. 诊断与鉴别诊断

（1）诊断要点：

1）多见于老年人，生于内眦部或睑缘其他部位。

2）早期为小结节状隆起，表面粗糙角化，以后形成溃疡，底深、高低不平，边缘隆起并轻度外翻，质硬。有的发展很快，表面呈乳头状或菜花状，表面出血常有继发感染，散发恶臭。

3）晚期病变向深部和邻近组织蔓延，并向肌肉、骨骼、局部淋巴结及全身转移。

（2）鉴别诊断：鳞状细胞癌与基底细胞癌及假上皮瘤增生症相鉴别（表18-1、表18-2）。

表18-1　　　　　　　　　　　　　　　鳞状细胞癌与基底细胞癌鉴别表

鉴别点	鳞状细胞癌	基底细胞癌
恶性程度	较高	较低
病程发展	病程较短，病变很快长成菜花样肿块	病程非常缓慢
溃疡形成	深浅不一，基底高低不平，边缘比较饱满，甚至外翻	硬底卷边，基底较浅而平，边缘参差不齐，而且明显内卷
含有色素量	因有大量角化物质，颜色一般不发黑，反而带白	含有色素，除色素瘤外，要优先考虑
转移	10％左右可转移到局部淋巴结	基本上不转移

表 18－2   **鳞状细胞癌与假上皮增生症鉴别表**

鉴别点	鳞状细胞癌	假上皮瘤增生症
向下增生的深度	比较深，多达到皮肤附件水平以下	较浅，一般不超过皮肤附件水平
在上皮细胞中	见不到	常被多形核白细胞所侵入，形成微型脓肿
非典型核分裂象及单个细胞角化现象	可以见到	缺如
在切片上细心寻找结核、真菌性肉芽肿的证据	不存在	存在

4. 治疗

（1）手术治疗为主，肿瘤范围小者可彻底切除并做病理检查，再行放疗。

（2）波及眼眶者应行眼眶内容剜出术，术后放疗；有淋巴结肿大者应摘除并做病理检查。

（三）皮脂腺癌

皮脂腺癌（sebaceous gland carcinoma）常起源于睑板腺和睫毛的皮脂腺。占所有眼睑肿瘤的 1％，眼睑恶性肿瘤的 5％。

1. 病因　系原发于睑板腺的恶性肿瘤，原因不明。

肉眼观该癌无真正包膜，质地坚硬，切面呈灰白色条纹状，布以黄白色斑点。其由大小不等的腺泡细胞组成，腺泡又被血管丰富的结缔组织所分隔；癌组织呈腺小叶样排列，癌细胞内能染出脂肪染色阳性物质；可分为分化型、鳞状细胞型、基底细胞型、腺型和梭形细胞型睑板腺癌。

2. 临床表现　多见于 50 岁以上的女性，好发于上睑，多数发展较慢，少数病例恶性程度高，发展快，易转移。起自睑板腺者，初起时睑板面有一无痛性逐渐长大之小硬结，边缘清楚，表面皮肤完整，外观上难与睑板腺囊肿区分。但在发展到睑板组织以外时，局部可触到分叶样硬块，皮肤处血管略扩张，相应处的睑结膜充血，表面粗糙，可有黄白色豆腐渣样斑块状物，引起溃疡，向眶内侵犯，使眼球突出，还可有局部淋巴结和内脏转移。本病早期即可转移。分化型者发展缓慢，很少转移；鳞状细胞型者，发展较快，且转移率也高。主要转移到局部淋巴结，极少数可转移到肝脏；基底细胞型及腺型者也易转移；梭形细胞型属于较不分化的一种类型，较少转移。

晚期可侵犯眼眶，发生耳前或颌下淋巴结转移。10％～20％的患者可局部复发，15％～25％的患者发生远处转移，肿瘤相关的死亡率为 10％。

3. 诊断与鉴别诊断

（1）诊断要点：

1）早期，形态与睑板腺囊肿相似，在眼睑皮下可摸到质地硬、无痛、与皮肤不粘连的结节，多见于上睑。

2）早期生长缓慢，以后可穿破睑表面，为黄白色分叶状结节，随之形成溃疡。

3）继发感染时可反复出血，也可向眶内发展，还可向局部淋巴结和内脏转移。

（2）鉴别诊断：睑板腺癌在临床上主要需与睑板腺囊肿、眼睑鳞状细胞癌和眼睑基底细胞癌相鉴别（表 18－3、表 18－4、表 18－5）。

4. 治疗　该型肿瘤对放疗不敏感，主要治疗方案为手术彻底切除联合眼睑成形，病变广泛者需行眶内容剜除和淋巴结清除。病程超过 6 个月，广泛的肿瘤转移和浸润以及不完全切除是预后不良的提示。

（四）恶性黑色素瘤（malignant melanoma）

眼睑的恶性黑色素瘤分型同皮肤的黑色素瘤：表浅扩散性黑色素瘤、小痣恶性黑色素瘤、结节性黑色素瘤，并不是所有的恶性黑色素瘤都有色素沉着，大多数眼睑皮肤的色素病灶并非恶性，确诊有赖于活检。黑色素瘤的预后取决于肿瘤侵犯的程度和肿瘤的厚度。厚度＜0.76 mm 的肿瘤很少转移。

表 18-3　　　　　　　　　　　　　　　　睑板腺癌与睑板腺囊肿鉴别表

鉴别点	睑板腺癌	睑板腺囊肿
年龄	老年多见，最好将切出的内容物送做病理检查	青年多见
病变位置	睑缘受累者多见	多离睑缘较远
睑结膜表面病变形态	比较粗糙，有时能见到黄白色斑点	虽可稍有充血，但一般较光滑
病变内容物	切开时见内包质地硬而脆的黄白色肿瘤组织。自行穿破后，见表面粗糙的乳头瘤样肿物	切开时见内包一种胶冻样内容物。如有继发性感染和液化，则有灰黄色液体从切口溢出。自行穿破后，可形成息肉样的肉芽组织

表 18-4　　　　　　　　　　　　　鳞状细胞型睑板腺癌与眼睑鳞状细胞癌鉴别表

鉴别点	鳞状细胞型睑板腺癌	眼睑鳞状细胞癌
性别	女性较多	男性明显多
年龄	平均年龄在 60 岁以上	平均年龄低于 60 岁
病变位置	好发于上睑，位置较深	多发生于下睑，位置起自皮肤表面而一般都较表浅
病变形态		
早期	非常似睑板腺囊肿	在皮肤表面似痣或乳头状瘤
晚期	在眼睑皮下形成核桃样分叶的坚硬肿块	形成菜花样肿块或典型的溃疡
转移的发生率	60%	10%

表 18-5　　　　　　　　　　　　　　睑板腺癌与眼睑基底细胞癌鉴别表

鉴别点	睑板腺癌	眼睑基底细胞癌
性别	女性多	男女略相近
病变位置	病变较深，在皮肤与睑结膜之间	多起源于皮肤表面，病变位置较浅
病变形态		
早期	似睑板腺囊肿	似痣或囊肿
晚期	在皮下形成核桃状分叶的硬块，溃破后有黄白色癌组织暴露	形成硬底卷边的典型侵蚀性溃疡

1. 病因　真正原因不详。外伤、各种外来刺激或许是其诱发因素。

在真皮内具有浸润性生长，特别是看到血管内、淋巴管内或神经外围有瘤细胞浸润者。组织学上表皮真皮交界处细胞性质紊乱，细胞浆和细胞核异常，有明显的非典型核分裂象以及表皮有溃疡趋势；或表皮无溃疡，而真皮可见炎症反应。

2. 临床表现　以老年人居多。多发生于内外眦部睑缘处。初起时外观上很似色素痣，渐渐增大而成为明显的色素结节，其周围有很小的色素损害，有血管形成和炎症反应，且往往形成溃疡，患者有瘙痒感，接触肿瘤易引起出血。肿瘤亦可发展成为巨大肿块或菜花样。一般局部疼痛不明显。病程长短不一。早期即可出现转移，发生耳前淋巴结肿大，可转移至肝脏而死亡。本病恶性程度高，容易广泛转移。其生物行为却有较大的变异性。病变可以多年静止，或仅缓缓增大；亦可很快增大溃破，并在短期内转移。可以在转移至局部淋巴结后却迟至许多年才转移到全身；也可能原发病灶很小，外观上恶变表现不显著时，却已转移到内脏。

3. 诊断与鉴别诊断

(1) 诊断要点：

1) 初起时为黑色素结节，结节外围可有卫星状小结节和弥散色素，病变区血管充盈。

2) 表面发生溃疡者可有出血，或可发展成为巨大肿块及菜花样。局部疼痛不明显，病程长短不一。

3) 可引起淋巴结和肝脏等转移。

(2) 鉴别诊断：与色素痣相鉴别（表18-6）。

表 18-6　　　　　　　　　　　　　恶性黑色素瘤与色素痣鉴别表

鉴别点	恶性黑色素瘤	色素痣
年龄	偏大，平均60岁以上	一般出生时即有
病变外观	表面比较粗糙，颜色很浅或不含色素，有时长有毛发，表面每有溃疡形成，无故流水出血	表面比较光滑，颜色可以很深，浓淡不一，分布很不均匀
病变质地	质地硬而脆	质地软而韧

4. 治疗

(1) 将病变组织彻底切除并做病理检查，术后加用化疗。

(2) 病变波及眼睑结膜或球结膜者，应行眶内容剜出术。

第二节　泪腺肿瘤

泪腺肿瘤少见，其中混合瘤为多，恶性程度较高的有圆柱瘤。

一、混合瘤

因肿瘤组织起源于不同生发层，称为混合瘤。

（一）病因与分类

病因不明，是由上皮成分化生而成。

以上皮细胞、圆柱细胞和遗留的腺基质同时存在为特征。腺基质遭到组织变形，有硬化型、软骨样型和黏液样型，结缔组织纤维与硬蛋白纤维相混杂，其细胞呈多形性。

（二）临床表现

多见于老年人。大多为良性。起病缓慢，患者无疼痛，早期可无症状，在发生眼球突出或移位时则有复视和视力轻度减退。眼球常向鼻下方突出，向上转及外转受限制。突眼严重时，能引起睑闭合不全、暴露性角膜炎或视盘视网膜水肿。在眶外上方扪到表面呈结节而质地坚硬且与皮肤和骨壁游离，与眼球无粘连的肿块。少有可能表面光滑而质地较软的肿块。眶X线检查，良性呈泪腺窝扩大和骨质增生。骨质破坏往往有恶性发生。本病良性者若手术顺利而能完整摘除，能明显控制病情并尽可能减少复发。恶性者预后差。

（三）诊断与鉴别诊断

1. 眼球突出鼻下方，有复视、视力轻度减退，向上转及外转受限。早期可无症状。

2. 在眶外上缘下方可摸到肿块。肿块表面多呈结节状，质地坚硬，良性者多无压痛。

3. 随肿块增大压迫眼球可出现屈光不正，视乳头视网膜水肿，晚期视神经萎缩、眼睑闭合不全及其他并发症。

4. 眶X线检查，良性呈泪腺窝扩大和骨质增生，恶性者往往有骨质破坏。

（四）治疗

手术务求彻底摘除，并送病理检查，必要时应行眶内容剜出术。

二、圆柱瘤

（一）病因

圆柱瘤是由泪腺导管上皮为起源的恶性肿瘤。

该肿瘤由成堆的小肿瘤细胞构成，或瘤细胞簇间有囊腔出现，其中含有黏液。在瘤细胞群的外缘，有高度胶原化如玻璃样变的基质围绕。

（二）临床表现

女性多见，多见于中青年。病程较短。患处疼痛常为患者就诊的主要症状。眼球突出、眼球运动受限和视力下降迅速出现。晚期时 X 线片可见泪腺窝扩大和虫蛀状骨质破坏。容易蔓延入颅内及转移到全身引起死亡。本病较混合瘤严重，也常向邻近及远端骨骼侵袭，经手术或放射治疗后易在原处复发，并可向颅内及肺、肝转移，引起死亡。术后复发率亦较高，亦有术后十余年才发生转移者。

（三）诊断与鉴别诊断

1. 诊断要点

（1）泪腺区疼痛。多见于中青年及女性。

（2）眼球突出、眼球运动障碍和视力减退可迅速出现。

（3）晚期时 X 线片见有泪腺窝扩大及骨质破坏明显。

（4）术后复发率高，容易蔓延人脑，引起全身性转移（包括肺、肝、骨骼）而死亡。

2. 鉴别诊断　圆柱瘤与混合瘤相鉴别圆柱瘤者可在其眶缘或眼睑皮下扪到有粘连的肿块，并有压痛；而混合瘤触之虽有肿块却无粘连及压痛情况。

（四）治疗

圆柱瘤应行眶内容剜出术。可行高压电及深部 X 线放射疗法，如经 1～2 次复发则对放射疗法产生耐受性。争取早期诊断，早期及时进行彻底治疗。

第三节　结膜肿瘤

常见的结膜良性肿瘤有结膜色素痣、结膜乳头状瘤、结膜囊肿、皮样脂肪瘤、浆细胞瘤、结膜血管瘤等。恶性肿瘤有恶性黑色素瘤。

一、良性肿瘤

（一）结膜色素痣（conjunctival nevi）

1. 病因　先天性结构组织缺陷，来源于神经外胚层的先天性良性错构瘤，极少恶变。

结膜痣由痣细胞或巢组成。1/3 的结膜黑色素痣缺乏色素，一半以上色素痣可见囊肿样上皮包涵体。

2. 临床表现　结膜痣多发于角膜缘附近及睑裂部的球结膜，呈不规则圆形，大小不等，境界清楚，稍隆起于结膜面。痣一般为黑色，色素深浅不一，有的为棕红色。痣内无血管。如痣体突然变大且表面粗糙、有血管长入者提示有恶变的可能。

3. 诊断与鉴别诊断

（1）诊断要点：位于角膜缘附近及睑裂部的球结膜，呈不规则圆形，大小不等，境界清楚，稍隆起于结膜面，生长多缓慢，少有血管长入。

（2）鉴别诊断：色素性结膜色素痣要和原发性或后天性结膜黑变病相鉴别，后者通常为单侧、不规则、扁平而弥散的色素沉着，有恶变趋势。

4. 治疗　一般无须治疗。如影响外观，可予以切除，但要注意彻底切除。切除时必须常规送病理检查，一旦发现恶变，应给予广泛的彻底切除，以免复发。

（二）结膜乳头状瘤

1. 病因　感染人乳头状瘤病毒（HPV）之 HPV-6、HPV-11、HPV-16 或者 HPV-18 亚型。乳头状瘤有覆盖以增殖上皮的结缔组织芯，上皮中度角化，偶有不规则生长。

2. 临床表现　常发生于角膜缘、泪阜及睑缘部位，瘤体色鲜红，呈肉样隆起。带蒂结膜乳头状瘤由多个小叶组成，外观平滑、有很多螺旋状的血管。宽基底部的乳头状瘤，表面不规则，有时会播散及角膜。

3. 诊断与鉴别诊断　组织活检可见 HPV。HPV-6 或 HPV-11 亚型可以诱发眼睑皮肤表皮细胞和血管增殖，形成寻常疣或者带柄的结膜乳头状瘤（conjunctival papilloma）。常常引起基底较宽的结膜病变。

4. 治疗　乳头状瘤手术切除后易复发，博来霉素局部注射可降低复发率。

（三）结膜囊肿

1. 病因　外伤、手术、慢性炎症刺激或副泪腺管阻塞引起，寄生虫亦可引起。

上述原因和刺激使结膜上皮细胞植入及向内生长到结膜下层，细胞在其中增生变性，形成囊肿；腺内分泌物不能排出致使瘀集而成；寄生虫结膜囊肿多见于猪囊尾蚴。

2. 临床表现

（1）由临床外伤或手术引起的上皮植入性者，囊壁菲薄，囊肿常固定在浅层巩膜表面而不移动，其中含透明液体，其周围常有轻度炎症反应。

（2）由长期慢性炎症刺激引起者，多见于上睑结膜上穹隆部。

（3）由副泪腺管阻塞引起者，囊肿体内含有黏液及上皮细胞碎片。常见于沙眼患者。多发生在上穹隆结膜。

（4）由寄生虫引起者，多为猪囊尾蚴。好发于近内眦部的下穹隆部结膜。囊肿呈圆形，可移动。

3. 诊断

（1）随囊肿增大可有异物感，长在球结膜的囊肿呈囊样透明隆起，囊肿常固定在巩膜上不动，周围可有轻度充血。

（2）由副泪腺管阻塞引起者，常发生于上穹隆结膜。

（3）猪囊尾蚴囊肿好发于内眦部的下穹隆部结膜，囊肿呈圆形，透过结膜有时可见到白色的虫头。身体其他部位详查亦可发现。

4. 治疗

（1）手术切除，注意取净囊壁。

（2）寄生虫性者在切开结膜后，即自行逸出。需要时应进行驱虫药治疗。

（四）结膜皮样瘤和皮样脂肪瘤

结膜皮样瘤（dermoid tumor）和皮样脂肪瘤（dermolipoma）是常见的先天性良性肿瘤。

1. 病因　先天性病变。

由纤维组织及脂肪组成。有时在表面上有皮样组织及毛囊，但无包膜。

2. 临床表现　皮样瘤常见于颞下角膜缘，表现为圆形、表面光滑的黄色隆起的肿物，其中常见有毛发。皮样脂肪瘤多见于颞上象限近外眦部的球结膜下，呈黄色、质软的光滑肿块。本病预后一般良好。

3. 诊断

（1）常在外眦部或上直肌与外直肌之间的结膜下见黄色、扁平的柔软肿物，不充血，无自觉症状。

（2）切开见脂肪组织，与眶脂肪相连续。

4. 治疗　一般无须治疗，如生长扩大影美观，可考虑部分切除，后部切除要谨慎，其与眶脂肪相连，手术可能会引起眼眶紊乱等并发症，这比原发病更严重。

（五）浆细胞瘤

1. 病因　并发于长期慢性沙眼。由聚集成堆的浆细胞所组成，其中有玻璃样或淀粉样变性，是慢性炎症产物，而非真正肿瘤。

2. 临床表现　该病变呈弥漫性生长，无明显界限，表面光滑，色泽较暗。多见于上睑及穹窿部结膜，使眼睑增厚，甚可侵及角膜，且较脆易碎。本病因面积广泛，难以一次全部切除。

3. 诊断

（1）发生于上下睑结膜、穹窿结膜、半月皱裂、泪阜，甚可侵及角膜。

（2）病变呈蜡黄色隆起，无血管，为形状不规则的肿块，侵及睑板使之睁眼困难。

（3）瘤组织较脆易碎。

4. 治疗　手术切除。

（六）结膜血管瘤（conjunctival angioma）

1. 病因　为先天性血管发育畸形病变。

毛细血管瘤为一团扩张的毛细血管，无明显界限；海绵状血管瘤为隆起的紫红色肿瘤，外有包囊，可为多叶，其中为互相交通的血液腔隙。

2. 临床表现　单纯发生于结膜者少见，外观可以为孤立的、团块状，或弥漫性扩张的海绵血管瘤。多发生在泪阜附近，常伴有眼睑、巩膜、眼肌或眼眶部血管瘤。在儿童时期有生长的趋势。某些可能伴发眼球、脑膜、脑部血管瘤而引起相应的严重后果。

3. 诊断　其由粗细不等弯曲的血管构成结膜下紫红色的肿块，有时可出血。

4. 治疗　手术切除或冷冻治疗。

二、恶性肿瘤

（一）恶性黑色素瘤

1. 病因　恶性黑色素瘤少见，多数起自后天原发性黑色瘤，一部分起自结膜色素痣，极少数起自正常结膜。其中一部分是结膜黑色素沉着病。外伤或各种外在刺激常被视为诱因。

2. 临床表现　多见于中老年人。肿瘤增长迅速，早期即可转移他处。瘤呈棕黑色隆起，色素浓，表面呈分叶状，与其他组织粘连牢固。瘤体周围结膜可见散在的大小不一的棕黑色素团块或色素小点。本病恶性程度高，早期易转移。

3. 诊断

（1）本病为棕黑色隆起，色素多，增大迅速，其周围有大小不一的棕黑色色素团块。

（2）瘤组织易出血，早期即可转移。

4. 治疗　应尽早手术切除。根据情况采取眼球摘除或眶内容剜除术，术后仍可能复发或转移，切除肿瘤后冷冻可以防止复发。放疗不一定能提高手术预后。

（二）结膜鳞状细胞癌

结膜鳞状细胞癌（squamous cells carcinoma）是一种比较常见的结膜恶性肿瘤。

1. 病因　鳞状上皮发育不良起源于角膜缘个别细胞的癌变。

病理组织学上肿瘤部位上皮细胞呈一致性增生，棘细胞为圆形或卵圆形，大小不一，有明显的极性紊乱和细胞核分裂象。肿瘤细胞局限于上皮内而不突破基底膜。另一重要特征是有奇异核的肿瘤细胞，核大而浓密，与正常细胞相比，癌细胞的胞核占据整个细胞的极大比例，胞质较少。也可呈现为几个核凝集在一起的多核瘤巨细胞，这种多形性巨核或多核细胞，可出现在上皮的各个水平肿瘤所在的上皮下有淋巴细胞浸润和新生血管。

有些增生的肿瘤细胞有明显核仁，胞质呈嗜伊红染色。新生血管多。肿瘤的表层有角化不全细胞，但可见完整的前弹力膜。

2. 临床表现　本病在临床上具有以下特征：大部分肿瘤起源于睑裂区角膜缘，男性更多见。缓慢增长的角膜缘半透明或胶冻状新生物，微微隆起，呈粉红色或霜白色，新生物表面布满"松针"或"发夹"样新生血管。少数病例可呈乳头状，是一种癌瘤血管翳。霜染状色调则系由上皮的不完全角化所致。

3. 诊断　多发生于睑裂区的角膜缘处、睑缘皮肤和结膜的交界处或内眦部泪阜等部位，很少见于结膜的非暴露区。一些肿瘤外观类似胬肉。大多数肿瘤呈胶质，上皮异常角化。肿瘤生长缓慢，但可向深部组织浸润，很少发生转移。

4. 治疗　彻底切除病灶是最佳的治疗方式，创面用黏膜、结膜或羊膜移植，角膜创面用板层角膜移植修复。切除不彻底肿瘤可复发，此时需行二次手术。冷冻可降低复发率。有报告用博来霉素于癌肿病灶区行球结膜下注射可使癌肿萎缩。若病变已侵犯眼睑或穹窿部无法彻底清除时，应考虑做眼眶内容物剜除术。

第四节　角膜肿瘤

一、角结膜皮样瘤

角结膜皮样瘤（comeal dermoid tumor）是一种类似肿瘤的先天性异常，肿物由纤维组织和脂肪组织构成，来自胚胎性皮肤，属典型的迷芽瘤。

1. 病因　为先天性迷芽瘤，或跨越角膜缘部的一种纤维脂肪瘤。

组织学显示角膜上皮肥厚，上皮增生，前弹力层消失，角膜基质中有排列紊乱的纤维束和空隙，且肿瘤有明显的血管形成。

2. 临床表现　该瘤出生就存在，约占儿童外眼肿瘤的1/5。一般无症状，其大小不一，常位于角巩膜颞下方，少数侵犯全角膜。外表色如皮肤，边界清楚，可有纤细的毛发存在。较大皮样瘤常可造成角膜散光，视力下降。中央部位的皮样瘤可造成患眼的弱视。Goldenhar综合征伴有上睑缺损、副耳或眼部其他异常。随年龄增长和眼球发育略有增大，尤以在外伤、刺激和青春期时，其生长速度可以加快。为良性肿瘤。

3. 诊断与鉴别诊断

（1）诊断要点：

1）见于角膜缘外下侧，为稍淡黄色或粉红色而微隆起的半圆形小肿物；增大可发展至角膜中央甚至整个角膜。

2）活检可见该组织中含有脂肪组织、毛囊、汗腺、皮脂腺等。肿物轻微高起，其边界清楚。

3）合并有耳异常者称为Goldenhar综合征。

（2）鉴别诊断：

1）较大的皮样瘤与Peters先天异常（后角膜缺损）相鉴别超声检查可查明眼前节的解剖结构及增厚的角膜，以区别Peters先天异常。

2）较大的皮样瘤与角膜葡萄肿相鉴别角膜葡萄肿透照法检查透光，而皮样瘤则不透光。

4. 治疗　角结膜皮样瘤无症状时不需治疗，增大时以手术切除为主，肿物切除联合板层角巩膜移植是最理想的手术方式。手术前后应及时验光配镜，对矫正视力不良者应配合弱视治疗，以期达到功能治愈。

二、上皮内上皮癌

上皮内上皮癌（intraepithelial epithelioma）又称角膜原位癌或Bowen病，是一种单眼发病且病程缓慢的上皮样良性肿瘤。

1. 病因　该瘤为角膜上皮层的基底细胞增生，较常发生在以前有过炎症、外伤或烧伤的眼上，也可发生在健康的角膜上。

多见有鳞状细胞癌，该细胞癌形成许多细胞柱，边缘为柱状细胞，其内为多角形细胞，中央的扁平细胞，可见有角化癌珠，有炎症细胞浸润，肿瘤内血管丰富。基底细胞癌占少数。

2. 临床表现 多见于老年人，男性偏多。多为单眼发病。病程缓慢。病变多好发于角膜结膜交界处，为缓慢生长的半透明或胶冻样新生物，微隆起呈粉红色或霜白色，表面布满"松针"样新生血管，界限清楚。该病变仅向角膜中央生长。有的多年静止，有些则直接恶变或全身转移。本病大多为良性，偶有恶变者。侵及全角膜、眼球内或眶内者预后较差。活检及组织病理学可确诊。

3. 诊断与鉴别诊断

（1）诊断要点：

1）多为老年男性及单眼患者。常见于紫外线照射强的地区，或以前有过病的眼上。具有角膜刺激症状。

2）角膜缘见有生长呈灰红色隆起的肿物，伴新生血管翳。可向角膜中央生长。

3）组织学为不典型的排列与形态不一的上皮细胞，上皮基底层完整，基质层不受侵犯。

（2）鉴别诊断：原位癌应与角膜营养不良相鉴别。两者均可伴角膜刺激症状及结膜分泌物，但本病亦可在角膜营养不良基础上发生，具有恶性特征。如损害范围较大，表面增生高起，角膜血管丰富呈管束状等。活体组织检查有助于鉴别。

4. 治疗 手术应彻底切除肿瘤，联合板层角膜移植术。活体组织检查疑有恶变者，据情况可考虑行眼球摘除或眶内容摘除术。博来霉素结膜下注射亦有较好的疗效。对放疗一般不敏感。

三、角结膜鳞状细胞癌（comeal cell careinoma）

1. 病因 一种眼球表面的原发性恶性上皮肿瘤，也可由上皮内上皮癌突破上皮基底膜发展而来。

组织病理学上鳞状细胞呈乳头状增生，基底细胞大小不一，排列紊乱，角化或不全角化。核分裂象易见。癌细胞巢突破上皮基底膜，可浸润前弹力层或角膜基质层。

2. 临床表现 患者以中老年男性居多，50～70岁为发病高峰。通常睑裂区角膜缘为好发部位，尤以颞侧常见。肿瘤胶样隆起，基底宽富有血管。肿瘤可向球结膜一侧深部发展，或在角膜面扁平生长蔓延。少数向眼内蔓延甚至侵犯眼眶组织。亦可沿淋巴管向全身其他部位转移。继发感染时，可有浆液脓性分泌物，淋巴引流区淋巴结肿大压痛。组织病理学检查可以确诊。

3. 诊断

（1）患者以中老年男性居多。

（2）肿瘤早期呈胶样隆起，基底宽富有血管。肿瘤在球表面形成乳头状或菜花状。

（3）组织病理学检查见肿瘤突破上皮基底膜。

4. 治疗

（1）从预后和治疗的转归上说，角结膜鳞状细胞癌有2个特点：极少远处转移和治疗不彻底时易于复发。

（2）病变早期未突破前弹力层时，行广泛的结膜和角膜板层切除。施行"非接触"的病灶切除即在肿瘤侵犯区域边缘外1～2mm的正常结膜及角膜处划界，然后开始剥离使肿瘤完全游离后去除，可达到根治目的；眼内组织或眼眶组织被肿瘤侵犯者需行眼球摘除或眶内容剜除术。

附录一　眼科相关正常值

一、解剖生理正常值

眶的深度：男性约为 48.3 mm，女性约为 47 mm。

睑裂长度：男性约为 28.30 mm，女性约为 27.14 mm。

两侧内眦距离：男性约为 33.55 mm，女性约为 32.84 mm，平均约为 32.88 mm。

两侧外眦距离：男性约为 88.88 mm，女性约为 90.27 mm，平均约为 86.72 mm。

上睑板中部宽：6～9 mm。

下睑板中部宽：约为 5 mm。

睑板长度：约为 29 mm。

睑板厚度：约为 1 mm。

睑缘动脉弓距睑缘：约为 3 mm。

上睑缘至眉弓距离：约为 20 mm。

泪液在正常状态下泪腺每日分泌量：在清醒的 16 小时内为 0.5～0.6 mL。

泪液：相对密度约为 1.008，pH 为 7.35～7.45。

泪点：直径 0.2～0.3 mm。

泪小管：长度约为 10 mm，管径 0.5 mm，泪小管垂直部长 1.5～2 mm。

泪囊：平均长约为 12 mm，宽 4～7 mm，上 1/3 位于内眦韧带上方，下 2/3 在内眦韧带下方。

眼球：前后径约为 24 mm，垂直径 23 mm，水平径 23.5 mm。

角膜：横径为 11.5～12 mm，垂直径为 10.5～11 mm。

角膜厚度：中央部 0.5～0.55 mm，周边部约为 1 mm。

角膜曲率半径：前面约为 7.8 mm，后面约为 6.8 mm。

角膜屈光力：前面＋48.83D，后面－5.88D，总屈光力＋43D。

角膜屈光指数：约为 1.337。

角膜内皮细胞数：(2899±410)/ mm^2。

角膜缘宽度：1.5～2 mm。

巩膜厚度：后极部约为 1 mm，赤道部为 0.4～0.5 mm，直肌附着处约为 0.3 mm。

前房深度：(2.75±0.03) mm。

瞳孔直径：为 2.5～4 mm（双眼差＜0.25 mm）

两眼瞳距：男性约为 60.9 mm，女性约为 58.3 mm。

睫状体宽度：6～7 mm。

睫状冠宽度：约 2 mm。

睫状体扁平部：在角膜缘后 2～6.7 mm（手术时取角膜缘后 3.5～4 mm）。

晶状体直径：9～10 mm。

晶状体厚度：4～5 mm。

晶状体曲率半径：前面约为 10 mm，后面约为 6 mm。

晶状体屈光力：前面约为＋7D，后面约为＋11.66D，总屈光力约为＋19D。

视网膜动脉与静脉直径比例：约为 2∶3。

视神经长度：全长 42～47 mm，球内段长约 1 mm，眶内段长 25～30 mm，管内段长 6～10 mm，颅内段长约 10 mm。

眼外肌距角膜缘距离：内直肌约 5.5 mm，外直肌约 6.9 mm，下直肌约 6.5 mm，上直肌约 7.7 mm。

二、检查部分

正常远视力（5 m 处）：1.0～1.5。

正常近视力（30 cm 处）：1.0～1.5。

Schirmer 泪液分泌试验：35 mm×5 mm 滤纸，一端折 5 mm，挂于睑缘内侧 1/3 处，5 分钟滤纸被泪液渗湿的长度，正常平均为 15 mm，不足 5 mm 为异常。

视野检查：用直径 3 mm 的白色视标检查周边视野，正常为颞侧 90°，鼻侧 60°，上方 55°，下方 70°。蓝色、红色、绿色视野依次递减 10°左右。

生理盲点：呈长椭圆形，垂直径为 7.5°±2°，横径为 5.5°±2°，其中心在注视点外侧 15.5°，水平中线下 1.5°处。

眼压和青光眼的数据：正常眼压 10～21 mmHg；双眼眼压差≤5 mmHg；24 小时眼压波动≤8 mmHg。

视盘杯/盘（C/D）：正常值≤0.3，异常值≥0.6，两眼差≤0.2。

巩膜硬度（E）：正常值 0.0215。

房水流畅系数（C）：正常值 0.19～0.65，病理值≤0.13。

房水流量（F）：正常值 1.838±0.05，分泌过高＞4.5。

压畅比（P/C）：正常值≤100，病理值≥120。

饮水试验：饮水前后相差正常值≤5 mmHg，病理值≥8 mmHg。

暗室试验：试验前后眼压相差正常值≤5 mmHg，病理值≥8 mmHg。

暗室加俯卧试验：试验前后眼压相差正常值≤5 mmHg，病理值≥8 mmHg。

荧光素眼底血管造影：臂-脉络膜循环时间平均 8.4 秒，臂-视网膜循环时间为 7～12 秒。

附录二　眼科解剖名称中西医对照

中医学名称	西医学名称
眼珠（目珠、睛珠）	眼球
眼睑（胞睑、睑胞、睥、目睥）	眼睑
上胞（上睥、上睑）	上眼睑
下睑（下睥、下胞）	下眼睑
内睑（睥内）	睑结膜
睑弦（眼弦、胞沿、眼棱、睥沿）	睑缘
睫毛	睫毛
睑裂	睑裂
内眦（大眦）	内眦
外眦（锐眦、小眦）	外眦
泪泉	泪腺
泪窍（泪堂、泪膛、泪孔）	狭义指泪点，广义指泪道
白睛（白眼、白仁、白珠、白轮）	球结膜及前部巩膜
黑睛（黑眼、乌睛、乌珠、乌轮、黑珠、青睛、神珠）	角膜
黄仁（眼帘、虹彩）	虹膜
神水	含泪液、房水
瞳神（瞳子、金井、瞳仁、瞳人）	狭义指瞳孔，广义指瞳孔及眼内组织
晶珠（黄睛、睛珠）	晶状体
神膏（护睛水）	玻璃体
视衣	视网膜、脉络膜
目系（眼系、目本）	视神经及其血管
眼带（睛带）	眼外肌
眼眶（目眶）	眼眶

附录三 眼表疾病名称中西医对照

中医疾病名称	西医疾病名称
针眼	睑腺炎（麦粒肿）
胞生痰核	睑板腺囊肿（霰粒肿）
睑弦赤烂	睑缘炎
风赤疮痍	眼睑湿疹
眼睑丹毒	眼睑丹毒
眼睑带疮	眼睑带状疱疹
椒疮	沙眼
粟疮	结膜滤泡症、滤泡性结膜炎
春夏奇痒症	春季结膜炎
倒睫拳毛	倒睫
睥急紧小	睑裂缩小
睥肉粘轮	睑球粘连
睥翻粘睑	睑外翻
睑内结石	睑结膜结石
上胞下垂	上睑下垂
漏睛	慢性泪囊炎
漏睛疮	急性泪囊炎
眦帷赤烂	眦角性睑缘炎
赤脉传睛	眦部结膜炎
胬肉攀睛	翼状胬肉
天行赤眼	病毒性结膜炎、流行性出血性结膜炎
风热赤眼（暴风客热）	急性卡他性结膜炎
天行赤眼暴翳	流行性角膜结膜炎
赤丝虬脉	慢性结膜炎
白睛溢血	结膜下出血
金疳	泡性结膜炎
火疳	前部巩膜炎
白睛青蓝	深层巩膜炎
白膜侵睛	硬化性角膜炎
聚星障	单纯疱疹性角膜炎

续表

中医疾病名称	西医疾病名称
花翳白陷	蚕食性角膜溃疡、边缘性角膜溃疡、病毒性角膜溃疡
凝脂翳	化脓性角膜溃疡
黄液上冲	前房积脓
湿翳	真菌性角膜溃疡
蟹睛	角膜穿孔、虹膜脱出
正漏	角膜瘘
混睛障	角膜基质炎
风轮赤豆	束状角膜炎
暴露赤眼生翳	暴露性角膜炎
赤膜下垂	角膜血管翳
血翳包睛	角膜血管翳
宿翳	角膜瘢痕
旋螺尖起	角膜葡萄肿
偃月障	角膜变性
异物入目	结膜、角膜异物
撞击伤目	机械性非穿透性眼外伤
真睛破损	机械性穿透性眼外伤
酸碱伤目	化学性眼外伤
辐射伤目	辐射性眼外伤
电光伤目	电光性眼炎
热烫伤目	眼热烧伤
神水将枯	口、眼干燥综合征
疳积上目	角膜软化症

图书在版编目（CIP）数据

中西医结合眼表疾病学 / 彭清华，龙达主编. — 长沙：
湖南科学技术出版社，2021.10
　　ISBN 978-7-5710-1200-7

　　Ⅰ．①中… Ⅱ．①彭… ②龙… Ⅲ．①眼病－中西医结
合－诊疗 Ⅳ．①R771

中国版本图书馆 CIP 数据核字(2021)第 175226 号

ZHONGXIYI JIEHE YANBIAO JIBINGXUE

中西医结合眼表疾病学

主　　编：彭清华　龙　达
出 版 人：潘晓山
责任编辑：李　　忠
出版发行：湖南科学技术出版社
社　　址：长沙市芙蓉中路一段 416 号泊富国际金融中心
网　　址：http://www.hnstp.com
邮购联系：0731-84375808
印　　刷：长沙艺铖印刷包装有限公司
　　　　　（印装质量问题请直接与本厂联系）
厂　　址：长沙市宁乡高新区金洲南路 350 号亮之星工业园
邮　　编：410604
版　　次：2021 年 10 月第 1 版
印　　次：2021 年 10 月第 1 次印刷
开　　本：889mm×1194mm　1/16
印　　张：20.25
字　　数：609 千字
书　　号：ISBN 978-7-5710-1200-7
定　　价：98.00 元